全国高职高专医药院校课程改革规划教材

供护理、涉外护理、助产等专业使用

案例版™

妇产科护理学

（第二版）

主　编　罗　琼

副主编　高香宏　袁素华　莫洁玲

编　者（按姓氏汉语拼音排序）

陈荣丽（江苏联合职业技术学院南通卫生分院）

储丽琴（铜陵职业技术学院）

高香宏（唐山职业技术学院）

胡小芳（南昌大学抚州医学分院）

郭玉萍（厦门市妇幼保健院）

蒋　华（井冈山大学护理学院）

卢永丽（雅安职业技术学院）

罗　琼（厦门医学高等专科学校）

莫洁玲（广西医科大学护理学院）

余安汇（安徽医学高等专科学校）

袁素华（雅安职业技术学院）

科学出版社

北　京

内 容 简 介

　　本书是全国高职高专医药院校课程改革规划教材之一。全书主要内容包括女性生殖器官形态与功能、正常与异常妊娠期孕妇的护理、正常与异常分娩期产妇的护理、正常与异常产褥期产妇的护理、妇科疾病患者的护理、计划生育妇女的护理等内容,共20章。插图与表格近200幅。

　　教材编写特色突出工学结合,以临床护理活动为导向,全书每章节中标注有重点提示和高频考点,在每一章节前都设计了"案例",在正文中穿插了"链接"。每章后附有目标检测题,均按执业护士考试的知识点和题型出题,问题的提出方式也尽量贴近护理临床。在主要章节后附有案例分析。

　　本书可供高等职业院校护理、涉外护理、助产及医学相关专业使用。

图书在版编目(CIP)数据

妇产科护理学／罗琼主编.—2版.—北京:科学出版社,2013.3
全国高职高专医药院校课程改革规划教材
ISBN 978-7-03-036941-3

Ⅰ.妇… Ⅱ.罗… Ⅲ.妇产科学-护理学-职业教育-教学参考资料
Ⅳ.R473.71

中国版本图书馆CIP数据核字(2013)第042353号

责任编辑:邱　波/责任校对:刘小梅
责任印制:赵　博/封面设计:范璧合

科 学 出 版 社 出版
北京东黄城根北街16号
邮政编码:100717
http://www.sciencep.com

新科印刷有限公司 印刷

科学出版社发行　各地新华书店经销

*

2010年 6月第　一　版　　开本:787×1092 1/16
2013年 3月第　二　版　　印张:19
2016年 6月第十一次印刷　　字数:446 000
定价:43.00元
(如有印装质量问题,我社负责调换)

第二版前言

《妇产科护理学》是在国家和社会对高职高专教育提出了更高的质量要求,专业课教材要突出实用性和针对性的背景下编写的。教材编写根据主编会议精神和全国护理学教材评审委员会的建议,并在征求部分使用教材的师生意见后,确定了《妇产科护理学》第二版的编写思想、结构和内容。

在编写内容和方法上,本书做了如下调整和努力:

1. 本教材力争适应性广、实用性强,有所创新和超越。本教材编写突出工学结合,以临床护理活动为导向,全书每章节中配有重点提示和高频考点,使学生明确通过本章节内容学习后,应达到的知识要求、素质要求和能力要求。在每一章节前都设计了一个教学情景,仅供教师参考。增加了和"链接",放在正文部分的相应位置。每章后附有目标检测,目标检测题均按护士执业资格考试的知识点和题型出题,问题的提出方式也尽量贴近护理临床。在主要章节后附有案例分析,通过将护理知识应用到具体病例,理论联系实际,有助于学用结合,注重知识传授和实践能力培养,对学生实习和今后工作有一定指导意义。书后附课程标准,便于教师教学中参考。

2. 教材内容按临床护理岗位工作程序进行组织和编写,在强化护理专业知识的同时淡化学科意识,尽量简化医疗知识,每章节的编写内容包括概述(病因、发病机制、病理、分类等)、护理评估(健康史、身体评估、心理社会状况、辅助检查)、护理诊断/合作性问题、护理措施、健康教育。护理措施编写顺序:专科护理[包括治疗原则(介绍治疗方法与适应证,评价治疗效果、药物不良的应、手术并发症等)、用药护理、特殊治疗护理]、病情监测、心理护理、一般护理。因为教材不针对具体疾病的患者,所以每种疾病中护理目标和护理评价不作叙述,学生在临床实践中,应根据患者的实际病情评估后,提出护理诊断,制订护理目标和措施,得出护理评价,不要受教材内容限制。

3. 为了避免重复,使教材易教易学,对知识内容的编排做了些新的尝试,如病理仅介绍与临床护理关系密切的内容,将疾病的临床表现融入到护理评估的身体评估中。针对护理实际工作任务编写护理措施,作为护士也应掌握疾病的治疗原则,因此在护理措施中增加了治疗原则,将治疗方案融入护理措施的治疗护理中。对第11章(产科护理技术及产科助产手术产妇的护理)和第18章(妇科常用护理技术及常用诊疗技术护理)实践内容的编写,更是大胆创新,完全按护理工作流程:情景设置—实训目标—技能要求(评估患者—实训准备—实训步骤)—健康教育,实践内容中涉及的知识点采用"链接",放在相应的位置,这样便于教学,也让学生在课堂内明确实际护理操作流程。

4. 全书包括女性生殖器官形态与功能、正常与异常妊娠期孕妇的护理、正常与异常分娩期产妇的护理、妇科疾病患者的护理、计划生育妇女的护理等内容,共20章。插图与表格近200幅。其中第1章、第2章由袁素华编写;第3章由胡小芳编写;第4章由余安汇编写;第5章、第7章由莫洁玲编写;第6章、第9章和第11章由蒋华、郭玉萍编写;第8章、第12章由陈荣丽编写;第10章、第18章由罗琼编写;第13章、第19章和第20章由高香宏编写;第14章由储丽琴编写;第15章、第16章、第17章由卢永丽编写。

本书是在第一版基础上编写的,在此向参与第一版编写的陈静、宋小青、王黎英、王晓荣、王玉、吴培英老师表示感谢！

本书可供全国高等职业院校护理、助产及医学相关类专业使用。

全体编者均以科学严谨、高度负责的态度参与了教材的编写工作,鉴于护理学专业快速发展,也限于编者知识面的局限性及编写时间仓促,教材中定有不完善之处,敬请专家、同行和读者提出宝贵意见和建议,以求改进。

编　者

2012 年 12 月 10 日

第一版前言

《妇产科护理学》是在国家和社会对高职高专教育提出了更高的质量要求,专业课教材要突出实用性和针对性的背景下编写的。本书的编写是根据编写会议精神和全国护理学教材评审委员会的建议,并在征求部分师生意见后,确定了《妇产科护理学》的编写思想、结构和内容。

在编写内容和方法上,本书做了如下调整和努力:

1. 本教材力争适用性广、实用性强,有所创新和超越。教材编写特色突出工学结合,以临床护理活动为导向,全书每章节中配有重点提示和考点提示,使学生明确通过本章节内容学习后,应达到的知识要求、素质要求和能力要求。在章节前设置了"案例",供教师参考。正文中穿插了"链接",拓宽学生的知识面。每章后附有目标检测,均按执业护士资格考试的知识点和题型出题。在主要章节后附有案例分析,通过将护理知识应用到具体病例,理论联系实际,有助于学、用结合,注重知识传授和实践能力培养,对学生实习和今后工作有一定指导意义。

2. 教材内容按临床护理岗位工作程序进行组织和编写,在强化护理专业知识的同时淡化学科意识,尽量简化医疗知识,每章节的编写内容包括概述(病因、发病机制、病理、分类等)、护理评估(健康史、身体评估、心理及社会状况、辅助检查)、护理诊断/合作性问题、护理措施(治疗原则、一般护理、心理护理、病情监测、治疗护理)、健康教育。

3. 为了避免重复,使教材易教易学,对知识内容的编排做了些新的尝试,如病理仅介绍与临床护理关系密切的内容,将疾病的临床表现融入到护理评估的身体评估中。针对护理实际工作,护士也应掌握疾病的治疗原则,因此,在护理措施中增加了治疗原则,将治疗方案融入到护理措施的治疗护理中。对第12章(产科护理技术及产科手术患者的护理)和第19章(妇科常用护理技术及常用诊疗技术护理)实践内容的编写,更是大胆创新,完全按照护理工作流程:情景设置—实训目标—技能要求(评估患者—实训准备—实训步骤)—健康教育。实践内容中涉及的知识点采用"链接",放在相应位置,这样既便于教学,也让学生在课堂内明确实际护理操作流程。

4. 全书包括女性生殖器官形态与机能、正常与异常妊娠期孕妇的护理、正常与异常分娩期产妇的护理、妇科疾病病人的护理、计划生育妇女的护理等内容,共20章。插图与表格近200幅。其中第1章、第2章由袁素华编写;第3章由胡小芳编写;第4章、第5章由宋小青编写;第6章由王黎英编写;第7章、第8章由莫洁玲编写;第9章由陈静编写;第10章、第13章由吴培英编写;第11章、第19章由罗琼编写;第12章由蒋华编写;第14章由高香宏编写;第15章由储丽琴编写;第16章由卢永丽编写;第17章由王晓荣编写;第18章、第20章由王玉编写。

本书可供全国高等职业院校护理、涉外护理、助产及医学相关类专业使用。

全体编者均以科学严谨、高度负责的态度参与了教材的编写工作,鉴于护理学专业快速发展,也限于编者的知识面和护理实践的局限性及编写时间仓促,教材中定有不完善之处,敬请专家、同行和读者提出宝贵意见和建议,以求改进。

编　者

2010 年 4 月 10 日

目　　录

第1章　女性生殖系统解剖

第1节　外生殖器

女性外生殖器(external genitalia)指女性生殖器官的外露部分,又称外阴,其范围包括耻骨联合至会阴及两股内侧之间的组织(图1-1)。

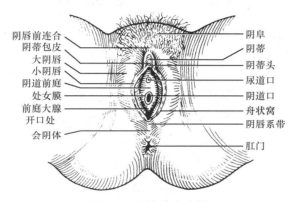

阴唇前连合	阴阜
阴蒂包皮	阴蒂
大阴唇	阴蒂头
小阴唇	尿道口
阴道前庭	阴道口
处女膜	舟状窝
前庭大腺开口处	阴唇系带
会阴体	肛门

图1-1　女性外生殖器

1. 阴阜(mons pubis)　为耻骨联合前面隆起的脂肪垫,皮下脂肪组织丰富。青春期该部开始生长阴毛,分布呈尖端向下的倒三角形。其密度及色泽存在个体和种族差异。

2. 大阴唇(iabium majus)　为双股内侧隆起的一对纵行皮肤皱襞,前端起自阴阜,后端止于会阴,会合形成阴唇后联合。大阴唇的外侧面为皮肤,内有皮脂腺和汗腺,青春期有色素沉着和阴毛;大阴唇内侧面湿润似黏膜,无阴毛生长。皮下脂肪层含有丰富的血管、淋巴管和神经,当局部受伤后易出血形成大阴唇血肿。未产妇女两侧大阴唇自然合拢,遮盖阴道口及尿道口;经产妇的大阴唇向两侧分开;绝经后大阴唇呈萎缩状,阴毛稀少,尿道口及阴道口外露。

3. 小阴唇(iabium minus)　为大阴唇内侧的一对薄皮肤皱襞。色褐、湿润、无毛、富含神经末梢,极其敏感。两侧小阴唇前端融合,分为两叶,包绕阴蒂,前叶形成阴蒂包皮,后叶形成阴蒂系带。大阴唇、小阴唇的后端相会合,在正中线形成一条横形皱襞,形成阴唇系带,经产妇此系带已不明显。

4. 阴蒂(clitoris)　位于两侧小阴唇前端,类似男性的阴茎海绵体组织,具有勃起性。分为阴蒂头、阴蒂体、阴蒂脚。阴蒂富含神经末梢,极为敏感。

5. 阴道前庭(vaginal vestibule)　位于两侧小阴唇之间的菱形区域,前为阴蒂,后为阴唇系带。此区域内有以下结构:

(1)前庭球(vestibular bulb):又称球海绵体,位于前庭两侧,由具有勃起性的静脉丛构成。

(2)前庭大腺(major vestibular glands):又称巴多林腺(Bartholin gland),位于大阴唇后部,被球海绵体肌覆盖,左右各一,如黄豆大小,腺管开口于前庭后方小阴唇与处女膜之间的

考点: 大阴唇局部受伤后易出血形成血肿

1

沟内。性兴奋时分泌黏液润滑阴道口。正常情况下不能触及此腺体。感染时腺管口堵塞,可形成前庭大腺脓肿或囊肿,则可看到或触及到包块。

（3）尿道口（urethral orifice）:位于前庭的前部、阴蒂头的后下方,其后壁上有一对尿道旁腺,其分泌物能润滑尿道口。此腺体容易有细菌潜伏。

（4）阴道口（vaginal orifice）及处女膜（hymen）:阴道口位于前庭的后部、尿道口后方。阴道口覆有一层较薄黏膜皱襞,称为处女膜。此膜由两层鳞状上皮及其间结缔组织、血管与神经末梢构成,多在中央有一孔,为经血及阴道分泌物排出的通道。处女膜的厚薄、孔的形状、大小等因人而异。处女膜可因初次性交或剧烈运动而破裂,受分娩影响而进一步破损,经阴道分娩后仅留有处女膜痕。

第2节 内生殖器

女性内生殖器（internal genitalia）位于真骨盆内,包括阴道、子宫、输卵管和卵巢。输卵管和卵巢合称为子宫附件（uterine adnexa）（图1-2）。

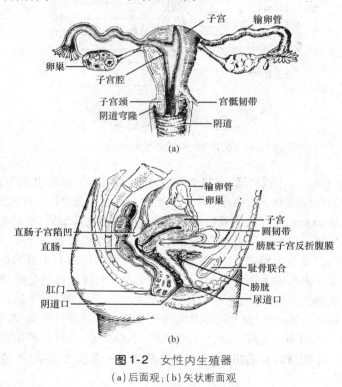

(a)

(b)

图1-2 女性内生殖器
（a）后面观；（b）矢状断面观

一、阴 道

（一）功能
阴道（vagina）是女性的性交器官,也是月经血排出和娩出胎儿的通道。

（二）位置与形态
阴道位于真骨盆下部中央,为上宽下窄的肌性管道。其前壁长7～9cm,与膀胱和尿道相邻;后壁长10～12cm,与直肠贴近。阴道前后壁互相贴近。上端包绕子宫颈形成前、后、左、右穿隆。后穿隆较深,其顶端与盆腔最低部位的直肠子宫陷凹紧密相邻,当该陷凹有积血或积液时,可经阴道后穿隆进行穿刺或引流,在临床上具有重要意义;下端开口于阴道前庭后部。由于阴道前后壁组织的比邻关系,故分娩及手术时应避免损伤相邻组织。

考点:阴道后穿隆的临床意义

(三)组织结构

阴道壁自内向外由黏膜层、肌层和纤维组织膜构成。黏膜层表面由复层鳞状上皮覆盖,呈淡红色,无腺体,有许多横纹皱襞;肌层由内环外纵的两层平滑肌构成;纤维组织膜内含大量弹力纤维和少量平滑肌。黏膜层的横行皱襞和外膜的大量弹力纤维使阴道壁具有较强的伸展性,有利于分娩时胎儿通过。阴道壁因富含静脉丛,局部损伤易出血或形成血肿。阴道复层鳞状上皮受卵巢激素影响呈现周期性变化,故临床可通过检查阴道脱落细胞来判断体内性激素水平。阴道上皮在雌激素的作用下分泌糖原,在乳酸杆菌的作用下产生乳酸,维持正常的酸性环境,抑制其他微生物生长。幼女和绝经后妇女体内性激素低下,阴道上皮黏膜较薄,皱襞少,伸展性差,pH 升高,易受创伤和感染。

考点:雌激素对阴道上皮的作用

二、子　宫

(一)功能

子宫(uterus)是孕育胚胎、胎儿和产生月经的器官;也是精子到达输卵管的通道;分娩时,子宫收缩能促使胎儿及其附属物娩出。

(二)位置与形态

子宫位于盆腔中央,前与膀胱、后与直肠相邻,是一腔小壁厚的肌性器官,呈上宽下窄的倒置扁梨形,前倾前屈位。成人非孕时子宫长 7 ~ 8cm,宽 4 ~ 5cm,厚 2 ~ 3cm,容量 5ml,重 50g 左右。子宫(图 1-3)上部较宽,称为子宫体,其上端隆起部分称为子宫底,子宫底两侧称为子宫角,子宫下部较窄呈圆柱状,称为子宫颈。子宫体与子宫颈的比例,儿童期为 1∶2,成年妇女为 2∶1,老年期为 1∶1。

考点:子宫分部、子宫峡部的变化

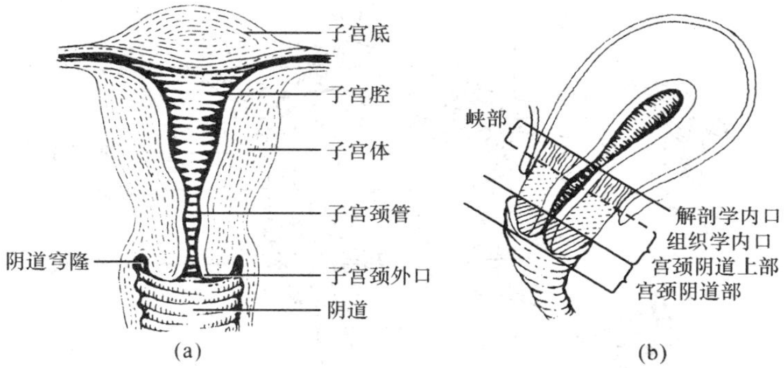

图 1-3　子宫体各部
(a)子宫冠状面;(b)子宫矢状面

子宫腔呈一倒置的三角形,两上角分别与左右输卵管相通,下角与子宫颈管相连。子宫体与子宫颈之间形成最狭窄的部分,称为子宫峡部,在非妊娠期长 1cm,妊娠期子宫峡部逐渐伸展拉长变薄,妊娠末期可伸展至 7 ~ 10cm,形成子宫下段,成为软产道的一部分,也是实施子宫下段剖宫产术的部位。子宫峡部的上端,因解剖上较狭窄,称为解剖学内口;其下端因在此处由子宫内膜转变为宫颈黏膜,称为组织学内口。子宫峡部下端与子宫颈内腔相连,子宫颈内腔呈梭形,称为子宫颈管,成年妇女长 2.5 ~ 3cm,其下端称为子宫颈外口,与阴道相通。子宫颈以阴道附着部为界分为两部分,即宫颈阴道上部与宫颈阴道部。未产妇的子宫颈外口

考点:分娩
前后子宫颈
外口形状

考点:子宫
内膜的结构
及变化

呈圆形;经产妇的子宫颈外口受分娩的影响形成横裂状,分为前唇和后唇(图1-4)。

(三)组织结构

1. **子宫体** 子宫体壁由内向外分为子宫内膜层、肌层和浆膜层构成。

(1)子宫内膜层:内膜表面2/3称为功能层,青春期开始受卵巢激素的影响发生周期性变化,并剥脱出血形成月经;靠近子宫肌层的1/3内膜称为基底层,不受卵巢激素的影响,无周期性变化,功能层脱落后由基底层增生修复。临床上可因刮宫过度或感染等导致内膜

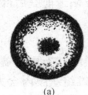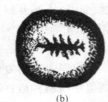

图1-4 子宫颈外口
(a)未产型;(b)经产型

损伤而继发闭经。

(2)子宫肌层:由大量平滑肌束和少量弹力纤维组成,为子宫壁最厚一层,非孕时厚约0.8cm。肌纤维排列内层呈环行、外层呈纵行、中层呈交叉状排列,子宫血管穿行于肌束间。子宫收缩时可有效地压迫肌束间血管,起到止血作用;子宫肌收缩是分娩时的主要产力,能迫使胎儿及其附属物娩出。

(3)子宫浆膜层:即脏腹膜,在子宫前面近子宫峡部处腹膜向前反折覆盖膀胱,形成膀胱子宫陷凹。子宫后面的腹膜沿子宫壁向下至子宫颈后方及阴道后穹隆再向折向直肠,形成直肠子宫陷凹,也称道格拉斯(Douglas)陷凹,是盆腔的最低点。覆盖子宫前、后壁的腹膜在子宫两侧会合并向外延伸至骨盆侧壁,形成子宫阔韧带。

考点:子宫
颈癌的好发
部位

2. **子宫颈** 主要由结缔组织构成,含少量平滑肌纤维、血管及弹力纤维。子宫颈管表面黏膜为单层柱状上皮,黏膜内腺体能分泌碱性黏液,形成黏液栓堵塞于子宫颈管,防止病原体侵入。黏液成分及形状受卵巢激素影响呈现周期性变化;宫颈阴道部为复层鳞状上皮覆盖,表面光滑。子宫颈管黏膜为单层柱状上皮,宫颈阴道部为复层鳞状上皮,子宫颈外口处柱状上皮与鳞状上皮交界部是子宫颈癌的好发部位。

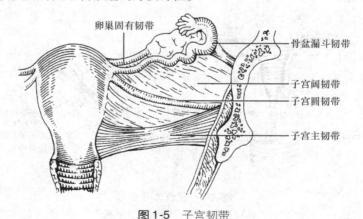

图1-5 子宫韧带

(四)子宫韧带(图1-5)

考点:子宫
韧带对子宫
固定的作用

1. **圆韧带(round ligament)** 由平滑肌和结缔组织构成的圆索状韧带,起于两侧子宫角的前面、输卵管近端的下方,向前下行至两侧骨盆壁,经腹股沟管止于大阴唇前端。该韧带牵引子宫底向前向下,以维持子宫呈前倾位置。

2. **阔韧带(broad ligament)** 是覆盖子宫前后壁的腹膜在子宫两侧延伸达到骨盆侧壁,形成的一对翼状的双层腹膜皱襞。其上缘游离,内2/3部包裹输卵管,外1/3移行为骨盆漏斗

韧带或称卵巢悬韧带,卵巢血管由此穿行。卵巢内侧与子宫角之间的阔韧带稍增厚称为卵巢固有韧带。子宫体两侧的阔韧带中有丰富的血管、神经、淋巴管及大量疏松结缔组织,称为宫旁组织。子宫动静脉和输尿管从阔韧带基底部穿过。阔韧带限制子宫向两侧倾斜,维持子宫于盆腔正中位置。

3. 主韧带(cardinal ligament)　位于阔韧带下部,横行于子宫颈两侧和骨盆侧壁之间,由坚韧的平滑肌与结缔组织纤维束构成,又称宫颈横韧带。该韧带是固定子宫颈位置、防止子宫下垂的主要韧带。

4. 宫骶韧带(utero-sacral ligament)　起自子宫颈后面的上侧方,向两侧绕过直肠抵达第2、3骶椎前的筋膜。此韧带将子宫颈向后向上牵拉,间接维持子宫前倾位置。

三、输　卵　管

（一）功能
输卵管(fallopian tube)是精子与卵子相遇受精的场所,并能将受精卵输送入宫腔。

（二）位置与形态
输卵管位于子宫阔韧带的上缘内,内侧与子宫角相连通,外端游离呈伞状,与卵巢接近。输卵管为一对细长而弯曲的肌性管道,全长 8 ~ 14cm。输卵管外层为浆膜层,为腹膜的一部分;中层为平滑肌,该层肌肉收缩有协助拾卵、运输受精卵及一定程度地阻止经血逆流和宫内感染向腹腔内扩散的作用;内层为黏膜层,由单层高柱状上皮覆盖。输卵管肌肉的收缩和黏膜上皮

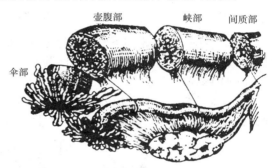

图 1-6　输卵管各部及其横断面

细胞的形态、分泌及纤毛摆动,均受性激素的影响而有周期性变化。输卵管由内向外分为 4部分(图 1-6)。

1. 间质部　穿行于子宫角宫壁内的部位,管腔最窄,长约 1cm。

2. 峡部　间质部外侧细而较直的一段,管腔较窄,长 2 ~ 3cm,是临床上行输卵管绝育术的结扎部位。

3. 壶腹部　峡部外侧壁薄而管腔较大的部分,长 5 ~ 8cm,是卵子受精的场所,也是异位妊娠的常见部位。

4. 伞部　为最外侧端的游离呈伞状的部分,开口于腹膜腔,长 1 ~ 1.5cm,有"拾卵"作用。

考点: 输卵管分部及特点

四、卵　巢

（一）功能
卵巢(ovary)具有生殖与内分泌功能,即产生卵子和性激素的功能。

（二）位置与形态
卵巢位于小骨盆侧壁、输卵管的后下方,为一对性腺器官,呈扁卵圆形。内侧借骨盆固有韧带与子宫角相连,外侧以骨盆漏斗韧带连接于骨盆侧壁,前缘中部有卵巢门,卵巢血管、神经由此出入,后缘游离。成年女性卵巢约 4cm×3cm×1cm 大小,重 5 ~ 6g,呈灰白色。青春期前表面光滑,青春期后因排卵致表面逐渐凹凸不平,绝经后卵巢萎缩变小变硬。卵巢表面由单层立方的生发上皮覆盖,上皮下方有一层由致密纤维组织构成的白膜,其下方为卵巢实质,分为外层的皮质和内层的髓质两部分。皮质内有大小不同的各级发育卵泡及间质组织;髓质在

卵巢的中心部分,由疏松的结缔组织及丰富的血管、神经、淋巴管等组织构成(图1-7)。

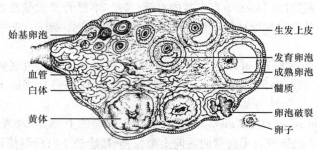

图 1-7　卵巢的构造(切面)

第 3 节　骨盆与盆底组织

一、骨　　盆

骨盆(pelvis)是躯干与下肢之间的骨性连接,具有支持躯干和保护盆腔内脏器的功能,同时又是胎儿娩出时的必经通道。因此,其形状及径线的长短直接影响分娩过程。

考点:骨盆的骨骼组成及骨盆关节、韧带

(一)骨盆的组成

1. **骨盆的骨骼**　骨盆是由骶骨、尾骨及左右两块髋骨组成。骶骨由 5~6 块骶椎合成;尾骨由 4~5 块尾椎合成;每块髋骨又由髂骨、坐骨和耻骨融合而成(图1-8)。

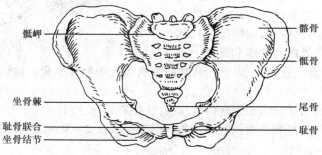

图 1-8　正常女性骨盆

2. **骨盆的关节**　包括耻骨联合、骶髂关节和骶尾关节。耻骨联合在两耻骨之间由纤维软骨相互连接而形成,位于骨盆的前方;骶髂关节是由骶骨侧缘与髂骨的耳状关节面组成,位于骨盆后方;骶尾关节是骶骨与尾骨之间形成的关节,有一定活动度。

3. **骨盆的韧带**　在附着骨盆各关节周围的韧带中,有两对重要的韧带,即附着于骶、尾骨与坐骨棘之间的骶棘韧带和骶、尾骨与坐骨结节之间的骶结节韧带(图1-9)。骶棘韧带的长度即为坐骨切迹的宽度,是判断中骨盆是否狭窄的重要指标。

妊娠期受性激素的影响,韧带松弛,各关节的活动度有不同程度增加,有利于分娩。

(二)骨盆的骨性标志

1. **髂前上棘和髂嵴**　髂前上棘指两侧髂骨上缘前端的突出部位,髂嵴指两侧髂骨的外上缘。测量髂前上棘间径和髂嵴间径可间接了解骨盆入口的横径。

2. **骶岬**　为第 1 骶椎前缘向前突出的部分,是骨盆内测量的重要标志,其突出程度可直接影响骨盆入口前后径的大小。

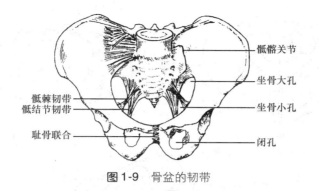

图1-9　骨盆的韧带

（图中标注）骶髂关节　坐骨大孔　坐骨小孔　闭孔　骶棘韧带　骶结节韧带　耻骨联合

3. 耻骨联合　位于骨盆的前方,耻骨联合上缘是骨盆分界的标志之一,也是妊娠期测量子宫长度的标志。

4. 坐骨棘　为坐骨后缘伸向骨盆腔的三角形突起,位于真骨盆的中部,是中骨盆平面的标志,肛诊或阴道检查可触及,两坐骨棘连线的长短是衡量中骨盆大小的重要径线,同时坐骨棘又是分娩过程中衡量胎先露下降程度的重要标志。

5. 坐骨结节　指坐骨最下端的突出部分,两侧坐骨结节内缘间的距离为骨盆出口横径,是判断骨盆出口是否狭窄的重要径线。

6. 坐骨切迹　也称坐骨大切迹,切迹的宽度即为骶棘韧带的长度,是判断中骨盆后部空间大小的重要指标。

7. 耻骨弓　由两耻骨降支的前部相连而构成。正常女性耻骨弓角度为90°,小于80°为异常。耻骨弓角度是判断骨盆出口横径大小的重要指标。

骨盆有明显的性别差异,女性骨盆宽而浅,盆壁倾斜度大,入口宽大似横椭圆形,坐骨结节间距宽,骶骨宽、短且呈浅弧状,骶岬前突不明显,坐骨棘平伏,坐骨切迹较宽,耻骨弓角度较大。这些特征有利于胎儿娩出。

（三）骨盆的分界

以耻骨联合上缘、两侧髂耻缘及骶岬上缘的连线为界,可将骨盆分为假骨盆和真骨盆两部分。假骨盆又称大骨盆,位于分界线以上,为腹腔的一部分,其大小与产道无直接关系,但假骨盆某些径线的长短可间接反映真骨盆的大小,是判断产道是否正常的参考依据。真骨盆又称小骨盆,位于分界线以下,是胎儿娩出的通道,故又称骨产道,其大小、形状与分娩关系密切。真骨盆有上、下两口,即骨盆入口与骨盆出口,两口之间为骨盆腔。骨盆腔的前壁为耻骨联合和耻骨支,两侧为坐骨、坐骨棘和骶棘韧带,后壁为骶骨和尾骨。由于后部骶骨和尾骨长,而前部耻骨联合短,故骨盆腔呈前浅后深状。

考点：骨盆的分界

（四）骨盆平面

为了便于对骨盆大小及形态的理解,了解分娩时胎儿通过骨产道的过程,故将骨盆划分为三个假想的平面描述(图1-10)。

考点：骨盆平面及径线

1. 骨盆入口平面(pelvic inlet plane)　为真假骨盆的交界面,骨盆腔上口,呈横椭圆形。其前方为耻骨联合上缘,两侧为髂耻缘,后方为骶岬上缘。该平面有四条径线。

（1）入口前后径:又称真结合径,指耻骨联合上缘中点至骶岬前缘正中间的距离,正常值平均11cm。其长短是判断入口平面是否狭窄的主要指标。

（2）入口横径:指左右髂耻缘间的最大距离,正常值平均13cm。

（3）入口斜径:指左骶髂关节至右髂耻隆突间的距离为左斜径;右骶髂关节至左髂耻隆突间的距离为右斜径,正常值平均12.75cm。

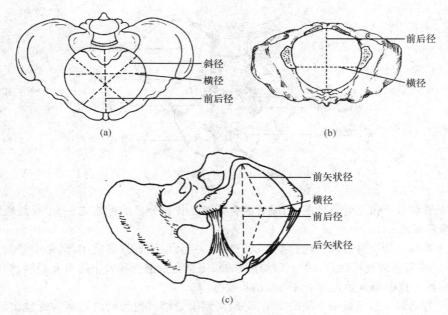

图 1-10　骨盆各平面及径线

（a）入口平面；（b）中骨盆平面；（c）出口平面

2. 中骨盆平面（mid plane of pelvis）　为骨盆最小平面，是骨盆腔最狭窄部分，呈纵椭圆形。其前方为耻骨联合下缘，两侧为坐骨棘，后方为骶骨下端。由于是骨盆最小平面，在分娩过程中最具产科意义。该平面共有两条径线。

（1）中骨盆前后径：指耻骨联合下缘中点经两侧坐骨棘连线中点至骶骨下端的距离，正常值平均11.5cm。

（2）中骨盆横径：即坐骨棘间径，指两侧坐骨棘之间的距离，正常值平均10cm。其长短是判断中骨盆平面狭窄的主要指标。

3. 骨盆出口平面（pelvic outlet plane）　为骨盆腔的下口，由不在同一平面的两个三角形组成，其共同底边为坐骨结节间径。前三角形的顶端是耻骨联合下缘，两侧是耻骨降支；后三角形的尖端是骶尾关节，两侧为骶结节韧带。该平面有四条径线。

（1）出口前后径：指耻骨联合下缘至骶尾关节间的距离，正常值平均11.5cm。

（2）出口横径：即坐骨结节间径，指两侧坐骨结节间的距离，正常值平均9cm。其长短是判断出口平面狭窄的主要指标。

（3）出口前矢状径：指耻骨联合下缘至坐骨结节间径中点间的距离，正常值平均6cm。

（4）出口后矢状径：指骶尾关节至坐骨结节间径中点间的距离，正常值平均8.5cm。若出口横径稍短，而出口横径与后矢状径两径之和>15cm时，一般大小的胎头可以通过后三角区经阴道娩出。故出口横径与出口后矢状径是判断出口平面是否狭窄最重要的径线。

（五）骨盆轴

骨盆轴（axis of pelvis）是连接骨盆各假象平面中点的连线，又称产轴。该轴上段向下向后，中段向下，下段向下向前，分娩时胎儿沿此轴下降并娩出（图1-11）。

（六）骨盆倾斜度

骨盆倾斜度（inclination of pelvis）是指正常妇女直立时，骨盆入口平面与地平面之间所形成的角度，一般为60°。倾斜度过大可影响胎头衔接（图1-12）。

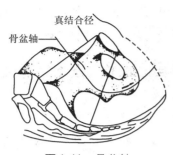

图 1-11　骨盆轴

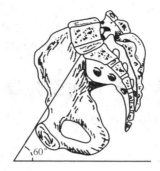

图 1-12　骨盆倾斜度

二、骨　盆　底

　　骨盆底(pelvic floor)具有封闭骨盆出口,承载、支持及维持盆腔脏器于正常位置的功能。骨盆底由 3 层肌肉和筋膜组成。

　　1. 外层　由球海绵体肌、坐骨海绵体肌、会阴浅横肌、肛门外括约肌及会阴浅筋膜构成(图 1-13)。

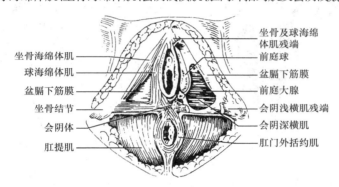

图 1-13　骨盆底的浅层肌肉

　　2. 中层　即泌尿生殖膈,由上下两层坚韧的筋膜和会阴深横肌、尿道括约肌构成(图 1-14)。

　　3. 内层　即盆膈,为骨盆底最坚韧的一层,由肛提肌及其筋膜组成(图 1-15)。如骨盆底的结构和功能发生异常,则影响盆腔脏器的位置与功能,甚至引起分娩障碍,而分娩过程中处理不当,亦可损伤骨盆底组织。

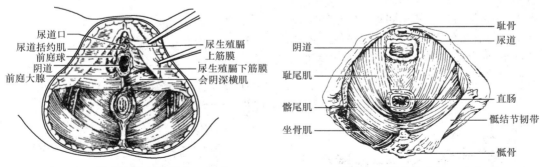

图 1-14　骨盆底的中层肌肉及筋膜　　　　　　图 1-15　骨盆底的深层肌肉

　　会阴(perineum)有广义和狭义之分。广义的会阴包括封闭骨盆出口的所有软组织,前起自耻骨联合下缘,两侧为耻骨降支、坐骨升支、坐骨结节及骶结节韧带,后至尾骨尖区域。狭义的会阴是指阴道口和肛门之间的呈楔形的软组织,厚3~4cm,又称会阴体(perineal body),由外向内依次为皮肤、皮下组织及会阴中心腱。妊娠后会阴组织松软,具有较大的伸展性,有利于分娩。如果分娩时极度伸展,如保护不当,极易发生程度不同的裂伤。

第4节　内生殖器邻近器官、血管、淋巴、神经

一、邻近器官

1. 尿道(urethra)　位于盆腔前部,耻骨联合与阴道前壁之间,开口于阴道前庭的尿道外口,长4~5cm。女性尿道短而直,接近阴道口,又与肛门邻近,容易发生泌尿系统感染。

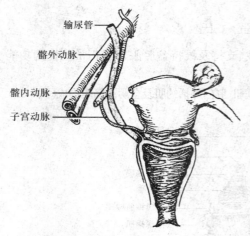

图1-16　输尿管与子宫动脉的关系

2. 膀胱(urinary bladder)　位于耻骨联合与子宫之间,为一空腔器官。膀胱空虚时完全位于盆腔内,充盈时可凸向盆腔甚至腹腔,影响子宫位置,分娩时影响胎先露下降及子宫收缩,故妇科检查、手术前及分娩过程中必须排空膀胱。经腹壁B超检查前适度充盈膀胱,形成"透声窗",便于观察子宫与盆腔内脏器及病变。

3. 输尿管(ureter)　位于肾盂与膀胱之间的一对细长的肌性圆索状管道,全长约30cm。起自肾盂,在腹膜后沿腰大肌前下行,在骶髂关节前方进入骨盆腔继续下行,到达阔韧带底部前行至子宫颈旁约2cm处,在子宫动脉后下方与之交叉,斜向前内进入膀胱(图1-16),在行子宫切除术中结扎子宫动脉时,应避免损伤输尿管。

4. 直肠(rectum)　位于盆腔后部,上接乙状结肠,下连肛管,全长15~20cm。直肠前为子宫及阴道,后为骶骨。肛管长2~3cm,其周围有肛门外括约肌和肛提肌。肛门与阴道口相邻,易引起生殖道感染。阴道后壁损伤可累及直肠。因此,妇科手术或分娩时应注意避免损伤直肠和肛管。

5. 阑尾(vermiform appendix)　位于右髂窝内,阑尾根部与盲肠的内后壁相连,远端游离,长7~9cm,其位置、长短,粗细变化较大,有的下端可达右侧输卵管及卵巢部位,阑尾炎症时有可能累及子宫附件,两者感染可相互影响。妊娠期阑尾的位置可随子宫的增大而逐渐向外上方移位。

二、血　　管

(一)动脉

女性生殖器官的血液供应主要来自卵巢动脉、子宫动脉、阴道动脉及阴部内动脉(图1-17)。

1. 卵巢动脉　发自腹主动脉,在腹膜后

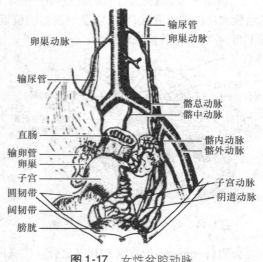

图1-17　女性盆腔动脉

沿腰大肌前下行,跨过输尿管和髂总动脉下段,经骨盆漏斗韧带向内横行,再经卵巢门进入卵巢。卵巢动脉在进入卵巢前,其分支供应输卵管,并与子宫动脉输卵管支相互吻合,末梢在宫角附近与子宫动脉卵巢支相吻合。

2. 子宫动脉　为髂内动脉前干的分支,在腹膜后沿骨盆腔侧壁向下向前行,经阔韧带基底部向内行,在宫颈内口水平、距宫颈旁2cm处横跨输尿管而达子宫侧缘,分为上下两支:上支为宫体支,较粗,沿宫体侧缘迂回上行,发出分支供应宫体,至宫角处又分为宫底支、输卵管支及卵巢支,后两支与卵巢动脉相应分支相吻合,分布于相应部位;下支为宫颈-阴道支,较细,分布于宫颈和阴道上段。

3. 阴道动脉　为髂内动脉前支分支,分布于阴道中下段前后壁及膀胱顶、膀胱颈。阴道动脉与子宫动脉阴道支和阴道内动脉分支相吻合。

4. 阴部内动脉　为髂内动脉前干终支,经坐骨大孔的梨状肌下孔穿出骨盆腔,绕过坐骨棘,经坐骨小孔到达会阴及肛门区域,又分出痔下动脉、会阴动脉、阴唇动脉和阴蒂动脉,分布于直肠下段、肛门部、会阴浅层、大小阴唇及阴蒂。

（二）静脉

盆腔静脉均与同名动脉伴行,但数量上较动脉多,并在相应器官及其周围形成静脉丛,且互相吻合,故盆腔静脉感染易于蔓延。卵巢静脉与同名动脉伴行,右侧汇入下腔静脉,左侧汇入左肾静脉,故左侧盆腔静脉曲张较多见(图1-18)。

三、淋　巴

女性盆腔和生殖器官具有丰富的淋巴系统,通常沿相应的血管排列,成群或成串分布,其数目、大小及位置变异较大。主要分为盆腔淋巴和外生殖器淋巴两大组。盆腔淋巴又分为髂淋巴组、骶前淋巴组和腰淋巴组。外生殖器淋巴又分为腹股沟浅淋巴结和腹股沟深淋巴结。当内、外生殖器官发生感染和肿瘤时,可沿淋巴回流途径扩散,导致相应部位的淋巴结肿大(图1-19)。

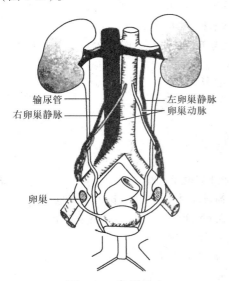

图1-18　卵巢静脉

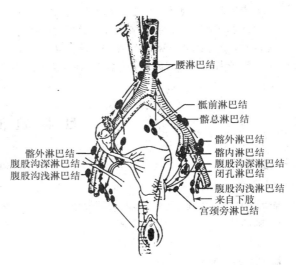

图1-19　生殖器官淋巴回流

四、神　经

女性内、外生殖器官由躯体神经和自主神经共同支配。外生殖器主要由阴部神经支配,由第Ⅱ、Ⅲ、Ⅳ骶神经的分支所组成,与阴部内动脉伴行,在坐骨结节内侧下方分为会阴神经、阴蒂背神经及肛门神经,分布于会阴、阴蒂、阴唇及肛门周围。内生殖器官主要由交感神经与副交感神经支配。交感神经纤维自腹主动脉前神经丛分出,进入盆腔后分为两部分:一部分为卵巢神经丛,分布于卵巢和输卵管;另一部分为骶前神经丛,大部分在子宫颈旁形成骨盆神经丛,分布于子宫体、子宫颈及膀胱上部等。骨盆神经丛中有来自第Ⅱ、Ⅲ、Ⅳ骶神经的副交感神经纤维及向心传导的感觉神经纤维,可引起反射性子宫收缩。子宫平滑肌具有自律活动,完全切除其神经后,仍能有节律性收缩,还能完成分娩活动。故低位截瘫的产妇可以完成自然分娩。

重 点 提 示

1. 女性生殖系统包括内生殖器官、外生殖器官、骨盆及内生殖器邻近器官。

2. 外生殖器包括阴阜、大阴唇、小阴唇、阴蒂及阴道前庭。阴道前庭内有前庭球、前庭大腺、尿道口、阴道口及处女膜。

3. 内生殖器包括阴道、子宫、输卵管及卵巢。

阴道是女性的性交器官,也是月经血排出和娩出胎儿的通道。上端包绕子宫颈形成前穹隆、后穹隆、左穹隆、右穹隆。后穹隆顶端与直肠子宫陷凹紧相邻。

子宫是孕育胚胎、胎儿和产生月经的器官。位于盆腔中央,膀胱与直肠之间。包括子宫体、子宫颈、子宫峡部。宫体其上端为宫底,宫底两侧为宫角,宫体内为宫腔。宫颈分为宫颈阴道上部与宫颈阴道部,宫颈内腔为宫颈管。子宫峡部是宫体与宫颈之间最狭窄的部分。子宫内膜层包括功能层和基底层。肌层呈环行、纵行、交叉状排列。宫颈外口处有柱状上皮与鳞状上皮交界部。子宫韧带包括圆韧带、阔韧带、主韧带及宫骶韧带。子宫浆膜层形成膀胱子宫陷凹和直肠子宫陷凹。

输卵管是精子与卵子相遇受精并将受精卵输送入宫腔。内侧与宫角相连通,外端游离。分为间质部、峡部、壶腹部及伞部。

卵巢具有生殖与内分泌功能。约4cm×3cm×1cm大小,重5~6g,呈灰白色,表面凹凸不平。

4. 骨盆由骶骨、尾骨及髋骨组成。关节包括耻骨联合、骶髂关节和骶尾关节。韧带包括骶棘韧带和骶结节韧带。骨盆主要的骨性标志有髂前上棘和髂嵴、骶岬、耻骨联合、坐骨棘、坐骨结节等。以耻骨联合上缘、两侧髂耻缘及骶岬上缘的连线为界,将骨盆分为假骨盆和真骨盆两部分。骨盆包括入口平面、中骨盆平面及出口平面。

5. 女性生殖器官的邻近器官有尿道、膀胱、输尿管、直肠及阑尾。

目 标 检 测

一、选择题

A_1 型题

1. 固定子宫颈位置,防止子宫脱垂的韧带是
   A. 圆韧带　　　　　　　B. 阔韧带
   C. 主韧带　　　　　　　D. 宫骶韧带
   E. 骨盆漏斗韧带

2. 成人子宫宫腔容量约为
   A. 5ml　　　　　　　　B. 10ml
   C. 15ml　　　　　　　　D. 20ml
   E. 25ml

3. 骨盆出口横径是指
   A. 骶耻外径　　　　　　B. 坐骨棘间径
   C. 髂棘间径　　　　　　D. 髂嵴间径
   E. 坐骨结节间径

4. 关于阴道下列哪项正确
   A. 黏膜为单层柱状上皮
   B. 阴道下端比上端宽
   C. 上端包绕子宫颈,下端开口于阴道前庭的前部
   D. 阴道前后壁相互贴近

E. 阴道壁有腺体分泌黏液

5. 关于女性骨盆,下列哪项错误
    A. 坐骨棘间径是骨盆最小平面的横径
    B. 骨盆最小平面即中骨盆平面
    C. 入口平面的前后径小于横径
    D. 中骨盆横径小于前后径
    E. 出口平面的大小取决于骨盆出口前后径

6. 阴道前庭区域内结构哪项除外
    A. 前庭球　　　　　B. 前庭大腺
    C. 尿道口　　　　　D. 子宫颈管外口
    E. 阴道口及处女膜

7. 关于子宫哪项正确
    A. 子宫腔是上窄下宽的三角形
    B. 子宫体与子宫颈之间最狭窄的部分称为子宫峡部
    C. 子宫颈内腔为圆柱形称为宫颈管

D. 子宫颈内口为子宫颈癌好发部位
    E. 成年女性子宫体与子宫颈比例为1:2

8. 子宫体的组织结构哪项正确
    A. 功能层可发生周期性变化
    B. 内膜表面2/3为基底层
    C. 肌层排列为内层纵行、中层交叉、外层环行排列
    D. 子宫浆膜层在膀胱与子宫之间形成直肠子宫陷凹
    E. 子宫浆膜层即壁腹膜

9. 输卵管解剖哪项错误
    A. 管腔最狭窄部位是间质部
    B. 内侧与宫角相连,外端游离呈伞状
    C. 输卵管长8~14cm
    D. 输卵管黏膜不受卵巢激素的影响
    E. 壶腹部是卵子受精的场所

(袁素华)

第2章 女性生殖系统生理

第1节 女性一生各阶段的生理特点

一、新生儿期

出生后4周内称新生儿期(neonatal period)。胎儿在母体内受到母体卵巢及胎盘所产生的性激素的影响,生殖器官和乳房均有一定程度的发育,出生后表现为乳房稍隆起或分泌少量乳汁,外阴较丰满,阴道少量血性分泌物排出。这些均属生理现象,短期内能自然消失。

二、儿 童 期

出生4周到12岁左右称为儿童期(childhood)。此期可划分为两个阶段:

儿童期早期:8岁之前儿童主要是身体生长发育较快。由于下丘脑-垂体-卵巢轴处于抑制状态,故生殖器官为儿童幼稚型。此期子宫、输卵管及卵巢位于腹腔内。

儿童期后期:8岁之后,由于下丘脑-垂体-卵巢轴抑制状态解除,卵巢内少量卵泡开始发育并分泌一定量的性激素,但达不到成熟阶段。此期女性特征开始出现,乳房及内外生殖器开始发育,子宫、输卵管及卵巢逐渐降入盆腔。

三、青 春 期

从月经初潮至生殖器官逐渐发育成熟的时期称为青春期(puberty or adolescence)。世界卫生组织(WHO)规定青春期为10~19岁。此期的生理特点如下。

(一)身体发育

考点: 月经初潮为青春期开始的标志

青春期进入第二个生长高峰,体格显著发育,身高迅速增长,体重增加,同时身体各器官生理功能逐渐成熟。此期是女性生理和心理发生变化最明显的时期。

(二)第一性征

第一性征(primary sexual characteristics)即生殖器官发育。促性腺激素作用于卵巢,使卵巢逐渐发育完善,卵泡发育成熟并分泌雌激素,促使内外生殖器进一步发育,从幼稚型发育接近成人型。阴阜隆起,大小阴唇增厚并有色素沉着;阴道长度宽度增加,阴道黏膜增厚并出现皱襞;子宫增大,子宫体与子宫颈比例逐渐达到2:1,子宫内膜呈现周期性变化;输卵管变粗;卵巢增大,皮质内有不同发育阶段的卵泡和排卵,卵巢表面凹凸不平。此期虽初步具有生殖能力,但生殖系统的功能尚未完善。

(三)第二性征

除生殖器官以外女性所特有的征象称为第二性征(secondary sexual characteristics)。表现为音调变高,乳房丰满隆起,出现阴毛及腋毛,肩、胸及髋部皮下脂肪丰满,骨盆横径发育较前后径快,出现成熟女性特有体态。

(四)月经来潮

第一次月经来潮称为月经初潮(menarche),为青春期开始的重要标志。卵巢虽有卵泡发育及排卵,但因性腺轴的调节及反馈机制尚未完善,有时即使卵泡发育成熟却不能排卵,故月经初潮后月经多无规律,需经 1~2 年的调整,才出现规律的月经周期。极少数甚至发生无排卵性功能失调性子宫出血,表现为月经失调。

四、性成熟期

性成熟期(sexual maturity period)亦称生育期,是卵巢生殖功能与内分泌功能最旺盛的时期。此期卵巢功能成熟,在卵巢分泌的性激素作用下,表现为周期性排卵和月经来潮,生殖器官各部也发生周期性变化。一般自 18 岁左右开始,大约持续 30 年左右。

五、围绝经期

围绝经期(menopausal transition period)指卵巢功能开始衰退直至最后一次月经的时期。一般始于 40 岁以后,历时长短不一,短者 1~2 年,长者 10 余年,个体差异较大。女性一生中最后一次月经称为绝经,一般发生在 44~54 岁,平均为 50 岁左右。世界卫生组织将卵巢功能开始衰退直至绝经后 1 年内的时期称为围绝经期。此期由于卵巢功能逐渐衰退,卵泡不能发育成熟和排卵,表现为月经量逐渐减少或月经失调,最后完全停止。生殖器官逐渐萎缩。在此期由于雌激素水平逐渐降低,可出现血管舒缩障碍和神经精神症状,表现为潮热、出汗、情绪不稳定、失眠、抑郁或烦躁等,称为绝经综合征。

六、绝经后期及老年期

绝经后期(postmenopausal period)指绝经后的生命时期。妇女年龄 60 岁以后称为老年期(senility period)。此期卵巢功能进一步衰退和老化,雌激素水平低落,不足以维持第二性征,生殖器官进一步老化,局部抵抗力降低,易患老年性(萎缩性)阴道炎;骨代谢失常引起骨质疏松,易发生骨折;血胆固醇水平升高,易患心血管疾病。

第 2 节　卵巢周期性变化及其激素的功能

一、卵巢的功能

卵巢是女性的性腺,其主要功能是产生卵子并排卵,分泌女性激素,即卵巢的生殖功能和内分泌功能。

二、卵巢周期性变化

卵巢的功能是在卵巢的周期性变化过程中完成的。卵巢周期是指从青春期开始到绝经前,卵巢在形态和功能上发生的周期性变化。其主要变化如下。

(一)卵泡的发育与成熟

卵泡自胚胎形成后即进入自主发育和不断闭锁的轨迹。新生儿出生时卵巢内大约有 200 万个卵泡,儿童期多数卵泡退化,近青春期只剩下约 30 万个卵泡。生育期每月发育一批卵泡,一般只有一个优势卵泡可以发育成熟并排出卵子,其余的卵泡发育到一定程度便自行退化而闭锁。女性一生中一般只有 400~500 个卵泡发育成熟并排卵。卵泡自月经第一日至发育成熟,称为卵泡期(follicular phase),一般需 10~14 日。卵泡的生长过程分为始基卵泡、窦前卵泡、窦状卵泡及排卵前卵泡 4 阶段。排卵前卵泡即成熟卵泡,为卵泡发育的最后阶段,体积显著增大,直径可达 15~20mm,卵泡向卵巢表面突出。其结构由外向内依次为卵泡外膜、卵泡内膜、颗粒细胞、卵泡腔、卵丘、透明带、放射冠及卵细胞(图2-1)。

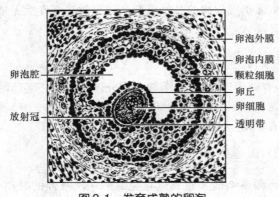

图2-1　发育成熟的卵泡

(二)排卵

卵细胞被排出的过程称为排卵。当成熟卵泡接近并突出卵巢表面时，该处表层细胞变薄、破裂，卵细胞及其周围的透明带、放射冠、部分颗粒细胞和卵泡液被排出。排卵一般发生在下次月经来潮前的14日左右。排出卵巢的卵细胞称卵子，卵子排出后24小时未受精，即开始退化。卵子可由两侧卵巢交替排出，也可由一侧卵巢连续排出。

(三)黄体形成及退化

排卵后卵泡壁塌陷，卵泡颗粒细胞和卵泡内膜细胞向内侵入，周围由卵泡外膜包裹，共同形成黄体。至排卵后7～8日(相当于月经周期第22日左右)黄体体积和功能达最高峰，直径1～2cm，外观色黄。若排出的卵子未受精，黄体则于排卵后9～10日开始退化，逐渐萎缩变小，外周的结缔组织及成纤维细胞侵入黄体，逐渐被结缔组织替代，组织纤维化，外观白色称白体。排卵日至月经来潮为黄体期，一般14日。黄体功能退化后月经来潮，卵巢中新的一批卵泡发育，开始新的周期(图2-2)。

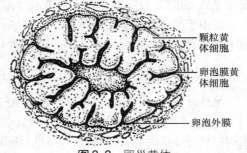

图2-2　卵巢黄体

三、卵巢分泌的激素及功能

卵巢合成及分泌的性激素包括雌激素、孕激素和少量的雄激素，均为甾体激素。

(一)雌激素

雌激素主要有雌二醇(E_2)、雌酮和雌三醇(E_3)。排卵前由卵泡内膜细胞、颗粒细胞共同产生，排卵后由黄体细胞产生。

1. 周期性变化　雌激素水平在一个卵巢周期中出现两次高峰。在卵泡逐渐发育成熟的过程中，雌激素分泌也逐渐增加，于排卵前形成第一个高峰；排卵后分泌量暂时下降，在排卵后7～8天黄体成熟时出现第二高峰，峰的均值低于第一高峰。之后，黄体退化，雌激素水平急剧下降，月经来潮前达最低水平。临床检测血、尿中雌激素浓度可了解卵巢功能。

2. 生理作用

(1)促使子宫发育，使子宫肌细胞增生和肥大，肌层增厚；血供增加，促使子宫收缩力增强以及增加子宫平滑肌对缩宫素的敏感性；使子宫内膜腺体和间质增殖、修复，内膜呈增生期改变；促使宫颈变软，宫口松弛，宫颈黏液分泌量增多，稀薄，易拉成丝状，涂片出现羊齿植物叶状结晶。

(2)促进输卵管肌层发育和蠕动，上皮分泌增加，加强输卵管平滑肌节律性收缩的振幅。

(3)使阴道上皮细胞增生和角化，黏膜变厚并使细胞内糖原含量增加，使阴道维持酸性环境，抑制病原微生物的生长繁殖。

(4)促使阴唇发育，丰满，色素加深。

（5）协同 FSH 促进卵泡发育。

（6）使乳腺腺管增生，乳头、乳晕着色；促进第二性征的发育。

（6）促进水钠的潴留；促进和维持骨基质代谢；促进肝脏高密度脂蛋白合成，抑制低密度脂蛋白合成，降低血中胆固醇水平。

（7）通过对下丘脑的正、负反馈调节，控制促性腺激素的分泌和释放。

（二）孕激素

孕激素主要有孕酮，孕二醇是孕酮主要的降解产物。孕酮主要由黄体颗粒细胞产生。

1. 周期性变化　孕激素于排卵后随黄体发育其分泌量逐渐增加，在排卵后 7～8 日黄体成熟时达高峰，以后逐渐下降，至月经来潮时恢复至卵泡期水平。

2. 生理作用　孕激素通常在雌激素作用的基础上发挥效应，既有与雌激素相协同的作用，也有与雌激素相拮抗的作用。孕激素主要与维持妊娠有关。

（1）使子宫平滑肌松弛，降低子宫平滑肌对缩宫素的敏感性，抑制子宫收缩，有利于胚胎及胎儿在宫内生长发育；使子宫内膜从增生期转化为分泌期，为受精卵着床作准备；使宫颈口闭合，黏液分泌减少、变稠，拉丝度减少，涂片出现椭圆形结晶。

（2）抑制输卵管平滑肌节律性收缩的振幅；抑制内膜上皮的生成；减少黏液分泌，调节孕卵运行。

（3）使阴道上皮细胞脱落加快。

（4）在雌激素影响的基础上，促进乳腺腺泡及乳腺小叶发育。

（5）促进水钠的排泄。

（6）通过对下丘脑的负反馈作用，抑制促性腺激素的分泌。

（7）兴奋下丘脑体温调节中枢，可使排卵后基础体温升高 0.3～0.5℃。表现为月经周期双相型体温，这种基础体温的变化，可作为排卵的重要标志之一。

（三）雄激素

雄激素主要有睾酮和雄烯二酮。雄激素是女性体内合成雌激素的前体，也是维持女性正常生殖功能的重要激素。雄激素主要作用是促进阴蒂、阴唇和阴阜的发育，促进阴毛、腋毛的生长；维持女性第二性征；促进蛋白质的合成，促进肌肉和骨骼的发育，在青春期后可导致骨骺闭合；促进红细胞生成，促进血红蛋白及骨髓的红细胞增生。

第 3 节　内生殖器的周期性变化

一、子宫内膜周期性变化

由于卵巢的周期性变化，子宫内膜也发生相应的周期性改变。

考点：子宫内膜的周期性变化

（一）增生期

增生期为月经周期的第 5～14 日，相当于卵泡发育成熟阶段。在雌激素的影响下，子宫内膜基底层增生变厚，腺体增多变长并弯曲，间质疏松、水肿，间质内小动脉增生，管腔增大呈螺旋状。

（二）分泌期

分泌期为月经周期的第 15～28 日，相当于黄体形成和退化阶段。排卵后，在黄体分泌的雌激素和孕激素的作用下，使子宫内膜继续增厚，腺体增大呈分泌状态，屈曲并分泌糖原，螺旋小动脉继续增生、弯曲，间质高度水肿、疏松。尤其在排卵后 7 日，内膜厚而松软，呈海绵状，血供充足，富含营养物质，有利于受精卵着床。

（三）月经期

月经期为月经周期的第 1 ~ 4 日，相当于卵泡发育的开始阶段。因黄体萎缩，雌激素、孕激素分泌下降，使螺旋小动脉收缩、痉挛、血供减少，内膜组织变性、坏死，腺体萎缩，内膜功能层呈碎片状脱落并随血液一起排出，形成月经血，表现为月经来潮。随着卵巢卵泡的开始发育和少量雌激素的产生，子宫内膜开始增生修复。月经期既是本周期的结束，又是下一周期的开始。

二、宫颈黏液的周期性变化

考点： 宫颈黏液在排卵前后的特征

在卵巢性激素的作用下，宫颈腺细胞分泌的黏液，其化学、物理性质及量均有明显的周期性变化。月经期后随着雌激素浓度不断增高，宫颈黏液分泌量也不断增多，稀薄而透明，状似蛋清，至排卵期达高峰。拉丝度可达 10cm 以上。涂片检查，干燥后镜下可见羊齿植物叶状结晶，这种结晶于月经周期的第 6 ~ 7 日出现，至排卵期最典型；排卵后，受孕激素影响，黏液分泌量逐渐减少，黏稠而混浊，拉丝度差。涂片检查可见排列成行的椭圆体。

三、阴道黏膜的周期性变化

考点： 阴道自净作用

阴道黏膜在月经周期中，随激素的变化也呈现周期性改变，而阴道上段黏膜对性激素最敏感。排卵前，阴道上皮在雌激素的影响下，底层细胞增生，逐渐演变为中层与表层细胞，使阴道上皮增厚，表层细胞出现角化，其程度在排卵期最明显。雌激素使阴道上皮细胞内糖原含量增加，糖原经寄生在阴道内的乳酸杆菌分解成乳酸，维持阴道正常的酸性环境，抑制其他致病菌的繁殖，这种作用又称为阴道自净作用。排卵后，在孕激素的作用下，阴道上皮细胞迅速脱落，而脱落的细胞多为中层细胞或角化前细胞。临床上常借助阴道脱落细胞的变化了解雌激素水平和有无排卵。

第 4 节　月经周期的调节

一、性腺轴的内分泌及作用

月经周期的调节主要涉及下丘脑、垂体和卵巢。下丘脑分泌促性腺激素释放激素（GnRH），调节垂体促性腺激素的分泌，调控卵巢功能。卵巢分泌的性激素对下丘脑-垂体又具有反馈调节作用。下丘脑、垂体和卵巢相互调节、相互影响，形成完善而又协调的神经内分泌调节，称为下丘脑-垂体-卵巢轴（hypothalamus-pituitary-ovary axis，H-P-O axis）。由于其主要功能是控制女性发育、正常月经和性功能，因此又称性腺轴。

（一）下丘脑生殖调节激素及其功能

下丘脑生殖调节激素为促性腺激素释放激素（GnRH），包括卵泡刺激素释放激素（FSH-RH）和黄体生成素释放激素（LH-RH），通过垂体门脉系统到达腺垂体，控制腺垂体促性腺激素的合成与释放。GnRH 受垂体促性腺激素和卵巢性激素的反馈调节，包括正反馈调节和负反馈调节。反馈调节包括卵巢性激素的长反馈，垂体激素的短反馈和 GnRH 抑制其本身合成的超短反馈。

（二）腺垂体生殖激素及其功能

1. 促性腺激素　包括促卵泡激素（FSH）和黄体生成素（LH），由垂体促性腺激素细胞呈脉冲式分泌，受下丘脑 GnRH 脉冲式刺激的调节。

FSH 是卵泡发育必需的激素，有刺激卵泡生长发育和颗粒细胞增生的作用；能激活颗粒细胞内的芳香化酶，促进雌二醇的合成与分泌；调节优势卵泡的选择和非优势卵泡的闭锁；还能与雌激素协同促进卵泡膜细胞 LH 受体的形成；并协同 LH 促进排卵和黄体的形成。

LH 能促使卵泡内膜细胞合成雄激素,为合成雌激素提供底物;在卵泡发育成熟后,促使卵泡破裂排卵和黄体形成,并维持黄体发育的功能,促进孕激素、雌激素的合成与分泌。

2. 催乳激素(PRL)　是腺垂体催乳细胞分泌的多肽激素,具有促进乳汁合成的功能。其产生主要受下丘脑分泌的催乳激素抑制因子的抑制性控制,并受到促甲状腺激素释放激素、吸吮乳头的刺激而分泌。

(三)卵巢性激素

卵巢在 FSH 及 LH 作用下分泌雌激素、孕激素及少量雄激素。卵巢激素对下丘脑 GnRH 和垂体促性腺激素的合成与分泌具有反馈作用。排卵前,雌激素产生正、负反馈,促使 LH 升高而 FSH 下降;排卵后,由雌激素、孕激素共同产生负反馈,使 FSH 和 LH 均下降。

二、月经周期的调节

下丘脑分泌 GnRH 作用于垂体,促使垂体 FSH 和 LH 合成与释放,垂体激素作用于卵巢,使卵巢中卵泡发育成熟,并分泌雌激素,雌激素作用于子宫内膜使之修复并发生增生期改变。雌激素一方面作用于子宫内膜,另一方面对下丘脑和垂体产生正、负反馈,促使 LH 升高而 FSH 下降,大量的 LH 与一定量 FSH 协同作用,使成熟的卵泡排卵。继之,雌激素量下降。排卵后,黄体形成并分泌孕激素和雌激素,使子宫内膜由增生期转化为分泌期内膜。孕激素与雌激素联合作用使 FSH 和 LH 合成和分泌受到抑制,黄体开始萎缩,孕激素与雌激素的下降使子宫内膜失去激素支持而脱落出血,进入月经期。同时,雌激素、孕激素的减少对下丘脑、垂体的抑制作用逐渐解除,使下丘脑 GnRH 呈脉冲式分泌释放,促使垂体 FSH 和 LH 分泌与释放,使卵巢中卵泡发育,产生雌激素,作用于子宫内膜使其修复,新的月经周期开始(图 2-3)。

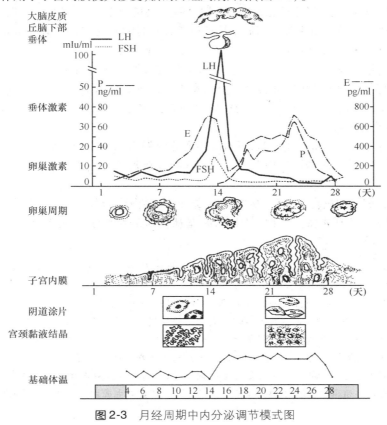

图 2-3　月经周期中内分泌调节模式图

三、月经期护理

（一）月经

月经（menstruation）是指伴随卵巢周期性排卵而出现的子宫内膜周期性脱落及出血。规律的月经是生殖功能成熟的外在标志之一。第一次月经来潮称为月经初潮，一般多在 13~14 岁，其初潮的早晚与遗传、营养、体质状况等因素有关。近年月经初潮年龄有提前趋势，若 16 岁月经尚未来潮应引起临床重视。

（二）月经的临床表现

考点：月经的临床表现及经血特点

正常月经具有规律性。两次月经第一天间隔的时间称为月经周期，一般 21~35 日，平均 28 日。每次月经持续时间称为经期，一般为 2~7 日，多在 3~5 日。一次月经的总失血量称为经量，正常经量为 30~50ml，超过 80ml 称为月经过多。月经血呈暗红色，碱性，黏稠不凝固，有血腥味。其成分为血液、子宫内膜碎片、宫颈黏液及脱落的阴道上皮细胞。其主要特点是不凝固，但在出血量多时可出现血凝块。这是因为经血中含有前列腺素及来自子宫内膜的大量纤溶酶，由于纤溶酶对纤维蛋白的溶解作用，故月经血不凝固。多数女性在月经期无特殊症状，但由于月经期盆腔充血以及子宫内膜释放前列腺素的作用，有些女性出现下腹部及腰骶部坠痛不适或子宫收缩疼痛，也可出现恶心、呕吐、腹泻等胃肠功能紊乱症状，个别女性可出现轻度神经系统不稳定症状。上述表现一般不影响正常日常生活和工作，属于正常生理现象。

（三）月经期健康教育

1. 正确认识月经　月经是女性的正常生理现象，也是健康女性的标志之一。应加强女性对月经生理知识的了解，消除思想顾虑，保持情绪稳定，精神愉快，自觉采取经期卫生保健。

2. 保持外阴清洁　每天睡前用温水冲洗外阴，清洁用品专人专用；勤换清洁的卫生垫及内裤；卫生巾及卫生纸要选择符合国家卫生标准的正规产品。

3. 避免过度劳累　经期不从事重体力劳动，不宜参加剧烈运动；保证足够的睡眠和休息。

4. 预防感染　经期盆腔充血、宫口松弛及机体抵抗力降低等因素，应防止生殖道感染。禁止阴道冲洗、坐浴、游泳及性生活，避免妇科检查。注意观察经血量、形状、气味及伴随症状，发现异常及时就诊。

5. 注意保暖　寒冷或冷水刺激，可致外周血管收缩而加重盆腔充血。应避免淋雨、冷水浴及进食冷饮料等，及时增添衣物保暖。下腹部局部热敷及饮热饮料、热茶可缓解经期下腹部不适。

6. 加强营养　宜进食高蛋白、高热量、高维生素、易消化的食物；多饮水，多食蔬菜、水果，多食含铁、钙等矿物质丰富的食物；避免生冷、辛辣及刺激性食物，注意饮食卫生。

重点提示

1. 女性一生分为新生儿期、儿童期、青春期、性成熟期、围绝经期、绝经后期及老年期。月经初潮是青春期开始的重要标志。

2. 卵巢具有内分泌功能和生殖功能，即分泌性激素和产生卵子并排卵。

3. 卵巢周期分为卵泡发育成熟、排卵、黄体形成及退化三个阶段。

4. 子宫内膜的周期性变化包括增生期、分泌期和月经期。

5. 月经、月经周期、经期、月经血特征、月经期临床表现及健康教育。

6. 下丘脑生殖调节激素为促性腺激素释放激素，包括促卵泡激素释放激素和黄体生成素释放激素。垂体生殖激素：促性腺激素，包括促卵泡激素和黄体生成素。卵巢性激素：雌激素、孕激素及少量雄激素。

7. 月经周期的调节涉及下丘脑、垂体、卵巢。子宫内膜的周期性变化,是受卵巢激素的影响;卵巢功能受垂体控制;而垂体的活动又受下丘脑的调节,下丘脑又受到大脑皮质的支配;卵巢分泌的性激素可以影响下丘脑和垂体的功能。下丘脑、垂体和卵巢相互调节、相互影响,形成完善而又协调的神经内分泌调节,称为下丘脑-垂体-卵巢轴。

目 标 检 测

选择题

A 型题

1. 排卵后使基础体温升高 0.3 ~ 0.5℃的激素是
   A. 雌激素　　　　　B. 孕激素
   C. 雄激素　　　　　D. 促卵泡激素
   E. 黄体生成素

2. 青春期的特点哪项应除外
   A. 第一性征发育　　B. 第二性征发育
   C. 月经初潮　　　　D. 体格发育
   E. 第一生长高峰

3. 哪项因素与阴道自净作用无关
   A. 阴道内乳酸杆菌　B. 阴道 pH
   C. 雌激素　　　　　D. 阴道黏膜上皮糖原
   E. 宫颈黏液

4. 卵巢周期性变化哪项是错误的
   A. 卵泡闭锁　　　　B. 成熟卵泡
   C. 卵泡发育成熟　　D. 排卵
   E. 黄体形成及退化

5. 下列哪项不是已排卵的指标
   A. 子宫内膜呈分泌期变化
   B. 基础体温升高 0.3 ~ 0.5℃
   C. 宫颈黏液涂片见羊齿植物叶状结晶
   D. 阴道脱落的细胞多为中层细胞或角化前细胞
   E. 血中孕酮值升高

6. 宫颈黏液涂片检查结果是典型的羊齿状植物叶状结晶,说明处于月经周期什么阶段
   A. 排卵前　　　　　B. 排卵后
   C. 月经期前　　　　D. 月经期
   E. 分泌期

7. 下列哪项不是孕激素的生理作用
   A. 对下丘脑体温调节中枢有兴奋作用
   B. 抑制子宫收缩
   C. 促进乳腺腺管发育
   D. 加快阴道上皮细胞脱落
   E. 使子宫内膜呈分泌期改变

8. 月经周期的调节与哪项无关
   A. 下丘脑　　　　　B. 垂体
   C. 大脑皮质　　　　D. 卵巢
   E. 输卵管

9. 月经血的主要特点是
   A. 暗红色　　　　　B. 碱性
   C. 含子宫内膜碎片　D. 不凝固
   E. 主要成分为血液

10. 作用于阴道上皮使阴道维持正常的酸性环境的激素是
    A. 雌激素　　　　　B. 孕激素
    C. 雄激素　　　　　D. 促卵泡激素
    E. 黄体生成素

（袁素华）

第3章　正常妊娠期孕妇的护理

妊娠（pregnancy）是胚胎和胎儿在母体内发育成长的过程。成熟卵子受精是妊娠的开始，胎儿及其附属物自母体排出是妊娠的终止。由于受精的日期不易确定，临床上一般以末次月经的第一天作为妊娠的开始，全过程平均约为38周（266天）。妊娠是一个非常复杂、变化又极其协调的生理过程。

第1节　受精与植入

一、受　精

男女成熟生殖细胞（精子和卵子）的结合过程称为受精（fertilization）。

成熟卵子从卵巢排出后，经输卵管伞部进入输卵管内，停留在输卵管壶腹部与峡部连接处等待受精。

精子经阴道、子宫颈管进入子宫腔和输卵管腔后，获得受精的能力。

当卵子和精子相遇，精子顶体外膜破裂，释放出顶体酶。在酶的作用下，精子穿过放射冠和透明带，与卵子接触、融合形成受精卵，完成受精过程。

受精卵的形成标志着新生命的诞生。

二、受精卵的输送与发育

考点：受精卵着床时机

受精卵借助输卵管蠕动和输卵管上皮纤毛推动向宫腔方向移动。同时开始进行有丝分裂。约在受精后第3日，分裂成一个由16个细胞组成的实心细胞团，称为桑葚胚。约在受精后第4日，进入子宫腔，在宫腔内继续发育成晚期囊胚。

三、孕卵的着床

晚期囊胚侵入子宫内膜的过程，称为着床（implantation）。在受精后的6~7天开始，11~12天结束（图3-1）。着床部位一般在子宫腔上部前壁或后壁。

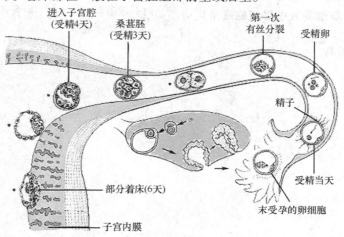

图3-1　卵子受精与孕卵着床

四、蜕膜的形成

受精卵着床后,子宫内膜迅速发生蜕膜样改变,致密层蜕膜样细胞增大变成蜕膜细胞。此时的子宫内膜称为蜕膜(decidua)。

按蜕膜与孕卵植入部位的关系可分为三部分(图3-2):

1. 底蜕膜　孕卵与子宫肌层之间的蜕膜,以后将发育成胎盘的母体部分。

2. 包蜕膜　覆盖在孕卵表面的蜕膜,随孕卵的发育逐渐凸向子宫腔,约在12周左右时与真蜕膜融合,子宫腔消失。

3. 真蜕膜　除底蜕膜及包蜕膜以外覆盖在子宫腔其他部分的蜕膜。

考点:蜕膜形成

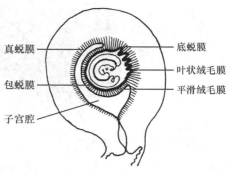

真蜕膜　底蜕膜　叶状绒毛膜　平滑绒毛膜　包蜕膜　子宫腔

图 3-2　早期妊娠子宫蜕膜与绒毛的关系

第 2 节　胎儿附属物的形成及其功能

胎儿附属物是指胎儿以外的组织,包括胎盘、胎膜、脐带和羊水。

一、胎　盘

(一)胎盘的构成

胎盘(placenta)由羊膜、叶状绒毛膜和底蜕膜构成,是母体与胎儿间进行物质交换的重要器官(图3-3)。

考点:胎儿附属物的组成部分及胎盘的构成

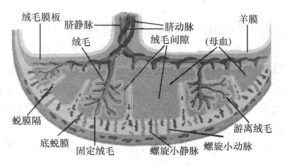

绒毛膜板　脐静脉　脐动脉　羊膜　绒毛　绒毛间隙　(母血)　蜕膜隔　底蜕膜　固定绒毛　螺旋小静脉　螺旋小动脉　游离绒毛

图 3-3　胎盘模式图

1. 羊膜　是附着在绒毛膜板表面的光滑、无血管、神经或淋巴管的半透明薄膜。位于胎盘的最内层,构成胎盘的胎儿部分。

2. 叶状绒毛膜　与底蜕膜相接触、营养丰富发育良好的绒毛。构成胎盘的胎儿部分,占胎盘的主要部分。

3. 底蜕膜　构成胎盘的母体部分,占胎盘的很小部分。

(二)胎盘的结构

胎盘于妊娠 6 ～ 7 周开始形成,至妊娠 12 周已基本形成。正常足月的胎盘呈盘状,圆形或椭圆形,重 450 ～ 650g(约为足月新生儿体重的 1/6),直径 16 ～ 20cm,厚 1 ～ 3cm,中间厚,边缘薄。脐带附着在中央或偏侧。胎盘分为胎儿面和母体面:胎儿面光滑半透明,由羊膜覆盖,呈灰蓝色,表面有血管分布;母体面粗糙,呈暗红色,有 18~20 个胎盘小叶(图 3-4)。

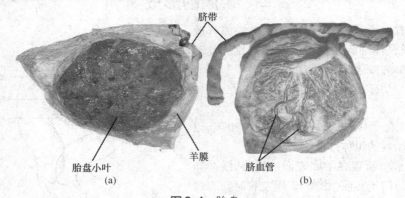

图 3-4 胎盘
(a)母体面;(b)胎儿面

(三)胎盘的功能

考点:胎盘
的功能

1. 物质交换

(1)氧和二氧化碳的交换:替代胎儿呼吸系统的功能。氧气和二氧化碳在胎盘中以简单方式交换,母体血液中的氧气由绒毛间隙进入绒毛的血管,胎儿的二氧化碳由绒毛的血管进入绒毛间隙。

(2)营养物质的供给:替代胎儿消化系统的功能。葡萄糖是胎儿代谢的主要能源,胎儿体内的葡萄糖均来自母体,以易化扩散方式通过胎盘。氨基酸、水溶性维生素等以主动运输方式通过胎盘。一些大分子物质(如血浆蛋白、免疫球蛋白、脂肪)需经胎盘的多种酶分解为简单物质才能通过胎盘。

(3)胎儿代谢产物的排出:胎儿的代谢产物如尿酸、尿素、肌酐、肌酸等,经胎盘入母血,由母体排出体外。

2. 防御功能 指胎盘屏障能阻止母血中某些有害物质进入胎儿血中,但作用极有限。各种病毒(如风疹、疱疹、巨细胞病毒等)、分子量小对胚胎及胎儿有害的药物,均可通过胎盘影响胎儿,导致先天性心脏病、小头畸形、脑积水、眼、耳等发育畸形;流感病毒引起胎死宫内较未感染者高。细菌、弓形虫、衣原体、螺旋体虽不能通过胎盘屏障,但可在胎盘部位先形成病灶,破坏绒毛结构后进入胎体感染胚胎及胎儿。母血中的免疫物质如 IgG 能通过胎盘,使胎儿在出生后短时间内获得被动免疫。

3. 免疫功能 胎儿和胎盘对母体而言,属同种半异体移植,但母体并不排斥它们。实验证明:在滋养细胞的胞浆中检测有免疫抑制因子,使胎儿、胎盘在母体内不被排斥。

4. 合成功能 主要合成激素和酶。激素有蛋白激素(如绒毛膜促性腺激素和胎盘生乳素等)和甾体激素(如雌激素和孕激素),酶有缩宫素酶和耐热性碱性磷酸酶等。

(1)人绒毛膜促性腺激素(human chorionic gonadotrophin,HCG):由合体滋养细胞合成。着床后能在母血中检测出 HCG(是进行早孕诊断的方法之一),至妊娠 8~12 周血清 HCG 浓度达高峰,持续约 10 日后迅速下降,产后 2 周内消失。其主要生理作用是维持月经黄体寿命,使月经黄体增大成为妊娠黄体,增加甾体激素的分泌以维持妊娠。

考点:妊娠
后血液中
HCG 的变化
规律

(2)人胎盘生乳素(human placental lactogen,HPL):由合体滋养细胞合成。于妊娠 5~6 周开始分泌,随着妊娠进展和胎盘逐渐增大,分泌量持续增加,至妊娠 34~36 周达高峰,并维持至分娩。产后 HPL 迅速下降,约产后 7 小时即不能测出。其主要生理作用是促进乳腺腺泡发育,为产后泌乳作准备。

（3）雌激素和孕激素：妊娠早期由卵巢黄体产生，自妊娠第 8～10 周起，由胎盘合成。二者协同，对子宫内膜、子宫肌层、乳腺的变化起重要作用，帮助维持妊娠。

（4）缩宫素酶（oxytocinase）：由合体滋养细胞合成的一种糖蛋白。随妊娠进展逐渐增多。其生理作用尚不十分明了，主要使缩宫素分子灭活，起到维持妊娠的作用。胎盘功能不良时，血中缩宫素酶活性降低，见于死胎、胎儿宫内发育迟缓、妊娠期高血压疾病等。

（5）耐热性碱性磷酸酶（heat stable alkaline phosphatase，HSAP）：由合体滋养细胞分泌。于妊娠 16～20 周母血中可测出此酶。随妊娠进展而增多，产后其值下降，产后 3～6 日内消失。也可作为胎盘功能检测的指标。

二、胎　　膜

胎膜（fetal membranes）是由绒毛膜和羊膜组成。胎膜外层为绒毛膜，在发育过程中因缺乏营养逐渐退化萎缩成为平滑绒毛膜，至妊娠晚期与羊膜轻轻贴附，能与羊膜分开。胎膜内层为羊膜，为无血管的半透明薄膜。其主要生理作用是转运溶质和水以维持羊水平衡，在分娩发动上也有一定作用。

三、脐　　带

脐带（umbilical cord）是连接胎儿和胎盘的条索状组织，一端连于胎儿腹壁的脐轮，另一端附着于胎盘的胎儿面。胚胎及胎儿借助脐带悬浮于羊水中。足月胎儿脐带长 30～70cm，平均约 55cm，直径 0.8～2.0cm，表面有羊膜覆盖呈灰白色。内有一条管腔较大、管壁较薄的脐静脉和两条管腔较小、管壁较厚的脐动脉。血管间充以胶样胚胎结缔组织，称为华通胶，有保护血管的作用。脐带是母体及胎儿气体交换、营养物质供应和代谢产物排出的重要通道。若脐带受压使血流受阻时，可致胎儿缺氧甚至危及生命。

考点：脐带内血管的组成

四、羊　　水

羊水（amniotic fluid）为充满于羊膜腔内的液体。妊娠早期的羊水主要来自母体血清经胎膜进入羊膜腔的透析液。妊娠中期以后，胎儿尿液成为羊水的主要来源。妊娠晚期胎儿肺参与羊水的生成。胎儿通过吞咽羊水使羊水量趋于平衡。随着胚胎的发育，羊水的量逐渐增加，正常足月妊娠羊水量约 1000ml。羊水过多或过少常与某种先天性畸形有关。

妊娠足月羊水略混浊、不透明，呈中性或弱碱性，pH 为 7.2。穿刺抽取羊水，进行细胞染色体检查或测定羊水中某些物质的含量，有利于早期诊断某些先天性畸形。

考点：正常足月时的羊水量及羊水的作用

羊膜和羊水在胚胎发育中起重要的保护作用，使胚胎在羊水自由活动；防止胎体畸形及胎肢粘连；缓冲外来压力，避免胎儿受直接损伤；有利于维持胎儿体液平衡。妊娠期羊水还可减少胎动给母体带来的不适感；临产时，前羊水囊借助楔形水压扩张宫颈口和阴道；破膜后羊水润滑和冲洗阴道，减少感染的发生。

第 3 节　胎儿的发育

一、胎儿的发育

妊娠前 8 周的人胚称为胚胎（embryo），为主要器官分化发育的时期。从第 9 周起称为胎儿（fetus），为各器官进一步发育趋向成熟的时期。整个妊娠期以 4 周（28 日）为一个妊娠月，共 10 个月。以妊娠月为单位描述胚胎、胎儿的发育特征大致如下：

考点：8 周末、16 周末、20 周末、28 周末、40 周末胎儿发育特点

4 周末：可以辨认出胚盘与体蒂。

8 周末：胚胎初具人形，头的大小约占整个胎体一半，可分辨出眼、耳、鼻、口、手指及足趾，四肢已具雏形。B 超显像可见早期心脏已形成且有搏动。

12 周末：胎儿身长约 9cm，顶臀长 6.1cm，体重约 14g。外生殖器已发育，部分可辨性别。四肢可活动。

16 周末：胎儿身长约 16cm，顶臀长 12cm，体重约 110g。头皮已长出毛发，胎儿已开始出现呼吸运动。皮肤菲薄呈深红色，无皮下脂肪。从外生殖器可确认胎儿性别。部分经产妇已能自觉胎动。X 线检查可见到脊柱阴影。

20 周末：胎儿身长约 25cm，顶臀长 16cm，体重约 320g。皮肤暗红，出现胎脂，全身覆盖毳毛，并可见少许头发。开始出现吞咽、排尿运动。检查孕妇时能听到胎心音。自 20 周至满 28 周前娩出的胎儿，称为有生机儿。

24 周末：胎儿身长约 30cm，顶臀长 21cm，体重约 630g。各脏器均已发育，皮下脂肪开始沉积，但因量不多皮肤仍呈皱缩状，出现眉毛。

28 周末：胎儿身长约 35cm，顶臀长 25cm，体重约 1000g。皮下脂肪沉积不多。皮肤粉红色，有时有胎脂。眼睛半张开，出现眼睫毛。四肢活动好，有呼吸运动，但肺泡Ⅱ型细胞中表面活性物质含量低，此期出生者易患特发性呼吸窘迫综合征，若加强护理，可以存活。

32 周末：胎儿身长约 40cm，顶臀长 28cm，体重约 1700g。皮肤深红，面部毳毛已脱落，出现趾甲，睾丸下降，生活力尚可。此期出生者注意护理，可以存活。

36 周末：胎儿身长约 45cm，顶臀长 32cm，体重约 2500g。皮下脂肪发育良好，毳毛明显减少，面部皱褶消失。胸部、乳房突出，睾丸位于阴囊。指（趾）甲已达指（趾）尖。出生后能啼哭及吸吮，生活力良好。此期出生者基本能存活。

40 周末：胎儿身长约 50cm，顶臀长 36cm，体重约 3400g。胎儿已发育成熟，胎头双顶径>9.0cm。皮肤粉红色，皮下脂肪多，头发粗，长度>2cm。外观体型丰满，肩、背部有时还有毳毛。足底皮肤有纹理。男性睾丸已降至阴囊内，女性大小阴唇发育良好。出生后哭声响亮，吸吮能力强，能很好存活。

临床常用新生儿身长作为判断胎儿妊娠月数的依据。妊娠前 5 个月的胎儿身长（cm）=妊娠月数的平方，如妊娠 3 个月 =3^2=9cm。妊娠后 5 个月的胎儿身长（cm）= 妊娠月数×5，如妊娠 8 个月 =8×5=40cm。

二、胎儿的生理特点

（一）循环系统

胎儿的营养供给和代谢产物排出，均需经胎盘脐血管由母体完成。

1. 解剖学特点

（1）脐静脉 1 条：带有来自胎盘氧含量较高、营养较丰富的血液进入胎体，出生后闭锁为肝圆韧带。脐静脉的末支静脉导管出生后闭锁为静脉韧带。

（2）脐动脉 2 条：带有来自胎儿氧含量较低的混合血，注入胎盘与母血进行物质交换，出生后闭锁，与相连的闭锁的腹下动脉成为腹下韧带。

（3）动脉导管：位于肺动脉与主动脉弓之间，出生后闭锁为动脉韧带。

（4）卵圆孔：位于左右心房之间。出生后因左心房压力增高开始关闭，多在生后 6 个月完全闭锁。

2. 血液循环特点

（1）来自胎盘的血液进入胎儿腹前壁分为三支进入体内：一支直接入肝，一支与门静脉

汇合入肝,这两支血液最后经肝静脉入下腔静脉;另一支经静脉导管直接入下腔静脉。故进入右心房的下腔静脉血是混合血,有来自脐静脉含氧量较高的血,也有来自下肢及腹部盆腔脏器的含氧量低的血,以前者为主。

(2)卵圆孔开口处正对下腔静脉入口,故下腔静脉进入右心房的血液绝大部分立即直接通过卵圆孔进入左心房。而上腔静脉进入右心房的血液很少或不通过卵圆孔,而是直接流向右心室,随后进入肺动脉。

(3)因肺循环阻力较高,肺动脉血液绝大部分经动脉导管注入主动脉,仅部分血液(约10%)经肺静脉进入左心房。左心房含氧量高的血液迅速进入左心室,继而进入升主动脉,先直接供应心、脑及上肢,小部分左心室的血液进入降主动脉至全身后,经腹下动脉,再经脐动脉进入胎盘,与母血进行气体及物质交换。

由此,胎儿血液循环的特点是:胎儿体内无纯动脉血,而是动静脉混合血,各部分血液的含氧量不同,进入肝、心、头部及上肢的血液含氧量较高、营养较丰富以适应需要。而注入肺及身体下半部的血液含氧量及营养较少(图 3-5)。

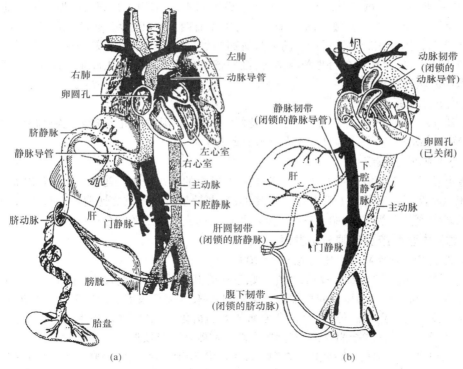

图 3-5　胎盘、胎儿及新生儿的血液循环

(a)胎儿的血液循环;(b)新生儿的血液循环

(二)血液系统

1. **红细胞**　胎儿血循环约在受精后 3 周末建立,其红细胞生成在妊娠早期主要来自卵黄囊。妊娠 10 周时主要生成器官是肝脏,以后骨髓、脾逐渐有造血功能。妊娠足月时,骨髓至少产生 90% 的红细胞。于妊娠 32 周红细胞生成素大量产生,故妊娠 32 周以后的早产儿及妊娠足月儿的红细胞数均较高,约为 $6.0×10^{12}$/L。在整个胎儿期,红细胞的体积较大,生命周期为成人 120 日的 2/3,需不断生成红细胞。

2. **血红蛋白**　胎儿血红蛋白在原红细胞、幼红细胞和网织红细胞内合成,从其结构和生理功能上可分为三种:原始血红蛋白、胎儿血红蛋白和成人血红蛋白。随着妊娠的进展,血红蛋白的合成数量不断增加,种类逐渐过渡:在妊娠前半期均为胎儿血红蛋白,至妊娠最后 4～6 周,成人血红蛋白增多,至临产时胎儿血红蛋白仅占 25%。

3. 白细胞　妊娠 8 周后,胎儿血液循环中即出现粒细胞,形成防止细菌感染的第一道防线。于妊娠 12 周,胸腺、脾产生淋巴细胞,成为体内抗体的主要来源,构成了对抗外来抗原的第二道防线。妊娠足月时白细胞计数可高达 $(15～20)×10^9/L$。

考点:胎儿的呼吸功能是由母儿血液在胎盘进行气体交换完成

(三) 呼吸系统

胎儿的呼吸功能是由母儿血液在胎盘进行气体交换完成。但胎儿出生前必须完成呼吸道(包括气管直至肺泡)、肺循环及呼吸肌的发育。B 型超声于妊娠 11 周可见胎儿胸壁运动。妊娠 16 周时可见能使羊水进出呼吸道的呼吸运动,具有使肺泡扩张及生长的作用,呼吸运动每分钟 30～70 次,时快时慢,有时也很平稳。但当胎儿窘迫时,正常的呼吸运动可暂时停止或出现大喘息样呼吸。

(四) 消化系统

1. 胃肠道　妊娠 11 周时小肠即有蠕动,至妊娠 16 周胃肠功能已基本建立。胎儿可吞咽羊水,吸收水分、氨基酸、葡萄糖及其他可溶性营养物质,同时可排出尿液以控制羊水量。

2. 肝　胎儿肝脏不够健全,缺乏许多酶(如葡萄糖醛酸转移酶,尿苷二磷酸葡萄糖脱氢酶),不能结合因红细胞破坏后产生的大量游离胆红素。胆红素主要是经胎盘由母体肝脏代谢后排出体外,仅少部分在胎儿肝内结合,经胆道氧化成胆绿素排出肠道。胆绿素的降解产物导致胎粪呈黑绿色。

(五) 泌尿系统

妊娠 11～14 周时胎儿肾脏已有排尿功能。妊娠 14 周时胎儿膀胱内已有尿液。妊娠后半期,胎儿排尿参与羊水的循环,成为羊水的重要来源之一。

(六) 内分泌系统

胎儿甲状腺于妊娠第 6 周开始发育,是胎儿发育的第一个内分泌腺,于妊娠 12 周时即能合成甲状腺激素。胎儿肾上腺发育最为突出,其重量与胎儿体重之比明显超过成人,能产生较多的雌激素前身物质,与胎儿肝脏、胎盘、母体共同完成雌三醇的合成。

(七) 生殖系统及性腺分化发育

男性胎儿与女性胎儿之比约为 106:100。

1. 男性胎儿　睾丸发育较早,约在妊娠第 9 周开始分化,逐渐发育,至妊娠 14～18 周形成细精管。当有睾丸后,刺激间质细胞分泌睾酮,促使中肾管发育,支持细胞产生副中肾管抑制物质使副中肾管退化。外阴部 5α-还原酶使睾酮衍化为二氢睾酮,外生殖器向男性分化发育。睾丸于临产前才降至阴囊内,右侧睾丸高于左侧且下降较迟。

2. 女性胎儿　卵巢发育较晚,在妊娠 11～12 周开始分化发育,因缺乏副中肾管抑制物质使副中肾管系统发育,形成阴道、子宫、输卵管。外阴部缺乏 5α-还原酶,外生殖器向女性分化发育。女性胎儿受母体雌激素影响,子宫内膜和阴道上皮增生,宫颈腺体分泌黏液,出生后可出现阴道流血或血性白带,无需特殊处理。

第 4 节　妊娠期母体生理变化

为了适应胚胎和胎儿的生长发育需要,孕妇在胎盘产生的激素作用下,体内各系统发生了一系列适应性变化。了解妊娠期母体的变化,有助于护理人员帮助孕妇了解解剖和生理方面的变化,从而减轻其由于知识缺乏而引起的焦虑和恐惧;有助于帮助孕妇做好妊娠期的各项保健工作。

一、生殖系统的变化

1. 子宫

（1）子宫体：逐渐增大变软，由非妊娠时的（7~8）cm×（4~5）cm×（2~3）cm增大至妊娠足月时的35cm×25cm×22cm。妊娠早期，子宫呈球形且不对称，受精卵着床部位的子宫明显突出。妊娠12周后，增大子宫逐渐均匀对称并超出盆腔，于耻骨联合上方可触及。妊娠晚期，因乙状结肠占据盆腔左侧，子宫多呈不同程度的右旋。**考点：妊娠期子宫的变化**

宫腔容积由非妊娠时约5ml增至妊娠足月时约5000ml，扩大约1000倍。子宫重量由非孕时约70g增至妊娠足月时约1100g，增加近20倍。子宫增大主要是由于肌细胞的肥大，胞浆内充满具有收缩活性的肌动蛋白和肌浆蛋白，为临产后子宫阵缩提供物质基础。子宫肌壁厚度由非妊娠时约1cm，妊娠中期逐渐增厚达2.0~2.5cm，至妊娠末期又逐渐变薄为1.0~1.5cm或更薄。子宫动脉逐渐由非妊娠时的屈曲至妊娠足月时变直，以适应胎盘内绒毛间隙血流量增加的需要。妊娠足月时，子宫血流量500~700ml/min，较非妊娠时增加4~6倍。**考点：妊娠期子宫峡部的改变**

（2）子宫峡部：位于子宫体与子宫颈之间的最狭窄部分。非妊娠时长约1cm，随着妊娠的进展，峡部逐渐变软、被拉长变薄，成为子宫腔的一部分，临产后伸展至7~10cm，成为软产道的一部分，此时称为子宫下段。

（3）子宫颈：妊娠早期宫颈黏膜充血、组织水肿，使子宫颈肥大变软，呈紫蓝色。子宫颈鳞柱上皮交接部外移，子宫颈表面出现糜烂，称假性糜烂。子宫颈管内腺体肥大增生，子宫颈黏液分泌增多，形成黏稠的黏液栓，可保护宫腔不受感染。

2. 卵巢　略增大，新卵泡发育和排卵均停止。一般仅能见一侧卵巢妊娠黄体，于妊娠6~7周前分泌雌激素、孕激素以维持妊娠，于妊娠10周后，由胎盘完全取代，黄体开始萎缩。

3. 输卵管　伸长，但肌层不增厚，黏膜上皮细胞变扁平，基质中可见蜕膜细胞。黏膜有时呈蜕膜样改变。

4. 阴道　黏膜增厚变软、充血水肿呈紫蓝色，伸展性增加。阴道脱落细胞及分泌物增多呈白色糊状。阴道上皮细胞糖原及乳酸含量增多，使阴道pH降低，可抑制致病菌的生长。

5. 外阴　局部充血，皮肤增厚，大小阴唇色素沉着；大阴唇内血管增多及结缔组织松软，伸展性增加；小阴唇皮脂腺分泌增多。

二、乳房的变化

妊娠早期乳房开始增大，充血明显，孕妇自觉乳房发胀、偶有触痛或麻刺感。乳头增大、着色，易勃起，乳晕着色，乳晕上的皮脂腺肥大形成散在的小隆起，称蒙氏结节（Montgomery's tubercles）。在雌激素、孕激素、垂体生乳素、胎盘生乳素等多种激素参与下，乳腺腺管和腺泡发育，为泌乳作准备。可能因大量雌激素、孕激素抑制乳汁生成，所以妊娠期间并无乳汁分泌。但在妊娠晚期，尤其是接近分娩期，挤压乳房时可有少量淡黄色稀薄液体溢出，称初乳（colostrum）。分娩后乳汁才正式分泌。

三、血液循环系统变化

1. 心脏　妊娠后期由于膈肌升高，心脏向左、上、前方移位，更贴近胸壁，心尖搏动左移，心浊音界稍扩大。心脏容量至妊娠末期约增加10%，心率于妊娠晚期休息时每分钟增加10~15次。由于血流量增加、血流加速及心脏移位使大血管扭曲，多数孕妇心尖区可闻及Ⅰ~Ⅱ级柔和的吹风样收缩期杂音，产后逐渐消失。**考点：妊娠期孕妇血容量的变化**

2. 心排血量和血容量 自妊娠 10 周起逐渐增加,至妊娠 32 ~ 34 周时达高峰,维持此水平至分娩,对胎儿生长发育非常重要。临产后,尤其是第二产程期间,心搏出量显著增加。

血容量于妊娠 6 ~ 8 周起开始增加,至妊娠 32 ~ 34 周时达高峰,增加 40% ~ 45% ,平均约增加 1450ml,维持此水平至分娩。

考点:仰卧位低血压综合征

3. 静脉压 妊娠对上肢静脉压无影响。但因盆腔血液回流至下腔静脉的血量增加,右旋增大的子宫又压迫下腔静脉使血液回流受阻,使孕妇自妊娠 20 周起股静脉压在仰卧位、坐位或站立时增高。加之妊娠期静脉壁扩张,孕妇易发生痔、外阴及下肢静脉曲张。若孕妇长时间仰卧位,可引起回心血量减少,心搏量降低,血压下降,称仰卧位低血压综合征。

4. 血液成分

(1)红细胞:妊娠期骨髓不断产生红细胞。但由于血浆的增加多于红细胞的增加,使血液稀释,红细胞计数约 $3.6 \times 10^9/L$,血红蛋白值约为 110g/L,孕妇可出现生理性贫血。为适应红细胞增加、胎儿成长和孕妇各器官生理变化的需要,孕妇应在妊娠中、晚期补充铁剂,以防血红蛋白值明显降低而发生缺铁性贫血。

(2)白细胞:从妊娠 7 ~ 8 周开始增加,至妊娠 30 周达高峰,为 $(5 \sim 12) \times 10^9/L$,有时可达 $15 \times 10^9/L$,主要为中性粒细胞增多。

(3)凝血因子:除凝血因子 XI、XIII 降低,凝血因子 II、V、VII、VIII、IX、X 均增加,使血液处于高凝状态。血小板计数无明显变化。红细胞沉降率加快,可达 100mm/h。

(4)血浆蛋白:由于血液稀释,血浆蛋白自妊娠早期开始降低,到妊娠中期为 60 ~ 65g/L,以后维持该水平至分娩,以白蛋白减少为主。

四、其他系统变化

1. 泌尿系统 妊娠时,由于孕妇及胎儿代谢产物排出量增多,使肾脏负担加重。肾血浆流量(renal plasma flow,RPF)及肾小球滤过率(glomerular filtrationrate,GFR)于妊娠早期均增加,整个妊娠期维持高水平。RPF 和 GFR 均受体位影响,孕妇仰卧位时尿量增加,故夜尿量增多。由于 GFR 增加,而肾小管对葡萄糖再吸收能力不能相应增加,故约 15% 孕妇饭后可出现糖尿。

受孕激素影响,泌尿系统平滑肌张力下降。肾盂及输尿管自妊娠中期增粗,蠕动减弱,且右侧输尿管受右旋子宫压迫,使尿流缓慢甚至反流,导致肾盂积水。孕妇易患急性肾盂肾炎,右侧多见。

考点:妊娠早期孕妇有过度通气现象

2. 呼吸系统 妊娠中期,孕妇耗氧量增加 10% ~ 20% ,而肺通气量约增加 40% 以满足孕妇及胎儿氧气的需要,因此会出现过度通气现象。妊娠晚期,因子宫增大,膈上升,膈肌活动幅度减小,胸廓活动加大,孕妇以胸式呼吸为主。呼吸次数变化不大,约 20 次/分,但呼吸加深。因上呼吸道(鼻、咽、气管)黏膜增厚、轻度充血水肿,局部抵抗力降低易发生感染。

3. 消化系统 在大量雌激素的影响下,齿龈肥厚,易出血。胃肠平滑肌张力下降使蠕动减少、减弱,胃排空时间延长,易出现上腹部饱胀感。妊娠中晚期,由于胃部受压及幽门括约肌松弛,胃内酸性内容物可反流至食管下部,产生胃烧灼感。肠蠕动减弱,粪便在大肠停留时间延长,易出现便秘。胆囊排空时间延长,胆道平滑肌松弛,胆汁稍黏稠使胆汁淤积,易诱发胆石病。

4. 内分泌系统 妊娠期腺垂体稍增大,嗜酸细胞肥大、增多,形成"妊娠细胞"。如产后有出血性休克,可使增生、肥大的垂体缺血、坏死,导致希恩综合征(Sheehan syndrome)。

由于妊娠黄体和胎盘分泌大量雌、孕激素对下丘脑及腺垂体的负反馈作用,使促性腺激素分泌减少,故妊娠期无卵泡发育成熟,也无排卵。垂体催乳素随妊娠进展而增加,至足月分娩前达高峰,为非妊娠期的 20 倍,促进乳腺发育,为产后泌乳作准备。促甲状腺激素、促肾上腺皮质激素分泌增加,但因游离的甲状腺素及皮质醇不多,所以,孕妇没有甲状腺、肾上腺皮质功能亢进的表现。

5. 皮肤　由于腺垂体分泌促黑素细胞激素(melanocyte stimulating hormone, MSH)增加,增多的雌、孕激素的刺激有黑色素细胞刺激效应,使黑色素增加,导致孕妇面颊、乳头、乳晕、腹白线、外阴等处出现色素沉着。

随着妊娠子宫的逐渐增大,腹壁皮肤在肾上腺皮质分泌糖皮质激素的作用下,弹力纤维蛋白被分解,弹力纤维变性,加之孕妇腹壁皮肤张力加大,皮肤的弹力纤维过度伸展而断裂,出现紫色或淡红色不规则平行的裂纹,称妊娠纹,见于初产妇。产后变为银白色,持久不退。

考点:妊娠足月时,体重平均增加约12.5kg

6. 新陈代谢

(1)体重:妊娠12周前无明显变化,以后平均每周增加350g,至妊娠足月时,体重平均增加约12.5kg。

(2)基础代谢率(basal metabolic rate, BMR):于妊娠中期后逐渐增高,至晚期可增高15%~20%。

(3)糖类、脂肪、蛋白质代谢:为了胎儿生长发育的需要,孕妇对糖、脂肪、蛋白质的需求量大为增加。

(4)矿物质代谢:胎儿生长发育需要大量的钙、磷、铁。胎儿骨骼及胎盘形成,需要较多的钙,妊娠末期胎儿体内的钙和磷,而绝大部分是在妊娠最后2个月积累的,故至少应于妊娠后3个月补充维生素D及钙,以提高血钙含量。因胎儿造血及酶合成需要较多的铁,孕妇储存铁量不足,所以要补充外源性铁剂以防出现缺铁性贫血。

7. 骨骼、关节及韧带　妊娠期骨质一般无改变,仅在妊娠次数过多、过密又不注意补充维生素D及钙时,出现骨质疏松。部分孕妇自觉腰骶部及肢体疼痛不适,可能与松弛素作用有关。妊娠晚期因重心前移,为保持身体平衡,孕妇头部与肩部向后仰,腰部向前挺,形成典型的孕妇姿势。

第5节　早期妊娠孕妇的护理

案例

王某,28岁,结婚3个月。平素月经规律,28天一次,每次持续3~4天,其末次月经是2月11日,距今已有8周,现感觉疲乏,乳房触痛明显。近10日常出现嗜睡、困倦、头晕、恶心、晨起呕吐。怀疑自己怀孕,来医院检查。

问题:为明确诊断,应完善哪些检查?

妊娠全过程从末次月经第1日开始计算,平均280日,即40周。13周末之前称为早期妊娠(first trimester)。

一、护 理 评 估

(一)健康史

收集孕妇个人资料,询问其月经初潮的年龄、月经周期和月经持续时间、停经的时间、有无早孕反应、孕产史、既往史、家族史及丈夫的健康状况等(见第3章第7节产前检查)。

考点:停经是妊娠最早、最重要的症状

(二)身心状况

1. 症状

(1)停经:平时月经周期规则的生育年龄妇女,一旦月经过期10日或以上,应首先考虑早期妊娠的可能。如停经 8 周以上,则妊娠的可能性更大。停经是妊娠最早的症状,但不是特有症状。因精神、环境因素也可引起闭经。哺乳期妇女的月经虽未恢复,但可能再次妊娠。

(2) 早孕反应:约有半数左右的妇女,在停经 6 周左右出现畏寒、头晕、乏力、嗜睡、食欲缺乏、喜食酸物或偏食、厌恶油腻、恶心、晨起呕吐等症状,称早孕反应。一般于停经 12 周左右自然消失。

(3) 尿频:妊娠早期,前倾增大的子宫在盆腔内压迫膀胱所致。当子宫增大超出盆腔后,尿频症状自然消失。

2. 体征

(1) 全身检查

1) 一般情况:观察孕妇的发育、营养、身高、步态以及精神状况。身材矮小者(140cm 以下)常伴有骨盆狭窄。

2) 测量血压和体重:正常孕妇血压不应超过 140/90mmHg,或与基础血压相比,升高不超过 30/15mmHg,超过者属病理状态。妊娠 12 周以前孕妇体重无明显变化。

3) 乳房检查:自觉乳房胀痛、乳头刺痛、乳房增大,乳头及乳晕着色加深。乳晕周围皮脂腺增生出现深褐色结节,称为蒙氏结节。哺乳妇女妊娠后乳汁明显减少。

4) 检查心、脑、肝、肺及肾等重要器官有无器质性病变,同时检查下肢有无水肿。

(2) 妇科检查:阴道黏膜及子宫颈阴道部充血呈紫蓝色。妊娠 6~8 周时,双合诊检查子宫峡部极软,子宫体与子宫颈似不相连,称黑加征(Hegar's sign)。子宫随停经月份而逐渐增大,停经 8 周时,子宫约为非妊娠时的 2 倍;停经 12 周时,子宫约为非妊娠时的 3 倍,在耻骨联合上方可以触及。

3. 心理、社会状况　重点评估孕妇对妊娠的态度和接受程度。妊娠早期,多数孕妇认为没有准备好,可能会出现爱恨交加的矛盾心理,进而影响孕妇遵循产前指导的能力、筑巢行为及与家人和丈夫的关系。早孕时的一些不适也会使孕妇担心可能对胎儿及自身的健康造成不利。所以,常伴有焦虑、情绪不稳定等心理变化。

评估家庭支持系统,尤其是丈夫对此次妊娠的态度。妊娠对准父亲而言,也是一项心理压力,因为初为人父,准父亲可能会为自己有生育能力而感到骄傲,也会为即将来临的责任和生活形态的改变而感到焦虑。他会为妻子在妊娠过程中身心变化而感到惊讶与迷惑,更时常要适应妻子妊娠时多变的情绪而不知所措。因此,评估准父亲对妊娠的感受和态度,才能有针对性地协助他扮演好父亲角色,成为孕妇强有力的支持者。

评估家庭经济状况、居住环境、宗教信仰以及孕妇在家庭中的角色等。

(三) 辅助检查

1. 妊娠试验　利用孕卵着床后不久,滋养细胞分泌绒毛膜促性腺激素(HCG)进入母血,并经孕妇尿液排出的原理,用放射免疫学法检测出受检者血或尿中 HCG 含量增高。临床上多用早早孕试纸法检测受检者尿液,结果阳性结合临床表现协助诊断早期妊娠。

2. 超声检查

(1) B 型超声检查:诊断早期妊娠快速、准确。停经 5 周时,可见增大的子宫轮廓中有圆形或椭圆形妊娠囊,囊内可见胚芽和原始心管搏动,可以确诊为宫内妊娠、活胎。

(2) 超声多普勒检查:于妊娠 12 周用超声多普勒仪在子宫区内能听到节律、单一高调的胎心音,胎心率 150~160 次/分,即可确诊为早期妊娠、活胎。

3. 宫颈黏液检查　宫颈黏液黏稠、量少,涂片干燥后光镜下可见排列成行的珠豆状椭圆体,无羊齿植物叶状结晶,早期妊娠的可能性较大。

4. 基础体温(basal body temperature,BBT)测定　经 6~8 小时的睡眠,醒后尚未起床、进

食、谈话等任何活动之前,量体温 5 分钟(多测口腔温度),并记录于基础体温单上,连成曲线。

具有双相型体温的已婚妇女出现高温相 18 天持续不降者,早孕可能性大;高温相持续超过 3 周,则早孕的可能性更大。

二、护理诊断/合作性问题

1. 营养失调:低于机体需要量 与早孕剧吐有关。
2. 焦虑 与担心自身与胎儿的健康、性别及如何为人母等有关。

三、护理措施

(一)症状护理

1. 恶心、呕吐 属早孕反应。在此期间孕妇应避免空腹,少量多餐、清淡饮食。清晨起床时先吃几块饼干,起床时宜慢,避免突然起身;两餐之间进食液体;避免油腻、难以消化或引起不适的食物。同时给予精神鼓励,以减少心理困扰。若停经 12 周以后仍继续呕吐,甚至影响到孕妇的营养时,应考虑为妊娠剧吐的可能,需住院治疗,以纠正酸碱失衡以及水电解质紊乱等。 **考点:**早期妊娠常见临床表现及护理

2. 尿频、尿急 如无任何感染征象者,不需特殊处理。孕妇无需通过减少液体摄入量来缓解症状,有尿意时应及时排空,不可强忍,以免诱发感染。此现象产后可逐渐消失。

3. 白带增多 排除假丝酵母菌、滴虫、淋球菌、衣原体等感染,属正常生理变化。嘱孕妇保持外阴部清洁干燥;每日清洗外阴,以避免分泌物刺激外阴部,但严禁阴道冲洗。指导穿透气性好的棉质内裤,经常更换。如分泌物过多,可用卫生护垫并经常更换,增加舒适感。

(二)心理护理

鼓励孕妇抒发对妊娠的内心感受和想法,以了解其对妊娠的心理适应程度,判断有无潜在的心理问题,并针对其需要帮助解决,并向孕妇及家属解释妊娠是一个正常的生理过程,还可提供专业咨询、心理医生等服务,以减轻孕妇的焦虑、恐惧和紧张心理。

告诉孕妇,母体的各种生理、心理变化都可通过血液和内分泌调节的改变对胎儿产生影响。如孕妇经常焦虑、烦躁、情绪不稳定、易激动、想哭、失眠等心理反应,会使胎儿脑血管收缩,减少脑部供血量,进而影响大脑发育。过度的紧张、恐惧甚至可以导致大脑发育畸形。 **考点:**妊娠早期健康教育

因此,孕妇应正确对待妊娠,保持心情愉悦,放松、顺利地度过早孕阶段。

四、健康教育

(一)异常症状的判断

告诉孕妇出现阴道流血、发热、腹痛、妊娠剧吐等应立即就诊。

(二)休息与活动

妊娠早期孕妇一般可正常工作。居室内保持安静,空气清新,每日应有 8 小时睡眠。保证适量运动,户外散步最佳,多晒太阳,但不要到人群拥挤、空气不佳的公共场所。

(三)营养指导

妊娠期为适应妊娠期间增大的子宫、乳房、胎盘及胎儿的生长发育,孕妇必定要摄取较孕前更多的热量和各种营养素,除因某些身体疾病(如高血压、糖尿病等)而需给予特殊的营养摄取建议外。如孕妇在妊娠期营养不良,将直接影响胎儿的生长和智力发育,导致器官发育不全、胎儿生长受限及低体重儿,容易发生流产、早产、胎儿畸形和胎死宫内等。

妊娠期增加营养,关键在于所进膳食应保持高热量、丰富易消化吸收的优质蛋白质、高维生素、适量脂肪、微量元素及糖类、低盐,多吃新鲜的蔬菜和水果。同时,强调膳食品种应多样

化,各营养素全面、比例恰当,合理搭配,避免营养过剩(引起巨大儿和微量元素过剩引起的中毒反应)。

孕妇应尽量摄取新鲜的食物,经过某些加工处理过的食物或加入某些种类的添加剂的食物应加以避免,尤其目前职业妇女人数增加,所谓速食普遍,孕妇在摄取时应加以注意:

(1)避免摄取添加防腐剂、色素的食品。

(2)避免摄取高盐、高糖食物,尤其是有高血压或糖尿病孕妇。

(3)部分食物缺少营养素但却含高热量,如炸薯条、可乐,在妊娠期也应避免摄入。

(4)有喝咖啡或浓茶习惯的孕妇,应注意:咖啡因会刺激胃酸分泌,茶中的鞣酸会妨碍铁质的吸收。

(5)若有服用制酸剂的孕妇,应注意增加铁质的补充,因为制酸剂会妨碍铁质的吸收。

(四)预防感染

妊娠早期是胚胎、胎儿组织器官分化、生长发育的关键时期,急性感染可造成流产,病毒感染或药物影响可致胎儿畸形,性传播疾病感染可引起流产、死产,还可感染新生儿。因此应指导孕妇:

1. 注意个人卫生

(1)口腔卫生:妊娠期由于受大量雌激素影响,齿龈肥厚,容易充血、水肿,齿龈易出血。坚持进食后立即用软毛牙刷按正确的方法刷牙,并学会用牙线剔牙。若发生牙龈炎,应立即就诊,以免影响进食导致营养不良或诱发其他疾病;同时告知口腔医师处于妊娠期,以避免接受X线照射。

(2)皮肤卫生:因皮脂腺、汗腺分泌旺盛,应经常洗澡,以促进血液循环和皮肤排泄。以淋浴为宜,避免盆浴,以防污水进入阴道引起感染。勤换内衣。

(3)外阴卫生:妊娠期白带增多是正常的生理变化。在无感染的情况下,每日用温开水清洗外阴以避免分泌物刺激,严禁做阴道冲洗。穿棉质、透气、吸水性好的内裤,并经常更换。

2. 妊娠早期孕妇应尽量少去公共场所 尤其是传染病流行期不宜去公共场所。

3. 不宜养宠物 如猫、狗、兔等家畜,以防止弓形虫及病毒感染。

(五)衣着舒适

衣服应宽大、柔软、舒适,冷暖适宜。不宜穿紧身衣或袜,以免影响血液循环和胎儿发育、活动。胸罩的选择宜以舒适、合身、足以支托增大的乳房为标准,以减轻不适感。穿轻便舒适的低跟鞋。

(六)合理用药

妊娠前3个月是胚胎、胎儿各器官高度分化、迅速发育、不断形成的阶段。此期用药,药物的毒性作用可导致组织或器官的畸形或早期流产。因此,妊娠期用药要慎重。若病情需要,应在医师的指导下合理用药,按时服用,以免对母婴不利。

链接 药物对胎儿的危害

美国食品和药物管理局(Food and Drug Administration,FDA)根据药物对胎儿的致畸情况,将药物对胎儿的危害性等级分为A、B、C、D、X 5个级别。

A级:经临床对照研究,无法证实药物在妊娠早期与中晚期对胎儿有危害作用,对胎儿伤害可能性最小,是无致畸性的药物。如适量维生素。

B级:经动物实验研究,未见对胎儿有危害。无临床对照实验,未得到有害证据。可以在医师观察下使用。如青霉素、红霉素、地高辛、胰岛素等。

C级:动物实验表明,对胎儿有不良影响。由于没有临床对照实验,只能在充分权衡药物对孕妇的益处、胎儿潜在利益和对胎儿危害情况下，谨慎使用。如庆大霉素、异丙嗪、异烟肼等。

D 级：有足够证据证明对胎儿有危害性。只有在孕妇有生命威胁或患严重疾病，而其他药物又无效的情况下考虑使用。如硫酸链霉素、盐酸四环素等。

X 级：各种实验证实会导致胎儿异常。在妊娠期间禁止使用。如甲氨蝶呤、己烯雌酚等。

在妊娠前 12 周，以不用 C、D、X 级药物为好。

（七）性生活指导

妊娠早期应尽量避免性生活，以免因兴奋和机械性刺激引起盆腔充血，导致子宫收缩引起早期流产。同时，避免细菌带入阴道引起感染。

（八）避免接触有害物质

妊娠早期应避免接触放射线、铅、汞、有机磷农药等有害物质，如工作中不可避免，应于妊娠前调离。禁止吸烟和饮酒，吸烟和饮酒已被证明对孕妇有害。吸烟可引起流产、早产、死胎及新生儿低体重等。饮酒可致胎儿颅脑、四肢及心血管缺陷，并可有低体重、智力低下等。

（九）预约下次产前检查

告知孕妇产前检查的意义和重要性，根据具体情况预约下次产前检查的时间和内容。

第 6 节　中晚期妊娠孕妇的护理

妊娠自第 14 周至 27 周末称为中期妊娠（second trimester），第 28 周及其后称为晚期妊娠（third trimester）。

一、护 理 评 估

（一）健康史

评估孕妇妊娠周数，早期妊娠的经过，有无用药及其他不良嗜好。

（二）身体评估

1. 症状　自觉腹部逐渐增大，可感觉到胎动。

2. 体征

（1）体重与血压：妊娠 13 周起孕妇的体重平均每周增加超过 350g，直至妊娠足月时体重平均增加约 12.5kg。于妊娠晚期体重每周增加不应超过 500g，超过者多有水肿或隐性水肿；每周增加不及 350g 者应考虑胎儿生长受限。测量血压，并与基础血压进行比较。

考点：妊娠中晚期孕妇体重的变化及意义

（2）子宫增大：腹部检查可见增大子宫，手测子宫底高度或尺测耻骨联合以上子宫长度（表 3-1）可以估计妊娠周数与胎儿大小（图 3-6）。

表 3-1　不同妊娠周数的子宫底高度及子宫长度

考点：不同妊娠周数的子宫底高度

妊娠周数	手测子宫底高度	尺测子宫长度（cm）
12 周末	耻骨联合上 2～3 横指	
16 周末	脐耻之间	
20 周末	脐下 1 横指	18（15.3～21.4）
24 周末	脐上 1 横指	24（22.0～25.1）
28 周末	脐上 3 横指	26（22.4～29.0）
32 周末	脐与剑突之间	29（25.3～32.0）
36 周末	剑突下 2 横指	32（29.8～34.5）
40 周末	脐与剑突之间或略高	33（30.0～35.3）

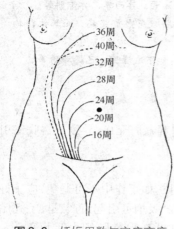

图 3-6　妊娠周数与宫底高度

36周
40周
32周
28周
24周
20周
16周

（3）胎动（fetal movement，FM）：指胎儿在子宫内的躯体活动，因冲击子宫壁而使孕妇能感觉到，有时在腹部检查时能看到或触到。一般孕妇于妊娠 18～20 周即能自觉有胎动（一般初孕妇于妊娠 20 周，经产妇略早些），但很弱。随着妊娠进展而逐渐增强，次数也增多，直至妊娠 38 周以后又稍减少。正常胎动每小时 3～5 次。

（4）胎心音：临床听到胎心音能确诊为妊娠且为活胎。于妊娠 18～20 周用一般听诊器经孕妇腹壁上可听到胎心音，似钟表的"滴答"声，但速度较快，正常时每分钟 120～160 次。因胎位不同，胎心音听诊部位也不相同。妊娠 24 周前，胎心音多在脐下正中或偏左、偏右听到；妊娠 24 周后，胎心音多在胎背侧听得最清楚，头先露时胎心在脐下，臀先露时胎心在脐上，肩先露时胎心在脐周听得最清楚。注意须与子宫杂音、腹主动脉音及脐带杂音相鉴别。

（5）胎体：妊娠 20 周以后，经腹壁可触及子宫内胎儿的肢体。妊娠 24 周以后，用腹部四步触诊法可区分胎头、胎背、胎臀和胎儿肢体及其在宫内的位置。胎头圆而硬，有浮球感；胎臀宽而软，形状不规则；胎背宽而平坦；胎儿肢体小且有不规则活动。

（6）诊断胎姿势、胎产式、胎先露、胎方位：妊娠 28 周以前胎儿小，羊水相对较多，胎儿在子宫内的活动范围较大，胎儿的姿势和位置易改变。妊娠 32 周以后，由于胎儿生长迅速，羊水相对减少，胎儿与子宫壁贴近，胎儿的姿势和位置相对恒定。

1）胎姿势（fetal attitude）：胎儿在子宫内的姿势称为胎姿势。正常胎姿势为胎头俯屈，颏部贴近胸部，脊柱略前弯，四肢屈曲交叉于胸前，整个胎体呈头端小、臀端大的椭圆形。

2）胎产式（fetal lie）：胎儿身体纵轴与母体纵轴的关系称胎产式（图 3-7）。胎体纵轴与母体纵轴平行者称纵产式，占妊娠足月分娩总数的 99.75%；胎体纵轴与母体纵轴垂直者称横产式，仅占妊娠足月分娩总数的 0.25%；胎体纵轴与母体纵轴交叉者称斜产式，属暂时式，在分娩过程中多转为纵产式，偶尔转为横产式。

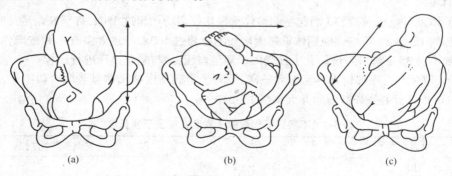

图 3-7　胎产式
（a）纵产式-头先露；（b）横产式-肩先露；（c）斜产式

3）胎先露（fetal presentation）：胎儿最先进入骨盆入口的部分称为胎先露。纵产式有头先露和臀先露，横产式为肩先露。头先露根据胎头屈伸程度不同分为枕先露、前囟先露、额先露及面先露（图 3-8）。臀先露根据入盆部分的不同分为混合臀先露、单臀先露、单足先露和双足先露（图 3-9）。横产式时最先进入骨盆入口的是胎儿肩部，为肩先露。偶见胎儿头先露或臀先露与胎手或胎足同时入盆，称为复合先露（图 3-10）。

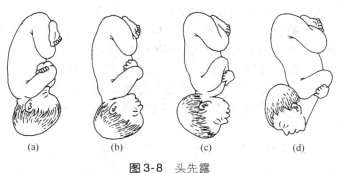

图 3-8　头先露

（a）枕先露；（b）前囟先露；（c）额先露；（d）面先露

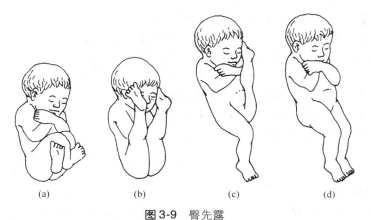

图 3-9　臀先露

（a）混合臀先露；（b）单臀先露；（c）单足先露；（d）双足先露

4）胎方位（fetal position）：胎儿先露部的指示点与母体骨盆的关系称胎方位，简称胎位。枕先露以枕骨、面先露以颏骨、臀先露以骶骨、肩先露以肩胛骨为指示点。根据每个指示点与母体骨盆入口前、后、左、右、横的不同关系而有不同的胎位。如头先露时，若胎头枕骨位于母体骨盆的左前方，为枕左前位，依此类推（表3-2）。

考点：胎方位的定义，枕先露、面先露及臀先露的指示点

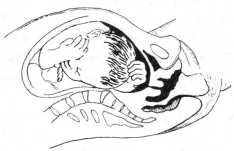

图 3-10　复合先露

表 3-2　胎产式、胎先露及胎方位的种类及关系

纵产式 （99.75%）	头先露 （95.75%~97.75%）	枕先露 （95.55%~97.55%）	枕左前（LOA）、 枕右前（ROA）、	枕左横（LOT）、 枕右横（ROT）、	枕左后（LOP） 枕右后（ROP）
		面先露（0.2%）	颏左前（LMA）、 颏右前（RMA）、	颏左横（LMT）、 颏右横（RMT）、	颏左后（LMP） 颏右后（RMP）
	臀先露（2%~4%）		骶左前（LSA）、 骶右前（RSA）、	骶左横（LST）、 骶右横（RST）、	骶左后（LSP） 骶右后（RSP）
横产式 （0.25%）	肩先露 （0.25%）		肩左前（LScA）、 肩右前（RScA）、	肩左后（LScP） 肩右后（RScP）	

3. 心理、社会状况　评估孕妇对妊娠有无不良的情绪反应,对即将为人母和分娩有无焦虑和恐惧心理。随着妊娠进展,尤其是胎动出现后,孕妇真正感受到"孩子"的存在。妊娠晚期子宫明显增大,使孕妇在体力上负担加重,行动不便,甚至出现下肢痉挛、腰背痛及失眠等症状,大多数孕妇都急切盼望分娩日期的到来。随着预产期的临近,孕妇常因婴儿将要出生而感到兴奋,又因可能产生的分娩的痛苦而焦虑不安,担心能否顺利分娩、分娩过程中母儿安危、胎儿有无畸形,也有的孕妇担心新生儿的性别能否为家人接受等。

(三) 辅助检查

1. 超声检查　B型超声检查不仅可以显示胎儿数目、胎产式、胎方位、胎先露、有无胎心搏动、胎儿有无畸形、羊水的量、胎盘位置及分级。而且可通过测定胎头双顶径、股骨长等多条径线,了解胎儿的生长发育情况。超声多普勒检查可探测胎心音、胎动音、脐带血流音及胎盘血流音等。

2. 胎儿心电图　常用间接法检测胎儿心电图,通常于妊娠12周以后能显示较规律的图形,妊娠20周后的成功率更高。对诊断先天性心脏病有一定的价值。

二、护理诊断/合作性问题

1. 舒适改变　与妊娠引起腰背痛、下肢肌肉痉挛等有关。
2. 体液过多　与妊娠子宫压迫下腔静脉或水钠潴留有关。
3. 恐惧　与惧怕分娩时疼痛有关。

三、护理措施

(一) 症状护理

考点: 妊娠中晚期常见症状及护理

1. 便秘　妊娠期间常见症状之一。因肠蠕动及肠张力减弱,排空时间延长,水分被肠壁吸收,加之增大的妊娠子宫及胎先露对肠道下段压迫,常引起便秘。嘱孕妇养成每日定时排便的良好习惯,每日清晨饮一杯水,多吃易消化、含纤维素多的新鲜蔬菜和水果,每日进行适当的运动。必要时在医生的指导下服用缓泻剂,或用开塞露、甘油栓等大便软化剂。

2. 痔　痔静脉曲张可在妊娠期间首次出现,妊娠也可使已有的痔复发或恶化。因增大的妊娠子宫或妊娠期便秘使痔静脉回流受阻,引起直肠静脉压升高所致。多吃新鲜蔬菜和少吃辛辣食物,通过温水浸泡、服用缓泻剂车前番泻颗粒等缓解痔引起的疼痛和肿胀感。

3. 腰背痛　妊娠期间因关节韧带松弛,增大的子宫向前凸,为维持站立时身体平衡,躯体重心后移,上身后倾、腰椎向前突,使腰肌长时间处于紧张状态。孕妇常出现轻微腰背痛,产后6~8周可自然消失。

妊娠中晚期孕妇应穿轻便舒适的低跟鞋,俯抬或抬举重物时保持上身直立,弯曲膝部,用双下肢的力量抬起。休息时,腰背部垫枕头可缓解疼痛,必要时卧床休息(硬床垫),局部热敷、按摩或遵医嘱服止痛药。疼痛明显者应查找原因,对因治疗。

若工作要求长时间弯腰,妊娠期间应适当调整。

4. 贫血　孕妇于妊娠中晚期对铁的需求量增多,应增加含铁食物的摄入,如动物肝脏、瘦肉、蛋黄、豆类等,并于妊娠4~5个月时开始补充铁剂。指导孕妇服用铁剂时注意:①应在餐后20分钟服用,以减轻对胃肠道的刺激。②用温开水或水果汁送服,以提高铁的吸收率。③避免与茶、咖啡、牛奶等饮料同时服用。④避免与四环素、鞣酸、消胆胺、降胆片、碳酸氢钠及胰酶制剂等药物同时服用。⑤服用铁剂后大便可能会变黑,或可能导致便秘或轻度腹泻,不必担心。

5. 下肢痉挛　是孕妇缺钙的表现,多发生小腿腓肠肌痉挛,妊娠后期多见,常在夜间发作,多能迅速缓解。指导孕妇饮食中增加钙的摄入,避免腿部受凉或疲劳,伸腿时避免脚趾尖伸向前方,走路时脚跟先着地。若发生下肢肌肉痉挛,可伸膝屈足背,或站直前倾,或局部按摩或热敷,直至痉挛消失。并及时补充钙剂。

6. 下肢水肿　孕妇于妊娠后期常有踝部、小腿下半部轻度水肿,经休息后减轻或消退,属正常现象,无需处理。嘱孕妇睡眠时取左侧卧位,下肢垫高15°,帮助改善下肢血液回流,减轻水肿。避免长时间站或坐,以免水肿加重。如需长时间站立,应将两下肢轮流抬高,以利血液回流。适当限制盐的摄入,但不必限制水分。如下肢水肿明显,经休息后不消退,应及时诊治,警惕发生妊娠期高血压疾病、妊娠合并肾脏疾病等。

7. 失眠　每天坚持户外活动,如散步。睡前喝热牛奶,用梳子梳头,温开水洗脚等方式帮助入眠。

8. 仰卧位低血压综合征　于妊娠末期,孕妇若长时间取仰卧位姿势,由于增大的妊娠子宫压迫下腔静脉,使回心血量及心排血量减少,出现低血压症状。此时孕妇改为左侧卧位后症状迅即自然消失,不必紧张。

9. 尿频、尿急　妊娠晚期与临近分娩期由于胎先露下降压迫膀胱所致。嘱孕妇有尿意时及时排空膀胱。

10. 假丝酵母菌性阴道炎　25% 近足月孕妇的阴道分泌物中可培养出假丝酵母菌。多数孕妇无症状,少数可出现阴道分泌物增多、外阴瘙痒伴疼痛和红肿。孕妇应遵医嘱给予阴道局部用药,如克霉唑栓剂。

（二）心理护理

妊娠中晚期随着子宫逐渐增大,体型也随之发生改变及妊娠纹的出现等,使孕妇产生焦虑等不良情绪。提供心理支持,告诉孕妇这些是正常的生理现象,产后体型可逐渐恢复。

鼓励孕妇说出内心的疑虑和想法,并耐心解释所提出的问题,告诉孕妇一些分娩的先兆症状及分娩全过程,减轻因分娩临近而产生的恐惧心理,帮助树立信心,轻松、愉快地度过妊娠期。

四、健 康 教 育

1. 异常症状的判断　妊娠中晚期孕妇出现下列症状应立即就诊:阴道流血、腹痛、头痛、眼花、胸闷、气短、心悸、胎动计数突然减少、液体突然从阴道流出等。　**考点:**妊娠中晚期的健康教育

2. 活动与休息　一般孕妇可坚持工作到28周。28周后应适当减少工作量。避免长期站立、重体力劳动、夜班或过于紧张的工作。因身心负荷加重,孕妇易感疲惫,需要充足的休息和睡眠。每日应有8小时睡眠,1~2小时午休。卧床时以左侧卧位最佳。因左侧卧位可减轻右旋增大的子宫对下腔静脉的压迫,改善子宫、胎盘血液供应。运动可促进孕妇的血液循环,增进食欲和睡眠,还可强化肌肉为分娩作准备。因此,妊娠中晚期孕妇仍要保证适当的运动,一切家务操作可正常进行,注意不要攀高举重,不要过度劳累。散步是孕妇适宜的运动。

3. 合理均衡营养　“见第3章第5节健康教育”。

4. 衣着与卫生　“见第3章第5节健康教育”。

5. 妊娠期自我监护　胎心音计数与胎动计数是孕妇自我监护胎儿宫内情况的一种重要手段。

（1）听胎心音:孕妇妊娠20周时,教会家庭成员在孕妇腹壁听胎心音并做记录,不仅可以了解胎儿宫内情况,而且可以和谐孕妇和家庭成员间的关系。听胎心之前孕妇先排尿,仰卧,每次听诊1分钟。正常胎心音每分钟120~160次,若每分钟少于120次或多于160次,或不规则,提示胎儿宫内缺氧,须立即左侧卧位、吸氧并及时就诊。

考点:胎动计数的方法及异常提示

（2）胎动计数:嘱孕妇自妊娠 20 周起,每天早、中、晚三个时段各数 1 小时的胎动,3 小时胎动数相加乘 4 即为 12 小时胎动数。正常胎动每小时 3~5 次,12 小时胎动数在 30 次或以上,反映胎儿的情况良好。凡 12 小时内胎动累计少于 10 次,或逐日下降大于 50% 而不能恢复者,均视为子宫胎盘功能不足,胎儿宫内缺氧,应提高警惕,及时就诊。数胎动时应取侧位或坐位,注意力集中,可用物品或水果计数。

6. 胎教指导　胎教是有计划、有目的地为胎儿的生长发育实施最佳措施,也是母亲与胎儿之间一种愉快的互动方式。通过动作、声音和语言与孕妇腹中的胎儿对话,是一种非常有益的胎教手段。妊娠中期是胎教的最佳时期,胎儿出现第一次胎动,标志着胎儿的中枢神经系统已经分化完全。胎儿的听力、视力开始迅速发育,并逐渐对外界施加的压力、动作、声音做出相应的反应,尤其对母体的血液流动声、心音、肠蠕动音等更为熟悉。此时,胎儿对来自外界的声音、光线、触动等单一刺激反应较为敏感。若我们借助胎儿神经系统飞速发展的阶段,给予胎儿各感觉器官适时、适量的良性刺激,就能促使其发育得更好,为出生后早期教育的延续奠定良好的基础。主要有两种胎教方法。

（1）音响胎教:①音乐胎教:妊娠 20 周后对胎儿进行轻松、愉快的音乐训练,有利于智力的开发和性格的锻炼。为胎儿选择胎教音乐时,应避免高频率音乐对胎儿听力的影响。②语言胎教:妊娠 24 周后,可给胎儿取个乳名,或把胎儿作为一个听众,与他聊天、讲故事、朗诵诗歌,尤其是准爸爸可以与胎儿进行有意义的对话,但应以简单、轻松、明快为原则。让胎儿常听父母的语言,促进胎儿大脑对语言的适应性,使其将来聪明而又情绪稳定。

（2）运动胎教:主要是触觉与动作协调训练。此阶段神经系统发育迅速,胎儿对触觉与动觉很敏感。夫妇双方可对胎儿进行动觉、触觉训练,例如:轻轻抚摸和拍打腹部,与胎儿在宫内的活动相适应,使胎儿对此有所感觉,按时触摸和按摩孕妇腹部,可以建立与胎儿的触摸沟通、通过胎儿反射性的躯体蠕动,促进其大脑功能的协调发育,尤其有助于孩子未来的动作灵活性与协调性。

7. 乳房护理　妊娠后乳头及乳晕周围皮脂腺常有分泌物溢出,故妊娠 24 周以后应经常用温水清洗乳头,并涂以油脂,以防产后哺乳发生乳头皲裂。乳头处如有痂垢应先用油脂浸软后再用温水洗净。若乳头过于平坦或内陷,可指导孕妇做乳头伸展练习（图 3-11）进行纠正,纠正后可戴特制的乳头罩固定,使纠正的乳头不再回缩。妊娠 28 周后,指导进行乳房按摩（用手掌侧面轻按乳房,露出乳头并围绕乳房均匀按摩,每日一次）（图 3-12）。妊娠期乳房增大,上衣不宜过紧,宜选择合适的乳罩防止乳房下垂,既能减轻不适,又能维持正常而又美观的乳房外形。

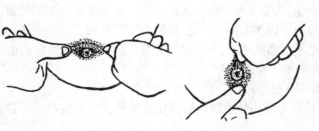
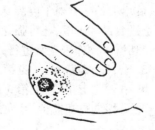

图 3-11　乳头伸展练习　　　　　　图 3-12　孕期乳房按摩

8. 性生活指导　妊娠末 3 个月应避免性生活,以防胎膜早破、早产、胎盘早剥及感染等。

9. 分娩准备

（1）产妇及新生儿用物准备:孕妇及家庭成员于妊娠后期准备好新生儿及产妇所需用

物。新生儿用物包括:质地柔软、吸水、透气性好、宽大舒适的纯棉衣服、包被、毛巾、尿不湿或经消毒后的布尿片等。因医学指征需行人工喂养者,应准备奶瓶、奶粉、奶嘴等。产妇应备好孕期所有的检查化验单、《母子保健手册》、足够数量的消毒卫生纸或卫生巾、纯棉内衣数套、大小合适的乳罩数个、毛巾数条,必要时备好吸奶器等。

（2）识别临产先兆:临近预产期的孕妇,如出现阴道血性分泌物、规律腹痛(持续 30 秒,间歇 5～6 分钟)则为临产,应尽快到医院生产。如阴道突然流出大量液体,孕妇应立即平卧并抬高下肢,由家属送往医院,以防脐带脱垂而危及胎儿生命。

（3）其他:采用看录像、讲座等形式宣传母乳喂养的好处,示教如何给新生儿洗澡、换尿布等。选择好分娩医院和到达医院的交通工具及联络方式等。

10. 预约下次产前检查　若属高危妊娠,应酌情增加产前检查的次数。

第 7 节　孕期检查及孕妇管理

案例

李女士,现孕 36 周,来医院进行产前检查,测血压 142/90mmHg,四步触诊:于子宫底部触到圆而硬的胎头,耻骨联合上方触到较软而宽不规则的胎臀,胎背位于母体腹部右前方。胎心音于脐上右侧听到,143 次/分。见小腿下半部轻度水肿,自诉经休息后可减轻。

问题:1. 以上检查结果,哪些提示异常?

2. 四步触诊可获知当前的胎方位是什么?

3. 孕妇告知,长时间仰卧后出现头晕、视力模糊、乏力、心悸等症状,请问这是什么原因造成的?如何帮助缓解?

4. 孕妇在家该如何监护胎儿的安危?

为明确孕妇和胎儿的健康状况,及早发现并治疗妊娠合并症和并发症(如妊娠期高血压疾病、妊娠合并心脏病等),正确指导孕期营养与用药,及时纠正胎位异常,及早发现胎儿发育异常,保证孕妇和胎儿的健康,顺利地度过妊娠期,规范地产前检查(antenatal care)是孕期监护的重要方法。

一、产　前　检　查

（一）产前检查的时间

首次产前检查的时间应是确诊早孕时(一般在妊娠 12 周内)。首次产前检查未发现异常者,应于妊娠第 20～36 周每 4 周检查一次,妊娠 36 周后每周检查一次,即于妊娠第 20、24、28、32、36、37、38、39、40 周各检查一次。凡属高危妊娠者,应酌情增加产前检查次数。**考点:**产前检查的时间

（二）首次产前检查

详细询问病史,进行系统的全身检查、产科检查以及必要的辅助检查。

1. 病史

（1）年龄:年龄过小容易发生难产;35 岁以上高龄初孕妇容易并发妊娠期高血压疾病、产力异常等。

（2）职业:放射线能诱发基因突变,造成染色体异常。妊娠早期如接触放射线,可造成流产、胎儿畸形。接触铅、汞、苯及有机磷农药,一氧化碳中毒等,也可引起胎儿畸形。所以,有接触史的孕妇应检测血常规和肝功能。

（3）月经史:询问月经初潮的年龄、月经周期、月经持续时间和末次月经(last menstrual period,LMP)的日期。了解月经周期有助于准确推算预产期,月经延长者的预产期需相应推迟。

考点：预产
期的推算

推算预产期(expected date of confinement,EDC)：按末次月经第 1 日算,月份减 3 或加 9,日数加 7 即为预产期。若孕妇只知农历日期,应先换算成公历再推算。例如:末次月经第 1 日是 2009 年 11 月 14 日,预产期应为 2010 年 8 月 21 日。实际分娩日期与推算的预产期可能相差 1~2 周。若孕妇记不清末次月经的日期或哺乳期尚未来月经而受孕者,则可根据早孕反应出现时间、胎动开始时间、手测子宫底高度、尺测子宫长度以及 B 型超声测得胎头双顶径值等推算出预产期。

(4)孕产史:了解经产妇既往孕产史及其分娩方式,有无流产、早产、难产、死胎、死产、产后出血史,及出生时新生儿情况。

(5)本次妊娠过程:了解本次妊娠早期有无病毒感染史及用药情况;妊娠晚期有无阴道流血、头痛、眼花、心悸、气短、下肢水肿等症状。

(6)既往史和手术史:询问妊娠前有无高血压、心脏病、肝肾疾病、血液病、糖尿病、结核病等,及发病时间和治疗情况;作过何种手术及手术名称。

(7)家族史:了解家族中有无高血压、糖尿病、病毒性肝炎、双胎妊娠及其他遗传性疾病。对有遗传性疾病家族史者,可在妊娠早期进行绒毛活检,也可在妊娠中期作羊水染色体核型分析,以减少遗传病儿的出生率。

(8)丈夫健康情况:着重询问有无遗传性疾病等。

(9)其他:孕妇的受教育程度、宗教信仰、婚姻状况、经济状况、家庭住址及电话等资料。

2. 全身检查 观察孕妇发育、营养、精神状态、身高及步态。身材矮小者(145cm 以下)常伴有骨盆狭窄。检查心脏有无病变,必要时应在妊娠 20 周以后行胸部 X 线检查。检查乳房发育情况,乳头大小及有无乳头凹陷。脊柱及下肢有无畸形。测量血压和体重。

考点：产科
检查的内容

3. 产科检查 包括腹部检查、产道检查、阴道检查及肛门指诊检查。检查前先告知孕妇检查的目的、步骤,以取得合作;检查时动作尽可能轻柔;检查者若为男医生,则应有女护士陪同,并注意保护隐私。

(1)腹部检查:孕妇排尿后仰卧于检查床上,头部稍抬高,暴露腹部,双腿略屈曲分开,使腹肌放松。检查者站在孕妇的右侧。

1)视诊:注意腹部形状及大小,腹部有无妊娠纹、手术瘢痕和水肿。如腹部过大、子宫底过高,应考虑双胎妊娠、羊水过多、巨大胎儿的可能;如腹部过小、子宫底过低,应考虑胎儿生长受限、孕周推算错误等;如腹部两侧向外膨出伴宫底位置较低,胎儿可能是肩先露;尖腹(腹部向前突出,多见于初产妇)或悬垂腹(腹部向下悬垂,多见于经产妇)应考虑可能伴有骨盆狭窄。

2)触诊:检查者先用软尺测子宫的长度及腹围。子宫的长度(即宫底高度)是指耻骨联合上端到宫底的弧形长度;腹围是指下腹最膨隆处绕脐一周的周径。然后用四步触诊法(four maneuvers of Leopold)检查子宫大小、胎产式、胎先露、胎方位及先露部是否衔接见第 11 章第 1 节。

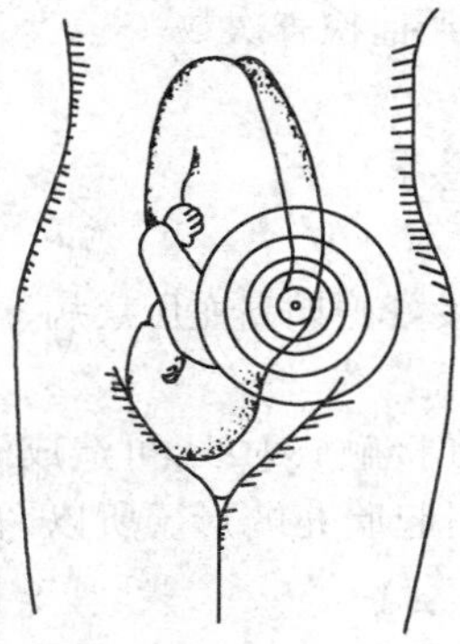

考点：胎心
音听诊的
位置

3)听诊:胎心音在靠近胎背上方的孕妇腹壁上听得最清楚(图 3-13)。枕先露时,胎心音在脐下方偏右(左)方;臀先露时,胎心音在脐上方偏右(左)方;肩先露时,胎心音在靠近脐部下方听得最清楚。听诊部位取决于先露部和其下降程度(图 3-14)。

(2)骨盆测量:以了解骨产道情况。因骨盆的大小及其形状直接影响分娩,是决定胎儿能否顺利经阴道分娩的重要因素。因此,产前检查时必做。骨盆测量分骨盆外测量和骨盆内测量两种。

图 3-13 胎心的传导

1)骨盆外测量(external pelvimetry):是产前检查中的常规项

目,可间接判断骨盆的大小及其形状(见第11章第1节)。

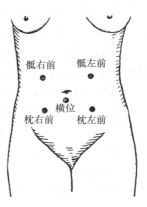

图3-14　胎心听诊位置

2)骨盆内测量(internal pelvimetry):适用于骨盆外测量有狭窄者。于妊娠24~36周阴道松软时测量为宜,如过早测量阴道较紧,近预产期测量又容易引起感染。测量时,孕妇取膀胱截石位,消毒外阴,检查者戴无菌手套并涂以润滑剂。测量径线有:①对角径(diagonal conjugate,DC):也称骶耻内径,为耻骨联合下缘至骶岬上缘中点的距离。检查者一示、中指伸入阴道,用中指尖触到骶岬上缘中点,示指上缘紧贴耻骨联合下缘,并用另一手示指标记此接触点,抽出阴道内的手指,测量其中指尖至此接触点的距离,即为对角径(图3-15)。正常值为12.5~13cm,此值减去1.5~2cm,即为产科真结合径(obsterical conjugate)的值,正常值为10cm。测量时如中指指尖触不到骶岬,说明此径线大于12.5cm。②坐骨棘间径(biischial diameter):测量两侧坐骨棘间的距离。检查者一手的示指、中指伸入阴道内,分别触及两侧坐骨棘,估计其间的距离(图3-16)。正常值为10cm。③坐骨切迹(incisura ischiadica)宽度:为坐骨棘与骶骨下部间的距离,即骶棘韧带的宽度(图3-17)。检查者将伸入阴道内的示指置于韧带上移动,如能容下3横指(5.5~6cm)为正常,否则为中骨盆狭窄。

考点:坐骨棘间径正常值

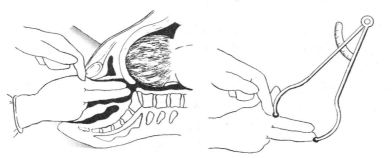

图3-15　对角径

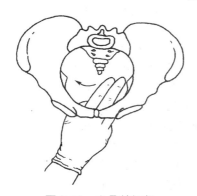

图3-16　坐骨棘间径

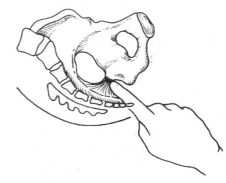

图3-17　坐骨切迹宽度

(3)阴道检查:在孕早期初诊时,应作盆腔双合诊检查,了解阴道、子宫、附件有无异常。妊娠24周左右首次产前检查时应测量对角径。妊娠最后一个月内应避免阴道检查,如确实需要,则须严格消毒外阴及戴无菌手套,以防感染。

(4)肛门指诊检查:可了解胎先露、胎方位、宫口扩张及胎先露下降程度、骶骨弯曲度、坐骨棘间径、坐骨切迹宽度及骶尾关节活动度等。

（5）绘制妊娠图：将各项检查结果，包括血压、体重、宫底高度、腹围、胎位、胎心率等填于妊娠图中，绘成曲线图，以观察其动态变化，及早发现及处理孕妇或胎儿的异常情况。

4. 辅助检查　常规做血常规、尿常规、肝功能、肾功能、血糖、宫颈细胞学检查、阴道分泌物检查等。根据孕妇的具体情况作下列检查：①若出现妊娠合并症，可作心电图、胸部 X 线检查、乙型肝炎抗原抗体以及血液化学、电解质测定等；②对有死胎死产史、胎儿畸形史、高龄和患遗传性疾病的孕妇，应作唐氏筛查、血甲胎蛋白（alpha fetoprotein，AFP）测定、羊水细胞培养行染色体核型分析；③对胎心音听不清、胎位摸不清者，应作 B 型超声检查。

（三）复诊产前检查

每次复诊的目的是了解前次产前检查之后孕妇有何不适，以便及时发现异常情况，确定孕妇和胎儿的健康状况。

1. 详细询问孕妇有无异常情况出现，如头痛、眼花、水肿、胎动变化、阴道出血以及分泌物异常等，经检查后给予相应的处理。

2. 复查胎位，听胎心音，测量宫底高度及腹围，判断是否与妊娠月份相符、估计胎儿大小、估算羊水量等，必要时行 B 型超声检查。

3. 测量血压、体重（包括增长速度），检查有无水肿及其他异常，复查有无尿蛋白。

4. 进行孕期卫生宣教，预约下次复诊日期，嘱咐若出现异常则随时就诊。

二、孕妇管理

我国已普遍实行孕产期系统保健的三级管理，推广使用孕产妇系统保健手册，着重对高危妊娠进行筛查、监护和管理，以提高出生人口素质、降低孕产妇及围生儿患病率及死亡率、提高母儿生活质量的目标。

1. 实行孕产妇系统保健的三级管理　对孕产妇开展系统管理，目的是做到医疗与预防能紧密结合，加强产科工作的系统性。如今，在我国城市已开展医院三级分工（市、区、街道）和妇幼保健机构三级分工（市、区、基层卫生院），在农村也开展了三级分工（县医院和县妇幼保健站、乡卫生院、村妇幼保健人员）。三级机构之间，职责分工明确（实行孕产妇划片分级分工），相互间挂钩、转诊等制度健全。一级机构（基层医院或保健站）对全体孕产妇负责，定期检查一旦发现异常，及早将高危孕妇或高危儿转至上级医院进行监护处理，使有限的人力物力发挥更大的社会和经济效益。

2. 使用孕产妇系统保健手册　建立孕产妇系统保健手册制度，目的是加强对孕产妇系统管理，提高产科防治质量，降低孕产妇死亡率、围生儿死亡率和病残儿出生率，以落实和实施孕产妇系统保健。保健手册从确诊早孕时开始建立，直至产褥期结束（产后满 6 周）。手册应记录孕妇的主要病史、体征及处理情况，是孕产期全过程的病历摘要。孕妇凭手册在一级、二级、三级保健机构定期接受产前检查，每次检查的结果及处理情况均应填写在手册中；在医院住院分娩时，将手册交于医院完整填写分娩及产后母婴情况；出院后将手册交给产妇居住的基层医疗保健组织，街道卫生院接手册后进行产后访视（共 3 次，分别是出院 3 日内、产后 14 日、产后 28 日），产后访视结束后将保健手册汇总至县、区妇幼保健所进行详细的统计分析。

3. 对高危妊娠进行筛查、监护和管理　通过系统的产前检查，尽早筛查出具有高危因素（常见的有孕妇本人的基本情况、不良孕产史、内外科合并症及产科并发症等四个方面）的孕妇，并及早给予诊治，以不断提高高危妊娠管理的"三率"（高危妊娠检出率、高危妊娠随诊率、高危妊娠住院分娩率），这是降低孕产妇死亡率、围生儿死亡率和病残儿出生率的重要手段。

链接

围生医学（perinatology）又称围产医学，是研究在围生期内加强围生儿及孕产妇的卫生保健，也是研究胚胎的发育、胎儿的生理病理以及新生儿和孕产妇疾病的诊断与防治的科学。因此，围生期是指产前、产时和产后的一段时间。对孕妇而言，要经历妊娠、分娩和产褥期3个阶段。对胎儿而言，要经历受精、细胞分裂、繁殖、发育，从不成熟到成熟和出生后开始独立生活的复杂变化过程。

国际上对围生期的规定有4种：①围生期Ⅰ，从妊娠满28周（即胎儿体重≥1000g或身长≥35cm）至产后1周。②围生期Ⅱ，从妊娠满20周（即胎儿体重≥500g或身长≥25cm）至产后4周。③围生期Ⅲ，从妊娠满28周至产后4周。④围生期Ⅳ，从胚胎形成至产后1周。我国采用其中的围生期Ⅰ来计算围生期死亡率。判断围生期的数据，首先采用孕周（胎龄）计算，孕周不清者采用刚出生新生儿测得的体重，其次参考身长。

三、胎儿及胎儿成熟度监护

（一）胎儿宫内情况的监护

1. 确定是否为高危儿　高危儿包括：①孕龄<37周或≥42周；②高危产妇的新生儿；③手术产儿；④出生体重<2500g；⑤出生后1分钟Apgar评分≤3分；⑥新生儿的兄姐有新生儿期死亡；⑦产时感染；⑧大于孕龄儿。

2. 胎儿宫内情况的监护

（1）妊娠早期：行妇科检查以确定子宫大小及是否与妊娠周数相符；行B型超声检查最早在妊娠第5周可见到妊娠囊；超声多普勒法最早在妊娠第7周能探测到胎心音。

（2）妊娠中期：通过手测子宫底高度或尺测子宫长度和腹围，判断胎儿大小及是否与妊娠周数相符；行B型超声检查，从妊娠22周起胎头双顶径值每周增加0.22cm，可了解胎儿发育情况；于妊娠20、24、28周行产前检查时监测胎心率，可了解胎儿有无宫内缺氧。

（3）妊娠晚期

1）定期产前检查：手测宫底高度或尺测子宫长度和腹围，胎动计数，胎心监测。B型超声检查不仅能测得胎头双顶径值，且能判定胎位、胎盘位置及胎盘成熟度。

2）胎动计数：胎动监测是评价胎儿宫内情况最简便有效的方法之一，孕妇可自测，也可通过B型超声监测判断胎儿宫内的安危。每小时胎动次数3～5次或12小时内胎动次数>30次为正常，表示胎儿在宫内存活良好。若孕妇自觉胎动次数减少，12小时内胎动次数<10次或低于自测胎动规律的50%，在排除药物影响后，要考虑胎儿宫内缺氧。如自觉胎动过频或胎动过分剧烈，表示胎儿在宫内严重缺氧，有胎死宫内的危险。

3）胎心听诊：是临床普遍使用的最简单方法。可用听诊器或多普勒胎心仪监测，判断胎儿是否存活，是否存在宫内缺氧，缺点是不能分辨瞬间变化。听胎心的同时还应注意其节律和强弱，如有疑问应延长听诊时间或使用胎儿电子监护仪进行监测。

4）胎儿电子监护：胎儿电子监护仪已在临床广泛应用，能够连续观察和记录胎心率（fetal heart rate，FHR）的动态变化，也可了解胎心与胎动及宫缩之间的关系，评估胎儿宫内安危情况。凡妊娠期有胎心或胎动异常、高危妊娠者于妊娠末期及临产后，均应作胎儿电子监护。

A. 胎心率监测：包括胎心率基线和胎心率一过性变化。

胎心率基线（FHR-baseline，BFHR）是指在无子宫收缩、无胎动的影响下，10分钟以上的胎心率的平均值。胎心率基线包括每分钟心搏次数（beat per minute，bpm）及胎心率基线变异（FHR variability）。正常FHR为120～160 bpm；FHR>160 bpm或<120 bpm，历时10分钟以上为心动过速或心动过缓。胎心率基线变异又称胎心率基线摆动（baseline oscillation）（图3-18），包括在胎心率的摆动幅度（胎心率上下摆动波的高度）和摆动频率（1分钟内波动的次数），摆动幅度正常范围为10～25bpm，摆动频率正常为≥6次。基线摆动说明胎儿

考点：胎心率一过性变化的临床意义

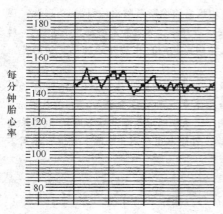

图 3-18 胎心率基线与摆动

有一定的储备能力，是胎儿健康的表现。基线变平，即基线摆动消失，提示胎儿储备能力丧失。

胎心率一过性变化是指受胎动、宫缩、触诊及声响等刺激后，胎心率发生暂时性加快或减慢，随后又能恢复到基线水平。这也是判断胎儿安危的重要指标之一。有加速和减速两种情况：

加速（acceleration）：是指宫缩时胎心率基线暂时增加 15bpm 以上，持续时间>15 秒，是胎儿宫内情况良好的表现，可能是因为胎儿躯干局部或脐静脉暂时受压引起。散发的、短暂的胎心率加速是无害的。但若脐静脉持续受压则发展为减速。

减速（deceleration）：是指随宫缩出现的短暂的胎心率减慢。可分为三种：①早期减速（early deceleration，ED）：几乎与子宫收缩同时开始减速，子宫收缩后即恢复正常（图 3-19）。一般发生在第一产程后期，因宫缩使胎头受压引起，不受孕妇体位或吸氧而改变。②变异减速（variable deceleration，VD）：减速与宫缩的关系不固定。下降迅速，幅度大（>70bpm），持续时间长短不一，但恢复快（图 3-20）。一般认为是因子宫收缩时脐带受压，迷走神经兴奋所致。③晚期减速（late deceleration，LD）：在子宫收缩开始后一段时间（多在宫缩高峰后）开始出现减速，下降缓慢，下降幅度<50bpm，持续时间长，恢复也缓慢（图 3-21）。一般认为是胎盘功能不良、胎儿缺氧的表现。

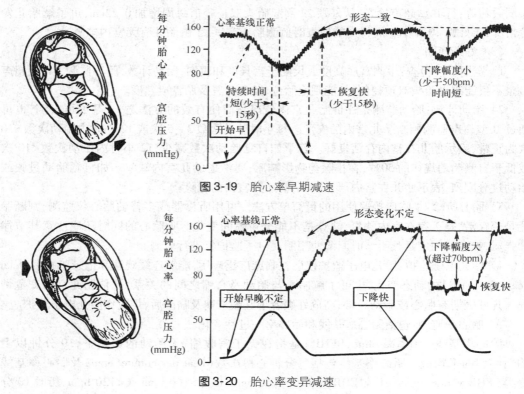

图 3-19 胎心率早期减速

图 3-20 胎心率变异减速

B. 预测胎儿宫内储备能力：方法有①无应激试验（non-stress test，NST）：是指在无宫缩、无外界负荷刺激下，对胎儿进行胎心率基线变异及胎动后胎心率的情况进行观察和记录，以了

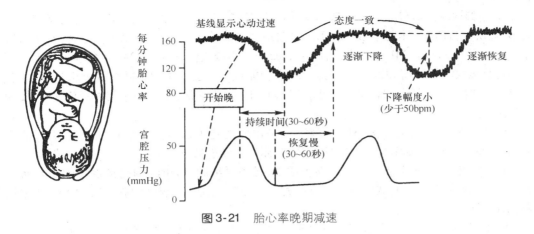

图3-21 胎心率晚期减速

解胎儿储备能力。试验时孕妇取半卧位,一个探头放在胎心音区,另一个宫缩压力探头放在宫底下3指处,连续监护20分钟胎心率。一般认为每20分钟至少有3次以上胎动伴胎心率加速>15bpm,持续时间>15秒,称为反应型(reaction pattern),说明胎儿宫内储备能力良好,一周后再复查;若胎动时无胎心率加速或加速少于<15 bpm,持续时间<15秒,称为无反应型(non reaction pattern),提示胎儿宫内储备能力差,应寻找原因。此试验方法简单、安全,可在门诊进行,并可作为缩宫素激惹试验前的筛选试验。②缩宫素激惹试验(oxytocin challenge test,OCT):又称宫缩应激试验(contraction stress test,CST),是用静脉滴注缩宫素或乳头刺激法(透过衣服摩擦乳头2分钟直到产生宫缩)诱发宫缩,并用胎儿电子监护仪记录胎心率的变化,了解胎盘于宫缩时一过性缺氧的负荷变化,测定胎儿的储备能力。CST阴性:不出现晚期减速,胎动后胎心率加快。提示胎盘功能良好,1周内无胎儿死亡危险,1周后重复本试验。CST阳性:超过50%的宫缩后有胎心率晚期减速,提示胎盘功能减退。

5)羊膜镜检查(amnioscopy):利用羊膜镜透过完整胎膜,可直接窥视羊膜腔内羊水性状,以判断胎儿的安危。见羊水呈透明淡青色或乳白色及胎发、漂浮胎脂片为正常。如羊水呈黄绿色、绿色提示胎儿窘迫,因胎儿宫内缺氧时,可引起迷走神经兴奋,使肠蠕动增加、肛门括约肌松弛致胎粪排于羊水中。胎死宫内时羊水呈棕色、紫色或暗红色混浊状。

6)胎儿心电图监测:临床上多采用经腹壁的外监护法,对母儿均无损伤,可在不同孕周多次监测。如羊水过多,R波低;过期妊娠、羊水过少时R波可高达50~60mV;振幅超过40~60mV提示胎盘功能不全。

7)胎儿头皮血pH测定:一般于临产后,宫颈扩张≥1.5cm时,取胎儿头皮血作pH测定,pH在7.25~7.35之间为正常;如在7.20~7.24之间提示胎儿可能有轻度酸中毒;<7.20则说明胎儿有严重酸中毒存在。

链接........ 远程(家庭)胎儿监护

远程胎儿监护系统是一套基于公共电话网的远程胎心率传输、诊断系统。它采用最新网络技术以及高准确率的胎心率计算法,作为一种新型的监护手段。孕妇将超声多普勒胎心仪带回家,平时可听胎心音,监测胎心率,一旦监护指标超限或孕妇自觉不适时,拨个电话到医院的中央监护站,即可将胎儿的信息传送到医院,以便医生及时诊断和指导,为胎儿安全提供了有力的保障。

(二)胎盘功能检查

通过胎盘功能检查也可以间接了解胎儿在宫内的健康状况。检查方法如下。

1. 胎动 与胎盘血管状态关系密切。胎动<10次/12小时,提示胎盘功能低下。

2. 孕妇尿雌三醇（E_3）值 一般测 24 小时尿 E_3 含量。但该数值受饮食、休息等诸多因素的影响，所以目前应用相对较少。测 E_3 最好自妊娠 28 周起，每周 1 次，做好记录，并与正常值作比较。尿 E_3>15mg/24h 为正常值，10～15mg/24h 为警戒值，<10mg/24h 为危险值。若妊娠晚期连续多次测得此值<10mg/24h，提示胎盘功能低下。也可用孕妇随意尿测得雌激素/肌酐（E/C）比值，估计胎儿胎盘单位功能。若 E/C>15mg 为正常，10～15mg 为警戒值，<10mg 为危险值。

3. 孕妇血清胎盘生乳素（HPL）测定 采用放射免疫法测定。足月妊娠时 HPL 值应为 4～11mg/L，若<4mg/L 或突然降低 50%，提示胎盘功能低下。

4. 阴道脱落细胞检查 若舟状细胞成堆、无表层细胞、嗜伊红细胞指数<10%、致密核少，提示胎盘功能良好；舟状细胞极少或消失、有外底层细胞，嗜伊红细胞指数>10%、致密核多，则提示胎盘功能减退。

5. B 型超声与胎儿电子监护仪联合进行胎儿生物物理监测 也能提示胎盘功能。

（三）胎儿先天畸形及其遗传性疾病的宫内诊断

1. 胎儿影像学检查 妊娠 18～20 周进行超声筛查无脑儿、脊柱裂、脑积水等畸形。

2. 羊膜腔内胎儿造影 用脂溶性造影剂（40% 碘化油 15～20ml）及水溶性造影剂（70% 泛影葡胺溶液 40～60ml）同时注入羊膜腔内，可诊断胎儿体表畸形（如小头症、联体儿）及泌尿系统、消化系统畸形。

3. 胎儿遗传学检查

（1）妊娠早期在 B 型超声引导下经子宫颈管针吸绒毛，直接或细胞培养后做染色体核型分析协助诊断。

（2）于妊娠 16～20 周抽取羊水进行羊水细胞培养，做染色体核型分析。

（3）取孕妇外周血分离胎儿细胞作遗传学检查。

一旦确诊为染色体数目或结构异常，应尽早终止妊娠。

4. 测定羊水中的酶 由于遗传密码突变引起某种酶的异常或缺陷所致的疾病，有脂肪代谢障碍、糖类或糖蛋白代谢障碍、黏脂病、氨基酸或有机酸代谢障碍以及混合性障碍 5 大类。通过测定羊水中具体酶的含量以明确诊断，并决定是否应终止妊娠。

5. 甲胎蛋白测定 甲胎蛋白（AFP）主要产生于卵黄囊和胎儿肝，由肝进入血循环，经肾排到羊水中，又经胎盘渗透到孕妇血液循环；或由胎血直接通过胎盘进入母体血液循环。测 AFP 值帮助诊断胎儿有无开放性神经管缺陷，如无脑儿、脊柱裂、脑脊膜膨出等。妊娠 8～24 周正常值为 20～48μg/ml。若有开放性神经管缺损或无脑儿，AFP 可异常增高 10 倍，达 240～480μg/ml。多胎妊娠、死胎及胎儿上消化道闭锁等也伴有 AFP 值的升高。

6. 胎儿镜 能直接窥视胎儿体表畸形，并可抽取胎儿血液检查有无遗传性酶缺陷等。

（四）胎儿成熟度检查

1. 正确计算胎龄 根据末次月经推算时，必须问清末次月经第一天的确切日期，并了解月经周期是否正常，有无延长或缩短。否则，还要结合早孕反应出现的时间、胎动开始的时间等推算。

2. 测量宫底高度（子宫的长度）及腹围 以估算胎儿的大小。简单易记的估算方法为：胎儿体重(g) = 宫高(cm)×腹围(cm) + 200。

3. B 型超声检查 测得胎头双顶径>8.5cm 者，提示胎儿已成熟。根据绒毛膜板、基底板、胎盘光点等判定胎盘的成熟度。若见三级胎盘（绒毛膜与基底板相连，形成明显胎盘小叶），提示胎儿已成熟。

4. 羊水检测分析

（1）羊水卵磷脂/鞘磷脂（lecithin/sphingomyelin, L/S）比值：用于评估胎儿肺成熟度，是最常用的方法。L/S>2 提示胎儿肺成熟；能测出羊水磷脂酰甘油，也提示胎儿肺成熟。

（2）羊水泡沫试验（foam stability test）或震荡试验：通过测定羊水中表面活性物质来评估胎儿肺成熟度。得到结果更迅速，只是在羊水混有胎粪或血污染时不适用。若见两试管液面均有完整的泡沫环表示 L/S>2，提示胎儿肺成熟。

（3）羊水肌酐值：该值≥176.8μmol/L（2mg%），提示胎儿肾成熟。

（4）羊水胆红素类物质：用 ΔOD_{450} 测该值<0.02，提示胎儿肝成熟。

（5）羊水淀粉酶值：碘显色法测该值≥450U/L，提示胎儿唾液腺成熟。

（6）羊水含脂肪细胞出现率：出现率达 20%，提示胎儿皮肤已成熟。

重点提示

1. 胎儿附属物的形成及其功能，尤其是胎盘的功能。
2. 妊娠期母体的生理变化。
3. 早期妊娠的临床表现及确诊方法。
4. 中晚期妊娠不同孕周的子宫底高度，胎动、胎心音听诊开始的时间及其正常值。
5. 妊娠期常见症状的护理及健康教育内容。
6. 产前检查的时间、内容及预产期的推算。
7. 骨盆外测量各径线的正常值。

目 标 检 测

选择题

A_1 型题

1. 肩先露时，胎心音听得最清楚的部位是
   A. 脐部上方 　　　　　 B. 脐部下方
   C. 脐部左侧 　　　　　 D. 脐部右侧
   E. 左下腹部

2. 胎盘的形成是在妊娠的什么时候
   A. 第 12 周末 　　　　 B. 第 14 周末
   C. 第 16 周末 　　　　 D. 第 18 周末
   E. 第 20 周末

3. 正常足月妊娠时，羊水量约为
   A. 350ml 　　　　　　 B. 500ml
   C. 800ml 　　　　　　 D. 1500ml
   E. 2000ml

4. 下列关于正常脐带的描述，正确的是
   A. 脐带内有一条脐动脉
   B. 脐带内有两条脐静脉
   C. 脐带长为 30～70cm
   D. 脐带是胎儿循环的通道
   E. 脐带横切面中央有一管腔较大、管壁薄的脐动脉

5. 一般初孕妇开始自觉胎动的时间是在妊娠的什么时候
   A. 第 12～16 周 　　　 B. 第 18～20 周
   C. 第 22～24 周 　　　 D. 第 25～26 周
   E. 第 27 周以后

6. 为孕妇进行产前检查，可以通过木制听筒在孕妇腹壁上听到胎心音的时间是在
   A. 妊娠第 12～16 周 　 B. 妊娠第 18～20 周
   C. 妊娠第 22～24 周 　 D. 妊娠第 25～26 周
   E. 妊娠第 27 周以后

7. 某孕妇现妊娠 24 周末，进行产前检查时，手测宫底高度应位于
   A. 脐上 1 横指
   B. 脐下 1 横指
   C. 剑突与脐连线的中间位置
   D. 脐上 3 横指
   E. 剑突下 3 横指

8. 枕右前位时，胎儿枕骨在母体骨盆的
   A. 左前方 　　　　　　 B. 右前方
   C. 左侧 　　　　　　　 D. 右侧
   E. 左后方

9. 护士指导正常孕妇首次产前检查的时间最好

应在

A. 妊娠 8 周　　　　　B. 确定妊娠时

C. 妊娠 16 周　　　　　D. 妊娠 20~24 周

E. 妊娠 24 周以后

10. 指导孕妇自我胎动计数,出现以下哪项结果时应提高警惕或入院检查

A. >3 次/小时　　　　B. >6 次/小时

C. <10 次/12 小时　　D. >20 次/12 小时

E. >30 次/12 小时

11. 护士为孕妇进行妊娠期健康教育,以下正确的是

A. 孕期应禁止性生活

B. 孕妇睡眠时应取右侧卧位

C. 孕妇应避免家务劳动

D. 孕妇每日应有 1 小时左右的午休时间

E. 孕妇应勤洗澡,为防止摔伤应盆浴

12. 已知某孕妇末次月经第一天为 2012 年 5 月 4 日,护士帮助其推算的预产期是

A. 2013 年 2 月 9 日　　B. 2013 年 2 月 10 日

C. 2013 年 2 月 11 日　　D. 2013 年 3 月 2 日

E. 2013 年 3 月 5 日

A$_2$ 型题

13. 张某,初孕妇,孕 36 周,四步触诊时,在子宫底部触到圆而硬的胎头,在耻骨联合上方触到较软而宽不规则的胎臀,胎背位于母体腹部右前方。胎心音在脐上右侧听到。据此护士可推断出其胎方位为

A. 骶左前　　　　　　B. 骶右前

C. 骶左后　　　　　　D. 枕右前

E. 枕左前

14. 某孕妇现孕 30 周,长时间仰卧后,出现血压下降表现,向护士询问为什么会出现该现象,护士应告知

A. 脉率增大　　　　　B. 脉压增大

C. 脉压减少　　　　　D. 回心血量增加

E. 回心血量减少

15. 某初孕妇,月经周期约 28 天。已停经一段时间,末次月经及胎动开始时间记不清,无明显早孕反应。用尺测量耻骨联合上子宫长度为 26cm。护士据此估计该孕妇现妊娠周数为

A. 20 周末　　　　　　B. 24 周末

C. 28 周末　　　　　　D. 32 周末

E. 36 周末

16. 某初孕妇,妊娠 38 周时来医院检查,以下结果提示异常的是

A. 枕右前位　　　　　B. 血压 142/90mmHg

C. 胎心率 150 次/分　　D. 胎动 3~5 次/小时

E. 下肢轻度水肿

17. 李女士,妊娠 28 周,产前检查均正常,咨询监护胎儿情况最简单的方法,护士应指导其采用

A. 胎儿听诊　　　　　B. 自我胎动计数

C. 测宫高、腹围　　　D. B 超检查

E. 电子胎心监护

(18~21 题共用题干)

李某,25 岁,未产妇,诉说平素月经规律,28 天一次,每次持续 3~4 天,其末次月经第一天是 2 月 11 日,距今已有 8 周,现感觉疲乏,乳房触痛明显。

18. 除以上体征外,护士若考虑其怀孕,另外的可能体征是

A. 妊娠纹　　　　　　B. 胎动感

C. 恶心　　　　　　　D. 妊娠斑

E. 以上均是

19. 化验报告提示尿妊娠反应(+),此化验的原理是查体内的

A. 缩宫素水平

B. 黄体酮水平

C. 雌激素水平

D. 绒毛膜促性腺激素水平

E. 黄体生成素水平

20. 为了进一步确诊是否怀孕,护士还应指导该妇女做哪项检查

A. 听诊器听胎心音　　B. 数胎动

C. 放射检查脊柱轮廓　D. B 超显示胎心搏动

E. 检查血中激素水平

21. 该孕妇的预产期是

A. 10 月 18 日　　　　B. 11 月 5 日

C. 11 月 18 日　　　　D. 12 月 5 日

E. 12 月 18 日

(胡小芳)

第4章 异常妊娠孕妇的护理

第1节 流产孕妇的护理

案例

某女,27 岁,已婚,停经 39 天时自测尿妊娠试验阳性,停经 63 天时出现阴道少量流血,伴有下腹轻微疼痛,卧床休息 1 天后症状并未好转,阴道流血量增多,下腹疼痛加剧。妇科检查:宫颈口已经扩张,子宫如孕 2 个月大小,尿妊娠试验阴性,B 型超声下可见宫腔内有胎囊,但未显示胎心搏动。

问题:护士评估后给患者解释是什么类型的流产? 如何进行护理?

流产(abortion)是指妊娠不足 28 周,胎儿体重不足 1000g 而终止者。流产发生于妊娠 12 周以内者称为早期流产,发生于 12 周至不足 28 周者称为晚期流产。流产分为自然流产和人工流产。自然流产的发病率约占全部妊娠的 15% ,多数为早期流产。本节内容仅阐述自然流产。 **考点**:流产概念及分类

流产的主要病理变化是:孕 8 周前的早期流产,胚胎多先死亡,随后发生底蜕膜出血,造成胚胎绒毛与底蜕膜分离、出血,已分离的胚胎组织如同异物,引起子宫收缩而被排出。由于此时胎盘绒毛发育不成熟,与子宫蜕膜联系还不够牢固,此时妊娠物可完全排出,出血不多。孕 8~12 周时胎盘绒毛发育茂盛,与底蜕膜联系比较牢固,流产的妊娠物往往不容易完全排出而部分滞留在宫腔内影响子宫收缩致使出血量多。孕 12 周以后胎盘已完全形成,流产时先出现腹痛,然后排出胎儿、胎盘。胎儿在宫腔内死亡过久,被血块包围,形成血样胎块而引起出血不止。也可因血红蛋白长久被吸收而形成肉样胎块,或胎儿钙化后形成石胎。其他还可见到浸软胎儿、压缩胎儿、纸样胎儿、脐带异常等病理表现。

一、护理评估

(一)健康史

应该详细询问患者停经史、早孕反应情况,有无阴道流血及流液(注意量及色)、腹痛,有 **考点**:流产的病因
何其他伴随症状,了解有无导致流产的发病原因。

导致流产的原因较复杂,主要有以下几个方面:

1. **遗传基因缺陷** 是早期流产的主要原因。夫妇任何一方有染色体异常可传至后代,染色体异常的胚胎有 50%~60% 发生早期自然流产。染色体异常包括结构异常和数目异常。染色体异常的胚胎即使少数妊娠至足月,出生后会有功能缺陷或发生畸形。

2. **母体因素** ①全身性疾病:孕妇患严重贫血、心力衰竭、慢性肾炎或高血压可致胎儿缺氧,也能引起流产;妊娠期患全身性感染,高热可引起子宫收缩及细菌毒素和病毒通过胎盘进入胎儿血液循环,使胎儿死亡导致流产;②生殖器官异常:宫颈重度裂伤、宫颈内口松弛、子宫畸形、子宫肿瘤等;③内分泌异常:严重糖尿病未能控制、甲状腺功能减退症、黄体功能不足等;④不良习惯:酗酒、过量饮咖啡、过量吸烟、海洛因等;⑤创伤刺激:子宫创伤(如直接撞击,手术,性交过度),严重休克等均可导致流产;⑥过度紧张、焦虑、恐惧、忧伤等精神创伤也有引

起流产的报道。

3. 环境因素　甲醛、苯、镉、铅、有机汞、DDT 等化学物质的过多接触,或接触放射线均可引起流产。

4. 免疫功能异常　妊娠类似同种异体移植,胚胎与母体间存在复杂而特殊的免疫学关系,使胚胎不被排斥。若母儿双方免疫不适应,则可引起母体对胚胎排斥而致流产。

(二)身心状况

1. 流产的主要症状为停经后出现阴道出血和腹痛。常分为以下类型:

考点:先兆流产与难免流产最大区别点为宫颈口已开大

(1)先兆流产(threatened abortion):停经后有少量阴道出血,伴有轻度腰酸、下腹坠痛。妇科检查:子宫颈口未开,子宫大小和停经周数相符,尿 HCG(+)。

(2)难免流产(inevitable abortion):指流产已经不可避免。由先兆流产发展而来,阴道出血增多,超过正常量,伴有阵发性下腹疼痛加剧。妇科检查:子宫颈口已开大,有时可见胚胎组织或胎膜阻塞于子宫颈口,子宫大小和停经周数相符或偏小。

(3)不全流产(incomplete abortion):妊娠产物部分排出,部分尚残留于宫腔内,多发生于妊娠 8~12 周时。由于宫腔内残留部分妊娠产物,影响子宫收缩可导致反复出血,严重时可导致休克。妇科检查:宫颈口已经开大,不断有血液自宫颈口内流出,有时可见到妊娠产物堵塞于宫颈口,子宫小于停经周数。反复出血易诱发感染。

(4)完全流产(complete abortion):指妊娠产物已经全部排出,阴道出血逐渐停止,腹痛消失。多发生于 8 周前及 12 周后的妊娠。妇科检查:宫口已闭,子宫接近正常大小。

各种类型流产的症状、体征及辅助检查特征如表4-1。

表4-1　各类流产的特征

流产类型	症状			妇科检查		辅助检查	
	阴道流血量	下腹疼痛	组织排出	宫颈口	子宫大小	妊娠试验	B 型超声
先兆流产	少	无或轻	无	未开	符合孕周	阳性	正常
难免流产	增多	加剧	无	扩张	符合孕周或略小	阴性或阳性	胎囊塌陷移位
不全流产	少—多	减轻	部分排出	扩张或有堵塞物	小于孕周	多为阴性	宫内不定型块状物
完全流产	少—无	消失	全部排出	关闭	正常或略大	阴性	宫腔空虚
稽留流产	少量反复	轻或无	无	未开	小于孕周	阴性	无胎心

自然流产的发展过程可简示如下:

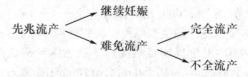

此外,流产有以下三种特殊情况:

(1)稽留流产:指胚胎或胎儿已死亡滞留宫腔内尚未自然排出者。胚胎或胎儿死亡后子宫不再增大反而缩小,早孕反应消失。

(2)习惯性流产:连续自然流产 3 次或以上者称为习惯性流产。

(3)流产感染:流产过程中,如果阴道流血时间长,非法堕胎或有组织残留于宫腔内等,有可能引起宫腔感染,严重时感染可扩展到盆腔、腹腔甚至全身,并发盆腔炎、腹膜炎、败血症及感染性休克等,称为流产感染。

链接⋯⋯⋯⋯ 关于复发性流产

近年来国际上常用复发性流产（recurrent abortion）取代习惯性流产,改为连续 2 次的自然流产。每次流产多发生于同一妊娠月份,其临床经过与一般流产相同,早期流产的常见原因多为胚胎染色体异常、免疫因素异常、黄体功能不足等,晚期流产常见原因为子宫畸形或发育不良、宫颈内口松弛、子宫肌瘤等。宫颈内口松弛者常于妊娠中期随着宫腔内压力的增加,患者多无明显自觉症状,一旦发生胎膜破裂,产程进展很快,胎儿迅速排出。

2. 心理、社会状况　流产致使孕妇面对阴道流血常不知所措,同时对胎儿的安危担忧,可表现出伤心、忧郁和烦躁不安等。

（三）辅助检查

1. 超声检查　对疑为先兆流产者,可根据妊娠囊的形态、有无胎心及胎动,确定胚胎或胎儿是否存活,以指导正确的治疗方法。稽留流产及不全流产等均可借助 B 型超声检查加以确定。

2. 免疫试验　用免疫学方法,近年临床多采用早早孕诊断试纸条法,对于诊断妊娠有价值。为进一步了解流产的预后,多选用放射免疫法进行血 β-HCG 的定量测定。

3. 激素测定　主要测定血孕酮水平,可以协助判断先兆流产的预后。

二、护理诊断/合作性问题

1. 有感染的危险　与宫腔内有残留组织、阴道出血时间长有关。
2. 焦虑　与担心胎儿健康等因素有关。
3. 潜在并发症:出血性休克。

三、护　理　措　施

（一）专科护理

1. 治疗原则　除先兆流产需保胎观察外,其他类型流产确诊后均应该尽快清除宫腔内容物,尽早排空子宫。 **考点**:各种流产的护理措施

2. 先兆流产　卧床休息,禁止性生活,必要时给予对胎儿危害小的镇静剂。黄体功能不足者可给予黄体酮每日或隔日肌内注射一次。其次,小剂量甲状腺片(适用于甲状腺功能低下患者)及维生素 E 也可以应用。经过两周治疗,若阴道流血停止,B 超提示胚胎存活,可以继续妊娠。如临床症状加重,B 超发现胚胎发育不良,β-HCG 持续不升或下降表明流产不可避免,应该终止妊娠。此外,对先兆流产患者的心理护理也很重要,要使其情绪安定,增强信心。

3. 难免流产　一旦确诊,应该尽早使胚胎及胎盘组织完全排出。早期流产应该及时行刮宫术,对妊娠物应该仔细检查,并送病理检查。晚期流产时,子宫较大,出血较多,可以用缩宫素 10～20U 加入 5% 葡萄糖溶液 500ml 中静脉滴注,促进子宫收缩。当胎儿及胎盘排出后检查是否完全,必要时刮宫以清除宫腔内残留妊娠物。

4. 不全流产　一经确诊,应及时行钳刮术或刮宫术,以清除宫腔内残留组织。出血多有休克者应该同时输血、输液,并给予抗生素预防感染。 **考点**:稽留流产处理前,应先检查凝血功能,并做好输血准备

5. 完全流产　症状消失,B 超检查宫腔内无残留物,如无感染,一般不需特殊处理。

6. 稽留流产　因为胎盘组织有时机化,与子宫壁紧密粘连,造成刮宫困难。稽留时间过长,可发生凝血功能障碍,导致 DIC,造成严重出血。处理前,应该检查凝血功能,并做好输血

准备。如凝血功能正常,应该纠正后再行手术,术前三天可加用雌激素以提高子宫肌对缩宫素的敏感性。子宫小于 12 孕周者,可以行刮宫术,术中肌内注射缩宫素,如胎盘机化并且与宫壁粘连较紧,手术应特别小心,防止子宫穿孔,一次不能刮净,可在 5~7 日后再次刮宫。子宫大于 12 孕周者,应该静脉滴注缩宫素(5~10U 加于 5% 葡萄糖溶液内),也可以用依沙吖啶或前列腺素等进行引产,促使胎儿、胎盘排出。

7. 习惯性流产 应对男女双方进行详细检查,找出原因,以预防为主。如为宫颈内口松弛者应该在妊娠前行宫颈内口修补术,或在孕 14~18 周行宫颈内口环扎术,术后定期随诊,提前住院,待分娩发动前拆除缝线,如环扎术后有流产征象,治疗失败,应该及时拆除缝线,以免造成宫颈撕裂。原因不明的习惯性流产妇女,当有怀孕征兆时,可以按黄体功能不足给以黄体酮治疗,并嘱其卧床休息,禁止性生活,运用心理疗法及补充维生素 E,安定情绪。

8. 流产感染 又称感染性流产,治疗原则是积极控制感染,尽快清除宫内残留物。如阴道流血不多,应该用广谱抗生素 2~3 日,待控制感染后再进行刮宫。如阴道流血量多,静脉滴注抗生素及输血的同时,用卵圆钳将宫腔内残留组织夹出,使出血减少,切不可以用刮匙全面搔刮宫腔,以免造成感染扩散。术后应该继续给予广谱抗生素,待感染控制后再进行彻底刮宫。如已合并感染性休克者,应该积极抢救休克。如感染严重或腹盆腔有脓肿形成,应该行手术引流,必要时切除子宫。

(二)病情观察

1. 生命体征 严密观察体温、脉搏、血压、呼吸、意识状态,并认真记录。

2. 局部观察 观察患者阴道流血及腹痛等情况。

(三)心理护理

护士应该注意观察患者的情绪反应,以理解和同情的态度,针对患者心理变化运用有效的语言艺术做好心理护理,解除患者及家属的伤心悲观情绪和疑问;与患者及家属共同讨论此次流产的可能性原因,增强保胎信心,讲明保胎措施的必要性,以取得患者及家属的配合和理解。

(四)一般护理

1. 消除诱因 应该及时消除流产的诱发因素。先兆流产者应告知绝对卧床休息,并进行日常生活护理。

2. 预防感染 每日两次会阴擦洗,必要时遵医嘱应用抗生素。

3. 合理饮食 加强营养,增强抵抗力,以防止发生贫血。

4. 急救护理 大量阴道出血时应该立即测量血压、脉搏,正确估计出血量,同时肌内注射缩宫素,建立静脉通道,交叉配血,做好输液、输血的准备。若需手术治疗,及时做好术前准备。

四、健 康 教 育

1. 指导患者要注意休息,增加营养并根据病情适当活动。要保持会阴部清洁,便后及时清洁会阴,勤换会阴垫,会阴清洁用物要及时清洗消毒。

2. 加强卫生宣教,使患者及家属对流产有正确的认识,指导下一次妊娠。

重 点 提 示

1. 流产是指妊娠不足 28 周,胎儿体重不足 1000g 而终止者。流产发生于妊娠 12 周以内者称为早期流产,发生于 12 周至不足 28 周者称为晚期流产。

2. 各类流产根据症状、体征、辅助检查而有所区别。

3. 遗传基因缺陷为早期流产的主要原因。

4. 除先兆流产需保胎观察外,其他类型流产均应确诊后尽快清除宫腔内容物,尽早排空子宫。

第 2 节 异位妊娠孕妇的护理

案例

　　杨××,女,36 岁。停经 57 天,腹痛伴阴道流血一天。患者平素月经周期规律,停经 40 余天时,经尿 HCG 检查诊断为早孕。患者于今晨大便时突感左下腹剧烈疼痛,伴少量阴道流血,继而全腹痛、头晕,出汗,眼黑,急来院就诊。全身检查:T 36.5℃,P 108 次/分,R 22 次/分,BP 60/40mmHg。一般状态差,神志淡漠,面色苍白,心肺听诊未及杂音。腹平,右下腹压痛(+),反跳痛(±),无明显肌紧张,移动性浊音(+)。妇科检查:外阴经产型,阴道畅,有少量阴道流血,宫颈光滑,有明显举痛。后穹隆饱满,宫体稍大、软,右附件区触痛明显。

　　辅助检查:血常规,红细胞计数 $3.5×10^{12}$/L,血红蛋白 85g/L,白细胞计数 $10×10^9$/L,中性粒细胞 75%,淋巴细胞 25%。阴道后穹隆穿刺抽出暗红色不凝血。B 超:宫腔内空虚,宫旁出现低回声区。

　　问题:患者主要护理诊断是什么? 入院后应如何护理?

　　正常妊娠时,孕卵着床于子宫体腔内膜。若孕卵于子宫体腔以外着床,称为异位妊娠(ectopic pregnancy),习称宫外孕(extrauterine pregnancy)。但是两者的含义稍有区别。异位妊娠包括输卵管妊娠、腹腔妊娠、宫颈妊娠、卵巢妊娠、残角子宫妊娠、阔韧带妊娠等(图 4-1),其中以输卵管妊娠最常见,占异位妊娠的 95%,其发生部位又以壶腹部最常见,约占 60%,其次为峡部,约占 25%,间质部和伞部妊娠少见。本节主要介绍输卵管妊娠。

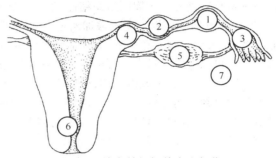

图 4-1 输卵管妊娠的发生部位
1. 输卵管壶腹部妊娠;2. 输卵管峡部妊娠;3. 输卵管伞部;
4. 输卵管间质部妊娠;5. 卵巢妊娠;6. 宫颈妊娠;7. 腹腔

　　输卵管妊娠是妇产科常见的急腹症之一,当输卵管妊娠破裂或流产后,可以造成急性腹腔内出血,甚至危及患者的生命。据报道异位妊娠占妊娠相关死亡数的 9%~13%。鉴于目前的诊疗技术水平,在异位妊娠发生严重内出血之前即能诊断,并得到及时治疗。但是,也有不少异位妊娠,特别是临床症状和体征不典型者,常容易导致误诊。

　　由于输卵管管腔狭小,管壁薄并且缺乏黏膜下组织,其肌层远不如子宫肌壁厚与坚韧,妊娠时不能形成完好的蜕膜,不利于胚胎的生长发育,常发生以下病理结局:

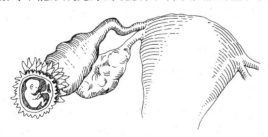

图 4-2 输卵管妊娠流产

　　1. 输卵管妊娠流产　多见于妊娠 8~12 周输卵管壶腹部妊娠。受精卵种植在输卵管黏膜皱襞内后,由于蜕膜形成不完整,发育中的囊胚常向管腔突出,最终突破包膜而出血,囊胚与管壁分离,如整个囊胚剥离落入管腔刺激输卵管逆蠕动经伞端排出到腹腔(图 4-2),形成输卵管妊娠完全流产,出血一般不多。如囊胚剥离不完整,妊娠产物部分排出到腹腔,部分尚附着于输卵管壁,形成输卵管妊娠不全流产,滋养细胞继续侵蚀输卵管壁,导致反复出血,形成输卵管周围血肿或输卵管血肿,血液不断流出并且积聚在子宫直肠陷凹形成盆腔血肿,量多时甚至流入腹腔。

　　2. 输卵管妊娠破裂　多见于妊娠 6 周左右的输卵管峡部妊娠。受精卵着床于输卵管黏

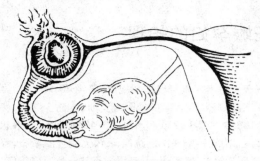

图4-3 输卵管妊娠破裂

膜皱襞间,囊胚生长发育时绒毛向管壁方向侵蚀肌层及浆膜,最终穿破浆膜,形成输卵管妊娠破裂(图4-3)。输卵管肌层血管丰富,短期内可以发生大量腹腔内出血使患者出现休克,出血远较输卵管妊娠流产剧烈,也可以反复出血,在盆腔与腹腔内形成血肿。孕囊可自破裂口排出,种植在任何部位,如囊胚较小则可被吸收,如过大则可在子宫直肠陷凹内形成包块或钙化为石胎。输卵管间质部妊娠虽少见,但是后果严重,其结局几乎均是输卵管妊娠破裂。由于输卵管间质部管腔周围肌层较厚,血运丰富,因此破裂常发生在孕12～16周。其破裂犹如子宫破裂,症状极为严重,往往在短时间内出现低血容量休克症状。

考点: 异位妊娠的病理结局

3. 陈旧性宫外孕 输卵管妊娠流产或破裂,如长期反复内出血所形成的盆腔血肿不消散,血肿机化变硬并且与周围组织粘连,临床上称为陈旧性宫外孕。

4. 继发性腹腔妊娠 无论输卵管妊娠流产或破裂,胚胎从输卵管排入腹腔内或阔韧带内,多数死亡,偶尔也有存活者,如存活胚胎的绒毛组织附着于原位或排至腹腔后重新种植而获得营养,可以继续生长发育形成继发性腹腔妊娠。

输卵管妊娠和正常妊娠一样,合体滋养细胞产生的HCG维持黄体生长,使甾体激素分泌增加,致使月经停止来潮,子宫增大变软,子宫内膜出现蜕膜反应。如胚胎受损或死亡,滋养细胞活力消失,蜕膜自宫壁剥离而发生阴道流血。有时蜕膜可完整剥离,随阴道流血排出三角形蜕膜管型。有时呈碎片排出。排出的组织见不到绒毛,组织学检查没有滋养细胞,此时血β-HCG下降。

一、护 理 评 估

(一)健康史

1. 病因评估

(1)输卵管炎病变:为异位妊娠的主要病因,可分为输卵管周围炎和输卵管黏膜炎。

(2)输卵管手术史:输卵管绝育术后再通及其他输卵管手术史者,再妊娠时输卵管妊娠的发生率为10%～20%。

(3)辅助生殖技术:近年来随着辅助生育技术的应用,使输卵管妊娠的发生率增加,既往少见的异位妊娠如宫颈妊娠、卵巢妊娠、腹腔妊娠的发生率增加。1998年美国报道因助孕技术的应用所致输卵管妊娠的发生率为2.8%.

(4)输卵管发育不良或功能异常:输卵管过长、黏膜纤毛缺乏、肌层发育差、输卵管憩室等,均可以造成输卵管妊娠。输卵管功能包括蠕动、纤毛活动以及上皮细胞的分泌,受雌、孕激素调节。如调节失败,可影响受精卵的正常运行。

(5)其他:卵巢肿瘤或子宫肌瘤压迫输卵管,影响输卵管管腔通畅,使受精卵运行受阻;宫内节育器避孕失败;子宫内膜异位症可增加受精卵着床于输卵管的可能性;此外,精神因素可引起输卵管痉挛和蠕动异常,干扰受精卵运送。

2. 病史评估
评估停经后有无早孕反应,有无阴道流血及腹痛情况,有无失血、休克及感染征象。

(二)身心状况

1. 症状 输卵管妊娠的临床表现,与受精卵着床部位、有无流产或破裂以及出血量、时间长短与多少等有关。典型的症状为腹痛与阴道流血。

考点:异位妊娠的常见病因和主要症状

（1）停经:除输卵管间质部妊娠停经时间较长外,多有 6～8 周停经史。有 20%～30% 患者无停经史,将异位妊娠时出现的不规则阴道流血误认为月经,或者由于月经过期仅数日而不认为是停经。

（2）腹痛:为输卵管妊娠患者的主要症状。在输卵管妊娠发生流产或破裂之前,由于胚胎在输卵管内逐渐增大,通常表现为一侧下腹部酸胀感或隐痛。当发生输卵管妊娠流产或破裂时,突感一侧下腹部撕裂样疼痛,常伴有恶心、呕吐。如血液局限于病变区,主要表现为下腹部疼痛,当血液积聚于直肠子宫陷凹处时,可以出现肛门坠胀感。随着血液由下腹部流向全腹,疼痛可由下腹部向全腹部扩散,血液刺激膈肌,可以引起胸部疼痛及肩胛部放射性疼痛。

（3）阴道流血:胚胎死亡后,常有不规则阴道流血,色暗红或深褐,量少呈点滴状,一般不超过月经量,少数患者阴道流血量较多,类似月经。阴道流血可伴有蜕膜碎片或蜕膜管型排出,是子宫蜕膜剥离所致。阴道流血一般常在病灶去除后方能停止。

（4）晕厥与休克:由于腹腔内出血及剧烈腹痛,轻者出现晕厥,严重者出现失血性休克。出血量越多越快,症状出现越迅速越严重,但是与阴道流血量不成正比。

（5）腹部包块:输卵管妊娠流产或破裂时所形成的血肿时间较久者,由于血液凝固并且与周围组织或器官(如输卵管、卵巢、子宫、肠管或大网膜等)发生粘连形成包块,包块较大或位置较高者,腹部可扪及。

2. 体征

（1）一般情况:腹腔内出血较多时,患者呈贫血貌。可出现面色苍白、脉快而细弱、血压下降等休克表现。通常体温正常,休克时体温略低,腹腔内血液吸收时体温略升高,但是不超过 38℃。

（2）腹部检查:下腹有明显压痛及反跳痛,尤以患侧为著,但是腹肌紧张轻微。出血较多时,叩诊有移动性浊音。有些患者下腹可触及包块,如反复出血并积聚,包块可不断增大、变硬。

（3）盆腔检查:阴道内常有来自宫腔的少许血液。输卵管妊娠未发生流产或破裂者,除子宫略大较软外,仔细检查可以触及胀大的输卵管及轻度压痛。输卵管妊娠流产或破裂者,阴道后穹隆饱满,有触痛。将宫颈轻轻上抬或向左右摆动时引起剧烈疼痛,称为宫颈举痛或摇摆痛,这是输卵管妊娠的主要体征之一,是因加重对腹膜的刺激所致。内出血多时,检查子宫有漂浮感。子宫一侧或其后方可触及肿块,其大小、质地、形状常有变化,边界多不清楚,触痛明显。病变持续较久时,肿块机化变硬,边界亦渐清楚。输卵管间质部妊娠时,子宫大小与停经月份基本符合,但子宫不对称,一侧角部突出,破裂所致的征象与子宫破裂极相似。

3. 心理社会状况　产妇和家属面对腹痛及大量出血,往往表现为惊慌和恐惧。

（三）辅助检查

（1）HCG 测定:β-HCG 测定为早期诊断异位妊娠的重要方法。对保守治疗的效果评价具有重要意义。

考点:异位妊娠的辅助检查方法

（2）超声诊断:B 型超声显像对诊断异位妊娠准确性高。异位妊娠的声像特点:宫腔内空虚,宫旁出现低回声区,其内探及胚芽及原始心管搏动,可以确诊异位妊娠。

（3）阴道后穹隆穿刺(图 4-4):为一种简单可靠的诊断异位妊娠破裂的方法,抽出暗红色不凝血液,说明有血腹症存在。陈旧性异位妊娠时,可以抽出小块或不凝固的陈旧血液。

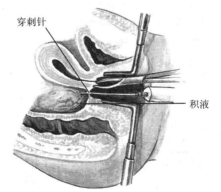

图 4-4　阴道后穹隆穿刺

（4）腹腔镜检查：目前该检查不仅作为异位妊娠诊断的金标准,而且可在确定诊断的情况下起到治疗作用。适用于输卵管妊娠尚未破裂或流产的早期及原因不明的急腹症鉴别,大量腹腔内出血或伴有休克者,禁做腹腔镜检查。早期异位妊娠患者,腹腔镜下可见一侧输卵管肿大,表面紫蓝色,腹腔内无出血或有少量出血。

（5）子宫内膜病理检查：仅见蜕膜未见绒毛有助于诊断异位妊娠。

二、护理诊断/合作性问题

1. 潜在并发症：出血性休克。

2. 恐惧　与担心生命安危有关。

三、护 理 措 施

（一）专科护理

1. 治疗原则　急症者积极纠正休克的同时,进行手术治疗,对于症状不明显者可采用期待疗法及等药物治疗保守治疗。

📖 链接 ⋯⋯⋯⋯⋯⋯ 关于异位妊娠的保守治疗

　　近十多年来异位妊娠的发病率已呈现快速上升的趋势,严重威胁着孕龄妇女的生命安全。 但目前由于患者自我保护意识的提高、B超的广泛应用、高敏感度血 β-HCG 测定和腹腔镜诊断推广应用,80% 的异位妊娠可以在未破裂前得到诊断。 异位妊娠的早期诊断给保守治疗创造了条件。而且越来越多有生育要求的患者要求保留输卵管,因此,保守治疗日益受到重视。

2. 用药护理　病情轻,出血少,病情稳定,有生育要求者,可采取化学药物治疗,或中医中药活血化瘀止血治疗;化学药物可抑制滋养细胞增生,破坏绒毛,使胚胎组织坏死、脱落、吸收而免于手术。

3. 手术治疗　手术治疗常是其主要治疗方法。分为保守手术和根治手术。保守手术为保留患侧输卵管,根治手术为切除患侧输卵管。手术治疗适用于：①生命体征不稳定或有腹腔内出血征象者;②有期待疗法或药物治疗禁忌证者;③异位妊娠有进展者(如血 β-HCG 处于高水平,附件区大包块等）;④随诊不可靠者;⑤诊断不明确者。

（二）病情观察

严密观察生命体征,注意监测失血情况及有无休克迹象。

（三）心理护理

对患者及其家人给予精神安慰,主动为患者提供生活护理,讲解有关知识减轻患者恐惧和精神紧张,积极配合治疗。

（四）一般护理

1. 接受手术治疗患者的护理

（1）严密观察生命体征,做好输液、输血的准备。建立静脉通道,做好交叉配血,按要求做好术前准备。

考点：异位妊娠的护理措施

（2）保持安静舒适环境,清除紧张恐惧心理,协助患者接受手术治疗方案。

2. 接受非手术治疗患者的护理

（1）严密观察生命体征,注意阴道出血量与腹腔出血量不成比例。

（2）卧床休息,避免腹压过大,腹痛加剧时及时报告医生,给予处理。

（3）出院后加强营养,注意休息,预防感染。

四、健 康 教 育

注意观察全身状况及伤口情况。术后合理安排休息和活动,加强营养,保持良好的心态,注意会阴清洁,禁性生活及盆浴 1 个月。采取有效的避孕措施,制定家庭护理计划。

重点提示

1. 若孕卵于子宫体腔以外着床发育,称为异位妊娠。其中以输卵管妊娠最常见,占异位妊娠的 95% 。

2. 输卵管妊娠可产生输卵管妊娠流产、输卵管妊娠破裂、陈旧性宫外孕和继发性腹腔妊娠四种病理结局。

3. 输卵管妊娠破裂的主要症状是停经后突发性一侧下腹剧痛。

4. B 型超声显像对诊断异位妊娠准确性高;阴道后穹隆穿刺是一种简单可靠的诊断异位妊娠破裂的方法;腹腔镜检查不仅作为异位妊娠诊断的金标准,而且可在确定诊断的情况下起到治疗作用。

5. 对异位妊娠患者接受手术治疗和非手术治疗的护理同样重要。

第 3 节　前置胎盘孕妇的护理

案例

28 岁已婚妇女,孕 2 产 0,孕 34 周,无诱因阴道出血 4 小时入院。出血量比月经量少,不伴腹痛。检查:一般情况好,血压 120/80mmHg,无宫缩,胎位枕左前,胎心率 142 次/分。B 超:胎儿符合正常孕周,发育未见异常。胎盘附着于子宫后壁下段。

问题:该孕妇应诊断为什么疾病? 应采取怎样护理措施?

妊娠 28 周后,胎盘附着于子宫下段,甚至胎盘下缘达到或覆盖宫颈内口,其位置低于胎先露部,称为前置胎盘(placenta previa)(图 4-5)。多见于多产妇及经产妇。前置胎盘是妊娠晚期的严重并发症,也是妊娠晚期出血最常见的原因之一。

根据胎盘下缘与宫颈内口的关系,将前置胎盘分为3 类。

1. **完全性前置胎盘**　又称中央性前置胎盘,胎盘组织完全覆盖宫颈内口[图 4-6(a)]。

2. **部分性前置胎盘**　胎盘组织部分覆盖宫颈内口[图4-6(b)]。

3. **边缘性前置胎盘**　胎盘附着于子宫下段,边缘到达宫颈内口,未覆盖宫颈内口[图 4-6(c)]。

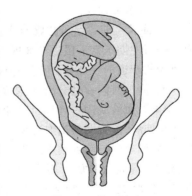

图 4-5　前置胎盘

考点:前置胎盘的分类

一、护 理 评 估

(一)健康史

1. 病因评估

(1) 子宫内膜损伤或病变:分娩、多次刮宫、子宫手术史等是前置胎盘的高危因素。上述情况下,可以损伤子宫内膜,引起子宫内膜炎或萎缩性病变,再次受孕时子宫蜕膜血管形成不

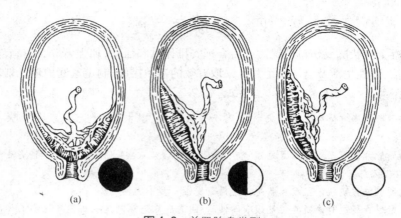

图 4-6 前置胎盘类型

（a）完全性前置胎盘；（b）部分性前置胎盘；（c）边缘性前置胎盘

良,胎盘血供不足,刺激胎盘面积增大延伸到子宫下段。

（2）胎盘面积过大:双胎妊娠时,较单胎胎盘大。双胎妊娠前置胎盘的发生率较单胎妊娠高1倍。

（3）胎盘异常:如主胎盘位置正常而副胎盘位于子宫下段接近宫颈内口;膜状胎盘大而薄,可以扩展到子宫下段。

（4）受精卵滋养层发育迟缓:受精卵到达宫腔后,滋养层尚未发育到可着床的阶段,继续向下游走到达子宫下段,并且在该处着床而发育成前置胎盘。

2. 病史评估 评估有无分娩、多次刮宫、子宫手术史等是前置胎盘的高危因素,有无妊娠晚期阴道流血的情况发生等。

（二）身心状况

考点:前置胎盘的典型症状

1. 症状 前置胎盘的典型症状是妊娠晚期或者临产后发生无诱因、无痛性反复阴道流血。妊娠晚期子宫下段逐渐伸展,牵拉宫颈内口,宫颈管缩短;临产后的规律宫缩使宫颈管消失成为软产道的一部分。宫颈外口扩张,附着于子宫下段及宫颈内口的胎盘前置部分不能相应伸展,而与其附着处分离,血窦破裂出血。前置胎盘出血前无明显诱因,初次出血量一般不多,剥离处血液凝固后,出血自然停止;也有初次即发生致命性大出血而致休克。由于子宫下段不断伸展,前置胎盘出血常反复发生,出血量也越来越多。阴道流血发生迟早、反复发生次数、出血量多少与前置胎盘的类型有关。完全性前置胎盘初次出血时间早,多于妊娠28周左右,称为"警戒性出血"。边缘性前置胎盘出血多发生于妊娠晚期或临产后,出血量较少。部分性前置胎盘的初次出血时间、出血量及反复出血次数介于两者之间。

2. 体征 患者一般情况与出血量有关,大量出血呈现面色苍白、脉搏增快、微弱、血压下降等休克表现。腹部检查:子宫软,无压痛,大小与妊娠周数相符。由于子宫下段有胎盘占据,影响胎先露部入盆,故先露部高浮,容易并发胎位异常。反复出血或一次出血量过多可使胎儿缺氧,严重者胎死宫内。当前置胎盘附着于子宫前壁时,可在耻骨联合上方听到胎盘杂音。临产时检查见宫缩为阵发性,间歇期子宫完全松弛。

3. 心理、社会状况 患者及家属常对出血症状表现出恐惧,对胎儿的安危极为担忧。

（三）辅助检查

1. B超检查可诊断前置胎盘并明确分型。

2. 分娩后检查胎盘 如为前置胎盘者,分娩后检查胎盘可见其边缘呈紫色,有淤血,胎膜破口距胎盘边缘在7cm以内,此时可以诊断为部分性或边缘性前置胎盘。

链 接············**前置胎盘对母儿的影响**

1. 产后出血　子宫下段肌肉组织菲薄,收缩力较差,胎盘剥离后血窦不易闭合,故常发生产后出血。

2. 植入性胎盘　子宫下段蜕膜发不良,胎盘绒毛可穿透底蜕膜侵入子宫肌层形成植入性胎盘,使胎盘剥离不全而发生产后出血。

3. 产褥感染　胎盘剥离面接近宫颈外口,细菌易从阴道侵入胎盘剥离面,加之产妇贫血,抵抗力弱,故易发生感染。

4. 早产及围生儿死亡率高　前置胎盘大多发生于妊娠晚期,容易引起早产,早产是围产儿死亡的主要原因。产妇严重大出血可导致胎儿缺氧、窘迫,甚至死亡。

二、护理诊断/合作性问题

1. 组织灌注量改变　与前置胎盘所致出血有关。
2. 恐惧　与出血、担心生命安危有关。
3. 有感染的危险　与产妇失血致贫血、机体抵抗力下降有关。

三、护 理 措 施

（一）专科护理

1. 治疗原则　原则为抑制宫缩、止血、纠正贫血和预防感染。根据阴道流血量、有无休克、妊娠周数、产次、胎儿是否存活、胎位、是否临产及前置胎盘类型等综合做出决定。

2. 用药护理　病情轻,出血少,病情稳定,妊娠<34周、胎儿体重<2000g、胎儿存活,应该在保证孕妇安全的前提下尽可能延长孕周,以提高围生儿存活率。可以采取期待疗法,遵医嘱用药,例如补血药,宫缩抑制剂(沙丁胺醇、硫酸镁等)、镇静剂等。

3. 终止妊娠的护理　孕妇反复发生多量出血甚至休克者,无论胎儿成熟与否,为了母亲安全应该终止妊娠;胎龄达36周以上;胎儿成熟度检查提示胎儿肺成熟者;胎龄未达36周,胎儿电子监护发现胎心异常或者胎儿窘迫征象,均应终止妊娠。其方式有剖宫产和阴道分娩。

剖宫产可以在短时间内娩出胎儿,迅速结束分娩,对母儿相对安全,是处理前置胎盘的主要手段。剖宫产指征包括:胎心异常;完全性前置胎盘,持续大量阴道流血;部分性和边缘性前置胎盘出血量较多,先露高浮,短时间内不能结束分娩。术前积极纠正贫血,预防感染等,备血,做好处理产后出血和抢救新生儿的准备。

边缘性前置胎盘、阴道流血不多、枕先露、估计在短时间内能结束分娩者可予阴道试产。做好阴道分娩的准备。如果出血增多或分娩进展不顺利,应立即改行剖宫产术。

（二）病情观察

严密观察生命体征,注意监测血压、脉搏,尤其是大出血时,观察休克的症状和体征。测量体温,监测感染。注意阴道流血量,计算卫生纸的用量并且称重。

加强胎儿宫内监测:指导孕妇数胎动,每日3次,每次1小时。每次胎动次数相加乘4为12小时胎动,不应少于10次。每日听胎心音4次,必要时做胎心监护。

胎心音有异常或出血增多及时报告医生。

考点：前置胎盘的护理措施

（三）心理护理

对孕妇及其家属给予精神安慰,主动为孕妇提供生活护理,讲解有关知识减轻孕妇恐惧和精神紧张,积极配合治疗。

（四）一般护理

1. 绝对卧床休息,采取左侧卧位。指导孕妇加强营养,纠正贫血。加强会阴护理,以防止逆行性感染。卧床期间,护士提供一切生活护理。

2. 定时间断吸氧,以增加胎儿血氧供应。

3. 做好输液、输血的准备。配血备用。建立静脉通道,如果需剖宫产,应该按要求做好术前准备及抢救新生儿的准备。

四、健康教育

指导产妇产后注意休息,加强营养,补充铁剂,纠正贫血,增强抵抗力,加强会阴护理,注意恶露的气味、性状,预防感染和产后出血的发生。必要时遵医嘱用抗生素。

重点提示

1. 妊娠 28 周后,胎盘附着于子宫下段,甚至胎盘下缘达到或覆盖宫颈内口,其位置低于胎先露部,称为前置胎盘。

2. 前置胎盘分为完全性、部分性和边缘性三种,多次刮宫、分娩、子宫手术史等是前置胎盘的高危因素。

3. 前置胎盘的典型症状是妊娠晚期或临产时发生无诱因、无痛性反复阴道流血。

4. 应抑制宫缩、止血、纠正贫血和预防感染,在保证孕妇安全的前提下尽可能延长孕周,以提高围生儿存活率。

第 4 节　胎盘早期剥离孕妇的护理

案例

李女士,29 岁,孕 2 产 0,妊娠 36 周,因重度子痫前期入院,给予解痉、镇静、降压等治疗 24 小时,病情无明显好转,3 小时前出现持续性腹痛,阴道少量出血。

体格检查:面色苍白,心肺听诊无异常,体温 36.6℃,脉搏 100 次/分,呼吸 22 次/分,血压 130/100mmHg。腹部检查:宫高 38cm,腹围 102cm,子宫硬如板状,压痛明显,胎位触不清,胎心听不清。

问题:应如何护理该孕妇?

妊娠 20 周以后或分娩期正常位置的胎盘在胎儿娩出前,部分或全部从子宫壁剥离称为胎盘早期剥离(placental abruption),简称胎盘早剥。胎盘早剥是妊娠晚期一种严重并发症,具有起病急、发展快特点,如果处理不及时可危及母儿生命。

胎盘早剥的主要病理变化是底蜕膜出血,形成血肿,使胎盘从附着处分离。按病理类型,胎盘早剥可分为显性剥离、隐性剥离及混合性剥离 3 种类型(图 4-7)。

考点:胎盘早剥的病理变化及类型

1. **显性剥离或外出血**　如果底蜕膜剥离面小,出血量少,出血很快停止,如果底蜕膜继续出血,形成胎盘后血肿,胎盘剥离面随之扩大,血液冲开胎盘边缘并沿胎膜与子宫壁之间经宫颈管向外流出,称显性剥离或外出血。

2. **隐性剥离或内出血**　如果胎头仍附着于子宫壁上,或者胎儿头部已固定于骨盆入口,使胎盘后血液不能流出,积聚于胎盘与子宫壁之间,称隐性剥离或内出血。

3. **混合性剥离或混合性出血**　由于子宫内有妊娠产物存在,子宫肌不能有效收缩以压迫破裂的血窦而止血,血液不能外流,胎盘后血肿越积越大,宫底随之升高。当出血达到一定程度时,血液终会冲开胎盘边缘及胎膜而向宫颈口外流或偶有出血穿破胎膜溢入羊水中成为血性羊水,称混合型出血。

胎盘早剥发生内出血时,血液积聚于胎盘与子宫壁之间,随着胎盘后血肿压力的增加,血液浸入子宫肌层,引起肌纤维分离、断裂甚至变性,当血液渗透至子宫浆膜层时,子宫表面呈现紫蓝色淤斑,称子宫胎盘卒中。有时血液还可渗入输卵管系膜、阔韧带、卵巢皮下。子宫肌层由于血液浸润,收缩力减弱,造成产后出血。

严重的胎盘早剥会发生凝血功能障碍,主要是因为从剥离处的胎盘和蜕膜中释放大量的组织凝血酶,进入母体血液循环中,激活凝血系统,从而导致弥散性血管内凝血(DIC),最终造成产后出血、多器官功能特别是肾功能严重损害。

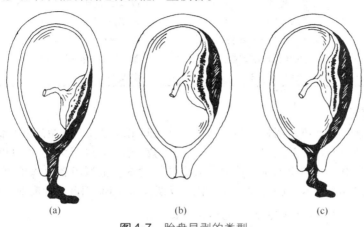

图 4-7 胎盘早剥的类型
(a)显性剥离;(b)隐性剥离;(c)混合性剥离

一、护 理 评 估

(一)健康史

1. 病因评估 胎盘早剥确切的原因及发病机制尚不清楚,可能与以下因素有关:

(1)孕妇血管病变:孕妇患慢性高血压、重度子痫前期、慢性肾脏疾病或全身血管病变时,胎盘早剥的发生率增高。

(2)宫腔内压力骤减:双胎分娩时第一胎儿娩出过速、羊水过多时人工破膜后羊水流出过快,均可以使宫腔内压力骤减,子宫骤然收缩,胎盘与子宫壁发生错位剥离。

(3)子宫静脉压突然升高:妊娠晚期或临产后,孕妇长时间仰卧位,巨大妊娠子宫压迫下腔静脉,回心血量减少,血压下降,此时子宫静脉淤血,静脉压升高,蜕膜静脉床淤血或破裂,形成胎盘后血肿,导致部分或全部胎盘剥离。

(4)机械性因素:外伤尤其是腹部直接受到挤压或撞击;脐带过短或因脐带绕颈、绕体等相对过短时,分娩过程中胎儿下降牵拉脐带造成胎盘剥离;羊膜腔穿刺时刺破前壁胎盘附着处,血管破裂出血引起胎盘剥离。

(5)其他:近年发现一些高危因素,如可卡因滥用、吸烟、孕妇代谢异常、孕妇有血栓形成倾向、子宫肌瘤等与胎盘早剥发生有关。

2. 病史评估 详细了解有无以下发病因素:慢性肾炎、妊娠期高血压疾病等血管病变;子宫腔内压力骤降,如羊水过多破膜时羊水急速流出、双胎妊娠第一个胎儿娩出过快等,询问有无腹痛及阴道流血情况。

(二)身心状况

1. 症状和体征 妊娠晚期或分娩期突然发生腹部持续性疼痛,伴有或不伴有阴道流血为胎盘早剥孕妇的主要症状。根据其症状和体征临床可分为轻型和重型(表4-2)。

2. 心理、社会状况 胎盘早剥的发生往往较突然,孕妇入院时多为情况危急,出乎孕妇及

考点:胎盘早剥的身心状况

家属的意料,且病情变化快,常需立即处理,孕妇及其家属常感措手不及,表现对母儿安危的紧张和恐惧。

表4-2 胎盘早剥的临床分型

	轻型	重型
出血	外出血为主,量较多	内出血为主,阴道出血少或无持续性、剧烈
腹痛	轻或无	持续性、剧烈
子宫	软,轻压痛	硬,压痛明显
	大小与孕月相符	大于孕月
胎位	胎位、胎心清楚	胎位不清,胎心音异常
剥离面积	多小于1/3	多大于1/3

(三) 辅助检查

1. B超检查　典型声像图显示胎盘与子宫壁之间出现边缘不清楚的液性低回声区,胎盘边缘"圆形"裂开或胎盘异常增厚。同时可见胎儿的宫内状况(有无胎心搏动和胎动)。

2. 实验室检查　包括全血细胞计数及凝血功能检查。重型患者应该检测肾功能及二氧化碳结合力,如果并发DIC应做凝血功能测定,以期及时发现、积极治疗凝血功能障碍。

链接 重型胎盘早剥的鉴别诊断(表4-3)

表4-3 重型胎盘早剥的鉴别诊断

	前置胎盘	重型胎盘早剥	先兆子宫破裂
病史	有人工流产史	常伴有妊娠高血压疾病、原发性高血压、外伤	梗阻性分娩及剖宫产史
腹痛	一般无腹痛	突发剧烈腹痛	强烈宫缩,阵发性腹痛
出血	反复发生出血,贫血程度与外出血相符	隐性出血或阵发性出血,贫血程度与外出血量不成正比	少量阴道流血,出现血尿
子宫	子宫软,无压痛,子宫大小与妊娠周数相符	硬如板状,有压痛,较孕周大,宫底不断升高	子宫下段有压痛,出现病理性缩复环
胎儿	一般无胎儿窘迫	出现胎儿窘迫或死亡	多有胎儿窘迫
胎盘	胎盘的前置部分母体面有压迹,胎膜破口处距胎盘边缘<7cm	胎儿娩出,胎盘随即娩出,胎盘母体面有凝血块及压迹	无特殊变化
B型超声	胎盘覆盖子宫颈内口或在子宫下段	胎盘位置正常,有胎盘后血肿	无特殊变化
实验室检查	血红蛋白正常或降低	血红蛋白进行性降低或血小板下降,凝血酶原时间延长,纤维蛋白原下降	无特殊变化

二、护理诊断/合作性问题

1. 潜在并发症:出、凝血功能障碍、肾衰竭等。
2. 有受伤的危险　与大出血有关。
3. 恐惧　与大出血、担心胎儿及自身安全有关。
4. 预感性悲哀　与子宫切除、胎儿死亡有关。

三、护 理 措 施

（一）专科护理

1. 治疗原则　胎盘早剥如果处理不及时，严重危及母儿生命，故应该及时诊断，积极治疗。其处理原则是纠正休克的同时尽快终止妊娠。

1. 纠正休克　对处于休克状态的危重患者，积极开放静脉通道，迅速补充血容量，改善血液循环。休克抢救成功与否，取决于补液量和速度。最好输新鲜血，既可以补充血容量又能补充凝血因子，应该使血细胞比容提高到 0.3 以上，尿量>30ml/h。

2. 手术准备　对于重型胎盘早剥，做好手术治疗的术前准备。胎儿娩出后遵医嘱及时给予宫缩剂，按摩子宫，预防产后出血；若发生子宫胎盘卒中，经按摩子宫、注射子宫收缩剂后子宫仍松弛不收缩，作好输血和切除子宫的护理配合。

3. 防治并发症　若发现患者皮下黏膜或注射部位出血、子宫出血不凝，有咯血、呕血及尿血等现象应考虑凝血功能障碍；患者尿少或无尿，应该警惕急性肾衰竭，立即报告医生并且积极配合抢救。定时听胎心，有条件者行电子监护仪监护。嘱孕妇左侧卧位休息，吸氧，提高胎儿的血氧供应。有胎儿窘迫征象、经处理不见好转者，立即做好剖宫产准备。

4. 及时终止妊娠　胎儿娩出前胎盘剥离有可能继续加重，一旦确诊重型胎盘早剥应该及时终止妊娠。根据孕妇病情轻重、胎儿状况、产程进展、胎产式等，决定终止妊娠的方式。

（1）阴道分娩：以外出血为主，患者一般情况良好，宫口已经扩张，估计短时间内能结束分娩可以经阴道分娩。做好经阴道分娩的护理工作。

（2）剖宫产：适用于不能在短时间内结束分娩者；出现胎儿窘迫征象，须抢救胎儿者；产妇病情恶化，胎儿已死，不能立即分娩者；破膜后产程无进展者。剖宫产取出胎儿与胎盘后，立即注射宫缩剂并且按摩子宫。发现有子宫胎盘卒中，配以按摩子宫和热盐水纱垫湿热敷子宫，多数子宫收缩转佳。如果发生难以控制的大量出血，可在输新鲜血、新鲜冰冻血浆及血小板的同时行子宫次全切除术。做好剖宫产及子宫切除的护理工作。

（二）病情观察

1. 生命体征　严密观察生命体征并记录，若出现休克征象，立即配合医生抢救；注意观察尿量，当出现少尿或无尿症状时，应该考虑肾衰竭的可能。

2. 局部观察　注意观察宫底高度、子宫压痛、子宫壁的紧张度、阴道出血量、颜色、准确评估失血量。密切观察胎动、胎心及产程进展情况。

（三）心理护理

稳定孕妇及其家属的情绪，介绍病情及采取的治疗措施，解答疑问，精神安慰，鼓励增强信心，积极配合治疗。对于胎儿死亡甚至遭受子宫切除的患者，应该表示同情、理解、多陪伴患者，建立融洽的护患关系，解除患者及家属的顾虑和误解，消除心理障碍，使其尽快走出阴影，接受现实，恢复正常心态。　**考点：**胎盘早剥的护理措施

（四）一般护理

应该绝对卧床休息，建议采取左侧卧位，以免影响胎儿血液供应，护士应提供一切生活护理；定时间断吸氧，以改善胎儿血液血氧供应；加强会阴护理。

四、健 康 教 育

注意休息，加强营养，促使身体早日康复。保持外阴清洁，预防感染。加强产前检查，预防和及时治疗慢性肾炎、妊娠期高血压疾病等诱因，妊娠晚期避免长时间仰卧及腹部受伤，预防胎盘早剥发生。

重点 提示

　　1. 妊娠 20 周以后或分娩期正常位置的胎盘在胎儿娩出前,部分或全部从子宫壁剥离称胎盘早期剥离。

　　2. 分三种病理类型和二种临床类型。

　　3. 重点评估有无孕妇血管病变、外伤、双胎等发病因素。

　　4. 其处理原则为纠正休克的同时尽快终止妊娠,并加强护理。

第5节　妊娠期高血压疾病孕妇的护理

案例

　　37 岁初孕妇,停经 8 个月,自觉胎动 3 个半月,下肢水肿 1 个月,头晕、眼花 4 天。

　　患者平时月经周期规律,停经 40 余天出现恶心及轻微呕吐,未经治疗,持续 30 余天自然好转,停经 4 个半月出现胎动。近 1 个月下肢水肿渐至大腿,近 3 天感头晕、视物模糊。无阴道流液及流血,无腹痛。大小便无异常。既往无肾病及高血压史。

　　检查:T 36℃,P 75 次/分,R 20 次/分,BP 170/110mmHg,心肺正常,宫高 29cm,腹围 98cm,LOA,胎心 140 次/分。先露未入盆,下肢水肿(++),尿蛋白(++)。

　　问题:护士评估后应如何向孕妇解释疾病分类? 用药时应注意什么?

　　妊娠期高血压疾病为妊娠期特有的疾病,发病率我国为 9.4%。其表现为妊娠 20 周以后出现高血压、蛋白尿等症状,分娩后随即消失。该病严重时出现抽搐、昏迷、心肾衰竭,是目前孕产妇及围生儿死亡的重要原因之一。

考点:妊娠期高血压疾病的基本病理变化

　　妊娠期高血压疾病的基本病理变化是全身小动脉痉挛,由此而引起周围血管阻力增加,血压上升,肾小管吸收功能受损,发生蛋白尿。因为肾血流减少,肾小球滤过率降低,水钠潴留,而发生组织水肿及灌注量不足。

　　主要脏器的病理变化是由于心、脑、肝、肾、胎盘各重要脏器小动脉痉挛,组织灌注量不足,组织缺血、缺氧、水肿,导致器官功能障碍。对母儿造成危害,甚至导致母儿死亡。主要病理变化简示如下:

$$
全身小动脉痉挛
\begin{cases}
周围循环阻力增加——\to 血压升高 \\
肾小动脉及毛细血管缺氧
\begin{cases}
肾小球通透性增加——\to 蛋白尿 \\
钠、水重吸收增加——\to 水肿
\end{cases}
\end{cases}
$$

$$
全身各组织器官缺血、缺氧
\begin{cases}
脑:脑水肿、脑出血 \\
心:心力衰竭、肺水肿 \\
肝:肝出血、肝坏死 \\
肾:肾衰竭 \\
眼:视网膜水肿、渗血、剥离 \\
胎盘:胎盘功能低下、胎盘早剥 \\
DIC:凝血功能障碍
\end{cases}
$$

一、护 理 评 估

(一)健康史

1. 病因评估　具体病因尚未阐明,可能与以下因素和学说有关。

(1)寒冷刺激、精神过度紧张、慢性血管疾病、营养不良、贫血、初孕妇或高龄初产妇、体型矮胖、子宫张力过高、遗传史等被认为是高危因素。

(2)学说有:子宫-胎盘缺血缺氧、血管内皮机能障碍、免疫异常、营养缺乏(可能与钙缺乏有关)等,具体发病机制尚在进一步研究之中。

2. 病史评估　评估有无气温变化过大、精神过度紧张或受刺激使中枢神经功能紊乱、有无子宫张力过高(如羊水过多、多胎妊娠、糖尿病巨大儿及葡萄胎等)、是否为年轻初孕妇或高龄初孕妇妊娠期高血压病史及家族有高血压史等妊娠期高血压疾病的高危因素存在。重点了解妊娠中晚期以来血压的变化,下肢水肿情况,神经、精神、视力状况,腹部及胎儿状况等。

链接　妊娠期高血压疾病的易患人群

1. 年轻初产妇及高龄初产妇。
2. 体型矮胖者。
3. 发病时间一般是在妊娠 20 周以后,尤其在妊娠 32 周以后最为多见。
4. 营养不良,特别是伴有严重贫血者。
5. 患有原发性高血压、慢性肾炎、糖尿病合并妊娠者,其发病率较高,病情可能更为复杂。
6. 双胎、羊水过多及葡萄胎的孕妇,发病率亦较高。
7. 冬季与初春寒冷季节和气压升高的条件下,易于发病。
8. 有家族史,如孕妇的母亲有妊娠期高血压疾病病史者,孕妇发病的可能性较高。

(二)身心状况

1. 根据妊娠期高血压疾病的分类评估孕妇的临床表现及严重程度

(1)妊娠期高血压:BP≥140/90mmHg 妊娠期首次出现,并且于产后 12 周恢复正常;尿蛋白(-);可伴有上腹部不适或血小板减少,产后方可确诊。

(2)子痫前期

轻度:BP≥140/90mmHg,孕 20 周以后出现;尿蛋白≥300mg/24h 或(+)。可伴有头痛、上腹不适等症状。

重度:BP≥160/110mmHg;尿蛋白≥2.0g/24h 或(++);血小板<100×10⁹/L;血肌酐>106μmol/L;微血管病性溶血(血 LDH 升高);持续性头痛或其他脑神经或视觉障碍;持续性上腹不适。

(3)子痫:子痫前期孕妇抽搐不能用其他原因解释。子痫分为产前子痫、产时子痫、产后子痫,以产前子痫多见。抽搐发展迅速,先出现眼球固定、瞳孔散大、头扭向一侧、牙关紧闭,继而口角及面部肌肉开始抽动,数秒后双臂屈曲、双手紧握、肌肉强直,继之全身和四肢强烈抽动,持续 1~2 分钟。抽搐时面色青紫、意识丧失,无呼吸,然后抽搐停止,呼吸恢复,重者可陷入昏迷(图 4-8)。

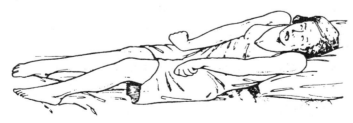

图 4-8　子痫发作

(4)慢性高血压并发子痫前期:高血压孕妇妊娠 20 周以前无尿蛋白,如果出现尿蛋白≥300mg/24h;高血压孕妇孕 20 周前突然尿蛋白增加,血压进一步升高或者血小板<100×10⁹/L。

（5）妊娠合并慢性高血压：其特征为 BP≥140/90mmHg，孕前或者孕 20 周以前或者孕 20 周后首次诊断高血压并持续到产后 12 周后。

水肿多表现为凹陷性，可分四度：Ⅰ度（+）水肿局限于小腿以下；Ⅱ度（++）水肿局限于大腿以下；Ⅲ度（+++）水肿涉及外阴及腹部；Ⅳ度（++++）全身水肿伴有腹水。若体表无水肿，妊娠晚期每周体重增加≥0.5kg，称为隐性水肿。

2. 并发症　严重患者可出现脑出血、急性肾衰竭、胎盘早剥、心力衰竭、肺水肿、DIC、胎儿窘迫等并发症。

3. 心理、社会状况　孕妇因为担心自身健康及胎儿受到伤害而焦虑不安。部分孕妇及其家属缺乏对该疾病的认识，表现淡漠，不重视，不按时产前检查和及时治疗，从而使病情加重。出现抽搐时感到惊慌和恐惧。

（三）辅助检查

1. 血液检查　测定血红蛋白、血浆、血细胞比容及全血黏度，了解血液浓缩程度，重症患者测血小板，出、凝血时间。

2. 尿液检查　24 小时蛋白定量测定，有无管型。

3. 肝肾功能测定　白蛋白、谷丙转氨酶、尿素氮、肌酐及尿酸等。

4. 眼底检查　眼底小 A∶V 管径比值，正常 2∶3 变为 1∶2 甚至 1∶4，或者出现视网膜水肿，渗出、出血、剥离、一时性失明等。

5、其他检查　B 超、心电图、胎盘功能、胎儿成熟度检查等。

二、护理诊断/合作性问题

1. 有受伤的危险　与子痫患者抽搐昏迷导致坠伤、吸入性肺炎、唇舌咬伤及胎盘供血不足引起胎儿窘迫、胎儿生长受限有关。

2. 焦虑　与担心疾病危及母儿健康甚至生命有关。

3. 体液过多　与低蛋白血症、水钠潴留有关。

4. 潜在并发症：胎盘早剥、心力衰竭、急性肾衰竭、脑出血等。

三、护理措施

（一）专科护理

1. 治疗原则　妊娠期高血压：可门诊治疗。保证休息，调节饮食，增加产前检查次数，密切监测母儿状态，必要时给予镇静剂如地西泮治疗，以防病情发展。子痫前期、子痫应住院治疗。治疗原则是解痉、镇静、降压、合理扩容和利尿，适时终止妊娠，以防止并发症发生。

2. 遵医嘱应用药物　迅速控制抽搐：硫酸镁是首选药物，必要时加用强有力的镇静药物如哌替啶或者冬眠合剂，降低颅内压，给予 20% 甘露醇 250ml 快速静脉滴注。

考点： 使用硫酸镁的注意事项

3. 使用硫酸镁的注意事项　硫酸镁使用不当容易引起中毒，首先表现为膝反射消失，继之可以出现全身肌张力减退及呼吸抑制，严重者心搏骤停。因此用药过程中应注意：①用药前备好钙剂作为解毒剂，如 10% 葡萄糖酸钙溶液。②注意静脉给药速度，首次剂量 25% 硫酸镁 20ml 稀释于 25% 葡萄糖溶液 20ml 中，缓慢静脉注射（5～10 分钟），继以 25% 硫酸镁 60ml 加入 10% 葡萄糖溶液 1000ml 静脉滴注，滴速以 1～1.5g/h 为宜。③用药前及用药过程中应监测以下指标：膝腱反射必须存在；呼吸不少于 16 次/分；尿量不少于 25ml/h。发现中毒症状应该立即停药，并且按医嘱静脉注射 10% 葡萄糖酸钙溶液 10ml 解毒。

考点： 终止妊娠时机

4. 适时终止妊娠　其指征有：子痫前期经积极治疗，24～48 小时无明显好转；胎龄未满 34 周，胎盘功能减退而胎儿已成熟；胎龄未满 34 周，但胎盘功能减退而胎儿未成熟；孕周已超过34周;给予地塞米松促胎儿肺成熟后,以及子痫控制2小时后,均可考虑终止妊娠。终止妊娠的方式:根据情况选用小剂量静脉滴注缩宫素引产或剖宫产术。做好相应的护理工作。

（二）病情观察

1. 生命体征　严密观察体温、脉搏、呼吸、血压、意识状态,并认真记录。

2. 特殊观察　严密观察有无自觉症状,临产先兆,注意胎心及胎动的变化,必要时行电子胎心监护或B超检查。准确记录出入量,及时测定尿蛋白、肝、肾功能等。观察、记录抽搐次数,持续、间歇时间。

（三）心理护理

鼓励孕妇说出内心的疑虑和感受,向患者及家属解释病情及提供相关信息,说明该病的病理变化是可逆的,产后多能恢复正常,增强信心,鼓励主动配合治疗。

（四）一般护理

1. 妊娠期高血压　加强孕期保健,做好产前检查,注意休息,采取左侧卧位,增强胎盘绒毛的血液供应,保持心情愉快,避免过劳。

合理饮食,加强营养,进食富含蛋白质、维生素、钙、铁的食物及新鲜蔬菜、水果,孕20周起每日补钙1~2g,减少动物脂肪及过量食盐的摄入。

2. 子痫前期　绝对卧床休息,抬高下肢以促进血液回流,减轻水肿,保持安静,避免刺激,每4小时测量一次血压、严密观察有无自觉症状,临产先兆,注意胎动及胎心的变化,记出入量,及时测定肝、肾功能、尿蛋白等。指导孕妇胎动计数,勤听胎心音,嘱咐孕妇左侧卧位,间断吸氧,每日3次,每次1小时,及时发现和纠正胎儿缺氧,促进胎儿生长发育。

3. 子痫的护理

（1）专人护理、禁食、置患者于单间暗室,保持安静,避免声、光刺激。各项护理操作应该相对集中,动作轻柔,以免诱发抽搐。

（2）防止损伤,床边应适当约束或加床档,抽搐时勿强行按压患者肢体,以免发生骨折。

（3）保持呼吸道通畅,昏迷者平卧位,头偏向一侧,取出义齿,随时清除呼吸道分泌物及呕吐物,给氧。用开口器或缠有纱布的压舌板和舌钳置于上下磨牙间和固定舌头以防唇舌咬伤或舌后坠阻塞呼吸道。

（4）导尿管保留至完全清醒时。

（5）及时送检尿、血及各种标本。

（6）按急诊手术做好术前准备。

考点:妊娠期高血压疾病各类型的护理措施

四、健康教育

（1）加强妊娠期保健,定期产前检查,发现异常应及时处理。

（2）进食富含蛋白质、维生素、钙、铁的食物及新鲜蔬菜、水果,孕20周起每日补钙1~2g,减少动物脂肪及过量食盐的摄入,可以有效降低妊娠期高血压疾病的发生。

（3）保证愉快的心情和充足的休息,坚持左侧卧位以增加胎盘绒毛的血液供应。

（4）在妊娠中期做好监护和预测,预测阳性者应密切随诊。

重点提示

1. 妊娠期高血压疾病表现为妊娠20周以后出现高血压、蛋白尿等症状,严重时出现抽搐、昏迷、心肾功能衰竭;其基本病理变化为全身小血管痉挛。

2. 寒冷刺激、精神过度紧张、初孕妇或高龄初产妇、慢性血管疾病、营养不良、贫血、体型矮胖、子宫张力过高、遗传史等被认为是高危因素。

3. 妊娠期高血压疾病临床表现为妊娠期高血压、子痫前期、子痫、慢性高血压并发子痫前期、妊娠合并慢性高血压五种类型。

4. 妊娠期高血压疾病的各期护理措施。特别是应用硫酸镁的注意事项。适时终止妊娠时机。

第 6 节　早产孕妇的护理

案例

胡××,女,33 岁。停经 32 周,腹痛伴阴道血性分泌物一天。G₂P₁。LMP 2012 年 5 月 2 日,停经40 余天时,开始出现恶心,乏力,时有呕吐,4 个多月开始感觉有胎动。患者于昨天早晨不小心滑倒,后感下腹阵发性疼痛,并逐渐加重,伴少量阴道血性分泌物,于今天上午来院就诊。全身检查:体温36.5℃,脉搏 81 次/分,呼吸 20 次/分,血压 120/80mmHg,宫高 32cm,腹围 95cm,宫缩持续 40 ~45秒,间隔 4 ~5 分钟。胎位 ROA,胎心规律,142 次/分。产科检查:骨盆外测量正常。阴道有少量血性分泌物,宫口开大 2cm,胎膜未破,胎先露−1。B 超结论:35 周妊娠,胎头先露。胎儿胎盘未见异常,羊水量适中。

问题:如何护理该孕妇? 请给孕妇解释为什么要终止妊娠?

早产(premature delivery)是指妊娠满 28 周至不满 37 足周之间分娩者。此时娩出的新生儿称早产儿(premature infant),出生体重多不足 2500g,各器官发育尚不成熟。据统计,早产儿中约有 15% 于新生儿期死亡,是围生儿死亡的重要原因之一。

一、护理评估

(一)健康史
1. 病因评估
(1) 母体因素:急慢性疾病,妊娠合并症、子宫肌瘤、子宫畸形、宫颈内口松弛等。

考点:早产的病因

(2) 胎儿及其附属物的因素:多胎妊娠、胎儿畸形、羊水过多、胎盘功能不全、绒毛膜羊膜炎、胎盘早剥及前置胎盘。
(3) 其他:外伤、妊娠晚期性交,吸烟,酗酒,精神刺激,过重体力劳动等。
2. 病史评估　核实预产期,询问有无导致早产的高危因素,如孕妇合并急慢性疾病、外伤史、过度疲劳、生殖器官异常、严重的精神创伤等。既往有无早产、流产史。本次妊娠有无异常,如胎盘早剥、前置胎盘、胎儿窘迫、胎膜早破、羊水过多、多胎妊娠等。

(二)身心状况
1. 症状和体征　先兆早产时,有不规律宫缩,伴有少量阴道流血或血性分泌物。早产临产出现逐渐规律宫缩,并且逐渐加强,持续 30 秒以上,间隔 5 ~6 分钟,伴宫颈管消失,宫口扩张,如果宫口扩张至 4cm 或胎膜破裂,羊水流出,则早产不可避免。其经过与足月妊娠分娩相似。
2. 心理、社会状况　由于提前分娩,孕妇及其家属没有思想及物质准备,同时担心新生儿的安全和健康,多有焦虑不安、自责等情绪反应。

(三)辅助检查
B 超检查确定胎儿大小,了解羊水量及胎盘成熟度等,胎心监护仪监测宫缩、胎盘功能、胎心、胎儿血供情况。

二、护理诊断/合作性问题

1. 有受伤的危险　与早产儿发育不成熟有关。

2. 焦虑　与担心新生儿预后有关。

三、护 理 措 施

（一）专科护理

1. 治疗原则　如胎儿存活、无宫内窘迫、胎膜未破,原则上应该抑制宫缩,尽可能维持妊娠至足月。如果胎膜已破,早产已不可避免时,应尽力提高早产儿的成活率。

2. 遵医嘱应用药物

（1）宫缩抑制剂:①β₂肾上腺素受体兴奋剂(利托君、沙丁胺醇):此类药物作用于子宫平滑肌的 β 受体,使子宫肌肉松弛,抑制子宫收缩而妊娠延续。其副作用有心慌、血压下降、胎心加快、血糖增高等,应予注意。②硫酸镁:镁离子拮抗钙离子对子宫收缩的作用,从而抑制宫缩。其方法及注意事项参照本章第 5 节内容。③前列腺素抑制剂。 **考点:**早产的药物应用

（2）促进肺成熟:可在分娩前给予孕妇地塞米松 5mg 肌内注射,每日 3 次,连用 3 天,情况紧急时可以用地塞米松 10mg 羊膜腔内注入,以促进肺表面活性物质的形成和释放、促使胎儿肺成熟,避免早产儿发生呼吸窘迫综合征。

（3）预防颅内出血:产前给予孕妇肌内注射维生素 K₁10mg,每日 1 次,连用 3 天,分娩时行会阴切开术,以防止早产儿颅内出血的发生。产后常规给早产儿应用维生素 K₁肌内注射。

（4）镇静剂:孕妇精神紧张者,遵医嘱给予镇静剂,如地西泮、苯巴比妥等。

（二）病情观察

通过全身检查及产科检查,结合阴道分泌物的生化指标,核实孕周,评估胎位、胎儿成熟度。严密观察胎心状况、宫缩情况、有无阴道流液及出血,宫口开大等情况,确定早产的进程。

（三）心理护理

多陪伴孕妇,介绍早产的相关知识,提供充分的心理支持,减轻孕妇及其家属的焦虑,消除其内疚感。帮助孕妇尽快适应早产儿母亲的角色。

（四）一般护理

1. 体位　嘱咐孕妇绝对卧床休息,尽量采取左侧卧位,以减轻宫颈承受的压力并且改善胎盘循环;避免刺激宫缩的活动,如性生活、乳房护理等。 **考点:**早产的一般护理措施

2. 产程护理　对于早产已临产者应严密观察胎心音、宫缩及产程进展,注意破膜情况;产程中常规给产妇吸氧,并且做好抢救新生儿的准备。分娩时协助行会阴切开术,以防止早产儿颅内出血发生。加强早产儿护理。

链接　早产儿的护理要点

1. 防止感染　除专门照看早产儿的人外,最好不要让其他人走进早产儿的房间,哺乳前应用肥皂及热水洗手,避免交叉感染。

2. 注意保暖　对早产儿要注意保温问题,在家庭护理中,室内温度要保持在 24 ～ 28℃,室内相对湿度55% ～ 65% 之间。

3. 精心喂养　早产儿更需要母乳喂养。因为早产母亲的乳汁中所含各种营养物质和氨基酸较足月儿母乳多,能充分满足早产儿的营养需求,更利于早产儿的消化吸收,还能提高早产儿的免疫能力,对抗感染有很大作用。

4. 婴儿抚触　抚触给孩子带来的触觉上的刺激会在孩子大脑形成一种反射,这时孩子的眼睛、手脚跟着活动起来,当这种脑细胞之间的联系和活动较多时,就促进了孩子智力的发育。而腹部的按摩,可以使孩子的消化吸收功能增强。

四、健 康 教 育

（1）加强孕期保健预防早产:积极治疗妊娠并发症和合并症;多采取左侧卧位休息;加强

营养,避免创伤,保持身心健康;妊娠晚期禁止重体力劳动及性交,预防生殖道感染。

（2）指导孕妇及其家属认识早产征象,出现临产先兆及时就诊。

（3）指导孕妇及其家属掌握护理早产儿的技能。

重点提示

1. 早产是指妊娠满28周至不满37足周之间分娩者。

2. 发病诱因有:母体急慢性疾病,如妊娠合并症、子宫畸形、子宫肌瘤、宫颈内口松弛;胎儿及其附属物的因素,如胎儿畸形、多胎妊娠、羊水过多、胎盘功能不全、绒毛膜羊膜炎、前置胎盘及胎盘早剥;外伤、妊娠晚期性交,过重体力劳动,吸烟酗酒,精神刺激等。

3. 治疗原则:如胎儿存活、无宫内窘迫、胎膜未破,原则上应抑制宫缩,尽可能维持妊娠至足月。如胎膜已破,早产已不可避免时,应尽力提高早产儿的成活率。

4. 遵医嘱应用药物:宫缩抑制剂、促进肺成熟、预防颅内出血、镇静剂。

第7节　过期妊娠孕妇的护理

过期妊娠(prolonged delivery)是指凡平时月经周期规律,妊娠达到或超过42周尚未分娩者。其发生率占妊娠总数的5%~12%。过期妊娠的胎儿围产病率和死亡率增高,并且随妊娠延长而加剧,妊娠43周时围产儿死亡率为正常3倍,44周时为正常5倍。初产妇过期妊娠胎儿较经产妇者危险性增加。对胎儿和母亲的危害:①胎儿窘迫;②分娩困难及损伤;③羊水量减少。

一、护理评估

（一）健康史

1. 病因评估

（1）雌、孕激素比例失调。

（2）遗传因素。

（3）胎儿畸形,如无脑儿,与胎儿肾上腺皮质激素分泌不足有关。

（4）头盆不称。

2. 病史评估　核实预产期,询问有无导致过期妊娠的高危因素,如雌、孕激素比例失调、遗传因素、头盆不称等。

（二）身心状况

1. 症状和体征　过期妊娠时,对母儿影响较大。由于胎盘的病理改变致使胎儿窘迫或者胎儿巨大造成难产,二者均使围生儿死亡率及新生儿窒息发生率增高。对母体又因产程延长、胎儿窘迫、头盆不称,使手术产率明显增加。因缺氧胎儿排出胎粪污染及羊水、胎儿皮肤、羊膜和脐带,出生时评分低,病死率高。主要有以下6个常见症状:①妊娠期≥42周;②超声波提示羊水减少;③宫底高度、腹围较大或小于孕周;④胎动较前减少;⑤胎心电子监护仪NST试验出现异常;⑥尿雌三醇/24小时值偏低。

2. 心理、社会状况　孕妇及其家属担心新生儿的安全和健康,多有焦虑不安、自责等情绪反应。

（三）辅助检查

核实孕周,B超检查确定胎儿大小,了解羊水量及胎盘成熟度等,胎心监护仪监测胎心、宫缩、胎盘功能、胎儿血供情况,胎盘功能检查。对妊娠超过40周的孕妇,通过计数胎动进行自我检测尤为重要,胎动计数>30次/12小时为正常。

二、护理诊断/合作性问题

1. 知识缺乏　缺乏对过期妊娠危害的认识。
2. 潜在并发症:胎儿窘迫、难产。

三、护 理 措 施

（一）专科护理

1. 治疗原则　应根据胎儿大小、胎盘功能、宫颈成熟度等综合分析,选择恰当的分娩方式,可以试产,但应放宽剖宫产的指征。　**考点:**哪些情况发生时应立即终止妊娠

2. 以下情况发生时应立即终止妊娠
（1）宫颈条件成熟。
（2）尿 E/C 比值持续低值。
（3）12 小时内胎动<10 次或胎心监护异常。
（4）胎儿体重≥4000g 或胎儿生长受限。
（5）羊水过少（羊水暗区<3cm）和（或）羊水粪染。
（6）并发重度先兆子痫或子痫。

3. 配合治疗　对于宫颈条件成熟引产者,可以在人工破膜后羊水清亮时采取密切监护下行阴道分娩;如果宫颈条件不成熟则促使宫颈成熟,如果出现了胎盘功能减退现象或胎儿窘迫现象,应该立即剖宫产结束分娩。积极做好各种手术操作的准备和抢救新生儿的准备工作。

（二）病情观察

严密观察有无立即终止妊娠的情况。进入产程后,鼓励产妇侧卧位,勤听胎心,密切监护胎心变化,注意破膜时间和羊水的性状。

（三）心理护理

多陪伴孕妇,介绍过期妊娠的相关知识,提供充分的心理支持,减轻孕妇及其家属的焦虑,消除其内疚感。帮助孕妇尽快适应母亲的角色。

（四）一般护理

指导孕妇积极休息,鼓励营养摄入。同时核实预产期,并且积极配合判断胎盘功能的检查和操作。

四、健 康 教 育

（1）嘱孕妇要定期进行产前检查。
（2）指导孕妇超过预产期 1 周末临产者,必须到医院检查。
（3）指导孕妇每日胎动计数,作胎心监护每 3 天一次。

重点提示

1. 过期妊娠是指凡平时月经周期规律,妊娠达到或超过 42 周尚未分娩者。

2. 发病原因有:①雌、孕激素比例失调。②遗传因素。③胎儿畸形,如无脑儿,与胎儿肾上腺皮质激素分泌不足有关。④头盆不称。

3. 治疗原则　应根据胎盘功能、胎儿大小、宫颈成熟度等综合分析,选择恰当的分娩方式,可以试产,但应放宽剖宫产的指证。

4. 以下情况发生时应立即终止妊娠:宫颈条件成熟;胎儿体重≥4000g 或胎儿生长受限;尿 E/C 比值持续低值;12 小时内胎动<10 次或胎心监护异常;羊水过少（羊水暗区<3cm）和（或）羊水粪染;并发重度先兆子痫或子痫。

第8节　多胎妊娠及巨大胎儿孕妇的护理

多胎妊娠

考点: 单卵双胎与双卵双胎有什么区别

　　一次妊娠同时有两个或两个以上胎儿,称为多胎妊娠(multiple pregnancy)。多胎妊娠属于高危妊娠范畴,孕产妇并发症较多,围生儿死亡率高,应倍加重视。近年来,由于辅助生殖技术的开展及促排卵药物的应用,多胎妊娠的发生率有增高趋势。其中以双胎妊娠最为多见,我国统计双胎与单胎比为1:104～1:66。本节重点介绍双胎妊娠。

　　双胎妊娠分两类:①双卵双胎是由两个卵子同时受精后形成的双胎妊娠,约占双胎妊娠的2/3。两个卵子可来源于同一成熟卵泡,或者同一卵巢的不同成熟卵泡,也可分别来自于两个卵巢。因为胎儿是由两个受精卵发育而成,有各自的遗传基因,所以性别与血型可相异或相同,容貌似一般兄弟姐妹。两胎儿各有自己独立的胎盘、胎囊(图4-9)。有时两个胎盘并列较近甚至融合,似一个大胎盘,但是血液循环不相通。两个胎囊之间的中隔由两层羊膜和两层绒毛膜组成,有时两层绒毛膜融合成一层。②单卵双胎是由一个受精卵分裂而成的双胎妊娠,约占双胎妊娠的1/3。由于两个胎儿来源于同一受精卵,遗传基因相同,因此其性别、容貌、血型等也相同。单卵双胎的胎盘和胎膜,因受精卵复制时间不同而异。

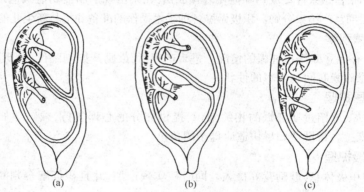

图4-9　双胎胎盘和胎膜示意图

(a)双卵双胎(两个胎盘分开);(b)双卵双胎(两个胎盘融合);(c)单卵双胎(共同胎盘)

　　单卵双胎妊娠时,两个胎儿的血循环往往通过胎盘互相交通,有时可以发生双胎输血综合征。即心功能较强的胎儿接受心功能较弱胎儿的血液,使受血儿血量增多,体重增长较快,心脏肥大,甚至发生心力衰竭;而供血儿则出现发育迟缓、贫血甚至是死胎。早期死亡的胎儿能被存活的胎儿压成薄片,称为纸样胎儿。

一、护　理　评　估

(一)健康史

1. 病因评估

　　(1)遗传因素:双胎妊娠的孕妇或丈夫家族中多有双胎妊娠史。

　　(2)使用促排卵药物后,双胎妊娠的发生率也会增高。发生与种族、遗传、胎产次、孕妇年龄等因素有关。近年来应用促排卵药物,使多胎妊娠的发生率明显增高。

　　(3)双胎妊娠随孕妇的年龄增大、胎次增多,发生的机会增加。

2. 病史评估   了解孕妇及其丈夫的家族中有无多胎史,孕妇的年龄、胎次、孕前是否使用促排卵药。询问本次妊娠后的经过。

(二)身心状况

1. 症状   双胎妊娠时,早孕反应较重;从妊娠10周开始子宫增大速度比单胎快,妊娠24周以后尤为明显,妊娠晚期因子宫过大易出现压迫症状,如呼吸困难、心悸、胃部饱满、行走不便、下肢水肿及静脉曲张等;容易并发妊娠期高血压疾病、羊水过多、贫血、前置胎盘、胎位异常、胎儿畸形、胎儿发育迟缓、死胎、胎膜早破及早产等。

2. 体征   腹部检查发现:子宫大于孕周,常伴有羊水过多;孕20周以后腹部可以触及多个小肢体及两个或两个以上胎头;胎头较小,与子宫大小不成比例;在不同部位听到两个频率不同的胎心音,两者速率相差>10次/分。或者于两个胎心音之间隔有无音区。

双胎妊娠的胎位多为纵产式,以一头一臀或两个头位为常见,其他胎位较少见。

3. 心理、社会状况   孕妇及其家属既为孕育双胎而高兴,又为母儿的安危担心。

链 接 ⋯⋯⋯⋯ 控制助孕技术引起的多胎

随着促排卵药物的应用和体外受精与胚胎移植术(IVF-ET)在临床上的应用,使得多胎妊娠发生率较以前有显著提高,胎儿预后与胎儿数密切相关,为控制助孕技术引起的多胎,有效改善胎儿预后,减少并发症的产生,控制多胎发生常采取胚胎的冻存技术,减少胚胎移植数或选择性减胎术。

(三)辅助检查

1. B超   在妊娠6~8周时可见到两个妊娠囊,妊娠13周后显示两个胎头和躯干。

2. 多普勒胎心仪   妊娠12周后听到两个频率不同的胎心音。

二、护理诊断/合作性问题

1. 潜在并发症:早产、胎盘早剥、贫血、胎膜早破、脐带脱垂、产后出血。

2. 焦虑   与担心母儿的安危有关。

三、护 理 措 施

(一)专科护理

1. 治疗原则   加强产前检查和母儿监护,预防并发症,提前住院待产,合理选择分娩方式。

2. 用药护理   妊娠期适当补充铁剂、钙剂、维生素、叶酸等;产程中应注意作好输液、输血及急救准备,出现宫缩乏力可以加用缩宫素,第二胎儿前肩娩出后遵医嘱立即注射缩宫素10U、麦角新碱0.2mg。

考点:双胎妊娠的护理措施

3. 分娩期护理   协助做好接产及抢救新生儿窒息的准备工作。①临产后注意观察产程进展,定时听诊胎心音。如果出现宫缩乏力、胎儿窘迫及时报告医师。②第一个胎儿娩出不应过快以防发生胎盘早剥;胎儿娩出后立即断脐,并且夹紧脐带的胎盘端,以防第二个胎儿失血;同时固定第二个胎儿呈纵产式。③第二个胎儿一般间隔20分钟娩出,如果等待15分钟仍无宫缩,可以行人工破膜加缩宫素静脉滴注诱发宫缩。④为了预防腹压骤降引起的休克,在第二个胎儿娩出后,在腹部放置1kg沙袋24小时,并且以腹带紧裹腹部,注意观察记录子宫收缩及阴道出血量。

4. 加强早产儿的护理。

(二)病情观察

1. 妊娠期   监测有无并发症,督促孕妇按医嘱进行产前检查,配合医师早期发现孕期容易发生的疾病,如妊娠高血压疾病、羊水过多、贫血、前置胎盘、胎位异常、胎膜早破、早产等。及时进行治疗配合及病情观察。

2. 分娩期　注意观察产程进展,定时听诊胎心音。若出现宫缩乏力、胎儿窘迫及时报告医师。

(三)心理护理

提供心理支持,帮助孕妇完成角色的转变,接受成为两个孩子母亲的事实。告诉孕妇双胎妊娠虽属高危妊娠,但是不必过分担心母儿的安危,鼓励积极配合各项处理。

(四)一般护理

1. 体位　妊娠30周后,要少活动,注意休息,最好采取左侧卧位,以防止胎膜早破及早产;发生胎膜早破时,绝对卧床休息,抬高臀部,避免站立行走,以免脐带脱垂,并且及时送入医院,或者呼叫医务人员。

2. 饮食　加强营养,预防贫血,摄入足够的铁、钙、蛋白质、维生素、叶酸等,以满足两个胎儿生长发育的需要。

四、健康教育

(1)加强孕期营养,注意补充铁、钙、叶酸、维生素等,以满足两个胎儿生长发育的需要。

(2)增加产前检查次数,有异常随时就诊。

(3)注意休息,左侧卧位,抬高下肢,减轻下肢水肿。妊娠晚期多休息少活动,预防早产,一旦胎膜破裂立即平卧,并且及时送医院。

(4)准备两套新生儿用物,指导正确进行母乳喂养及新生儿护理。

巨 大 胎 儿

考点:巨大胎儿的概念

体重达到或超过4000g的胎儿,称巨大胎儿。如产道、产力及胎位均正常,仅胎儿大,可因头盆不称而发生分娩困难。

一、护理评估

(一)健康史

1. 病因评估

(1)遗传因素:父母身材高大者,可能有较大的胎儿。产妇孕前体重>65kg,常发生巨大儿。

(2)营养:妊娠期营养过剩与胎儿体重有一定的关系,要求妊娠期营养成分合理搭配。

(3)产次:临床统计发现,胎儿体重随孕妇胎次、孕龄有所增加。

(4)过期妊娠:胎盘功能良好,继续发育者可有巨大儿。

(5)轻型糖尿病患者:常可分娩巨大儿,胎儿软骨发育不良,胎儿甲状腺功能低下,也可致巨大儿、畸形儿。

2. 病史评估　了解有无巨大儿的分娩史,肥胖、糖尿病患者,有分娩巨大儿的可能。

(二)身心状况

1. 症状和体征　孕妇体重增长迅速。孕妇常在妊娠后期出现呼吸困难、自觉腹部沉重及两肋胀痛。

2. 心理社会状况　孕妇及其家属既高兴,又为母儿的安危而担心。

(三)辅助检查

1. B超　胎体大,测胎头双顶径及腹围两个参数有助于判定巨大胎儿。

2. 腹部检查 视诊腹部明显膨隆,宫底高;触诊胎体大,先露部高浮,胎心正常但位置偏高。

二、护理诊断/合作性问题

1. 有胎儿受伤的危险 与分娩过程损伤有关。
2. 有感染的危险 与分娩过程产程延长及母体软产道损伤有关。
3. 恐惧 与胎儿发育异常及难产有关。

三、护 理 措 施

(一)专科护理

1. 治疗原则
(1)孕期:孕期发现胎儿偏大或巨大儿史应该排除糖尿病。一经证实积极控制血糖。孕36 周后酌情择期结束妊娠。
(2)分娩期:①有巨大儿可能者,在分娩过程严密观察产程,产时监护,不宜试产过久。②临产及第一产程因巨大儿可导致宫缩乏力,胎头入盆困难者可行剖宫产。第二产程胎头下降停滞在棘下 2cm 以上,产瘤大应该行剖宫产。先露在棘下 3cm,有阴道分娩的可能,可行产钳助娩。要警惕肩难产。
2. 检查新生儿健康状况 分娩后检查经阴道分娩的巨大儿,有无分娩时的产伤,例如锁骨骨折等。糖尿病母亲所生的新生儿要注意有无低血糖的表现。
3. 产后母亲的监测 产后应持续监测母亲的生命体征、子宫底高度、恶露量,以及早发现产后出血。

(二)病情观察

密切监测产程的进展 巨大儿常使产程延长,增加胎儿窘迫的机会。临产过程中,密切监测宫缩、胎心率及产程进展,及早发现胎儿窘迫及产程异常,随时做好剖宫产的准备。

(三)心理护理

提供心理支持,帮助孕妇完成角色的转变,给予抚摸腹部、松弛身心等持续关照,鼓励积极配合各项处理。

(四)一般护理

教会孕妇胎动的监测方法和技巧。

四、健 康 教 育

向产妇及家属解释与新生儿健康相关的问题及照顾方法。

重 点 提 示

1. 双胎妊娠分为两类:①双卵双胎是由两个卵子同时受精后形成的双胎妊娠,约占双胎妊娠的 2/3。②单卵双胎是由一个受精卵分裂而成的双胎妊娠,约占双胎妊娠的 1/3,其性别、血型、容貌等也相同。

2. 双胎妊娠时,早孕反应较重;从妊娠 10 周开始子宫增大速度比单胎快,妊娠 24 周以后尤为明显,妊娠晚期因子宫过大易出现压迫症状;腹部检查发现:子宫大于孕周,孕 20 周以后腹部可触及多个小肢体及三个以上胎极。

3. 妊娠期,监测有无并发症,督促孕妇按医嘱进行产前检查,配合医师早期发现孕期易发生的疾病,分娩期,注意观察产程进展,定时听诊胎心音。

4. 协助做好接产及抢救新生儿窒息的准备工作。

5. 体重达到或超过 4000g 的胎儿,称为巨大胎儿。

6. 巨大儿常使产程延长,增加胎儿窘迫的机会。临产过程中,密切监测胎心率、宫缩及产程进展,及早发现产程异常及胎儿窘迫,随时做好剖宫产的准备。

第 9 节　羊水量异常孕妇的护理

羊水过多

正常妊娠时,羊水量随孕周的增加而增多,最后 2~4 周逐渐减少,妊娠足月时羊水量约为 800ml。凡在妊娠任何时期羊水量超过 2000ml 者称为羊水过多(polyhydramnios)。如果羊水量在数日内急剧增加,称为急性羊水过多;如果羊水量缓慢增加,称为慢性羊水过多。发生率为 0.5%~1%,妊娠合并糖尿病者发生率可达 20%。

一、护理评估

(一)健康史

考点:羊水过多临床常见于哪些情况

1. **病因评估**　羊水过多病因尚不清楚,临床见于以下几种情况。

(1)孕妇患病:如 ABO 或 Rh 血型不合、妊娠期高血压疾病、糖尿病、急性肝炎、孕妇严重贫血。妊娠糖尿病时胎儿血糖也增高,胎儿多尿而排入羊水中。母儿血型不合时,胎盘水肿加重,绒毛水肿影响液体交换。

(2)胎儿畸形:羊水过多孕妇中 18%~40% 合并胎儿畸形,以中枢神经系统和消化系统畸形最为常见。其中 50% 为神经管缺陷,多是无脑儿与脊柱裂。

(3)胎盘、脐带病变:如巨大胎盘、胎盘绒毛血管瘤、脐带帆状附着也能导致羊水过多。

(4)多胎妊娠及巨大儿:多胎妊娠羊水过多的发生率为单胎妊娠的 10 倍,以单卵双胎居多。巨大儿也易合并羊水过多。

(5)特发性羊水过多:约占 30%,至今原因不明,未见孕妇、胎儿或胎盘异常。

2. **病史评估**　羊水过多的发生与母体疾病(母儿血型不合、糖尿病、妊娠期高血压疾病)、多胎妊娠、胎儿中枢神经系统或消化系统畸形有关,注意询问有无以上相关因素。

(二)身心状况

1. **身体状况**

(1)急性羊水过多:较少见。多发生在妊娠 20~24 周,由于羊水急速增多,数日内子宫急剧增大,似双胎妊娠或足月妊娠大小,并且产生一系列压迫症状,腹腔脏器向上推移,横膈上举,孕妇出现呼吸困难,甚至发绀。腹壁皮肤因为张力过大感到疼痛,严重者皮肤变薄,皮下静脉清晰可见。孕妇进食减少,发生便秘。巨大的子宫压迫下腔静脉,影响静脉回流,出现下肢、外阴部水肿及静脉曲张,孕妇行走不便,不能平卧仅能端坐,表情痛苦。

(2)慢性羊水过多:较为多见,多数发生在妊娠晚期,数周内羊水缓慢增多,多数孕妇无明显自觉不适,仅在产前检查时发现异常。

羊水过多孕妇检查见腹部膨隆明显,腹壁紧张发亮,宫底高度及腹围明显大于孕周,宫壁张力大,液体震荡感明显,胎位触不清,胎心遥远或听不到。

2. **心理、社会状况**　孕妇因为子宫迅速异常增大、压迫症状严重、活动受限制而烦躁不安。担心胎儿可能有畸形及危及胎儿和自身健康,产生焦虑情绪。

（三）辅助检查

1. B超检查　如果最大羊水暗区深度>7cm,羊水指数>18cm 提示羊水过多,并且可发现神经管开放性畸形如脊柱裂、无脑儿等。

📖 链接 ∷∷∷∷∷∷　羊水指数

　　羊水指数（amniotic fluid index，AFI）：以脐水平线和腹白线为标志将子宫分成四个象限，测量各象限最大羊水池的垂直径线，四者之和即为羊水指数。测量 AFI 时注意：如果羊水池居标志线两侧，只测量一侧的径线。正常值范围是：5～18cm。

2. 甲胎蛋白（AFP）测定　羊水及血清中 AFP 值异常升高有助于胎儿神经管畸形的诊断。

3. 羊膜腔囊造影　了解胎儿有无消化道畸形。

二、护理诊断/合作性问题

1. 潜在并发症:早产、产后出血、胎盘早剥。
2. 焦虑　与压迫症状严重及担心母儿健康有关。

三、护　理　措　施

（一）专科护理

1. 治疗原则　主要取决于胎儿有无畸形及症状的严重程度。如果胎儿畸形者,一旦确诊应及时终止妊娠;如果胎儿无畸形,症状轻者,继续妊娠,加强监护;压迫症状严重,妊娠未足月者,在 B 超监测下行羊膜腔穿刺放羊水以缓解症状。

2. 羊膜腔穿刺放羊水护理　①协助做好术前准备,严格无菌操作,配合医生完成羊膜腔穿刺,控制羊水流出速度不超过 500ml/h,一次放羊水量不超过 1500ml。②放羊水过程中严密观察孕妇生命体征、胎心率、宫缩、阴道流血等情况,及时发现胎盘早剥征象并且配合处理。③放羊水后腹部放置沙袋或加腹带包扎以防腹压骤降发生休克。④遵医嘱给宫缩抑制剂、镇静剂预防早产,给抗生素预防感染。

考点: 放羊水的速度与羊水量

3. 终止妊娠的护理　正常胎儿应根据孕妇的自觉症状及胎龄决定处理方案。

（1）症状较轻时可继续妊娠,嘱患者注意卧床休息,低盐饮食。酌情使用镇静药,注意观察羊水量的变化。

（2）妊娠已足月,可行人工破膜,终止妊娠。

（二）病情观察

1. 加强产前检查,及早发现糖尿病、妊娠期高血压疾病、胎儿发育异常等,以及时处理。

2. 定期测量宫高、腹围、体重、协助进行 B 超检查,监测胎儿发育及羊水量变化。分娩期严密观察胎心变化、羊水性状、子宫收缩及产程进展情况。

3. 产后注意观察血压、心率、宫缩、膀胱充盈情况及阴道出血量,发现宫缩乏力性出血,及时协助医生进行止血,防治休克。

（三）心理护理

主动、耐心向孕妇及其家属讲解羊水过多的有关知识,耐心听取孕妇问题,解答疑问。多给予心理安慰,提供必要的护理支持,促使她们主动配合治疗和护理。

（四）一般护理

指导孕妇适当低盐饮食,多食水果、蔬菜,保持大便通畅,防止用力排便时导致胎膜破裂;注意休息,取左侧卧位,抬高下肢,减少增加腹压的活动,以减轻压迫症状,预防胎膜早破和早产,必要时遵医嘱使用镇静剂;每日吸氧 1～2 次,每次 30 分钟,以改善胎儿缺氧症状。

四、健康教育

指导产妇注意休息,加强营养,尽快恢复健康。积极查明病因,针对病因防治。胎儿畸形者需避孕 6 个月后方可再次受孕,受孕后进行遗传咨询及产前诊断,加强孕期保健,并且进行高危妊娠监护。

羊水过少

妊娠晚期羊水量少于 300ml 者,称羊水过少(oligohydramnios)。妊娠早、中期的羊水过少,多以流产告终。羊水过少时,羊水呈黏稠、浑浊、暗绿色。以前认为羊水过少的发生率约为 0.1%,但近年由于 B 型超声的广泛应用,羊水过少的检出率为 0.5%～4%,检出率有所增加。羊水过少因严重影响围生儿的预后而受到重视。

一、护理评估

(一)健康史

1. 病因评估 羊水过少病因尚不清楚,临床见于以下几种情况。

考点:羊水过多临床常见于哪些情况

(1) 母体因素:孕妇脱水,服用某些药物。

(2) 胎儿畸形:以先天性泌尿系统畸形最为常见。

(3) 胎盘功能异常。

(4) 羊膜病变。

(5) 胎膜早破。

2. 病史评估 羊水过多的发生与母体疾病(孕妇脱水,服用某些药物)、先天性泌尿系统畸形有关,注意询问有无以上相关因素。

(二)身心状况

1. 身体状况 孕妇于胎动时感觉腹痛,检查时发现宫高、腹围小于同期正常妊娠孕妇,子宫的敏感度较高,临产后阵痛剧烈,宫口不协调,宫口扩张缓慢、产程延长。羊水过少胎儿可以发生肺发育不全、胎儿生长受限、胎儿窘迫和新生儿窒息。

2. 心理、社会状况 孕妇因子宫小于同期正常妊娠孕妇而烦躁不安。担心胎儿可能有畸形及危及胎儿和自身健康,产生焦虑情绪。

(三)辅助检查

1. B 超检查 是重要的辅助检查,能了解胎儿情况和羊水量。

2. 直接测量羊水量 破膜时羊水量少于 300ml 即可诊断。

3. 产科检查 测宫高、腹围及电子胎心监护。

二、护理诊断/合作性问题

1. 有胎儿受伤的危险 与羊水过少导致胎儿粘连或发育迟缓等有关。

2. 恐惧 与担心胎儿畸形有关。

三、护理措施

(一)专科护理

1. 治疗原则 监测羊水量的变化,怀疑羊水过少者,积极寻找原因,必要时及时终止妊娠。羊水过少易发生胎儿窘迫与新生儿窒息,增加围生儿死亡率。故早、中期妊娠,发现羊水过少,从优生角度来看,以终止妊娠为宜;妊娠 28 ~ 35 周,发现羊水过少,而 B 超未发现明显胎儿畸形,可给予羊膜腔内注液治疗,以增加宫内羊水量;凡妊娠 35 周以上,发现羊水过少,经处理后,羊水量未见增多,在排除胎儿畸形后,应该终止妊娠;如短期内经阴道不能结束分娩者,则以剖宫产结束分娩。

2. 配合治疗　为合并胎儿生长受限、过期妊娠等需及时终止妊娠者做好阴道助产或剖宫产的准备。

(二)病情观察

1. 加强产前检查,及早发现孕妇脱水、服用某些药物、胎儿发育异常等,以及时处理。

2. 定时测量宫高、腹围、体重、协助进行 B 超检查,监测胎儿发育及羊水量变化。分娩期严密观察胎心变化、羊水性状、子宫收缩及产程进展情况。

3. 产后注意观察血压、脉搏、宫缩、阴道出血量及膀胱充盈情况,发现宫缩乏力性出血,及时协助医生进行止血,防治休克。

(三)心理护理

主动、耐心向孕妇及家属讲解羊水过少的有关知识,耐心听取孕妇问题,解答疑问。多给予心理安慰,提供必要的护理支持,促使她们主动配合治疗和护理。

(四)一般护理

教会孕妇胎动的监测方法和技巧。

四、健 康 教 育

指导产妇注意休息,加强营养,增强机体的抵抗力,防止产后出血和感染的发生。指导产妇再次受孕应进行遗传咨询及产前检查,加强孕期保健,严格进行高危监护。

重点提示

1. 凡在妊娠任何时期羊水量超过 2000ml 者称羊水过多。

2. 羊水过多孕妇中 18% ~ 40% 合并胎儿畸形,以中枢神经系统和消化系统畸形最为常见。

3. 羊膜腔穿刺放羊水时注意一次放水的量和速度,并注意观察病情变化。

4. 治疗原则:主要取决于胎儿有无畸形及症状的严重程度。

5. 妊娠晚期羊水量少于 300ml 者,称为羊水过少。

6. 羊水过少孕妇合并胎儿畸形,以先天性泌尿系统畸形最为常见。

第 10 节　胎儿窘迫孕妇的护理

案例

某孕妇,第一胎,妊娠 41 周,阵发性腹痛 16 小时,BP 160/100mmHg,查宫口开大 3cm,头先露,胎膜未破,胎心率 110 次/分。

问题: 如果你是产科护士此时应如何进行护理?

胎儿在宫内有缺氧征象,危及胎儿健康和生命者,称胎儿窘迫。胎儿窘迫主要发生在临产过程中,也可以发生在妊娠末期。根据胎儿窘迫发生的速度,又分为急性与慢性。急性胎儿窘迫多发生于分娩期;慢性胎儿窘迫多发生于妊娠晚期,产妇多伴有妊娠并发症或合并症。

临床特点主要表现为:胎心音改变、胎动改变和胎粪污染羊水。防治原则:急性胎儿窘迫应该提高母体血氧含量、改善缺氧状态,尽快终止妊娠;慢性胎儿窘迫应该针对病因,结合胎儿成熟度及孕周监测进行处理。

一、护理评估

（一）健康史

胎儿窘迫病因大致可归纳为三大类。

1. **母体因素** 如妊娠期高血压疾病、重度贫血、心脏病、慢性肾炎、肺心病、高热、产前出血性疾病、急产、缩宫素使用不当、产程长、子宫不协调性收缩、孕妇使用麻醉剂或镇静剂等。

2. **胎盘、脐带因素** 前置胎盘、胎盘早剥、脐带绕颈、脐带打结等。

3. **胎儿因素** 宫内感染、胎儿畸形、先天性心血管疾病等。

（二）身心状况

1. **症状和体征**

考点：胎儿窘迫的症状及体征主要有哪些

（1）胎心率改变：是急性胎儿窘迫最早的表现。缺氧初期胎心率>160 次/分,随后胎心率减慢<120 次/分,当胎心<100 次/分提示胎儿危险。

（2）胎动改变：缺氧早期胎动频繁,如果继续发展,缺氧加重,则胎动次数逐渐减少,当胎动<10 次/12h 时提示胎儿危险,如果胎动消失,胎儿多在 24～48 小时内死亡。

（3）羊水胎粪污染：胎儿缺氧,引起迷走神经兴奋,肠蠕动亢进,肛门括约肌松弛,使胎粪排入羊水中。胎粪污染羊水分三度：Ⅰ度,羊水呈绿色;Ⅱ度,黄绿色;Ⅲ度,呈浑浊的棕黄色。

2. **心理、社会状况** 孕产妇因为胎儿生命受到威胁而产生焦虑,对需要手术分娩感到恐惧、犹豫、无助感,如果胎儿死亡,孕妇精神受到创伤常表现出否认、愤怒、忧郁、自责等。

（三）辅助检查

1. **胎动计数** 妊娠 28 周后,嘱孕妇早、中、晚自行监测各 1 小时胎动次数,3 次的胎动次数相加乘以 4,即为 12 小时的胎动计数,正常值应>30 次/12 小时,如果<10 次/12 小时,表示胎儿有缺氧。胎动减少是慢性胎儿窘迫的一个重要指标,每日监测胎动可以预知胎儿的安危。胎动消失后,胎心在 24 小时内也会消失。

2. **胎心率监测** 胎心率改变为急性胎儿窘迫最早的信号：①胎心率>160 次/分,尤其是>180 次/分,为胎儿缺氧的初期表现（孕妇心率不快的情况下）;②胎心率<120 次/分,尤其是<100 次/分,为胎儿危险征;③胎动时胎心加速不明显（<5 次/分）,NST 为无反应型,OCT 出现胎心晚期减速,都表示胎儿窘迫。

3. **胎盘功能检测** 测定 24 小时尿 E_3 值并动态连续观察,如果急剧减少 30%～40%,或者于妊娠末期连续多次测定 24 小时尿 E_3 值在 10mg 以下者,表示胎儿胎盘功能减退。

4. **胎儿血气分析** 破膜后,检查胎儿头皮血进行血气分析。诊断胎儿窘迫的指标有血 pH<7.20,PO_2<10mmHg,PCO_2>60mmHg。

5. **其他** 羊膜镜检查、B 超检查等可帮助诊断。

二、护理诊断/合作性问题

1. **气体交换受损（胎儿）** 与胎儿缺氧有关。

2. **焦虑** 与胎儿有生命危险有关。

3. **预期性悲哀** 与胎儿可能死亡有关。

4. **有胎儿受伤的危险** 与胎儿缺氧及抢救胎儿需要手术有关。

三、护理措施

（一）专科护理

1. **遵医嘱给药** 遵医嘱可以静脉滴注葡萄糖及维生素 C,补液、纠酸、给氧等。

2. **终止妊娠** 产程中密切观察产程进展及胎心变化,有条件者可用胎儿监护仪监护,若有异常及时报告医生;对于宫口开全,胎先露部已达坐骨棘平面以下3cm者,应该协助医生尽快助产娩出胎儿;配合医生做好术前准备及抢救新生儿的准备工作。

（二）病情观察

1. 严密监测和动态评估胎心音,一般15分钟听取并且记录一次胎心或者进行胎心监护。

2. 严密监测胎动、胎动时胎心率变化的情况。

（三）心理护理

创造安静、舒适的环境,向孕妇及其家属讲解疾病的相关知识及治疗经过,耐心解答孕妇及其家属的问题,减轻焦虑,使孕妇积极配合治疗护理。对胎儿已死的孕妇,要给予适当的鼓励和帮助,接纳其哭泣及抑郁的情绪,提供支持及关怀,做好心理调适。

（四）一般护理

1. 加强孕期检查,并且增加检查次数。

2. 嘱孕妇自测胎动,有异常及时到医院检查。

3. 指导孕妇左侧卧位,间断吸氧,改善胎儿缺氧状况。

链接　胎心率的监测

用胎儿电子监护仪记录的胎心率有两种基本变化—胎心率基线及一过性胎心率变化。

1. 胎心率基线:指在无胎动、无宫缩或宫缩间歇期记录的FHR。可从心搏次数(bpm)及FHR变异两方面对胎心率基线加以估计。FHR>160次/分或<120次/分,历时10分钟称为心动过速、过缓。FHR变异是指FHR有小的周期性波动。胎心率基线有变线摆动,包括胎心率的变异振幅和变异频率,前者指心率有一定的波动,波动范围正常为10~25bpm,后者指计算1分钟内波动的次数,正常为≥6次。基线波动活跃则频率增高,基线平直则频率降低或消失,基线摆动表示胎儿有一定的储备能力,是胎儿健康的表现。FHR基线变平即变异消失或静止型,提示胎儿储备能力的丧失。

2. 一过性胎心率变化:指与子宫收缩有关的FHR变化。

加速:是指子宫收缩后胎心率基线暂时增加15bpm以上,持续>15秒,这是胎儿良好的表现。加速原因可能是胎儿躯干局部或脐静脉暂时受压。散发的、短暂的胎心率加速是无害的。但如果脐静脉持续受压,则进一步发展为减速。

四、健 康 教 育

宣传孕期检查的重要性,使孕妇主动定期检查,积极治疗各种妊娠并发症和合并症,教会孕妇妊娠晚期自测胎动,发现异常随时就诊。

重点提示

胎儿窘迫是胎儿宫内缺氧的危急状态,分为急性和慢性两种。急性胎儿窘迫大多发生于分娩期,胎心改变为最早表现;慢性胎儿窘迫大多发生于妊娠晚期,胎动改变为最早信号。孕期加强孕妇的自我监护,分娩期严密监测产程进展和胎心变化,可以早期发现胎儿异常,为抢救胎儿创造有利时机。

目 标 检 测

一、选择题

A 型题

1. 流产时妊娠产物完整排出常见于妊娠

　A. 10 周内　　　B. 8 周内

C. 8~12 周　　　D. 12 周内

E. 20 周内

2. 各种流产的临床特点哪项正确

　A. 不全流产,宫口闭,阴道流血少

B. 先兆流产,宫口闭,阴道少量流血

C. 难免流产,阴道流血少,胎膜未破

D. 完全流产,宫口松,腹痛

E. 稽留流产,持续腹痛伴阴道流血

3. 12 周前妊娠,难免流产,治疗原则为
A. 抑制子宫收缩 B. 给予止血药物
C. 尽快清宫 D. 肌内注射缩宫素
E. 卧床保胎

4. 引起早期流产的主要原因是
A. 接触有害毒物 B. 黄体功能低下
C. 创伤 D. 颈口松弛
E. 染色体异常

5. 流产的主要特点
A. 停经后腹痛,阴道流血
B. 无痛性阴道流血
C. 阴道流血
D. 阴道流液
E. 持续性腹痛

6. 异位妊娠最常见的原因
A. 慢性输卵管炎症 B. 输卵管畸形
C. 输卵管扭曲 D. 孕卵外游
E. 输卵管发育过长

7. 输卵管妊娠破裂,哪项错误
A. 后穹隆穿刺抽出不凝血液
B. 休克程度与阴道流血量成正比
C. 后穹隆饱满,宫颈举痛
D. 病侧下腹明显压痛、反跳痛
E. 腹腔内可触到包块

8. 异位妊娠就诊的常见症状是
A. 休克 B. 早孕反应
C. 短期停经史 D. 阴道流血
E. 突发性一侧下腹剧烈疼痛

9. 异位妊娠破裂出血性休克时应采取的紧急措施是
A. 升压药物
B. 输血
C. 立即剖宫探查
D. 纠正休克后再手术
E. 抗休克的同时剖腹探查

10. 妊娠期高血压疾病最基本的病理变化是
A. 胎盘绒毛退行性变 B. 水钠潴留
C. 全身小血管痉挛 D. DIC
E. 肾衰竭

11. 哪项不是妊娠期高血压疾病的好发因素
A. 高龄初产 B. 羊水过多

C. 多胎妊娠 D. 母儿血型不合
E. 慢性血管性疾病

12. 妊娠水肿(++)是指
A. 小腿以下有轻度水肿 B. 全身水肿伴腹水
C. 大腿以下水肿 D. 外阴及腹部水肿
E. 小腿以下水肿,休息后不消退

13. 妊娠期高血压是指
A. 血压≥140/90mmHg
B. 血压≥150/90mmHg
C. 血压≥150/100mmHg
D. 血压≥160/110mmHg
E. 血压≥140/100mmHg

14. 妊娠期高血压疾病时哪项不是脏器损伤的相关表现
A. 脑——头昏、头痛、昏迷
B. 心脏——心力衰竭
C. 肾——血尿酸、肌酐降低
D. 胎盘——胎儿宫内发育迟缓
E. 眼——视力模糊

15. 子痫患者最常见的死亡原因
A. 脑出血 B. 心力衰竭
C. 肾衰竭 D. DIC
E. 胎盘早剥

16. 下列哪项不属于妊娠期高血压疾病的并发症
A. 脑出血 B. 胎盘早剥
C. DIC D. 肾衰竭
E. 子宫破裂

17. 轻度妊娠期高血压疾病的护理哪项不妥
A. 严格限制食盐摄入
B. 左侧卧位
C. 必要时给镇静剂
D. 增加营养,注意休息
E. 加强产前检查,注意病情变化

18. 应用硫酸镁治疗中毒时应
A. 激素治疗
B. 静脉滴注缩宫素
C. 取半卧位
D. 静脉注射 10% 葡萄糖酸钙溶液 10ml 解毒
E. 注射肾上腺素

19. 硫酸镁中毒的首先表现是
A. 血压下降 B. 膝反射消失
C. 心率减慢 D. 呼吸减慢
E. 尿量减少

20. 关于子痫的护理哪项错误
A. 观察有无并发症出现

B. 留置尿管,专人护理

C. 记出入量

D. 严密观察生命体征

E. 卧床休息,取平卧位

21. 子痫的处理和护理哪项不妥

A. 控制血压

B. 纠正缺氧

C. 控制抽搐

D. 抽搐控制后维持妊娠至足月

E. 防治并发症

22. 前置胎盘的发病因素哪项错误

A. 副胎盘可引起前置胎盘

B. 多胎妊娠发病率高

C. 受精卵发育迟缓

D. 其发病与子宫内膜损伤或炎症有关

E. 输卵管发育异常

23. 前置胎盘的表现哪项错误

A. 子宫软,胎心清晰,胎儿一般正常

B. 完全性前置胎盘阴道流血较早

C. 伴胎头高浮及胎位异常

D. 妊娠晚期无痛性阴道流血

E. 产后检查胎盘胎膜破口距胎盘边缘在 7cm 以上

24. 下列哪项与前置胎盘无关

A. 产后出血

B. 胎位异常

C. 产后感染

D. 慢性子宫内膜炎

E. 妊娠期高血压疾病

25. 前置胎盘期待疗法不适用于

A. 阴道出血量不多

B. 大量阴道出血

C. 妊娠 37 周以前

D. 胎儿存活

E. 估计胎儿体重小于 2300g

26. 轻型胎盘早剥哪项正确

A. 以隐性出血为主

B. 剧烈腹痛

C. 胎心胎位不清

D. 子宫大于孕周

E. 多见于分娩期

27. 胎盘早剥的临床表现正确的是

A. 重型主要症状是突发性持续性腹痛

B. 显性出血时可伴发子宫胎盘卒中

C. 多见于分娩期

D. 轻型以隐性出血为主

E. 无痛性反复阴道流血

28. 重度妊娠期高血压疾病突发腹痛伴阴道少量流血,血压下降首先考虑

A. 前置胎盘

B. 胎盘早剥

C. 子宫破裂

D. 先兆流产

E. 羊水过多

29. 重型胎盘早剥,宫口开大 4cm,最恰当的处理方法

A. 人工破膜

B. 立即行剖宫产

C. 会阴切开助产

D. 胎头吸引术

E. 静脉滴注缩宫素引产

30. 下列哪项不是胎盘早剥的并发症

A. 子宫胎盘卒中

B. 胎盘植入

C. 产后出血

D. DIC

E. 急性肾衰竭

31. 胎盘早剥发生与下列哪项无关

A. 宫腔内压力突然降低

B. 外伤

C. 孕妇血管性疾病

D. 双胎

E. 前置胎盘

32. 下列哪项不是胎盘早剥的预防措施

A. 外倒转纠正胎位时动作轻柔

B. 妊娠晚期或分娩期不宜长时间仰卧位

C. 避免腹部外伤

D. 积极防治妊娠期高血压疾病

E. 妊娠晚期卧床休息不作任何活动

33. 早产的概念哪项正确

A. 妊娠满 28 周至不满 37 周分娩者

B. 妊娠 12 周至 28 周分娩者

C. 妊娠 37 周至 42 周分娩者

D. 妊娠 20 周至 37 周分娩者

E. 妊娠 24 周至 28 周分娩者

34. 引起早产的因素哪项错误

A. 外伤

B. 母体急慢性疾病

C. 羊水过少

D. 多胎妊娠

E. 子宫畸形

35. 先兆早产的处理和护理哪项错误

A. 镇静休息

B. 抑制宫缩

C. 抗感染治疗

D. 禁止应用硫酸镁

E. 孕 35 周前早产者可应用促进胎儿肺成熟药物

36. 测定胎儿安危最简便有效的方法是

A. OCT 试验

B. 羊膜镜检查

C. 电子监护

D. 胎动计数

E. E_3 测定

37. 羊水量超过多少为羊水过多

A. 800ml

B. 1000ml

C. 2000ml

D. 8000ml

E. 3000ml

38. 羊水过多的并发症哪项除外
    A. 并发妊娠期高血压疾病
    B. 破膜后羊水快速外流,可致胎盘早剥
    C. 胎位异常、早产
    D. 易导致产后出血
    E. 易导致子宫破裂

39. 羊水过多胎儿正常时的护理哪项错误
    A. 卧床休息、左侧卧位
    B. 延长孕周
    C. 缓解症状
    D. 羊膜腔穿刺应快速放水
    E. 严密观察有无胎儿宫内缺氧及早产现象

40. 初孕妇,26 岁,停经 70 天,少量阴道流血 3 天,查:宫口未开,子宫孕 70 天大小,HCG(+),最可能诊断
    A. 难免流产   B. 先兆流产
    C. 不全流产   D. 完全流产
    E. 稽留流产

41. 经产妇 G_2P_1,停经 50 天,少量阴道流血 4 天,今早阴道流血量增多伴腹痛,排出少量肉样组织,查宫口已开,子宫小于孕周,其首选的处理方法是
    A. 抗感染   B. 观察、休息
    C. 立即清宫   D. 注射缩宫素
    E. 输血输液

42. 未婚女青年,停经 50 天,诊断为早孕,口服药物流产后,阴道流血 10 天余,查:体温 38.5℃,B 超示宫腔内有残留组织,最可能的诊断为
    A. 稽留流产   B. 子宫内膜炎
    C. 流产感染   D. 产褥感染
    E. 难免流产

43. 某女 35 岁,妊娠 28 周,就诊时血压 160/115mmHg,尿蛋白(++),伴下肢水肿,自觉头晕,头痛,视力模糊,诊断为
    A. 子痫前期   B. 子痫
    C. 羊水栓塞   D. 产后出血
    E. 中度妊娠高血压疾病

44. 王某 29 岁,妊娠 30 周,大量阴道流血、无腹痛急症入院,测血压 60/40mmHg,此患者主要护理诊断是
    A. 休克   B. 组织灌注量不足
    C. 胎儿窘迫   D. 恐惧
    E. 早产

45. 王女士,孕 40 周,阴道流血 2 小时,伴持续性腹痛,查:子宫硬、板状,BP 150/100mmHg,胎心胎位不清,可能的诊断是
    A. 子宫收缩过强   B. 宫外孕破裂
    C. 前置胎盘   D. 自然分娩
    E. 胎盘早剥

46. 一孕妇,孕 32 周,血压 180/120mmHg,全身水肿,抽搐 2 次,急送医院,护理不妥的是
    A. 加强胎儿监护
    B. 留置尿管
    C. 吸氧
    D. 放于光线强的病室便于抢救
    E. 防止外伤

47. 周女士,25 岁,孕 37 周,经检查诊断妊娠高血压疾病,无抽搐,护士对其护理不必的是
    A. 测蛋白尿
    B. 测体重
    C. 测血压
    D. 问头痛眼花是否存在
    E. 让其绝对卧床

48. 妊娠 36 周,被诊为子痫,应用硫酸镁治疗后,查体发现膝反射消失,应采取的措施为
    A. 给予镇静
    B. 低分子右旋糖酐缓解症状
    C. 给予降压药
    D. 剖宫产术
    E. 停用硫酸镁、给予 10% 葡萄糖酸钙溶液 10ml 解毒

49. 王女士,孕 28 周,夜间醒后发现大量阴道流血,无腹痛,急入院,心率 130 次/分,血压 60/40mmHg,可能的诊断为
    A. 宫外孕破裂   B. 子宫破裂
    C. 先兆早产   D. 胎盘早剥
    E. 前置胎盘

50. 刘女士,孕 30 周,无痛性少量阴道流血多次,查:胎心尚好,子宫无压痛,下列处理和护理哪项不妥
    A. 准备剖宫产术
    B. 给予沙丁胺醇,硫酸镁
    C. 备血
    D. 超声检查胎盘位置
    E. 预防感染

51. 患者女,23 岁,停经 42 天,少量阴道流血 2 天,尿妊娠试验阳性,行人工流产术,吸刮出少量组织,未见绒毛,病理报告"蜕膜组织"。应考虑何种疾病
    A. 先兆流产   B. 月经失调

C. 异位妊娠　　　　　D. 滋养细胞疾病

E. 慢性子宫内膜炎

52. 患者女,24 岁,5 天前因 45 天妊娠行药物流产,今早突发下腹痛并晕倒,入院,血压 70/50mmHg,脉搏 110 次/分,下腹压痛,反跳痛,明显,少量阴道流血,宫口闭,子宫稍大,最可能的诊断为

A. 宫颈粘连　　　　　B. 急性子宫内膜炎

C. 流产不全　　　　　D. 输卵管妊娠破裂

E. 急性阑尾炎

53. 下述属于急性胎儿宫内窘迫的症状是

A. 胎心 180 次/分　　B. 胎心 140 次/分

C. 胎动进行性减少　　D. 胎盘功能减退

E. 胎心遥远

54. 胎儿急性缺氧早期胎动特点是

A. 频繁　　　　　　　B. 减弱

C. 不变　　　　　　　D. 消失

E. 减少

55. 下列有关慢性胎儿窘迫的描述,正确的是

A. 多发生于妊娠中期　B. 多发生于妊娠末期

C. 多发生于第二产程　D. 多发生于分娩期

E. 多发生于分娩早期

56. 胎儿娩出后 1 分钟仅有心跳而无呼吸,Apgar 评分 4~7 分,应诊断为

A. 急性胎儿窘迫　　　B. 轻度新生儿窒息

C. 新生儿产伤　　　　D. 重度新生儿窒息

E. 慢性胎儿窒息

57. 与胎儿窒息无关的因素有

A. 孕妇患有高血压　　B. 子宫胎盘血运障碍

C. 第二产程处理不当　D. 胎儿畸形

E. 妊娠期高血压的孕妇

58. 护理评估时发现胎儿窘迫的最早表现是

A. 羊水 pH 改变　　　B. 胎动改变

C. 胎心改变　　　　　D. 羊水胎粪污染

E. 臀位时见羊水颜色改变

59. 发现胎儿宫内窘迫时,下列哪项护理措施是错误的

A. 立即吸氧

B. 左侧卧位

C. 纠正酸中毒

D. 静脉注射 50% 葡萄糖溶液,维生素 C

E. 静脉滴注缩宫素加速产程进展

60. 最方便而又较准确的测定胎儿安危的方法是

A. 胎动记数

B. 胎儿血气分析

C. 羊膜镜检查

D. 测定孕妇尿雌三醇值

E. 缩宫素激惹试验

61. 以下情况提示胎儿有缺氧表现的有

A. 12 小时胎动次数>10 次

B. 在子宫收缩后胎心加速

C. 胎动时出现胎心率加速

D. 子宫收缩后出现晚期减速

E. 子宫收缩后出现早期减速

62. 新生儿窒息的抢救首先应该是

A. 清理呼吸道　　　　B. 使用呼吸兴奋剂

C. 人工呼吸　　　　　D. 胸外心脏按压

E. 使用肾上腺素

二、案例分析

1. 杨女士,孕 37 周,自觉头痛 2 天,继之抽搐昏迷,反复 3 次入院,测血压 180/120mmHg,有规律宫缩,少量阴道流血,宫口开大 3cm,胎心率 145 次/分,胎头已入盆。

（1）如何进行护理评估?

（2）请列出主要护理措施。

2. 某女,29 岁,停经 45 天,少量阴道流血 3 天,突然右下腹剧痛,急诊入院,查血压 90/60mmHg,下腹压痛、反跳痛、肌紧张。

（1）为尽快诊断,应采取哪项辅助检查?

（2）请列出该产妇的治疗原则及主要护理措施。

3. 章女士,27 岁,停经 9 周,少量阴道流血,下腹痛,尿 HCG(+),查宫口未开,B 超提示有胎心反射,诊断先兆流产,入院,孕妇担心失去胎儿。

（1）为完善护理评估,护士还应收集哪些方面的资料?

（2）对该妇女应进行哪些护理? 如何进行健康教育?

（余安汇）

第5章 妊娠合并症孕妇的护理

第1节 妊娠合并心脏病孕妇的护理

案例

张某,27岁,孕2产0。风湿性心脏病史5年,既往无心力衰竭史。停经16周。近10天来,每天上班到3楼办公室即感疲劳、心慌、气短,休息片刻后好转。平时饮食及二便正常,休息时无任何不适。

检查:T 36.8℃、BP 112/70mmHg、R 18次/分、P 100次/分、律整齐。心尖区闻及隆隆样舒张期杂音,肺底部未闻及明显湿啰音,肝脾未触及,下肢无水肿。子宫符合孕16周大小,B超示胎儿正常。孕妇精神紧张,担心自身及胎儿有危险。

问题:该孕妇可能的护理诊断有哪些? 预防心力衰竭的措施有哪些?

妊娠合并心脏病是产科严重的并发症。其发病率约为1.06%,病死率约0.73%,在我国孕产妇的死因顺位中高居第二位,更是产科非直接死因的第一位。在妊娠合并心脏病中,常见先天性心脏病和风湿性心脏病,目前,妊娠合并先天性心脏病占35%~50%,跃居首位。由于广谱抗生素的应用,我国风湿热的发病率明显下降,妊娠合并风湿性心脏病逐年减少。同时,各种心律失常、妊娠期高血压性心脏病、围生期心肌病、贫血性心脏病、病毒性心肌炎等在妊娠合并心脏病中也占有一定比例。

考点:妊娠合并心脏病种类

【妊娠和分娩对心脏病的影响】 心脏病孕妇在妊娠32周时、分娩期及产后3天内心脏负荷最重,易发生心力衰竭。因此,对心脏病合并妊娠者,在处理上应倍加注意。

【心脏病对妊娠的影响】 心脏病不影响受孕,但心脏功能影响妊娠的经过和结局。妊娠期间,孕妇体内发生一系列变化,增加了心血管系统的负担。在正常情况下,心脏通过代偿可以承受,如果心脏功能因孕妇已患有心脏病而有所减退时,额外负担可能造成心脏功能的进一步减退,甚至引起心力衰竭,威胁母儿生命,如孕妇发生心力衰竭和感染可引起孕产妇死亡。缺氧可使流产、早产、死胎、胎儿宫内窘迫、胎儿生长受限、新生儿窒息的发生率明显增加。心脏病变较轻,心功能Ⅰ~Ⅱ级、无心力衰竭史者可以妊娠,大部分能顺利度过妊娠期,但需密切观察和监护。有下列情况者不宜妊娠:心脏病变重、心功能Ⅲ级以上、有心力衰竭史、肺动脉高压、发绀型先心病、活动性风湿热、严重心律失常、心脏病并发细菌性心内膜炎等。

考点:什么时期孕产妇易发生心衰? 妊娠后心衰有什么严重结果?

一、护理评估

(一)妊娠期

1. **健康史** 详细询问有无心脏病史、心力衰竭史、风湿热病史及既往心功能状态,因孕妇体内总循环血容量随着孕周增长而逐渐增加,从孕第6周开始,至妊娠32~34周达高峰,较妊娠前增加30%~45%,并维持在较高水平,于产后2~6周逐渐恢复正常,为保证母婴安全,应了解孕妇有无妊娠期高血压疾病、重度贫血、上呼吸道感染等诱发心力衰竭的因素。

2. **身心状况**

(1)症状:患者劳累后感气短、心悸、疲乏无力、进行性呼吸困难,夜间憋醒、端坐呼吸,胸闷、胸痛及咳嗽、咯血、发绀等。

（2）体征：心脏扩大；心脏听诊有Ⅱ级以上舒张期杂音或Ⅲ级以上粗糙的全收缩期杂音，二尖瓣区有舒张期或舒张前期雷鸣样杂音；严重的心律失常，心房颤动或扑动，三度房室传导阻滞等。

链接 .... **心力衰竭的症状及体证**

1. 左心衰竭的症状及体征　①劳动后呼吸困难，夜间阵发性呼吸困难，端坐呼吸，咳嗽，咯白色泡沫样痰，严重者咯粉红色泡沫痰。②呼吸次数增加，心率加快，初期肺内可闻哮鸣音，后出现肺底湿性啰音，可逐渐发展为全肺大、中、小水泡音，面色青紫，有心脏病体征。

2. 右心衰竭的症状及体征　①食欲不振，上腹部胀痛，恶心，入量减少，尿少。②颈静脉充盈，肝大，下肢水肿，有心脏病体征。

3. 全心衰竭时的症状及体征　以上临床表现同时存在。

（3）心理、社会状况：孕妇因自身患病影响胎儿健康而有自责、自卑感，因担心不能承受妊娠及分娩的压力，担心自身和胎儿的生命安全而焦虑。

3. 辅助检查　心电图显示严重的心律失常，超声心动图检查，显示心腔扩大、心肌肥厚、瓣膜运动异常、心脏结构畸形等。

（二）分娩期

1. 健康史　评估既往心脏病史，心脏病的类型，心功能状况，以及本次妊娠经过，尤其是有心衰史的记录，评估妊娠期的主诉及临床表现，分析判断分娩期对血流动力学改变的适应状况，评估潜在的心力衰竭诱发因素，因为第一产程中，每次宫缩约有500ml血液被挤入体循环；第二产程中，除宫缩外，全身肌肉都参加活动，回心血量进一步增加；在此期心肺负担最重，也最易发生心力衰竭。第三产程胎儿娩出后，子宫缩小，腹压骤减，血液淤积于内脏的血管床，回心血量骤减。胎盘排出后，子宫收缩时大量血液进入体循环，使回心血量又迅速增加，这些因素引起的血流动力学变化，使心脏负担加重，因此在整个分娩过程中，心脏负担均较重。

2. 身心状况　评估心功能的状态：根据1994年美国心脏病协会（AHA）和美国纽约心脏病协会（NYHA）指标，确定产妇的心功能。

链接 .... **心脏功能分级**

心功能Ⅰ级：一般体力活动不受限制。

心功能Ⅱ级：一般体力活动略受限制，休息时舒适如常，但在日常体力活动或操作时即感疲劳、心悸和气急。

心功能Ⅲ级：一般体力活动显著受限制，休息时虽无不适，但活动量少于一般日常体力活动时，即感疲劳、心悸、气急或有轻度心力衰竭现象；目前虽无心力衰竭症状而过去有心力衰竭史者。

心功能Ⅳ级：不能从事任何活动，休息时仍有心悸、呼吸困难等明显心力衰竭现象。

（1）症状：如心率及呼吸状况，有无发绀及活动受限。

（2）体征：心脏增大、肝大、水肿等体征。有心力衰竭诱发因素存在的孕产妇，必须及早识别心力衰竭的体征，识别心脏功能不同级别的临床表现。

（三）产褥期

1. 健康史　评估整个分娩过程中心脏的功能状态，及早识别心力衰竭的体征，因为产后3日内，子宫缩复使部分血液进入体循环，孕期组织间潴留液体也回体循环，使血容量再度增加，大量血液进入体循环易诱发心力衰竭。

2. 身心状况　询问产妇对产后的适应情况，评估产妇具备的自我护理能力，可获得的支持系统。

考点： 产后什么时候易发生心力衰竭？为什么

二、护 理 诊 断

1. 焦虑　与担心胎儿和自身安全有关。
2. 活动无耐力　与心脏负荷增加、心功能不全有关。
3. 有感染的危险　与机体抵抗力低下有关。
4. 自理能力缺陷　与心脏病活动受限及卧床休息有关。
5. 潜在并发症:心力衰竭、洋地黄类药物中毒,胎儿窘迫。

三、护 理 措 施

(一)专科护理

1. 治疗原则　加强孕期保健,预防心力衰竭,控制感染,适时终止妊娠。
2. 用药护理
(1) 吗啡:5~10mg 静脉缓慢注射,以镇静、舒缓小血管,减轻心肺负担。
(2) 呋塞米:20~40mg 快速静脉注射,2 分钟内推完,10 分钟内起效,维持 3~4 小时,以利尿、缓解肺水肿。
(3) 洋地黄类药物:毛花苷 C,静脉给药,首次 0.4~0.8mg,2 小时后可酌情增加 0.2~0.4mg,以达到强心的作用。
(4) 氨茶碱:以解除支气管痉挛、利尿、扩张血管作用。
(5) 血管扩张剂:以降低血压,减轻心脏负担。
3. 心力衰竭的急救措施
(1) 体位:取端坐位,双腿下垂,四肢轮流三肢结扎法,减少回心血量。
(2) 氧气吸入:应用高流量加压吸氧,通过 50% 乙醇湿化,增加气体交换面积。
4. 阴道分娩者的护理
(1) 临产后安慰鼓励产妇,消除紧张情绪,必要时遵医嘱肌内注射地西泮、哌替啶等镇静剂。
(2) 严密观察产程进展和胎儿情况,常规吸氧,随时评估心功能状态,正确识别早期心力衰竭征象。
(3) 如发生心力衰竭,立即高流量加压给氧,遵医嘱给予毛花苷 C(西地兰)0.4mg 加入 25% 葡萄糖溶液 20ml 中缓慢静脉注射。
(4) 第二产程避免产妇屏气用力,协助医生行阴道手术助产缩短产程,做好抢救新生儿窒息的各种准备。
(5) 胎儿娩出后,在腹部放置 1kg 重的沙袋,持续 24 小时,以防腹压骤降诱发心力衰竭;出血较多时可静脉注射或肌内注射缩宫素 10~20U 加强宫缩,禁用麦角新碱,以防静脉压增高诱发心力衰竭;遵医嘱输血、输液时应减慢速度。
(6) 产后 3 日内尤其 24 小时内需绝对卧床休息,必要时遵医嘱给予镇静剂;密切监护生命体征,正确识别心力衰竭征象。
(7) 心功能Ⅲ级或以上者不宜哺乳,指导产妇退奶及人工喂养新生儿的方法。
(8) 不宜再妊娠者于产后 1 周行绝育术。
(9) 新生儿按高危儿加强护理。
5. 剖宫产的护理　对胎儿偏大、产道条件不佳及心功能Ⅲ~Ⅳ级,不能经阴道分娩者,做好剖宫产的术前准备、术中配合及抢救新生儿窒息的准备。
6. 预防感染　注意产褥期感染,诱发心力衰竭。遵医嘱预防性应用抗生素至产后 1 周左右。

（二）病情监护

1. 注意观察伤口、子宫复旧、恶露、乳房等情况,做好会阴护理,每日测体温 4 次,发现感染征象及时报告。

2. 积极防治各种并发症,如贫血、上呼吸道感染、妊娠期高血压疾病等,如有感染征象,及时给予有效的抗感染治疗。

3. 有便秘者按医嘱给缓泻剂,防止用力排便诱发心力衰竭。

（三）心理护理

促进孕妇自我护理能力的提高,学习妊娠合并心脏病的相关知识,如尽早识别早期心力衰竭的症状和体征,预防心力衰竭的有效措施,服药的注意事项等,指导家属应对心力衰竭的措施,减轻孕妇及家属的焦虑情绪,缓解心理压力。

（四）一般护理

1. 对于心脏病患者,心功能Ⅰ级和Ⅱ级,可以妊娠;心功能Ⅲ级及Ⅲ级以上者,不宜妊娠。如已妊娠,应在妊娠 12 周以前行人工流产术。若已发生心力衰竭应待病情控制后再终止妊娠,既往有心力衰竭史者不宜妊娠。对不宜妊娠者,指导采取有效措施严格避孕。

考点:什么级别的心功能可以怀孕

2. 加强产前检查及家庭访视　妊娠 20 周前每 2 周检查 1 次,20 周后每周检查 1 次。注意监测生命体征变化,监护胎儿宫内状况,及早发现心力衰竭和胎儿窘迫征象,出现心力衰竭者随时入院治疗,预产期前 2 周住院待产。

3. 保证休息　每天睡眠时间保证 10 小时以上,宜午休 2 小时,若有条件,孕 30 周后可完全卧床休息,休息时取左侧卧位或半卧位,提供良好的支持系统,避免过度劳累及情绪激动。

4. 合理营养　摄取高蛋白、高维生素、低盐、低脂肪且富含铁、锌、钙的饮食,少食多餐,多食蔬菜水果,防止便秘,防止体重增加过多,整个孕期不宜超过 10kg,孕 16 周后,每日食盐量不超过 5g。

5. 提供安静、舒适的休息和分娩环境　多与孕妇及家属沟通,耐心听取孕妇的诉说,及时提供信息,安慰鼓励孕产妇,消除其思想顾虑和紧张心理,增强信心,鼓励积极配合治疗,保障母儿健康。

四、健 康 教 育

1. 帮助孕妇及其家庭成员掌握妊娠合并心脏病的相关知识,如:妊娠与心脏病的相互影响,心力衰竭的预防和急救,产后母乳喂养问题等,以取得孕(产)妇及其家属的配合,正确对待妊娠和分娩过程。积极治疗心脏病。

2. 不宜妊娠者,嘱其严格避孕或采取绝育措施,并指导避孕方法;可以妊娠者,告知加强产前检查的必要性及检查时间,教会孕妇自我监测心功能和胎儿方法,如每天测心率、呼吸、称体重、记出入量及胎动计数等。出现心力衰竭或胎儿窘迫征象及时就诊。

3. 合理饮食及休息,避免便秘、劳累、情绪激动,预防感冒,以免诱发心力衰竭。

第 2 节　妊娠合并糖尿病孕妇的护理

案例

张某,28 岁,妊娠 32 周。孕期有"三多"症状,空腹血糖及尿糖均增高,但孕妇始终认为自己能吃、能睡,没其他表现而拒绝治疗。

问题:你作为护士进行健康教育应怎样解释糖尿病对孕产妇及胎儿、新生儿的影响?

糖尿病是一组以慢性血糖水平升高为特征的全身性代谢性疾病,因胰岛素绝对或相对不足而引起糖、脂肪和蛋白质代谢紊乱。妊娠合并糖尿病包括两种情况:

1. 妊娠合并糖尿病 孕妇在妊娠前已明确诊断为糖尿病患者,是在原有糖尿病基础上合并妊娠或者妊娠前为隐性糖尿病。

考点：如何诊断妊娠期糖尿病GDM

2. 妊娠期糖尿病 指妊娠期首次发现或发生的任何程度的对葡萄糖耐量下降或明显的糖尿病,不论是否需要用胰岛素治疗,也不论分娩后这一情况是否持续,均可诊断为妊娠期糖尿病(GDM),约占糖尿病孕妇的80%。诊断标准:①口服糖耐量试验结果两次异常;②两次空腹血糖≥5.8mmol/L;随机血糖≥11.1mmol/L;且再测空腹血糖≥5.8mmol/L。分娩后多可恢复,仍有33.3%患者于产后5~10年转为糖尿病,故应定期随访。

妊娠可使患有糖尿病的孕妇病情加重,既往无糖尿病的孕妇发生妊娠期糖尿病,其并发症的发生率增加。

糖尿病妇女:①受孕率降低;②羊水过多发生率增加;③妊娠高血压疾病发生率增加;④孕产妇泌尿生殖系统感染机会增加;⑤因巨大儿发生率高且孕妇对糖原利用不足使产程延长。

糖尿病孕妇:①巨大儿发生率增加;②畸形儿发生率增加;③围生期死亡率增加。

一、护理评估

(一)健康史

了解有无糖尿病病史及家族史,询问过去生育史中有无习惯性流产、胎死宫内、胎儿畸形、巨大儿、胎儿生长受限、新生儿死亡等情况。了解此次妊娠的经过、有无糖尿病的临床表现及其症状出现的时间。

表 5-1 妊娠合并糖尿病的分期(White 分类法)

分期	标准
A 级	妊娠期出现或发现的糖尿病
B 级	显性糖尿病,20 岁以后发病,病程<10 年
C 级	发病年龄在 10~19 岁,或病程达 10~19 年
D 级	10 岁前发病,或病程≥20 年,或合并单纯性视网膜病
F 级	糖尿病性肾病
R 级	眼底有增生性视网膜病变或玻璃体出血
H 级	合并冠状动脉粥样硬化性心脏病
T 级	有肾移植史

(二)身心状况

绝大多数患者表现为"三多一少"症状,即多饮、多食、多尿、体重下降,常发生皮肤瘙痒,尤其是外阴部瘙痒。病情较重的孕妇可出现视力模糊。此外应注意评估糖尿病孕妇有无并发症,如妊娠期高血压疾病、分娩期注意有无全身乏力等低血糖的症状,如面色苍白、心悸、大汗、饥饿感明显等;有无酮症酸中毒症状,如恶心、呕吐、视力模糊、呼吸加快、呼吸带有烂苹果味、羊水过多、感染等。产后注意观察有无低血糖的症状。妊娠合并糖尿病的分期见表5-1。

(三)心理、社会状况

由于缺乏对疾病知识的了解,担心妊娠合并糖尿病对母儿影响较大,孕妇及家属多有焦虑、自责等情绪反应。

(四)辅助检查

1. 实验室检查

(1)血糖测定:2 次或 2 次以上空腹血糖≥5.8mmol/L,可确诊为糖尿病。

(2)糖筛查试验:用于妊娠期糖尿病的筛查,于妊娠 24~28 周进行。50g 葡萄糖溶入200ml 水中,5 分钟内服完,服后 1 小时测血糖≥7.8mmol/L(140mg/dl)为糖筛查异常。对糖筛查异常的孕妇需进一步检查空腹血糖。

（3）葡萄糖耐量试验（OGTT）：禁食 12 小时后，口服葡萄糖 75g，测空腹及服糖后 1、2、3 小时的血糖。其血糖异常的标准值分别是：空腹 5.6mmol/L、1 小时 10.3mmol/L、2 小时 8.6mmol/L、3 小时 6.7mmol/L。若其中有 2 项或 2 项以上达到或超过标准值，即可诊断为妊娠期糖尿病。仅 1 项高于标准值，诊断为糖耐量受损。

考点：如何对糖尿病孕妇进行饮食控制

2. 并发症的检查　包括眼底检查、24 小时尿蛋白定量测定、尿酮体及肝肾功能检查等。

3. 胎儿监护　可通过产科检查、B 超、羊水检查及胎儿电子监护等了解胎儿发育情况及胎儿成熟度，注意有无巨大儿、胎儿生长受限、胎儿畸形等。

二、护理诊断/合作性问题

1. 营养失调：低于或高于机体需要量　与糖代谢异常有关。
2. 有受伤的危险　与糖尿病引起的胎儿生长受限、巨大儿、胎儿畸形、新生儿低血糖等有关。
3. 知识缺乏　缺乏妊娠合并糖尿病的相关知识。
4. 有感染的危险　与糖尿病抵抗力下降有关。
5. 焦虑　与担心自己和胎儿的生命安全有关。

三、护　理　措　施

（一）专科护理

1. 治疗原则　糖尿病妇女于妊娠前即应确定病情的严重程度及妊娠的可能性，病情严重者应严格避孕，不宜妊娠，若已妊娠应及早终止。允许妊娠者，须在内科、产科医师的密切监护下将孕妇的血糖控制在正常或接近正常范围内，并选择终止妊娠的最佳时机和方式。

2. 用药护理　对饮食、运动治疗不能控制血糖的糖尿病孕妇，遵医嘱应用药物控制血糖，以避免低血糖、酮症酸中毒的发生，胰岛素是主要的治疗药物。因磺脲类及双胍类降糖药均能通过胎盘对胎儿产生毒性反应，故孕妇不宜口服降糖药物治疗。一般妊娠 20 周时胰岛素的需要量开始增加，需及时进行调整。临床上常用血糖值和糖化血红蛋白值作为监测指标。

3. 严格控制血糖，纠正营养失调，饮食控制　糖尿病孕妇饮食控制非常重要，部分妊娠期糖尿病孕妇仅用饮食控制即可维持血糖在正常范围。孕期营养的目标是摄入足够的热量和蛋白质，保证胎儿的发育并避免发生酮症酸中毒。孕早期需要的热量与孕前相同，孕中期以后每周热量增加 3%～8%，控制餐后 1 小时血糖<8mmol/l，补充钙、叶酸、铁。

> **链接**·········　糖尿病孕妇的饮食指导
>
> 糖尿病孕妇的热量以 146.3～158.8kJ（35～38kcal）/kg/日为宜，建议每日糖类占 40%～50%，蛋白质 20%～30%，脂肪 30%～40%。将热量合理分配，早餐及早点 25%，午餐及午点 30%，晚餐 30%，睡前 15%，控制餐后 1 小时血糖<8mmol/L。每日还应补充钙剂 1～1.2g，叶酸 5mg，铁剂 15mg 及维生素。此外，提倡多食绿叶蔬菜、豆类、粗谷物、低糖水果等，并坚持低盐饮食。理想的效果是孕妇无饥饿感，血糖也控制在正常水平。

4. 运动治疗　整个妊娠期体重增加控制在 10～12kg 范围内较为理想。适度的运动可提高胰岛素的敏感性，降低血糖，使体重增加不至过高，有利于糖尿病病情的控制和正常分娩，运动方式可选择散步、中度运动、中速步行，一般每日至少 1 次，每次 20～40 分钟，于餐后 1 小时进行。

（二）病情监护

防止围生儿受伤,加强糖尿病病情监测。

1. 妊娠期

（1）定期 B 超检查,确定有无胎儿畸形,监测胎头双顶径、羊水量、胎盘成熟度等。

（2）指导孕妇胎动计数:为预防胎死宫内,孕 28 周以后,指导孕妇掌握自我监护胎动的方法,若 12 小时胎动数<10 次,或胎动次数减少超过原胎动计数 50% 而不能恢复,则表示胎儿宫内缺氧。

（3）胎盘功能检查:连续动态地测定孕妇尿雌三醇及血中 HPL 值可及时判定胎盘功能。

（4）胎儿电子监护:妊娠 32 周起,每周进行 1 次无应激试验（NST）,36 周后每周 2 次,了解胎儿宫内储备能力。

2. 分娩期

（1）终止妊娠的时间:在控制血糖,确保母儿安全的前提下,尽量将终止妊娠的时间推迟至预产期或临近预产期,若血糖控制不理想,伴有严重的合并症或并发症情况下,在促进胎儿肺成熟后立即终止妊娠。

（2）分娩方式:若胎儿发育正常,宫颈条件好,则阴道分娩;胎位异常、巨大儿、病情严重可选择剖宫产。

（3）分娩时的护理:产程中,应随时监测血糖、尿糖和尿酮体,防止发生低血糖。密切监测宫缩、胎心变化,避免产程延长,应在 12 小时内结束分娩,产程>16 小时易发生酮症酸中毒。

3. 新生儿护理

（1）新生儿出生时应取脐血检测血糖。

（2）新生儿无论体重大小均按早产儿护理。

（3）提早喂糖水,早开奶,娩出后 30 分钟开始定时喂服 25% 葡萄糖溶液,防止低血糖发生,多数新生儿出生后 6 小时内血糖恢复至正常值。

（三）心理护理

提供心理支持,维护孕、产妇自尊,糖尿病孕妇可能会因为无法完成"确保自己及胎儿安全"而焦虑、恐惧及低自尊反应,护理人员应鼓励孕妇说出内心感受,以积极的心态面对压力,保持乐观情绪。

四、健　康　教　育

1. 向孕妇及家属介绍妊娠合并糖尿病的相关知识,告知妊娠合并糖尿病对母儿的影响取决于糖尿病病情及血糖控制水平,只要病情稳定,血糖水平控制良好,不会对母儿造成较大危害,鼓励孕妇及家属以积极的心态面对压力,保持情绪稳定,建立科学饮食观念和行为。

2. 嘱孕妇加强产前检查,遵医嘱控制饮食、适度运动和正确用药,尽量将血糖控制在正常或接近正常范围内,以促进母儿健康。

3. 产褥期注意观察恶露情况,保持会阴清洁干燥,预防产褥感染及泌尿系统感染。鼓励母乳喂养,接受胰岛素治疗的母亲,哺乳不会对新生儿产生不利影响。

4. 出院指导

（1）空腹血糖正常的妊娠期糖尿病患者,产后 6~12 个月做 OGTT 检查,若异常,则可能是产前漏诊的糖尿病。GDM 患者一半以上会在将来的 20 年内成为 2 型糖尿病患者,告知患者定期（一般 3 年 1 次）进行尿糖和血糖测定。

（2）产后注意会阴部清洁,预防感染。观察阴道恶露,有恶露增多、恶露不尽时及时就诊。提供新生儿护理、母乳喂养知识的指导。

考点:妊娠合并糖尿病终止妊娠时间应尽量推迟至预产期或临近预产期

（3）产后应长期避孕,不宜采用药物避孕及宫内避孕器具。

（4）教会患者自我监测血糖的方法以及结果的意义,如遇血糖变化随时复诊。

第 3 节　妊娠合并病毒性肝炎孕妇的护理

案例

陈女士,27 岁,妊娠 13 周,5 年前曾患"乙肝",经治疗临床症状消失、肝功能恢复正常后怀孕。

问题:陈女士能继续妊娠吗? 她担心乙肝病毒会母婴传播,你如何对其进行健康教育呢?

病毒性肝炎(简称肝炎)为常见传染病,目前确认的肝炎病毒有甲型、乙型、丙型、丁型及戊型五种,临床表现基本相似,以妊娠合并乙肝最多见。妊娠、分娩期间肝脏负担加重,易导致重症肝炎或慢性肝炎的发生,孕妇发生急性重型肝炎(暴发性肝炎)是非孕妇的 66 倍,为我国孕产妇死亡的主要原因之一。

（一）病毒性肝炎对妊娠、分娩的影响

1. 对孕产妇的影响　如果妊娠早期合并肝炎,会加重早孕反应;在妊娠晚期合并肝炎,可能与肝脏对醛固酮的灭活能力下降有关,妊娠期高血压疾病发生率会增高。由于肝功能受损,凝血因子合成减少,易发生产后出血,重者并发凝血功能障碍。

2. 对围生儿的影响　妊娠合并肝炎可能导致流产、早产、胎儿畸形、死胎及新生儿死亡等。围生儿病毒感染,部分转为慢性病毒携带状态,以后可能诱发肝硬化或原发性肝癌。

3. 母婴传播　乙肝表面抗原(HBsAg)阳性者 40% 由母婴传播。母婴传播有三种途径:①垂直传播,肝炎病毒通过胎盘感染胎儿,发生宫内传播。②产时传播,为乙肝病毒母婴传播的主要途径。胎儿通过产道时接触母血、羊水和阴道分泌物,或子宫收缩使胎盘绒毛破裂、母血漏入胎儿血循环,均可导致感染。③产后传播,与产后接触母亲唾液、汗液及母乳喂养有关。

（二）妊娠、分娩对病毒性肝炎的影响

1. 孕妇体内产生的大量雌激素在肝脏灭活,胎儿代谢产物经母体肝脏代谢,加重肝脏负担。

2. 孕妇新陈代谢率增加,营养物质消耗增多,肝脏负担加重,而早孕反应导致肝糖原储备减少,不利于疾病恢复。

3. 妊娠期高血压疾病,分娩时的体力消耗、创伤和用药,产后出血和感染等亦加重肝脏负担。

一、护 理 评 估

（一）健康史

了解孕妇有无肝炎家族史、肝炎患者接触史、注射血制品或输血史,有无重症肝炎的诱发因素及乙肝疫苗接种史等。

（二）身心状况

1. 症状　孕妇出现不明原因的食欲减退、乏力、厌油腻、恶心、呕吐、腹胀和肝区疼痛等消化道症状,不能用早孕反应来解释。重症肝炎多发生于妊娠晚期,孕妇迅速出现黄疸、畏寒、发热、食欲极度减退、频繁呕吐、腹胀和腹水,甚至嗜睡、烦躁和昏迷等。

2. 体征　皮肤、巩膜黄染,肝脏肿大或缩小(重症肝炎),肝区叩击痛等。

3. 并发症　除常规产前检查内容外,重点评估合并肝炎容易发生的产科并发症,如妊娠期高血压疾病、产后出血和产褥感染等。

（三）辅助检查

1. 肝功能检查　血清丙氨酸氨基转移酶（ALT）升高,血清胆红素和尿胆红素升高,有助于肝炎诊断。

2. 血清病原学检测及意义　肝炎病毒抗原、抗体检测,有助于明确病原体种类和病情,见表5-2。

表5-2　乙型肝炎病毒（HBV）血清病原学检测阳性的临床意义

项目	临床意义
HBsAg	阳性提示 HBV 感染,见于乙肝患者或 HBV 携带者
抗-HBs	阳性表示曾感染过 HBV 或疫苗接种后,为保护性抗体,不易再患乙型肝炎
HBeAg	阳性提示 HBV 复制活跃,有较强的传染性
抗-HBe	阳性提示 HBV 大部分被消除,传染性降低
抗-HBc	抗-HBc IgM 阳性提示肝炎急性期,抗-HBc IgG 阳性是过去感染的标志

3. B超和胎儿电子监护仪检查,了解胎儿发育和宫内安危状况。

4. 凝血功能检查　检查出、凝血时间,凝血酶原时间,纤维蛋白原含量和血小板数目。

（四）心理、社会状况

孕妇及家属可能担心妊娠使肝炎病情加重或围生儿发生病毒感染,产生焦虑、紧张和无助感;患者因肝炎的传染性和隔离治疗可能出现情绪低落和自卑;分娩期因担心产后出血而紧张不安甚至恐惧,产后因不宜母乳喂养而愧疚。因此,应评估孕产妇是否因为疾病的传染性而烦躁、焦虑和自卑,是否因担心产后出血而恐惧,是否因不能母乳喂养和照顾婴儿而自责。

二、护理诊断/合作性问题

1. 焦虑　与担心母儿安全和围生儿感染有关。
2. 活动无耐力　与肝功能受损、能量代谢障碍有关。
3. 有感染的危险　与肝炎病毒的传染性有关。
4. 潜在并发症:肝性脑病、产后出血。

三、护理措施

（一）防止交叉感染和母婴传播

考点: 妊娠合并肝炎产后禁用雌激素回乳

1. 预防交叉感染　向患者和家属讲解消毒隔离的重要性,取得其理解与配合。设置专门诊室和产房,严格遵守消毒隔离制度,所用物品、器械用 2000mg/L 的含氯消毒液浸泡后再按相关规定处理。

2. 阻断母婴传播

（1）妊娠期:HBsAg 阳性的孕妇,妊娠晚期注射乙肝免疫球蛋白,可能有一定的宫内阻断作用。

考点: 如何对乙肝产妇进行母乳喂养指导

（2）分娩期:注意消毒隔离,正确处理产程。经阴道分娩者尽量避免损伤和擦伤,如防止软产道损伤、新生儿产伤以及呼吸道黏膜损伤,避免羊水和阴道分泌物吸入等。留脐血做血清病原学及肝功能检查,判断新生儿有无肝炎病毒感染。

（3）产褥期：指导母乳喂养，目前认为母亲仅 HBsAg 阳性、新生儿接受免疫注射后或者乳汁 HBV-DNA 阴性者可母乳喂养。不宜哺乳者，口服维生素 B$_6$、生麦芽冲剂或乳房外敷芒硝回乳，禁用雌激素。

（4）新生儿免疫接种：对 HBsAg 及 HBeAg 阳性产妇分娩的新生儿，采用联合免疫可减少或阻止 HBV 进入肝脏，免疫率达 95%。方法为新生儿出生后 6 小时和 1 个月时各肌内注射乙肝免疫球蛋白（HBIG）100U；出生后 24 小时注射乙肝疫苗 30μg，生后 1 个月、6 个月分别注射 10μg。出生后 6 个月复查。

（二）加强监护，预防并发症

1. 预防肝性脑病

（1）观察病情、消除诱因：加强产前检查，注意肝性脑病的前驱表现，如淡漠、嗜睡、性格改变、行为异常和扑翼样震颤等；加强监护，预防妊娠期高血压疾病、产后出血和感染等诱发病情加重的因素；严禁肥皂水灌肠。

（2）药物治疗：遵医嘱给予保肝药物；口服新霉素或甲硝唑抑制大肠埃希菌，减少游离氨及其他毒素的吸收；出现肝性脑病的前驱症状者用降氨药，改善脑功能。避免应用对肝脏有损害的药物。

2. 改善肝功能，增强活动耐力　遵医嘱实施护肝治疗。急、慢性肝炎活动期和重症肝炎患者应卧床休息，降低机体代谢率。症状减轻、肝功能改善后，适当下床活动，避免过度劳累和重体力劳动。

（三）预防产后出血

（1）分娩前：做好预防产后出血的准备，产前 1 周遵医嘱肌内注射维生素 K$_1$，每天 20～40mg；查血型及凝血功能，准备新鲜血液、纤维蛋白原或血浆。

（2）分娩期：宫口开全后适时协助阴道助产术，缩短第二产程，减少体力消耗；尽量避免软产道损伤和胎盘胎膜残留；胎儿前肩娩出后遵医嘱静脉或肌内注射缩宫素 10～20U 加强宫缩。

（3）产褥期：严密观察生命体征、子宫收缩和阴道流血量，注意皮肤黏膜、注射部位出血等凝血障碍的征象，发现异常及时报告医生并配合处理。

（四）心理护理

缓解焦虑：指导孕妇和家属了解妊娠合并肝炎的相互影响、消毒隔离的方法和重要性，多与孕产妇及家属沟通，使其理解采取适当的措施可阻断母婴传播，消除其思想顾虑、紧张和自卑心理，采取积极的应对方式，遵医嘱配合监护和治疗。

（五）一般护理

1. 饮食与营养　急性期患者宜进食清淡、易消化、高维生素的流质饮食，重症肝炎患者宜进食高维生素、高热量、低脂、低盐食物，有肝性脑病倾向者限制或禁止蛋白质摄入。腹胀者减少产气食品如牛奶、豆制品等的摄入。多食蔬菜和水果，保持大便通畅，减少氨及毒素的吸收。

2. 休息与活动　急性期卧床休息，病情好转可适当下床活动，以不感疲劳为宜。慢性肝炎及无症状的乙肝病毒携带者亦应注意休息，避免活动过度。

四、健康指导

1. 提倡婚前检查和孕前检查，将肝功能和肝炎病毒血清病原学检测纳入产前检查，重视高危人群和疫苗接种。

2. 肝炎妇女宜选择避孕套避孕,避免交叉感染;不宜采用药物避孕,以免加重肝脏负担。肝炎痊愈后至少半年,最好 2 年后在医师指导下妊娠。

3. 肝炎孕妇应保持乐观情绪,保证休息和营养,遵医嘱按时服药,勿滥用对肝脏可能有损害的药物。实施适当的家庭隔离。

重点提示

1. 心脏病孕产妇易发生心力衰竭最危险的时期是妊娠 32~34 周,分娩期尤其是第二产程,产后最初 3 天,应特别注重心力衰竭和感染征象的监测及护理。

2. 妊娠合并糖尿病孕妇应控制血糖(空腹血糖≤5.6mmol/L),选用胰岛素,忌用口服降糖药,分娩期护理应促胎儿肺成熟,防止低血糖,预防产后出血和感染。

3. 妊娠合并病毒性肝炎以妊娠合并乙肝最多见。肝炎妇女宜选择避孕套避孕,避免交叉感染。肝炎痊愈 2 年后在医师指导下妊娠。

目 标 检 测

一、选择题

A 型题

1. 妊娠合并心脏病除外哪项均为心力衰竭的易发生时期
   A. 妊娠 38~40 周　　　B. 妊娠 32~34 周
   C. 第二产程　　　　　D. 产后第 1 日
   E. 产后第 2 日

2. 妊娠合并肝炎正确的护理是
   A. 产后不宜哺乳,用雌激素退奶
   B. 产后母婴同室
   C. 新生儿隔离 1 周
   D. 分娩后密切观察阴道出血情况
   E. 提倡母乳喂养

3. 关于妊娠合并心脏病的叙述哪项不对
   A. 妊娠合并心脏病是孕妇死亡的主要原因之一
   B. 妊娠 32~34 周血容量增加达高峰
   C. 分娩第二产程比第一产程心脏负担重
   D. 分娩第三产程心脏负担仍很重
   E. 产后 2~3 天心脏负担减轻

4. 对妊娠合并心脏病患者,下列哪项护理是错误的
   A. 每日至少睡眠 10 小时
   B. 给予低盐易消化无刺激饮食
   C. 输液速度 40~60 滴/分
   D. 避免劳累
   E. 防止受凉

5. 妊娠合并心脏病患者中,下列不属早期心力衰竭的体征是
   A. 休息时心率大于 110 次/分
   B. 休息时呼吸大于 20 次/分
   C. 肝脾大,有压痛
   D. 阵发性夜间呼吸困难
   E. 轻微活动后感胸闷

6. 某产妇,34 岁,初次怀孕,孕 16 周出现心慌、气短,检查发现心功能属于Ⅱ级,经过增加产前检查次数,严密监测孕期经过等,目前孕 37 周,自然临产。该产妇的体位最好是
   A. 仰卧位　　　　　　B. 右侧卧位
   C. 俯卧位　　　　　　D. 半卧位
   E. 随意卧位

7. 关于妊娠合并心脏病,心功能Ⅰ级,孕妇的分娩期处理是
   A. 必须剖宫产
   B. 缩短第二产程
   C. 忌用吗啡
   D. 无感染者不需用抗生素
   E. 为预防产后出血,应肌内注射麦角新碱

8. 妊娠合并心脏病患者的分娩期处理,不正确的是
   A. 使用抗生素预防感染
   B. 严密观察产妇的生命体征
   C. 尽量减少手术助产
   D. 减少产妇屏气
   E. 每小时测胎心 1 次

9. 心脏病孕妇,为防止分娩时发生心力衰竭,下列哪项处理是错误的
   A. 吸氧

B. 尽量缩短第二产程

C. 防止产后出血应给予麦角新碱

D. 适当应用镇静剂

E. 胎儿娩出后腹部放沙袋

10. 糖尿病孕妇不易发生下列哪项合并症

    A. 前置胎盘　　　　　B. 胎盘早剥

    C. 急性肾盂肾炎　　　D. 羊水过多

    E. 肩难产

11. 糖尿病母亲的围产儿不易发生下列哪项合并症

    A. 巨大儿

    B. 新生儿呼吸窘迫综合征

    C. 新生儿低血糖

    D. 胎死宫内

    E. 母儿血型不合

12. 妊娠期糖尿病患者控制血糖的方法不合适的是

    A. 饮食治疗　　　　　B. 运动治疗

    C. 血糖监测　　　　　D. 胰岛素治疗

    E. 服用磺脲类药物

13. 妊娠期贫血下列哪项不正确

    A. 妊娠期贫血可由铁缺乏引起

    B. 轻度的贫血对妊娠期孕妇及胎儿影响不大

    C. 产妇对重度贫血的耐受性好,不易发生失血性休克

    D. 贫血可降低产妇的抵抗力,易并发产褥感染

    E. 重度贫血可导致胎儿宫内发育迟缓、早产或死胎

14. 妊娠合并糖尿病终止妊娠的时间下列哪项较为适宜

    A. 34 周　　　　　　B. 35 周

    C. 37 周　　　　　　D. 39 周

    E. 40 周

15. 下列与妊娠合并糖尿病无关的是

    A. 羊水过多

    B. 新生儿呼吸窘迫综合征

    C. 妊娠呕吐

    D. 真菌性阴道炎

    E. 胎儿畸形

16. 妊娠合并病毒性肝炎的护理措施哪项不妥

    A. 严格隔离,杜绝交叉感染

    B. 出入病房应用消毒水洗手

    C. 患者呕吐物、排泄物均应严格消毒处理

    D. 尽早母婴同室

    E. 新生儿应注射乙肝疫苗

17. 孕妇患乙型肝炎传给胎儿的主要方式为

    A. 粪-口传播

    B. 注射血浆制品传染

    C. 母婴垂直传播

    D. 经输血传播

    E. 经哺乳传播

18. 乙型肝炎的传播途径中,下列哪项不正确

    A. 产后与母亲密切接触传播

    B. 经过哺乳传播

    C. 分娩时接触母血或羊水传播

    D. 粪-口传播

    E. 经胎盘传播

二、病例分析

1. 初孕妇,妊娠 38 周,合并心脏病已临产。心率每分钟 100 次,心功能 Ⅱ 级。头盆相称,宫口开大 5cm,胎心 140 次/分。

    问题:(1)该患者宜采用哪种分娩方式?

    (2)主要护理措施有哪些?

2. 陈女士,29 岁,G_1P_0,因妊娠 32 周,要求产前检查入院。自述近日乏力、食欲不振、厌油腻、有时恶心和呕吐。产科检查未见异常。肝功能检查:血清 ALT 和血清胆红素均升高。请传染科会诊,确诊"乙型肝炎",收入院治疗。请问:

    (1)肝炎对母儿的影响有哪些?该孕妇能否继续妊娠?

    (2)如何预防母婴传播和交叉感染?

    (3)该肝炎产妇如何预防产后出血?

（莫洁玲）

第6章　正常分娩产妇的护理

案例

何女士,28岁,初产妇,孕39周。自诉腹部阵痛后,立即到镇卫生院待产,现已腹痛7小时仍未分娩,因姐姐是剖宫产分娩的,估计自己也要剖宫产,由镇卫生院的护士陪送转到县医院。查阅产前检查记录,每次各项记录均正常。检查:T 37℃,P 88次/分,BP 120/80mmHg。精神疲倦,听诊心肺正常。下肢无水肿。产科腹部触诊:枕左前位。宫缩持续30秒、间歇3~4分钟,子宫收缩力中等。听诊:胎心140次/分。膀胱稍胀。肛查:宫口开大5cm,触及前羊膜囊,先露头,S⁻¹。产妇在宫缩时自己手按腹部,大声呼叫,要求剖宫产。

问题:产科护士应立即为产妇做什么护理?如何给产妇进行分娩镇痛指导?

第1节　影响分娩的因素

分娩(delivery)是指妊娠满28周及以后的胎儿及其附属物,从临产发动至从母体全部娩出的过程。影响分娩的因素包括产力、产道、胎儿及产妇的精神心理因素四个因素。当四种因素均正常并能相互适应时,胎儿能顺利经阴道自然娩出,此为正常分娩;但若其中一种因素不正常,或四种因素都正常但不能相互适应,都会影响胎儿正常娩出。

一、产　　力

产力是指将胎儿及其附属物从子宫内逼出的力量,包括子宫收缩力(简称宫缩)、腹肌和膈肌收缩力(统称腹压)和肛提肌收缩力。

考点: 1.影响分娩的因素 2.子宫收缩力的特点

(一)子宫收缩力

是临产后的主要产力,贯穿于分娩全过程。临产后的宫缩能使子宫颈口扩张,胎先露部下降和胎盘娩出,其具有以下特点:

1. 节律性　宫缩的节律性是临产的重要标志。正常宫缩为宫体肌不随意、有规律的阵发性收缩并伴有疼痛。每次宫缩总是由弱渐强(进行期),维持一段时间后(极期),由强减弱(退行期)直至消失进入间歇期(此时子宫肌肉处于松弛状态),如此反复出现,直至分娩过程结束(图6-1)。临产开始时,宫缩持续约30秒,间歇期5~6分钟。随着产程进展,宫缩持续时间逐渐延长而间歇期时间逐渐缩短,当宫口开全时,宫缩持续长达60秒,间歇期缩短至1~2分钟。

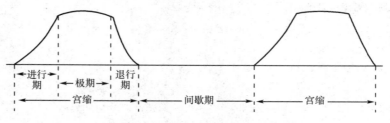

图6-1　临产后正常宫缩节律性示意图

2. 对称性　正常宫缩起自子宫两侧宫角部,以微波形式迅速向宫底部中线集中,然后向子宫下段扩散,左右对称,约于 15 秒内遍及全子宫,此为子宫收缩力的对称性(图 6-2)。

3. 极性　宫缩以子宫底部最强、最持久,向下逐渐减弱,宫底部收缩力的强度几乎是子宫下段的 2 倍,此为子宫收缩力的极性。

4. 缩复作用　宫缩时,子宫体部肌纤维缩短、变宽,舒张时不能恢复至原来的长度,经过反复收缩,肌纤维越来越短,这种现象称为缩复作用。此作用能使宫腔内容积缩小,迫使胎先露下降及宫颈管逐渐缩短至消失。

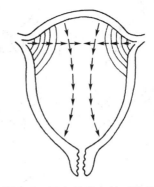

图 6-2　子宫收缩力的对称性

(二)腹肌和膈肌收缩力

腹肌和膈肌收缩力是第二产程时娩出胎儿的重要辅助力量。宫缩时前羊水囊或胎先露部压迫骨盆底组织及直肠,反射性地引起排便动作,产妇主动屏气,喉头紧闭向下用力,腹壁肌及膈肌收缩使腹内压增高,促使胎儿娩出。

(三)肛提肌收缩力

肛提肌收缩力能协助胎先露部在盆腔进行内旋转,胎头仰伸及娩出,并有助于胎盘娩出。

二、产　道

产道是胎儿娩出的通道,可分为骨产道和软产道两部分。

(一)骨产道

骨产道指真骨盆(见第 1 章第 3 节),它是产道的重要部分,其大小、形态直接影响分娩。只有胎先露部的形状、大小与骨盆各平面的大小、形状相适应时,胎儿才能顺利经阴道娩出。

(二)软产道

软产道是由子宫下段、宫颈、阴道及骨盆底软组织构成的弯曲管道。

1. 子宫下段的形成　子宫下段是由非孕时长约 1cm 的子宫峡部伸展形成。在妊娠 12 周后子宫峡部逐渐扩展成为宫腔的一部分,至妊娠末期被拉长形成子宫下段。临产后规律宫缩进一步使其拉长至 7~10cm,肌壁变薄成为软产道的一部分。由于子宫肌纤维的缩复作用,子宫上段肌壁越来越厚,子宫下段肌壁被牵拉越来越薄。由于子宫上下段的肌壁厚薄不同,在两者间的子宫内面形成一环状隆起,称为生理性缩复环(图 6-3)。

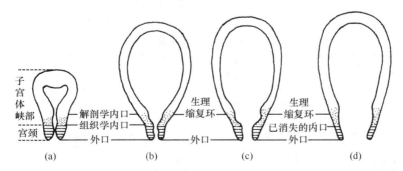

图 6-3　子宫下段形成及宫口扩张

(a)非妊娠子宫;(b)足月妊娠子宫;(c)分娩第一产程子宫;(d)分娩第二产程子宫

2. 子宫颈的变化　临产前子宫颈管长 2~3cm,随着产程进展,子宫颈逐渐缩短、消失至

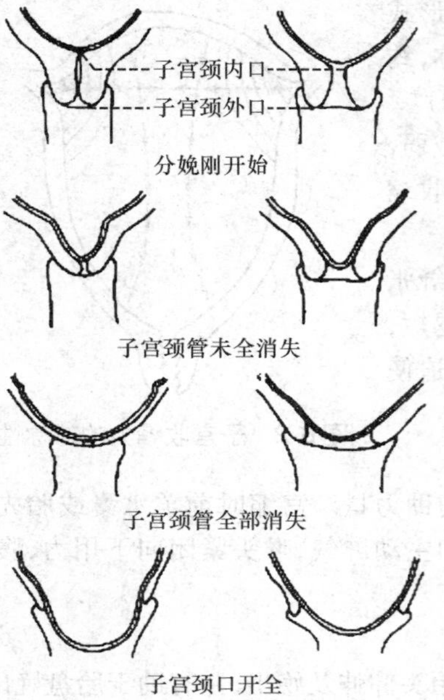

考点:1. 初产妇先宫颈管消失,后宫口扩张
2. 经产妇宫颈管消失与宫口扩张同时进行

子宫颈内口

子宫颈外口

分娩刚开始

子宫颈管未全消失

子宫颈管全部消失

子宫颈口开全

(a)　　　　　(b)

图 6-4　宫颈管消失与宫口扩张步骤
(a)初产妇;(b)经产妇

展平,宫颈外口逐渐扩张至 10cm(即宫口开全)。初产妇多是先宫颈管缩短、消失,后宫口扩张;经产妇多是宫颈管缩短、消失与宫口扩张同时进行(图 6-4)。

3. 骨盆底、阴道及会阴的变化　在分娩过程中,随着子宫收缩和胎先露部下降,前羊膜囊及胎先露部将阴道上部撑开,破膜后胎先露部直接压迫骨盆底,阴道黏膜皱襞展开,使软产道的下段形成一个筒状空间,利于胎儿下降。会阴部组织血运丰富,肌纤维弹力增大,分娩中会阴体能够承受一定压力,但若分娩时会阴保护不当,易造成会阴裂伤。

三、胎　儿

胎儿能否顺利通过产道,与胎儿的大小、胎位、胎儿发育有无异常关系密切。

(一)胎儿大小

胎儿大小是决定分娩的重要因素之一。胎头是胎体的最大部分,也是胎儿通过产道最困难的部分。

1. 胎头颅骨　胎头颅骨由 2 块顶骨、2 块额骨、2 块颞骨和 1 块枕骨构成。颅骨间的缝隙称颅缝。胎头前方颅缝交界处的菱形空隙称为前囟(或大囟门),后方呈三角形的空隙称为后囟(或小囟门)。颅缝与囟门有软组织遮盖,使骨板有一定移动余地。在分娩过程中颅缝能轻度重叠变形,使胎儿头颅体积缩小,以利于胎头的分娩(图 6-5)。

2. 胎头径线(图 6-6)

(1)枕额径:自鼻根上方至下方枕骨隆突的距离,平均值约为 11.3cm。胎头以此径衔接。

(2)枕下前囟径:自前囟中央至枕骨隆突下方的距离,平均值约为 9.3cm。胎头俯屈后以此径线通过产道。

考点:枕额径、枕下前囟径、双顶径径线值及临床意义

(3)枕颏径:自颏骨下方中央至后囟顶部的距离,平均值约为 13.3cm。

(4)双顶径:双顶骨隆突间的距离,平均值约为 9.3cm。B 超测量此径线可用于判断胎儿的大小。

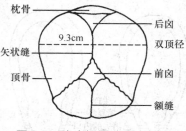

图 6-5　胎头颅骨、颅缝、囟门

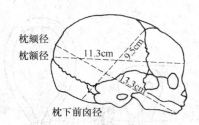

图 6-6　胎头径线

(二)胎位

头先露时因胎体的纵轴与骨盆轴相一致,胎儿都能经阴道分娩,但只有胎先露为枕前位时,才能以最小径线通过骨盆顺利娩出,胎头娩出后,产道因经过扩张,胎肩和胎臀娩出一般没有困难;臀先露时因软产道扩张不充分,胎头娩出时无变形机会,而导致娩出困难;肩先露时因胎体纵轴与骨盆轴垂直,足月活胎不能通过产道娩出。

（三）胎儿发育

胎儿的某一部分发育异常，可使胎儿的径线变大而造成难产，如脑积水、联体儿等。

四、精神、心理因素

分娩是一种生理现象，但分娩过程对于产妇又是一种持久而强烈的应激源，精神心理因素影响分娩，过渡焦虑可导致难产发生。产妇情绪改变使机体产生一系列变化，如心率加快、呼吸急促、肺内气体交换不足，致使缺氧、宫口扩张缓慢、胎先露部下降受阻等。英国产科医师 Read 提出：要自然分娩须先消除恐惧、紧张心理，分娩期心理干预非常重要，其包括：产房环境介绍，向产妇讲解分娩过程及相应的医疗措施，及时告知产程进展，耐心解释产妇提出的问题，适当应用抚摸等肢体语言。从产前即开始系统心理干预，医护人员、孕产妇及家属积极参与，将有效增加阴道分娩率、减少医疗干预，降低围生期各种母婴并发症，提高孕、产妇满意度。

第2节　枕先露分娩机制

分娩机制是指胎儿先露部为适应骨盆各平面的不同形态，被动地进行一系列适应性转动，以其最小径线通过产道的全过程。临床上以枕左前位最多见，现以枕左前位的分娩机制为例说明（图6-7）。

一、衔　　接

衔接或入盆（engagement）是指胎头双顶径进入骨盆入口平面，颅骨最低点接近或达到坐骨棘水平。通常胎头以半俯屈状态进入骨盆入口，以枕额径衔接。初产妇多数在预产期前1～2周内衔接，经产妇多在分娩开始后衔接。

考点：衔接时间及径线

二、下　　降

下降（descent）是指胎头沿骨盆轴前进的动作。下降动作呈间歇性，贯穿于整个分娩过程中，与其他动作相伴行。临床上常以胎先露下降程度作为判断产程进展的重要标志之一。

考点：俯屈是枕额径变为枕下前囟径线

三、俯　　屈

胎头在下降过程中遇到盆底阻力时，即发生俯屈（flexion），使下颏接近胸部，由衔接时的枕额径变为枕下前囟径，以最小径线适应产道，有利于胎头继续下降。

四、内　旋　转

胎头到达中骨盆时为适应骨盆纵轴而旋转，使矢状缝与中骨盆及出口前后径相一致的动作称为内旋转（internal rotation）。枕左前位的胎头向母体前方旋转45°为内旋转，后囟转至耻骨弓下方。胎头一般在第一产程末完成内旋转动作。

五、仰　　伸

胎头完成内旋转后继续下降，到达阴道外口时，宫缩和腹压继续迫使胎头下降，而肛提肌收缩力又将胎头向前推进，两者的合力作用使胎头沿骨盆轴下段继续向下向前的方向旋转向前，并以耻骨弓为支点，使胎头逐渐仰伸（extension），顶、额、鼻、口、颏相继娩出。

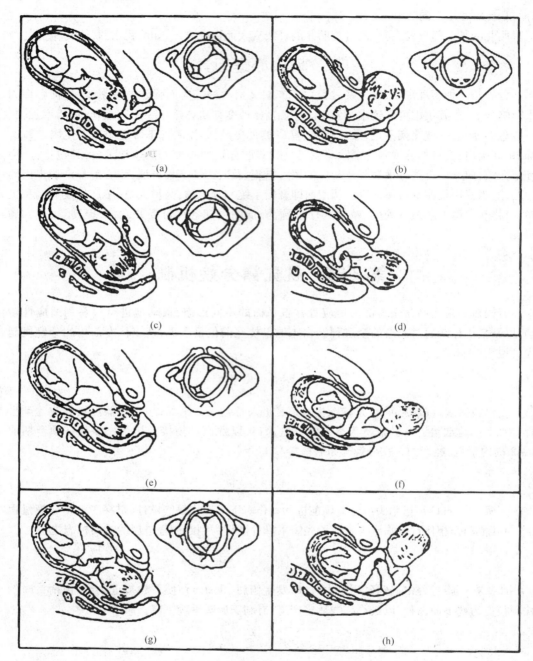

图 6-7　枕左前位分娩机制示意图

(a)衔接前胎头尚浮;(b)仰伸已完成;(c)衔接俯屈下降;(d)胎头外旋转;(e)继续下降与内旋转;(f)前肩娩出;(g)内旋转已完成,开始仰伸;(h)后肩娩出

六、复位及外旋转

胎头在内旋转时胎肩未发生旋转,故头与双肩成一扭曲角度,当胎头娩出阴道口后,胎头枕部向左旋转45°而恢复到原来的位置,称为复位(restitution)。此时胎肩位于骨盆的左斜径

上,为适应中骨盆与骨盆出口平面前后径大于横径的特点,前(右)肩向前向中线转动45°,使双肩径与骨盆出口前后径相一致,而已出阴道口的胎头随肩的转动继续向左转动45°,以保持胎头与胎肩的垂直关系,称外旋转(external rotation)。

七、胎肩及胎儿娩出

胎头完成外旋转动作后,前(右)肩在耻骨弓下娩出,胎体稍侧屈,接着后(左)肩从会阴部娩出,随后胎身、四肢相继娩出。

第3节　正常分娩产妇的护理

一、先兆临产

分娩发动之前,往往出现一些预示孕妇不久将临产的症状,称为先兆临产。

（一）假临产

孕妇在发生分娩前,常出现"假临产"。假临产的特点是宫缩持续时间短(<30秒)且不恒定,间歇时间长且不规律,宫缩强度不增加,常在夜间出现、清晨消失,宫缩只引起轻微胀痛且局限于下腹部,不伴随出现宫颈管消失和宫口扩张,给予镇静剂能抑制假临产。

考点:1. 假临产的特点 2 见红是分娩即将开始的一个比较可靠的征象

（二）胎儿下降感

多数初产妇感到上腹部较前舒适,进食量较前增多,呼吸较前轻快,系因胎先露部下降进入骨盆使宫底下降的缘故。

（三）见红

在分娩发动前24~48小时内,因宫颈内口附近的胎膜与该处的子宫壁分离,毛细血管破裂经阴道排出少量血液,与宫颈管内的黏液栓相混合排出,称见红,是分娩即将开始的一个比较可靠的征象。若阴道流血量较多,超出平时月经量,不应认为是见红,而应想到可能是妊娠晚期出血性疾病,如前置胎盘等。

考点:临产开始的标志

二、临产诊断

临产开始的标志为有规律且逐渐增强的子宫收缩,持续30秒或以上,间歇5~6分钟,同时伴有进行性宫颈管消失、宫口扩张和胎先露下降,用镇静药物不能抑制临产。

三、产程分期

考点:产程分期及时间

总产程即分娩全过程,是指从开始出现规律宫缩直到胎儿胎盘娩出。通常分为3个产程。

（一）第一产程

第一产程又称宫颈扩张期。从规律宫缩到宫口开全。初产妇需11~12小时,经产妇需6~8小时。

（二）第二产程

第二产程又称胎儿娩出期。从宫口开全到胎儿娩出。初产妇需1~2小时,不应超过2小时;经产妇通常数分钟即可完成,不应超过1小时。

（三）第三产程

第三产程又称胎盘娩出期,从胎儿娩出至胎盘娩出,需5~15分钟,但不应超过30分钟。

📖 **链接** ·········· 阴道分娩的优点

　　阴道分娩为自然的生理过程,其优点包括:出血少、不需要麻醉、产后恢复快;分娩过程中,有节律的子宫收缩可使胎肺得到锻炼,为出生后建立自主呼吸创造有利条件;母亲产道的挤压作用可将胎儿吸进的羊水及黏液挤压出来,防止新生儿吸入性肺炎;胎儿头部受盆底挤压而充血,为脑部的呼吸中枢提供了较多的良性刺激,使新生儿易激起呼吸而高声啼哭。

四、第一产程产妇护理

(一)护理评估

　　1. 健康史　了解产妇的一般情况,详细询问月经史、婚育史、及既往病史;了解本次妊娠经过,如早孕反应、胎动时间,有无高危因素,有无异常阴道流血。

　　2. 身体状况

　　(1)一般情况:观察产妇生命体征的变化。临产后,产妇的脉搏、呼吸可能有所增快,而体温变化不大,宫缩时血压可能上升4~10mmHg,有些产妇可有腰骶部酸胀感。

　　(2)子宫收缩:产程开始时,宫缩弱且持续时间较短(约30秒),间歇期时间较长(5~6分钟)。随着产程进展,宫缩强度不断增加,持续时间不断延长(50~60秒),间歇期时间渐短(2~3分钟)。当宫口近开全时,宫缩持续时间可长达1分钟或以上,间歇期仅1~2分钟。

　　(3)宫口扩张:随着子宫收缩不断增强、前羊水囊及先露部对宫颈的压迫,使宫颈口逐渐开大。宫颈扩张可分为潜伏期和活跃期。

　　1)潜伏期:从规律性宫缩开始到子宫颈口扩张至3cm。此期宫口扩张缓慢,每2~3小时开大1cm,约需8小时,不超过16小时。

　　2)活跃期:从宫颈扩张3cm到宫颈口开全。此期宫口扩张速度加快,平均1小时扩张2cm,约需4小时,不超过8小时。

考点: 1. 潜伏期
2. 活跃期
3. 胎头下降判断标志
4. 初产妇宫颈口开4cm左右、经产妇宫颈口近开全时自然破膜

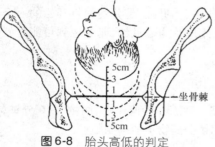

图6-8　胎头高低的判定

　　(4)胎先露下降:胎头下降情况可作为估计阴道分娩难易的可靠指标之一。先露部的高低,以坐骨棘平面为标志,胎头颅骨最低点平坐骨棘平面时以"0"表示,在坐骨棘平面下1cm时,以"+1"表示,在坐骨棘平面上1cm时,以"-1"表示,依此类推(图6-8)。

　　(5)胎膜破裂(简称破膜):当宫缩逐渐增强,子宫羊膜腔内压力增高到一定程度时,胎膜自然破裂。初产妇宫颈口开4cm左右、经产妇宫颈口近开全时自然破膜。

　　(6)疼痛:每个产妇在分娩期都要经历不同程度的疼痛。因其对疼痛的敏感性和耐受性存在差异,往往具有不同的表现,如呻吟、哭泣、尖叫等。询问产妇对疼痛的感受,正确评估对疼痛的耐受性。

　　3. 心理、社会状况　第一产程的产妇,尤其是初产妇,由于产程较长,加之环境的陌生及宫缩所致的疼痛,容易产生焦虑、紧张和急躁情绪。随着时间的推移,家属也会感到焦急不安。护理人员或助产士应通过产妇的言语、姿势、感知水平等来评估其心理状态,防止因心理状态而影响宫缩和产程的进展。

　　4. 辅助检查

　　(1)胎儿监护仪:可描记胎心曲线和宫缩曲线,反应胎心变化情况和宫缩的强度及频率,同时还可观察宫缩、胎动与胎心率的关系,判断胎儿在宫内的安危。

　　(2)胎儿头皮血检查:通过胎儿头皮血pH测定判断胎儿是否有宫内缺氧。

（二）护理诊断/合作性问题

1. 疼痛　与逐渐增强的宫缩和心理因素有关。
2. 恐惧　与知识和经验缺乏有关。
3. 知识缺乏　缺乏分娩的相关知识。

（三）护理措施

1. 观察产程进展

（1）胎心监测：用胎心听诊器、胎心多普勒仪在宫缩间歇时进行，每次测听 1 分钟，并注意心率、心律、心音强弱，作好记录。潜伏期 1~2 小时听胎心 1 次，活跃期 30 分钟听胎心 1 次（此方法简单，但仅能获得每分钟的胎心率，不能分辨瞬间变化，不能识别心率的变异及其与宫缩、胎动的关系）。如胎心率超过 160 次/分或低于 120 次/分或不规律，提示胎儿窘迫，应立即给产妇吸氧，左侧卧位，并通知医师作进一步处理。

考点：第一产程胎心监护

（2）胎心监护仪：将测量胎心的探头置于胎心音最响亮的部位，固定于腹壁上，观察胎心率的变异及其与宫缩、胎动的关系。此法能判断胎儿在宫内的状态。

（3）观察宫缩：最简单的方法是触诊法，由助产士以手掌放于产妇腹壁上观察，宫缩时宫体部隆起变硬，间歇时松弛变软。也可使用胎儿监护仪监测。一般需连续观察至少 3 次收缩，认真记录宫缩持续时间、强度、频率及间歇期时间。

（4）宫颈扩张和胎头下降程度：通过阴道指诊可测得。根据产程进展情况决定检查次数，临产后检查次数不超过 10 次，前置胎盘严禁阴道指诊。应消毒后进行，不增加感染机会。阴道检查除能了解宫口扩张程度、胎先露下降、内骨盆情况外，能直接摸清胎头，并能查明矢状缝及囟门明确胎位，对分娩方式判定有重要意义。阴道指诊时产妇仰卧，两腿屈曲分开，检查者右手戴手套，用碘伏棉球消毒外阴，在宫缩时示指轻轻伸入阴道内，摸清坐骨棘、胎先露部高低、宫口扩张程度及胎膜是否破裂等并记录。采用绘制产程图来连续描记和反映宫口扩张程度及先露下降程度（图 6-9）。产程图以临产时间（小时）为横坐标，以宫口扩张程度（cm）为左侧纵坐标，胎先露下降程度（cm）为右侧纵坐标，绘制出宫口扩张曲线和胎头下降曲线。

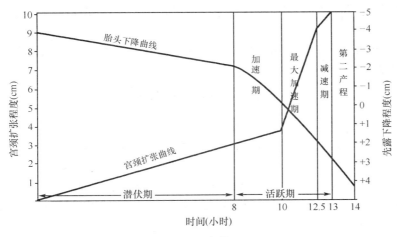

图 6-9　产程图

（4）观察破膜及羊水：胎膜多在宫口近开全时自然破裂，前羊水流出。一旦确诊破膜应马上听胎心并记录胎心率、破膜时间、羊水的颜色、性质及流出量。破膜后要注意外阴清洁，超过 12 小时尚未分娩者，遵医嘱给予抗生素预防感染。

考点：破膜后超过 12 小时尚未分娩者，遵医嘱给予抗生素预防感染

2. 促进舒适

（1）提供良好的环境：产房保持安静无噪音，尽量避免操作时发出的金属碰撞声，减少不

良刺激。第一产程期间,每隔4~6小时测量血压1次。若发现血压升高,或妊娠期高血压疾病及子痫病人,应酌情增加测量次数,并给予相应处理。

(2)补充液体和热量:鼓励产妇在宫缩间隙间少量多次进食高热量、易消化、清淡食物,注意摄入足够的水分,以保证产程中保持精力和体力的充沛。

(3)活动与休息:临产后,若宫缩不强且未破膜,鼓励产妇于宫缩间歇期在室内走动,有助于加速产程进展。若初产妇宫口近开全或经产妇宫口开4cm时,应卧床,避免平卧位。国际助产联盟主张分娩时多采用自由体位。

(4)清洁卫生:因频繁宫缩产妇出汗较多,加之阴道分泌物、羊水外溢等,产妇常有不适感,应协助产妇擦汗、更衣、更换床单等,大小便后及时会阴冲洗,保持清洁卫生,增进舒适感。

(5)排尿及排便:临产后,鼓励产妇每2~4小时排尿1次,以免膀胱充盈影响宫缩及胎头下降。因胎头压迫引起排尿困难者,应注意有无头盆不称,必要时导尿。

3. 缓解疼痛 鼓励产妇描述对疼痛的感受,产妇家属及助产人员陪伴在侧聆听,帮助其采取有效的措施来缓解疼痛,如指导产妇深呼吸等。若产妇腰骶部胀痛时,用手拳压迫腰骶部,常能减轻不适感。宫缩间隙期指导产妇放松休息,恢复体力。

4. 心理护理 孕妇精神状态能影响宫缩和产程进展。特别是初产妇。助产人员应安慰孕妇并耐心讲解释分娩生理过程,增强孕妇自然分娩信心,调动孕妇积极性,并与助产人员密切合作,以顺利分娩。可以指导孕妇在宫缩时深呼吸,或用双手轻柔下腹部等。目前,国内外一些医院开展产前瑜伽、产前呼吸操(产前拉玛泽训练操),能有效缓解分娩中紧张情绪。

(四)健康教育

1. 饮食 鼓励和帮助产妇在宫缩间歇期少量多餐,可给予清淡而富有营养的饮食,注意补充足够的液体和热量,以适应分娩时的体力消耗。

2. 活动与休息 在宫缩不强且未破膜时,鼓励产妇在间歇期适当活动,有助于产程进展。凡胎位异常或有合并症的产妇应卧床休息。协助产妇经常改变体位,以促进身体舒适和放松。

考点:第一产程产妇应每2~4小时排尿1次,以免膀胱充盈影响宫缩及胎头下降

3. 排尿及排便 临产后鼓励产妇每2~4小时排尿1次,以免膀胱充盈影响宫缩及胎头下降,必要时导尿。

五、第二产程产妇护理

(一)护理评估

1. 健康史 内容同第一产程,并了解第一产程经过及处理情况。

2. 身体状况

(1)子宫收缩增强:第二产程中,宫缩的强度及频率都达到高峰,宫缩持续约1分钟甚至更长时间,间歇仅1~2分钟。当胎头降至骨盆出口压迫骨盆底组织时,产妇有排便感,于宫缩时不由自主地向下屏气用力。

考点:胎头拨露、胎头着冠

(2)胎儿下降及娩出:宫缩使胎头继续下降,胎头在宫缩时露出阴道口,在间歇时又缩回阴道内,称为胎头拨露。如胎头双顶径已越过骨盆出口,宫缩间歇时胎头不回缩,称为胎头着冠。此后胎头仰伸、复位、外旋转,肩与胎体娩出,后羊水随之涌出。

(3)心理、社会状况:在第二产程中,产妇的恐惧、急躁情绪比第一产程加剧。评估产妇心理状态,产妇表现为烦躁不安、精疲力竭,胎儿娩出后先兴奋后安静。

3. 辅助检查 用胎儿监护仪监测胎心变化。

（二）护理诊断/合作性问题

1. 疼痛　与宫缩及会阴侧切术有关。

2. 焦虑　与缺乏顺利分娩的自信心及担心胎儿健康有关。

3. 有受伤的危险　与分娩中可能的会阴裂伤、新生儿产伤等有关。

（三）护理措施

1. 观察产程进展　密切监测胎心变化，通常每5~10分钟测听一次，或使用胎儿监护仪持续监测胎心率及其基线变异。若有异常及时通知医师并给产妇吸氧。观察宫缩情况，若出现宫缩乏力，遵医嘱给予缩宫素静脉滴注。

2. 接产准备　初产妇宫口开全、经产妇宫口扩张4cm且宫缩规律有力时，应将产妇送至产房，做好接产的准备工作。行外阴清洁和消毒后（见第11章第1节产时会阴冲洗与消毒部分）。接生者以无菌操作常规洗手、戴手套、穿手术衣后，打开产包，铺好消毒巾准备接生。 **考点：** 外阴消毒的顺序

3. 正常接生

（1）评估会阴发育情况：识别会阴撕裂的诱因，例如会阴水肿、会阴过紧缺乏弹力、耻骨弓过低、胎儿过大、胎儿娩出过快等，均易造成会阴撕裂，接产者在接产前应做出正确的判断，必要时行会阴切开术。

（2）指导产妇正确运用腹压：宫口开全后指导产妇屏气，正确运用腹压，其方法是让产妇双足蹬在产床上，两手握住产床上的把手，一旦出现宫缩，先深吸一口气屏住，然后如解大便样向下用力屏气，宫缩间歇时，双手和全身肌肉放松，安静休息。

（3）接生步骤：接生者站在产妇的右侧，当胎头拨露使阴唇后联合紧张时，开始保护会阴。保护会阴的同时协助胎头俯屈，让胎头以最小径线（枕下前囟径）在宫缩间歇时缓慢地通过阴道口，这是预防会阴撕裂的关键。接生者还必须正确娩出胎肩，后肩娩出时要注意保护好会阴。具体方法是：在会阴部盖一块消毒巾，接生者右肘支在产床上，右手拇指与其余四指分开，用手掌大鱼际肌顶住会阴部。当宫缩时，向上内方托压，同时左手轻轻下压胎头枕部，协助胎头俯屈和使胎头缓慢下降。宫缩间歇时，保护会阴的右手稍放松，以免压迫过久引起会阴水肿。当胎头枕部在耻骨弓下露出时，左手应按分娩机制协助胎头仰伸。此时如宫缩强，应嘱产妇张口哈气，解除腹压，在宫缩间歇时稍向下屏气，使胎头缓慢娩出。胎头娩出后，右手仍应保护会阴，不要急于娩出胎肩，而应以左手自鼻根向下颏挤压，挤出口鼻内的粘液和羊水，然后协助胎头复位和外旋转，再将胎儿颈部向下轻压，使前肩自耻骨弓下先娩出，继之再托胎颈向上，使后肩从会阴前缘缓慢娩出。双肩娩出后，双手协助胎体及下肢以侧位娩出，并记录胎儿娩出时间。胎儿娩出后，在产妇臀下放一弯盘接血，以计算出血量。 **考点：** 胎头拨露使阴唇后联合紧张时，开始保护会阴

4. 心理护理　第二产程期间，助产士应陪伴在旁，及时提供产程进展信息，给予安慰、支持和鼓励，缓解其紧张和恐惧，同时协助其饮水、擦汗等。

六、第三产程产妇的护理

（一）护理评估

1. 健康史　资料同第一、二产程，并了解第一、第二产程经过情况及其处理。

2. 身体状况

（1）母亲

1）一般状况：胎儿娩出后，宫底降至脐部，产妇感到轻松，宫缩暂停数分钟后又重出现。宫腔容积明显缩小，胎盘不能相应缩小与子宫壁发生错位而剥离。

考点：胎盘剥离征象

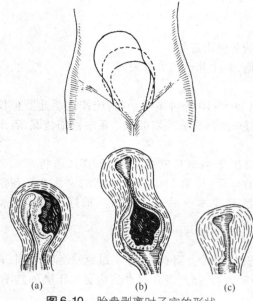

图6-10　胎盘剥离时子宫的形状

（a）胎盘剥离开始；（b）胎盘降至子宫下段；
（c）胎盘娩出

2）评估胎盘剥离征象：①子宫体变硬呈球形，宫底升高达脐上（图6-10）；②阴道口外露的一段脐带自行延长；③阴道少量流血；④用手掌尺侧在产妇耻骨联合上方轻压子宫下段时，宫体上升而外露的脐带不再回缩。胎盘剥离及娩出的方式有两种：①胎儿面先排出：胎盘从中央开始剥离，而后向周围剥离，其特点是胎盘先排出，随后见少量阴道流血，此方式临床上多见；②母体面先排出：胎盘从边缘开始剥离，血液沿剥离面流出，其特点是先有较多的阴道流血，胎盘后排出。

3）评估宫缩及阴道流血量：胎儿娩出以后子宫迅速收缩，子宫底在脐下1～2cm，收缩好的子宫硬，似球形。如宫缩乏力表现为子宫不收缩或收缩欠佳，子宫软而无力，阴道流血增多，正常分娩阴道流血量一般不超过300ml，出血量多可能由宫缩乏力或软组织损伤引起。

（2）新生儿

1）评估健康状况：评估和判断新生儿有无窒息及窒息的严重程度，可对新生儿进行Apgar评分。Apgar评分法是对新生儿娩出后1分钟内的心率、呼吸、肌张力、喉反射及皮肤颜色5项体征进行评分（表6-1）。每项为0～2分，满分为10分，8～10分属正常新生儿，4～7分为轻度窒息，0～3分为重度窒息，需紧急抢救。轻、重度窒息者应在出生后5分钟时再次评分。

考点：新生儿Apgar评分法

表6-1　新生儿Apgar评分法

体征	0分	1分	2分
每分钟心率	0	<100次	≥100次
呼吸	0	浅慢，且不规则	佳，哭声响
肌张力	松弛	四肢稍屈曲	四肢屈曲，活动好
喉反射	无反射	有些动作	咳嗽、恶心
皮肤颜色	全身苍白	身体红，四肢青紫	全身粉红

2）一般评估：测体重、身长及头径，判断是否与孕周相符，评估有无胎头水肿及颅内出血，有无畸形如唇裂、多指（趾）等。

3）心理、社会状况：胎儿娩出后，产妇感到轻松，心情比较平稳。若新生儿有异常或性别不能如愿，则会产生焦虑、烦躁或憎恨的情绪。

3. 辅助检查　根据病情需要，选择血、尿常规、出凝血时间、血气分析及心电图检查，以协助判断母儿状态。

（二）护理诊断/合作性问题

1. 有受伤的可能　与会阴裂伤或会阴切开有关。

2. 有体液不足的危险　与产后出血有关。

3. 有亲子依附关系改变的危险　与产后疲惫、会阴切口疼痛有关。

（三）护理措施

1. 产妇护理

（1）协助胎盘娩出：确认胎盘完全剥离后，接生者于宫缩时左手轻压宫底，右手轻轻牵拉脐带，嘱产妇屏气用力稍加腹压，协助胎盘娩出。当胎盘娩出至阴道口时，双手托住胎盘向一个方向旋转，同时向外牵拉，直至完全娩出（图 6-11）。在胎盘尚未完全剥离前接生者切忌用手按揉、按压宫底或强行牵拉脐带。如发现胎膜有部分断裂，可用血管钳夹住断端，再缓慢继续向外牵引，直至胎膜全部娩出。

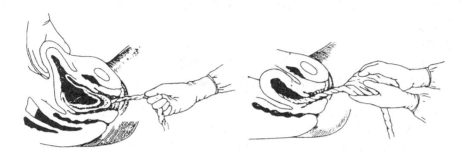

图 6-11 协助胎盘胎膜娩出

（2）检查胎盘胎膜：胎盘娩出后，检查胎盘胎膜是否完整。将胎盘铺平，检查胎盘小叶有无缺损，然后将胎盘提起，检查胎膜是否完整，并检查胎盘胎儿面边缘有无血管断裂，及时发现副胎盘。

（3）检查软产道：胎盘娩出后，应仔细检查会阴、小阴唇内侧、尿道口周围及阴道、子宫颈有无裂伤。会阴裂伤按其轻重程度分3度。Ⅰ度：裂伤部位限于会阴后联合、会阴皮肤、阴道黏膜；Ⅱ度：除以上裂伤外，还有会阴肌肉裂伤；Ⅲ度：会阴黏膜、会阴体、肛门括约肌裂伤，甚至直肠裂伤。

（4）观察产后一般情况：产妇在产房观察 2 小时，注意子宫的高度、子宫的硬度、膀胱充盈及会阴切口状况，观察血压、脉搏等。如子宫收缩不佳，阴道流血多者，可按摩子宫。膀胱充盈者应导尿，若发现血肿应及时处理。在产房观察 2 小时无异常者，将产妇和新生儿一起送母婴同室休息。

考点：产妇留产房观察 2 小时，注意观察阴道出血、子宫底高度、膀胱充盈、血压、脉搏等

（5）预防产后出血：遇有产后出血史或易发生宫缩乏力的产妇（如双胎妊娠、羊水过多、滞产等），可在胎儿前肩娩出时，将缩宫素 10U 加于 25% 葡萄糖溶液 20ml 内静脉注射，也可在胎儿娩出后用生理盐水 20ml 加缩宫素 10U 经脐静脉快速注入。若胎盘未完全剥离而出血多时应行手取胎盘术。若胎儿娩出后 30 分钟，胎盘仍没有排出，阴道流血不多，应注意排空膀胱，再轻轻按压子宫或静脉注射缩宫素，如无效再行手取胎盘术。

（6）心理护理：胎儿娩出后，鼓励产妇诉说不适，并注意减少各种刺激，保持产房安静。对不愿接纳新生儿的产妇，要耐心解释婴儿需要母爱和母亲的照顾，协助产妇接受新生儿。

2. 新生儿护理

（1）清理呼吸道：胎儿娩出断脐后，继续清除呼吸道的黏液和羊水，用新生儿吸痰管或导尿管轻轻吸除新生儿咽部及鼻腔的黏液和羊水，以免发生吸入性肺炎。当确认呼吸道黏液和羊水已吸净而仍未啼哭时，可用手轻拍新生儿足底。新生儿大声啼哭，表示呼吸道已通畅。

（2）脐带处理：胎儿娩出后1~2分钟内，在距离脐带根部15~20cm处，用两把血管钳夹住脐带，然后在两把血管钳之间剪断脐带。将剪断的脐带母体端放入弯盘，胎儿端用消毒液（75%乙醇溶液）擦脐带根部周围，在距脐根0.5cm处用粗丝线结扎第一道，再在第一道结扎线上0.5cm处结扎第二道，结扎时松紧适度。在第二道结扎线外0.5cm处剪去多余的脐带，挤净断面上的残余脐血，用20%高锰酸钾溶液烧灼脐带断端。注意药液不可接触新生儿皮肤，以免发生皮肤灼伤，处理脐带时注意新生儿保暖。此外，还可用脐带夹、气门芯等方法处理脐带。

（3）辨认：擦净新生儿足底胎脂，打足印及母亲的指印于新生儿病历上，将标明新生儿性别、体重、出生时间、母亲姓名和床号的手腕带系于新生儿右手腕上。经详细体格检查后抱给母亲进行母乳喂养。

（四）健康教育

产后半小时内将其抱给母亲，促进亲子互动，促进母婴情感连接。新生儿如无异常，护理人员应协助产妇与新生儿尽早开始互动，进行皮肤接触和尽早吸吮产妇乳房。

重点提示

1. 影响分娩的因素　产力、产道、胎儿及产妇精神心理状态。

2. 临产开始的标志是规律且逐渐增强的子宫收缩，持续30秒以上，间歇5~6分钟，同时伴有进行性宫颈管消失、宫口扩张和胎先露下降。见红是分娩即将开始的一个比较可靠的征象。

3. 产程分期　第一产程（宫颈扩张期）：从开始出现间歇5~6分钟的规律宫缩到宫口开全。初产妇需11~12小时，经产妇需6~8小时。第二产程（胎儿娩出期）：从宫口开全到胎儿娩出。初产妇需1~2小时。经产妇需几分钟至1小时。第三产程（胎盘娩出期）：从胎儿娩出到胎盘娩出。需5~15分钟，不超过30分钟。

目 标 检 测

一、选择题

A 型题

1. 分娩的主要产力是
   - A. 膈肌收缩力
   - B. 腹肌收缩力
   - C. 肛提肌收缩力
   - D. 子宫收缩力
   - E. 腰肌收缩力

2. 进入第二产程的主要标志是
   - A. 破膜
   - B. 产妇用腹压
   - C. 拨露
   - D. 阴道口见先露
   - E. 宫口开全

3. 哪项不是新生儿 Apgar 评分体征
   - A. 心率
   - B. 呼吸
   - C. 肌张力
   - D. 喉反射
   - E. 体温

4. 初产妇王某，妊娠39周住院待产。检查：规律宫缩，枕左前位，胎心146次/分，宫口开大3cm。在产程护理措施中，错误的是
   - A. 指导合理进食
   - B. 休息时取左侧卧位
   - C. 宫缩时嘱正确用腹压
   - D. 每隔1~2小时听1次胎心
   - E. 鼓励2~4小时排尿1次

5. 产妇孙某，自然分娩，产后2小时观察内容不包括
   - A. 血压及脉搏
   - B. 子宫收缩情况
   - C. 阴道流血量
   - D. 乳汁分泌情况
   - E. 膀胱充盈情况

6. 第三产程处理错误的是
   - A. 胎儿娩出后应立即挤压子宫，促使胎盘娩出
   - B. 胎盘娩出后详细检查胎盘胎膜是否完整
   - C. 检查阴道、会阴有无裂伤
   - D. 第三产程结束后，产妇在产房观察2小时
   - E. 产后2小时情况良好，护送到休养室

7. 枕下前囟径的平均值为
   - A. 9.3cm
   - B. 9.5cm
   - C. 11.3cm
   - D. 12.3cm

E. 13.3cm

8. 哪项贯穿于分娩的整个过程

   A. 内旋转　　　　　　B. 俯屈

   C. 外旋转　　　　　　D. 下降

   E. 衔接

9. 初产妇破膜多发生在什么时候

   A. 宫颈口开 1cm　　　B. 宫颈口开 3cm

   C. 宫颈口开 6cm　　　D. 宫颈口开 7cm

   E. 宫颈口近开全

二、案例分析

    王女士,24 岁,农民。第一胎,孕 40 周。自诉腹部阵痛后,立即到镇卫生院待产,现已腹痛 7 小时仍未分娩,因姐姐是剖宫产分娩的,估计自己也要剖宫产,由镇卫生院的护士陪送转到县医院。查阅产前检查记录,每次各项记录均正常。检查:T 37℃ ,P 88 次/分,BP 120/80mmHg。精神疲倦,听诊心肺正常。下肢无水肿。产科腹部触诊:枕右前位。宫缩持续 30 秒、间歇 3~4 分钟,子宫收缩力中等。听诊:胎心 140 次/分。膀胱稍胀。肛查:宫口开大 5cm,触及前羊膜囊,先露头,S^{-1}。产妇在宫缩时自己手按腹部,大声呼叫,要求剖宫产。

1. 根据产妇目前的情况,应制订哪些护理措施?

2. 请说出措施的依据。

（蒋　华　郭玉萍）

第7章 异常分娩产妇的护理

决定分娩能否顺利进行的四个主要因素是产力、产道、胎儿以及产妇的心理状态。其中任何一个或一个以上的因素异常而使分娩受阻,称为异常分娩(abnormal labor),俗称难产(dystocia)。顺产与难产在一定条件下可以相互转化。若处理得当,难产则可以转化为顺产;处理不当顺产也可以转化为难产。所以对于造成难产的四大要素必须有所了解。异常分娩包括产力异常、产道异常、胎位及胎儿发育异常。

案例

某孕妇29岁,停经9个月余,见红后1小时入院,入院后产程进展如下:入院当日偶有宫缩,次日凌晨1am宫缩25″/4~5′,头位,宫口未开,未破膜;11am宫缩30″/4~5′,宫口扩张1~2cm,胎膜破,S^0,用0.5%缩宫素静脉滴注5滴/分,2pm时宫缩30~35″/3~4′,宫口2.5cm,$S^{+0.5}$,缩宫素10滴/分至6pm,宫缩35″/3~4′,1%缩宫素10滴/分,7pm宫口扩张3.5cm。

问题:1. 该产妇出现什么情况?

2. 应用缩宫素时应注意哪些问题?

第1节 产力异常产妇的护理

产力(powers of labor)包括子宫收缩力、腹肌和膈肌收缩力以及肛提肌收缩力,其中以子宫收缩力为主,子宫收缩力贯穿于分娩全过程。在分娩过程中,子宫收缩在节律性、对称性及极性方面不正常或强度、频率有改变,称为子宫收缩异常。简称为产力异常(abnormal uterine action)。子宫收缩力异常临床上分为子宫收缩乏力(uterine inertia)和子宫收缩过强(uterine over contraction)两类。每类又分为协调性子宫收缩和不协调性子宫收缩(图7-1)。

$$宫缩乏力\begin{cases}协调性(低张性)\begin{cases}原发性\\继发性\end{cases}\\不协调性(高张性)\end{cases}$$

$$宫缩过强\begin{cases}不协调性(低张性)\begin{cases}强直性子宫收缩(病理缩复环)\\子宫痉挛性狭窄环\end{cases}\\协调性\quad 急产\end{cases}$$

图7-1 产力异常的分类

一、护 理 评 估

(一)健康史

1. **产道与胎儿因素** 头盆不称或胎位异常使胎先露部下降受阻,不能紧贴子宫下段及子宫颈内口,反射性地引起有效子宫收缩,是导致继发性宫缩乏力最常见原因。

2. **胎位异常和头盆不称** 胎先露不能紧贴子宫下段及子宫颈部,不能引起有效的子宫收缩。

3. **精神因素** 多见于高龄初产妇,精神过度紧张,恐惧分娩,干扰了中枢神经系统的正常功能等可影响子宫正常收缩。

4. 子宫因素 子宫壁过度膨胀(如双胎、羊水过多、巨大胎儿等),可使子宫肌纤维过度伸展;多次妊娠分娩,子宫的急慢性炎症使子宫肌纤维变性;子宫肌瘤、子宫发育不良等均能影响子宫的收缩力。

5. 内分泌异常 临产后,产妇体内雌激素、缩宫素、前列腺素、乙酰胆碱等分泌不足,孕激素下降缓慢,子宫对乙酰胆碱的敏感性降低等,均可影响子宫肌兴奋阈,致使子宫收缩乏力。

6. 药物影响 临产后不恰当地使用大剂量镇静剂、镇痛剂及麻醉剂(如吗啡、哌替啶、硫酸镁及苯巴比妥等),使子宫收缩受到抑制。

7. 其他 营养不良、贫血等慢性疾病体质虚弱者;临产后过多的体力消耗、疲劳,进食与睡眠不足;膀胱直肠充盈;前置胎盘影响胎先露下降;过早使用腹压等均可导致宫缩乏力。

(二)身心评估

【子宫收缩乏力】

1. 协调性子宫收缩乏力 也称低张性子宫收缩乏力(hypotonic uterine inertia),子宫收缩具有正常的节律性、对称性和极性,如果收缩力弱、宫腔压力低、持续时间短、间歇时间长且不规律,即使宫缩最强时,宫体隆起亦不明显,用手压宫底部肌壁仍有凹陷。根据其在产程中出现的时间可分为:①原发性宫缩乏力,指产程开始即子宫收缩乏力,宫口不能如期扩张,胎先露部不能如期下降,产程延长;②继发性宫缩乏力:指产程开始子宫收缩正常,在产程进展到某一阶段(多在活跃期或第二产程),子宫收缩转弱,产程进展缓慢,甚至停滞。

2. 不协调性子宫收缩乏力 又称高张性子宫收缩乏力(hypertonic uterine inertia)子宫收缩失去正常的节律性、对称性和极性,节律不协调。宫缩的兴奋点来自子宫下段的一处或多处,宫缩时宫底部收缩不强,宫腔内压力虽高,但宫底部压力不高,而子宫下段收缩强,表现为子宫收缩不协调,宫缩不能使宫口扩张,不能使胎先露部下降,属无效宫缩。宫缩间歇期子宫肌不能完全松弛,收缩不协调,这种宫缩属无效宫缩。产妇自觉下腹部持续疼痛、拒按,紧张,烦躁,严重者出现脱水、电解质紊乱、肠胀气、尿潴留。产科检查时下腹部有压痛,宫缩间歇期不明显,胎位触不清,胎心不规则,产程进展异常,由于宫缩乏力,临床可出现产程曲线异常(图 7-2)。

考点:宫缩乏力,临床可出现哪些异常产程

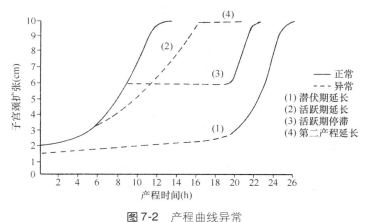

图 7-2 产程曲线异常

(1)潜伏期延长(prolonged latent phase):从规律宫缩至宫口扩张 3cm 为潜伏期,初产妇潜伏期正常约需 8 小时,最大时限 16 小时,超过 16 小时为潜伏期延长。

(2)活跃期延长(protracted active phase):从宫口开大 3cm 至宫口开全为活跃期,初产妇活跃期正常约需 4 小时,最大时限 8 小时,活跃期超过 8 小时为活跃期延长。

（3）活跃期停滞（arrest active phase）：进入活跃期后，宫颈口不再扩张达 2 小时以上，为活跃期停滞。

（4）第二产程延长（prolonged second stage）：第二产程初产妇>2 小时，经产妇>1 小时尚未分娩者，称第二产程延长。

（5）第二产程停滞（protracted second stage）：第二产程胎头下降无进展长达 1 小时，称第二产程停滞。

（6）胎头下降延缓（prolonged descent）：活跃期晚期至宫颈口扩张 9~10cm，胎头下降速度每小时小于 1cm，称胎头下降延缓。

（7）胎头下降停滞（protracted descent）：活跃期晚期胎头停留在原处不下降达 1 小时以上，称胎头下降停滞。

（8）滞产（prolonged labor）：总产程超过 24 小时称滞产。以上情况均为产程进展异常，可单独存在，也可合并存在。

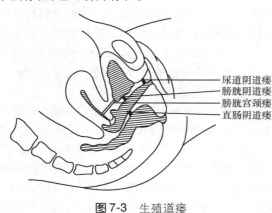

图 7-3　生殖道瘘

尿道阴道瘘
膀胱阴道瘘
膀胱宫颈瘘
直肠阴道瘘

3. 对母儿的影响

（1）对产妇的影响：①体力消耗：由于产程延长，产妇休息不好，进食少，体力消耗大，精神疲惫，可出现肠胀气、尿潴留等，加重宫缩乏力，严重时可引起脱水、酸中毒等使产妇衰竭。②产伤：由于第二产程延长，膀胱较长时间被压迫于胎先露（特别是胎头）与耻骨联合之间，可导致局部组织缺血、水肿和坏死，形成膀胱阴道瘘或尿道阴道瘘（图 7-3）。③产后出血：宫缩乏力，影响胎盘剥离娩出和子宫壁的血窦关闭，容易引起产后出血。④产后感染：产程延长使肛查或阴道检查次数增加、胎膜早破、产后出血等均使感染机会增加。

（2）对胎儿新生儿的影响：产程延长，宫缩不协调可致胎儿-胎盘循环障碍，胎儿供氧不足，或因胎膜早破脐带受压或脐带脱垂易发生胎儿窘迫，新生儿窒息或死亡；又因产程延长，导致手术干预机会增多，产伤增加，新生儿颅内出血发病率和死亡率增加。

4. 心理与社会状况　由于产程长、进展受阻，产妇及家属表现出过度焦虑、恐惧，担心母儿安危，对产程的进展无能为力，对有关治疗不能配合等，经阴道分娩失去信心，请求医护人员帮助，尽快结束分娩。此时应主要评估产妇的精神状态及影响因素，了解焦虑、恐惧程度；以前的分娩情况；产妇及其亲属对新生儿的看法；是否有良好的支持系统等。

（三）辅助检查

1. 胎心及宫腔压力监测　潜伏期每 0.5~1 小时，活跃期每 15~30 分钟听胎心 1 次，或使用胎儿监护仪监测胎心，应注意观察胎心监护图的变化。观察宫缩及间歇期时限变化及宫腔压力改变情况。

2. 肛门检查或阴道检查　适时在宫缩时进行肛门检查，了解宫颈软硬度、厚薄、宫口扩张程度、骨盆腔大小，确定胎位以及胎头下降程度。阴道检查在严密消毒的情况下进行，适用于肛门检查不清、宫口扩张及胎头下降程度不明、产程进展缓慢者。

3. 实验室检查　可出现尿酮体阳性，电解质紊乱，二氧化碳结合力降低等。

二、护理诊断/合作性问题

1. 疲乏　与宫缩乏力、产程延长、产妇体力消耗有关。
2. 焦虑　与担心自身及胎儿安全有关。
3. 潜在并发症：产后出血。

三、护　理　措　施

（一）专科护理

1. 治疗原则　一旦出现协调性宫缩乏力，不管是原发性或继发性，均应寻找原因。若为头盆不称或明显胎位异常，估计无法从阴道分娩者，应及时做好剖宫产的准备。

2. 协调性宫缩乏力

（1）加强子宫收缩：对确诊为协调性宫缩乏力，产程无明显进展，且不存在头盆不称的产妇，可采用以下方法加强子宫收缩。①及时排空膀胱和直肠：初产妇宫口扩张小于3cm、胎膜未破者可行温肥皂水灌肠，排出粪便及积气，同时刺激子宫收缩。自然排尿困难者可先行诱导法，若无效可给予导尿，使膀胱排空而增宽产道，加强宫缩。②纠正酸中毒和电解质紊乱：酸中毒者可遵医嘱给予5%碳酸氢钠溶液静脉滴注，低钾血症者遵医嘱给予氯化钾缓慢静脉滴注。补充钙剂可提高子宫平滑肌细胞球蛋白及腺苷酶的活性，增加间隙连接蛋白的数量，从而增强宫缩。③刺激乳头可以诱发内源性的缩宫素释放，使子宫收缩加强。④针刺合谷、三阴交、关元、太冲、支沟等穴位均可加强宫缩。⑤人工破膜：宫口扩张3cm或以上，无头盆不称、胎头已衔接者，可采用人工破膜，破膜后胎先露直接紧贴子宫下段及宫颈内口，引起反射性宫缩，使产程进展加速。⑥静脉滴注缩宫素：适用于协调性宫缩乏力、宫口扩张3cm、胎心良好、胎位正常者。先为患者静脉滴注5%葡萄糖溶液500ml，速度为8~10滴/分，然后加入缩宫素2.5~5U使其混匀。每15分钟观察子宫收缩、胎心、产妇血压和脉搏，并记录。对于不敏感者，可酌情加快滴速，但一般不宜超过40滴/分，以宫缩达到间隔2~4分钟，持续40~60秒为宜。应用缩宫素静脉滴注必须有专人守护，随时调节剂量、浓度和滴速，若10分钟内宫缩超过5次、宫缩持续1分钟以上或胎心率发生变化者，应立即停止使用。⑦静脉注射地西泮，能松弛宫颈平滑肌，软化宫颈，促进宫口扩张，适用于宫口扩张缓慢及宫颈水肿的产妇。可遵医嘱每4~6小时给10mg，与缩宫素联用效果更佳。

（2）阴道助产或剖宫术的准备：若处理后产妇宫缩转为正常，第二产程应做好阴道助产及抢救新生儿的准备。如经上述处理仍无产程进展或出现胎儿宫内窘迫、产妇体力衰竭等，应立即做好剖宫产的术前准备。

（3）预防产后出血及感染：胎儿前肩娩出后给予缩宫素10U肌内注射或静脉滴注。胎儿、胎盘娩出后加大缩宫素用量，以促进子宫收缩，防止产后出血。破膜超过12小时、总产程超过24小时、肛查或阴道检查次数较多者均应使用抗生素预防感染。产后注意保暖及饮用一些高热量饮品，使产妇在产房的2小时观察中获得休息和恢复。

3. 不协调性宫缩乏力　处理原则为恢复宫缩极性，调节宫缩。对于产程延长，出现过度疲劳或烦躁不安的产妇可遵医嘱给予镇静剂（哌替啶100mg或吗啡10~15mg）肌内注射，或地西泮10mg静脉注射，使产妇充分休息，醒后多能恢复为协调性宫缩。注意宫缩恢复协调性前禁用缩宫素。若上述处理后宫缩仍不协调或伴有胎儿窘迫、头盆不称等，应立即做好剖宫产及抢救新生儿的准备。

考点：1.人工破膜条件 2.静脉滴注缩宫素适应证及注意事项 3.温肥皂水灌肠条件

（二）病情观察

1. 产程中监测产妇的生命体征，观察产妇神志、皮肤弹性等改变，以及时发现脱水、酸中毒等由于体力消耗带来的影响。

2. 以手触摸产妇腹部或用胎儿电子监护仪监测子宫收缩的强度、频率和节律性等情况，以及时发现宫缩乏力，并根据具体情况判断其为协调性宫缩乏力或不协调性宫缩乏力。密切观察宫口扩张及胎先露下降情况，以便及早处理。同时注意胎儿情况，防止胎儿窘迫。

3. 产后注意观察产妇子宫收缩、阴道流血情况及生命体征的各项指标，及时发现感染征象。

（三）心理护理

产妇的精神心理状态是顺利分娩的四要素之一，可直接影响子宫收缩力。因此要特别重视产妇的心理状况，鼓励陪伴分娩，给予必要的安慰和鼓励。护士随时向产妇及其家属解答问题，告知产程进展和护理计划，产妇有所准备并对分娩建立信心。

（四）一般护理

1. 保证休息，消除产妇的焦虑心理，鼓励在宫缩间歇期充分休息。

2. 提供充足的营养、水分和电解质　鼓励产妇多进食高热量、易消化的食物，若不能进食可给予静脉补充液体和营养物质。

四、健 康 教 育

加强产前教育，让孕妇及家属了解分娩过程，认识到过多镇静剂的使用会影响子宫收缩。临产后，指导产妇休息、饮食、排尿及排便。产后嘱产妇注意观察宫缩、阴道流血情况。加强营养，保持外阴部清洁，注意恶露的量、颜色及气味。指导母乳喂养。

子宫收缩过强

一、护 理 评 估

（一）健康史

认真阅读产前检查记录，包括骨盆测量值、胎儿情况及妊娠并发症等有关资料。详细询问阵痛开始的时间、程度，以及胎动的情况。了解经产妇既往有无急产史。评估临产后产妇有无精神紧张、过度疲劳，分娩过程中有无梗阻发生，有无应用缩宫素，有无胎盘早剥或宫腔内操作等诱发因素。重点评估：临产时间、宫缩频率、强度及胎心、胎动情况。

（二）身心状况

1. 协调性子宫收缩过强　子宫收缩的对称性、节律性和极性正常，但子宫收缩力过强、过频。若无头盆不称及胎位异常，分娩会在短时间内结束。总产程不足 3 小时称为急产（precipitate delivery），经产妇多见。由于宫缩过强过频，产程过快，可导致产妇软产道裂伤，产褥感染机会增加；影响子宫胎盘血液循环，易发生胎儿宫内窘迫和新生儿颅内出血；新生儿娩出过快易发生坠地外伤。若有产道梗阻，可导致先兆子宫破裂。

产妇临产后突感腹部宫缩阵痛难忍，子宫收缩过频、过强，无喘息之机，产程进展很快，产妇毫无思想准备，尤其周围无医护人员及家属的情况下，产妇有恐惧和极度无助感，担心胎儿与自身的安危。

2. 不协调性子宫收缩过强

（1）强直性子宫收缩：几乎均是外界因素引起。宫颈内口以上部分的子宫肌层出现强直性痉挛性收缩，间歇期短或无间歇期。产妇烦躁不安，持续性腹痛。胎心、胎位不清。有时子宫下段被拉长，形成一明显环状凹陷，并随宫缩上升达脐部或脐上，为病理性缩复环（图7-4），腹部呈葫芦状，子宫下段有压痛，并有血尿。

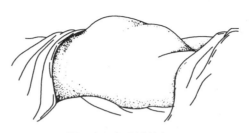

图7-4　病理性缩复环

（2）子宫痉挛性狭窄环：子宫壁局部肌肉呈痉挛性不协调性收缩形成环状狭窄，持续不放松，称子宫痉挛性狭窄环。狭窄环可发生在宫颈、宫体的任何部位，多在子宫上下段交界处，也可在胎体某一狭窄部，以胎颈、胎腰处常见（图7-5）。

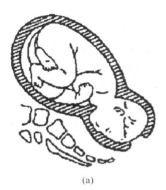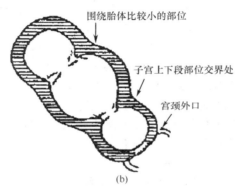

（a）　　　　　　　　　　　　　　　（b）

图7-5　子宫痉挛性狭窄环

（a）狭窄环绕胎颈；（b）狭窄环容易发生的部位

产妇出现持续性腹痛，烦躁，宫颈扩张缓慢，胎先露下降停滞，胎心不规则。阴道检查时在宫腔内可触及狭窄环，此环与病理缩复环不同的是不随宫缩上升。

3. 心理、社会状况　产妇临产后突感腹部宫缩阵痛难忍，产妇毫无思想准备，尤其当周围无医护人员及家属的情况下，产妇有恐惧和极度无助感，担心胎儿与自身的安危常表现出烦躁不安、恐惧。子宫收缩过频、过强，无喘息之机，产程进展反而减慢。主要评估产妇紧张、恐惧程度，是否有良好的支持系统。

4. 对母儿的影响　①对母体的影响：初产妇宫颈、阴道以及会阴撕裂伤，子宫破裂，产褥感染，胎盘滞留或产后出血。②对胎儿及新生儿的影响：胎儿在子宫内缺氧，胎儿窘迫，新生儿窒息甚至胎死宫内，新生儿颅内出血，新生儿易生发感染，若坠地可致骨折、外伤等。

（三）辅助检查

1. 胎心电子监测　胎儿电子监护仪监测宫缩及胎心音的变化。

2. 监测宫缩　产科检查发现宫缩持续时间长，宫缩时内压很高，宫体硬，间歇时间短，触诊方位不清。

3. 肛门检查及阴道检查　了解宫口扩张的情况及先露下降程度。

二、护理诊断/合作性问题

1. 急性疼痛　与过频过强的子宫收缩有关。

2. 焦虑　与担心自身和胎儿安危有关。

3. 有母儿受伤的危险　与产程过快造成产妇软产道损伤、新生儿外伤有关。

4. 潜在并发症:子宫破裂。

三、护 理 措 施

(一)专科护理

分娩时尽可能作会阴侧切术,以防止会阴撕裂,遇有宫颈、阴道及会阴的撕裂,应及时发现并予缝合,新生儿按医嘱给维生素 K_1 10mg 肌内注射,预防颅内出血。

(二)病情监护

1. 防止受伤,促进母儿健康　①产前详细了解孕产史,凡有急产史的孕妇,嘱其在预产期前 2~3 周不外出远行,提前 1~2 周住院待产,以防院外分娩伤及母儿。②产时避免灌肠,提前做好接产和新生儿窒息抢救的准备工作。③产后及时检查软产道和新生儿,发现损伤及时处理。④分娩过快未经消毒者,遵医嘱给母儿使用抗生素。

2. 预防子宫破裂　①宫缩乏力时静脉滴注缩宫素,如 25% 硫酸镁 20ml 加入 5% 葡萄糖溶液 20ml 缓慢静脉注射,哌替啶 100mg 肌内注射(适用于 4 小时内胎儿不会娩出者),在抑制宫缩同时密切观察胎儿安危。密切观察产妇产程进展及产妇状况,发现异常及时通知医师并配合处理。②严密观察宫缩,若有宫缩过强,立即停止一切刺激,如阴道内操作、缩宫素静脉滴注等,及时通知医生。若宫口已开全,应指导产妇宫缩时张口哈气,减少屏气用力,减慢分娩过程,同时做好接产和抢救新生儿窒息的准备;出现胎儿窘迫者,应让产妇左侧卧位,给予吸氧,并做好剖宫产术的准备。

(三)心理护理

减轻焦虑,陪伴分娩,密切观察产妇状况,及时向产妇和家属提供产妇的信息,与产妇交谈分散其注意力,说明产程中可能出现的问题及采取的措施,以便取得他们的理解和配合。

(四)一般护理

1. 凡有急产史的孕妇,提前住院待产,严密观察;准备急救物品,正确处理急产;必要时使用宫缩抑制剂,如无缓解或出现胎儿窘迫征象,应行剖宫产术的准备。做好新生儿护理,预防母儿并发症。

2. 缓解疼痛　提供缓解疼痛及减轻焦虑的支持性措施,如深呼吸、变换体位、腹部按摩、及时更换汗湿的衣服及床单、保持安静环境等,提供背部按摩,嘱其不要向下屏气,以减慢分娩过程。需解大小便时,先查宫口大小及胎先露的下降情况,以防分娩在厕所内造成的意外伤害。

四、健 康 教 育

嘱产妇观察宫体复旧、会阴伤口、阴道出血、生命体征等情况,进行产褥期健康教育及出院指导。如新生儿发生意外,协助产妇及家属平稳度过悲伤期,为产妇提供出院后的避孕和今后的生育指导。

第 2 节　产道异常产妇的护理

产道异常包括骨产道和软产道异常。以骨产道异常多见。骨产道异常是指骨盆的径线过短或形态异常,阻碍胎先露下降,影响产程顺利进展,又称狭窄骨盆,常见有四种类型:骨盆入口平面狭窄、中骨盆及出口平面狭窄、三个平面均狭窄和畸形骨盆。

一、护理评估

(一) 健康史

阅读产妇产前检查的有关资料,特别是骨盆测量提示产道异常及妇科检查的记录,曾经历的处理情况及身体反应。重点了解既往分娩史,内、外科疾病史,如佝偻病、脊柱和关节结核及外伤史等。

(二) 身心状况

评估本次妊娠的经过及身体反应,了解产妇情绪,妊娠早、中、晚期的发展,过程是否顺利,是否有病理妊娠的问题与妊娠并发症的发生,以及产妇的心理状态与社会支持系统的情况。

1. 一般检查 观察产妇的体型、步态有无跛足,有无脊柱及髋关节畸形,米氏菱形窝是否对称(图7-6),有无悬垂腹或尖腹等体征(图7-7)。若身高在145cm以下者警惕均小骨盆。

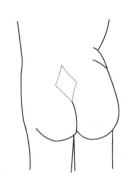 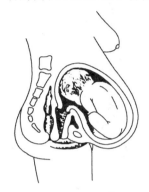

图 7-6 米氏菱形窝不对称　　　　图 7-7 悬垂腹

2. 腹部检查

(1) 观察腹型:测量宫高、腹围,预测胎儿大小,明确胎方位。

(2) 跨耻征检查:可估计头盆是否相称,产妇排空膀胱后仰卧,两腿伸直,检查者将手放在耻骨联合上方,向骨盆腔方向推压浮动的胎头。如胎头低于耻骨联合平面,为跨耻征阴性,表示头盆相称;若胎头与耻骨联合在同一平面,为跨耻征可疑阳性,表示头盆可能不称;若胎头高于耻骨联合平面,为胎头跨耻征阳性,表示头盆明显不称,初产妇预产期前两周或经产妇临产后胎头尚未入盆时做此项检查有一定的临床意义(图7-8)。

 考点:常见的骨产道异常有哪些

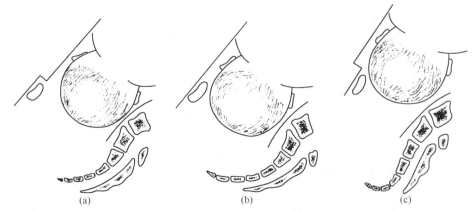

图 7-8 检查头盆的相称程度

(a)头盆相称;(b)头盆可能相称;(c)头盆不称

（3）骨盆测量

1）骨盆入口平面狭窄（contracted pelvic inlet）：骶耻外径小于18cm，前后径小于10cm，对角径小于11.5cm。常见有单纯扁平骨盆（simple plat pelvis）（图7-9）及佝偻病性扁平骨盆（funnel shaped pelvis）（图7-10）两种。入口平面狭窄导致胎头入盆不均，或胎头骑跨在耻骨联合上方（即跨耻征阳性）。

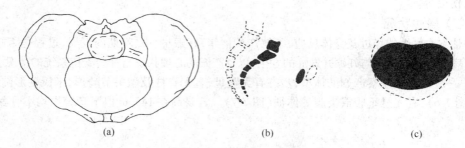

(a)   (b)   (c)

图7-9 单纯扁平骨盆

（a）入口平面形态；（b）入口平面前后径缩短；（c）入口平面呈横扁圆形（横径正常）

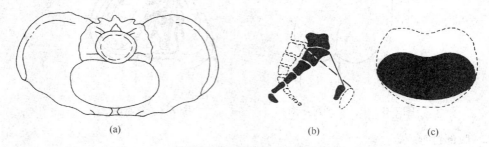

(a)   (b)   (c)

图7-10 佝偻病性扁平骨盆

（a）入口平面形态；（b）入口平面前后径缩短；（c）入口平面呈横扁圆形（横径正常）

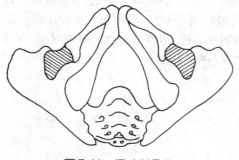

图7-11 漏斗型骨盆

2）中骨盆及骨出口平面狭窄：骨盆入口各径线尚正常，中骨盆及出口平面明显狭窄，坐骨棘间径小于10cm，坐骨结节间径小于8cm，耻骨弓角度小于90℃，坐骨结节间径与出口后矢状之和小于15cm，骨盆呈漏斗状（funnel shaped pelvis）（图7-11）。

3）骨盆三个平面都狭窄：骨盆形状正常，但各径线可较正常低值缩短2cm以上或更多，称均小骨盆（generally contracted pelvis），因此，它的各个平面都有一定程度的缩小，身高小于145cm者，应警惕均小骨盆（图7-12）。

4）畸形骨盆：骨盆变形，左右不对称，见于小儿麻痹后遗症、先天性畸形、长期缺钙、外伤以及脊柱与骨盆关节结核病等（图7-13）。

3. 辅助检查

（1）B超检查：可见胎先露位于骨盆入口平面以上，或经测量胎头双顶径、胸径、腹径、股骨长度均偏大，则胎儿多不能顺利通过骨产道。

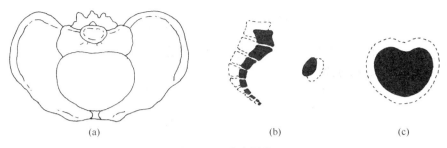

图 7-12　均小骨盆

（a）入口平面形态；（b）入口平面前后径缩短；（c）入口平面形态正常（各径线均小于正常值 2cm 以上）

（2）骨盆测量：骶耻外径、坐骨结节间径或耻骨弓角度等可低于正常值。

（3）胎位及产程动态监测：及时进行相应检查，根据头盆相称程度及胎儿和产妇的综合情况选择分娩方式。

（4）软产道检查：观察外观有无异常，妊娠早期行双合诊检查，了解阴道和宫颈有无异常。①外阴异常：外阴瘢痕、外阴坚韧、外阴水肿，影响胎头娩出或造成严重的撕裂伤。②阴道异常：纵隔、横隔、狭窄、尖锐湿疣，阴道尖锐湿疣于妊娠期生长迅速，患者分娩时容易发生阴道裂伤、血肿及感染。③宫颈异常：宫颈外口粘连、宫颈水肿、肌瘤（图 7-14）、宫颈坚韧、宫颈瘢痕等。

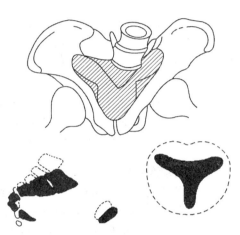

图 7-13　畸形骨盆

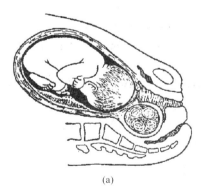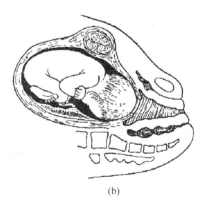

图 7-14　子宫肌瘤对分娩的影响

（a）胎头下降受阻；（b）不影响胎头下降

（5）狭窄骨盆对分娩的影响：母体骨盆各平面的狭窄，影响胎先露的衔接、胎头内旋转，引起胎位异常，宫缩乏力，导致产程延长或停滞，甚至子宫破裂，膀胱等局部软组织因受压过久易形成生殖道瘘等，还易发生胎膜早破、脐带脱垂导致胎儿窘迫，因胎头受压过久或手术助产使胎儿、新生儿颅内出血、产伤及感染的风险增加。

二、护理诊断/合作性问题

1. 有感染的危险　与胎膜早破、产程延长、手术操作有关。
2. 有新生儿窒息的危险　与产道异常、产程延长有关。
3. 潜在并发症:子宫破裂。

三、护 理 措 施

(一)专科护理

产程中出现宫颈水肿可应用以下措施:

考点: 试产
适应证及试
产时间

1. 抬高产妇臀部,减轻胎头对宫颈的压力。
2. 在宫颈水肿明显处或 3 点、9 点注射 0.5% 利多卡因 5～10ml。
3. 静脉注射地西泮 10mg,宫口近开全时,可以用手上推水肿的前唇,使其越过胎头。经处理无效、影响分娩者,须行剖宫产术。

📖 **链 接**┄┄┄┄┄┄ **试产的方法**

①试产从宫口开大 3～4cm,胎膜已破开始,未破膜者给外阴冲洗消毒后行人工破膜术,同时观察羊水量、性状和胎心情况;②静脉滴注缩宫素;③严密观察 2～4 小时,若胎头仍未入盆,或有胎儿窘迫须行剖宫产者,立即做好手术和抢救新生儿准备。

(二)病情监护

1. 注意子宫破裂的先兆,严密观察宫缩、胎心、羊水及产程进展情况,发现胎儿窘迫征象,及时给予吸氧,嘱左侧卧位,通知医生并配合处理,预防胎膜早破、脐带脱垂和子宫破裂。
2. 中骨盆轻度狭窄者,阴道助产或做好剖宫产术的术前准备。
3. 骨盆出口狭窄者,不能试产。

(三)心理护理

1. 向产妇及家属讲清楚阴道分娩的可能性及优点,增强其自信心。
2. 认真解答产妇及家属提出的疑问,使其了解目前产程进展的状况。
3. 向产妇及家属讲明产道异常对母儿的影响,使产妇及家属解除对未知的焦虑,以取得良好的合作。
4. 提供最佳服务,使她们建立对医护人员的信任感,缓解恐惧心理,安全度过分娩期。

(四)一般护理

明显头盆不称,按医嘱做好剖宫产术的术前准备与护理,有轻度头盆不称者,可行试产,专人守护,保证产妇有良好的产力,密切观察胎儿情况及产程进展。

四、健 康 教 育

1. 向产妇进行产褥期健康教育及出院指导,告知预防产后感染的自我护理措施。
2. 指导产妇喂养及护理手术儿的知识,并告知产后检查的必要性和时间。

第 3 节　胎位及胎儿异常产妇的护理

胎儿异常包括胎位异常和胎儿发育异常。分娩时除枕前位(约占 90%)为正常胎位外,其余均为异常胎位,是造成难产的原因之一。胎位异常临床常见于持续性枕后位或枕横位以及臀位,胎儿发育异常多见巨大儿和脑积水。

一、护理评估

（一）健康史

详细阅读产前检查的资料,如身高、骨盆测量值、胎方位、估计胎儿大小、有无羊水过多、前置胎盘、盆腔肿瘤等。询问过去分娩情况,注意有无头盆不称、糖尿病史。了解是否有分娩巨大儿、畸形儿等家族史。评估待产过程中产程进展、胎头下降等情况。

（二）身心状况

1. 胎位异常　可导致产程延长、继发宫缩无力,或出现胎膜早破、脐带先露或脐带脱垂的危险,导致胎心不规则,甚至死亡。产妇因产程时间过长,极度疲乏失去信心而产生急躁情绪,同时也十分担心自身及胎儿的安危。

（1）持续性枕后位（persistent occipito posterior position）、枕横位（图7-15,图7-16）:产妇自觉肛门坠胀及排便感,宫口尚未开全而过早屏气用力,先露为头,胎背偏向母体后方或侧方,可准确判定产程进展及胎方位,宫颈水肿、产程延长、产妇疲劳、胎儿宫内窘迫、产后出血和感染。

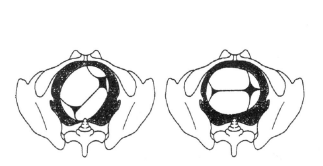

图 7-15　持续性枕后位、枕横位

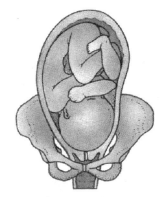

图 7-16　枕后位

（2）臀位（breech presentation）:孕产妇自觉肋下或上腹部有圆而硬的胎头,宫底触及圆而硬的胎头,耻骨联合上方为宽而软的胎臀,胎心音在脐上一侧最清,盆腔内空虚,触及胎臀或胎足（图7-17）。胎膜早破、脐带脱垂、宫颈裂伤等的发生率高。因后出头困难,新生儿意外可能性大。

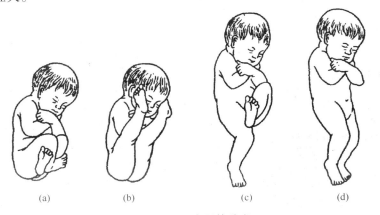

图 7-17　臀先露的种类
（a）混合臀先露;（b）单臀先露;（c）单足先露;（d）双足先露

（3）肩先露（shoulder presentation）：胎体横卧于宫腔，其纵轴与母体纵轴垂直为横产式，称横位，先露部为肩部，称肩先露，是对母儿最不利的胎位（图 7-18，图 7-19）。

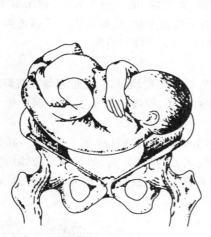

图 7-18　肩先露

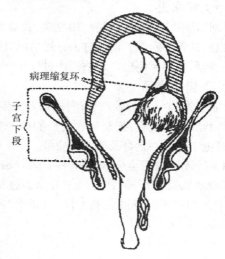

病理缩复环
子宫下段

图 7-19　忽略性肩先露

（4）面先露（face presentation）：多于临产后发现，因胎头极度仰伸，使胎儿枕部与胎背接触。由于颜面部骨质不易变形，容易发生会阴裂伤，颏后位可发生梗阻性难产，处理不及时，可致子宫破裂（图 7-20）。

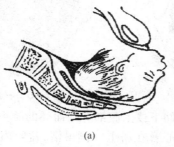

(a) (b)

图 7-20　颏前位及颏后位分娩示意图
（a）颏前位可以自娩；（b）持续性颏后位不能自娩

（5）其他：额先露、复合先露（图 7-21）。

2. 胎儿发育异常

（1）巨大儿（fetal macrosomia）：出生体重达到或超过 4000g 者，约占出生总数的 6.4%，多见于父母身材高大、孕妇患轻型糖尿病、经产妇、过期妊娠等。孕妇自觉腹部增大较快，妊娠后期可出现呼吸困难，有时腹部及肋两侧胀痛。腹部检查发现子宫大于孕月，胎体大，胎心听诊位置较高，常发生头盆不称导致难产，如肩性难产、软产道损伤、新生儿产伤等不良后果。

（2）胎儿畸形：①脑积水（hydrocephalus）：大量脑脊液潴留在脑室内外（图 7-22），使头颅体积增大。表现为明显头盆不称，肛查或阴道检查有胎头大，囟门大

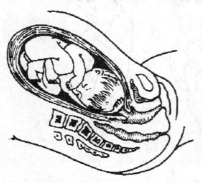

图 7-21　复合先露

且紧张,颅骨薄而软如乒乓球的感觉。处理不及时可导致子宫破裂。也常合并脊柱裂、足内翻等畸形。②其他:联体儿发生率为 0.02‰,可通过 B 超确诊。也有胎儿颈、胸、腹等处发育异常或发生肿瘤(图 7-23),使局部体积增大导致难产,通常在第二产程出现胎先露下降受阻,经过阴道检察时才被发现。

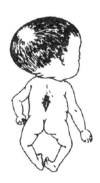

图 7-22 脑积水胎儿伴有脊柱裂

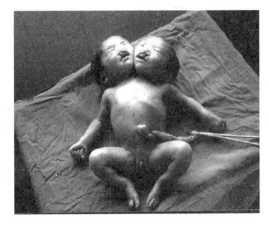

图 7-23 联体儿

3. 腹部检查 持续性枕后位、横位时胎体纵轴与母体纵轴一致,子宫呈纵椭圆形。如在宫底部触及胎臀,胎背偏向母体后方或侧方,前腹壁触及胎体,胎心在脐下偏外侧处听得最清楚时,一般为枕后位。如在宫底部触到圆而硬、按压时有浮球感的胎头,在耻骨联合上方触及软而宽、不规则的胎臀,胎心在脐上左(右)侧听得最清楚时,为臀位。

4. 肛门检查或阴道检查 当宫颈口部分开大或开全时,行肛查或阴道检查如感到盆腔后部空虚,胎头矢状缝在骨盆斜径上,前囟在骨盆的左(右)前方,后囟在骨盆的左(右)后方,提示为持续性枕后位。若触及软而宽且不规则的胎臀、胎足或生殖器等可确定为臀位。若感胎头很大,颅缝宽、囟门大且紧张,颅骨骨质薄而软,如乒乓球的感觉,则考虑脑积水。无论肛查或阴道检查,次数不宜过多,肛查一般少于 10 次;阴道检查应严格控制,检查前须严格消毒,防止感染,禁止灌肠。

5. 心理状况 产前检查确诊为胎位异常或胎儿巨大的孕妇需行剖宫产术,多表现为对手术的畏惧和紧张。必须经试产才能确定分娩方式者,孕妇及家属常因不能预知分娩结果而忧心忡忡。胎儿畸形的孕妇,常有沮丧、抱怨、自责的心理。

(三)辅助检查

B 超检查 了解胎儿状况。根据胎头颜面及枕部位置,B 超检查能准确探清胎头位置以明确诊断。

二、护理诊断/合作性问题

1. 潜在并发症:子宫破裂。
2. 有胎儿受伤的危险 与胎儿脐带受压有关。
3. 恐惧 与知识缺乏、担心胎儿预后有关。

三、护 理 措 施

(一)专科护理

1. 择期剖宫产术,适用于明显头盆不称、胎位异常、确诊的巨大胎儿。

2. 阴道分娩者应提供下列护理。

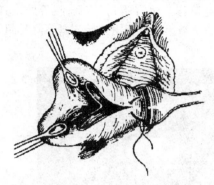

图 7-24　宫颈裂伤修补

（1）防止胎膜早破及其并发症,待产过程中少活动,尽量减少肛查次数,禁止灌肠,一旦发生胎膜早破,立即观察胎心音,取头低足高位,有胎心音改变者,立即报告医师,并立即行肛查或阴道检查,及早发现脐带脱垂。

（2）预防滞产及产后出血,协助阴道助产,缩短第二产程,必要时行会阴侧切术,新生儿娩出后注意检查有无产伤。胎盘娩出后检查胎盘、胎膜的完整性,以防残留;检查产道有无产伤,及时修补产道裂伤(图 7-24),按医嘱应用缩宫剂与抗生素,预防产后出血及感染。

（二）心理护理

考点: 行膝胸卧位时间

应用人文关怀的护理理念,消除产妇与家属的精神紧张状态,及时回应产妇及家属的疑问、焦虑与恐惧,及时告知产妇及胎儿的状况,增加产妇舒适感,如抚摸腹部,松弛身心,增强分娩的自信心。

（三）一般护理

1. 保持良好营养,必要时给予静脉补液,维持电解质的平衡;指导合理用力,避免体力消耗。确诊枕后位者,嘱产妇不要过早屏气用力,以防宫颈水肿,产妇侧向胎背对侧侧卧,严密观察胎心及产程进展。

2. 综合分析妊娠期情况,加强产前检查,协助医师制定处理方案。

（1）脑积水等畸形儿,终止妊娠。

（2）巨大胎儿,36 周后择期引产或行剖宫产。

（3）臀位、肩先露,妊娠 30 周后行膝胸卧位矫正胎位(图 7-25),每日两次,每次 15 分钟,同时配合激光照射或艾灸至阴穴,也可行外倒转术(图 7-26),如矫正失败,应提前 1 周住院待产,临产过程尽量卧床休息,并做好新生儿的抢救准备。阴道助产时,胎儿脐部娩出后 2~3 分钟娩出胎头,最长不超过 8 分钟,以免新生儿窒息。

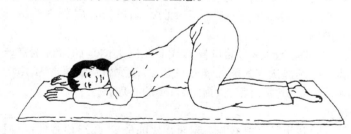

图 7-25　膝胸卧位

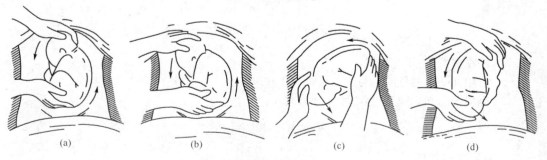

(a)　　　　(b)　　　　(c)　　　　(d)

图 7-26　外倒转术

四、健康教育

加强孕期保健,定期产前检查;产程中指导产妇保持轻松愉快的心情,积极配合医护人员的工作;给予产后身体恢复和喂养新生儿等健康指导;为产妇提供出院后的避孕和今后的生育指导。

重点提示

1. 协调性子宫收缩乏力表现为子宫收缩具有正常的节律性、对称性和极性,但收缩力弱,持续时间短,间歇时间长,注意应用缩宫素的注意事项。不协调性子宫收缩乏力表现为子宫收缩节律不规则、极性倒置,属无效宫缩,禁用缩宫素,宫缩乏力可引起产程曲线异常,表现为潜伏期延长、活跃期延长、活跃期停滞、第二产程延长、第二产程停滞、滞产。协调性子宫收缩过强可引起急产。不协调性子宫收缩过强可引起强直性子宫收缩和子宫痉挛性狭窄环,致使子宫破裂。

2. 产道包括骨产道及软产道,常见的骨产道异常包括入口平面狭窄、中骨盆和出口平面狭窄,骨盆三个平面均狭窄是指骨盆形态正常,但各平面的径线均小于正常值2cm以上。轻度入口平面狭窄可以试产2~4小时。

3. 胎儿异常包括胎位异常及胎儿发育异常。胎儿体重≥4000g者称为巨大儿。臀位是最常见的异常胎位,试产时嘱产妇不要过早用力屏气,朝向胎背对侧侧卧,严密观察胎心及产程进展。

目标检测

一、选择题

A 型题

1. 关于急产,描述正确的是
   A. 总产程不足 4 小时
   B. 多见于有宫腔内操作史的初产妇
   C. 常发生胎盘早剥
   D. 易发生软产道裂伤
   E. 不易发生新生儿产伤

2. 出现宫缩乏力,行人工破膜加速产程进展适用于
   A. 臀位,宫口开大 5cm 以上
   B. 横位,宫口开大 4cm 以上
   C. 头先露,胎头 S^{+1},宫口开大 4cm
   D. 头盆不称
   E. 以上都不是

3. 关于协调性子宫收缩乏力,正确的是
   A. 子宫收缩极性倒置
   B. 容易发生胎儿窘迫
   C. 不宜静脉滴注缩宫素
   D. 不易发生胎盘滞留
   E. 产程常延长

4. 关于痉挛性狭窄环,描述正确的是
   A. 处于子宫上、下段交界处,原因是不协调性子宫收缩过强
   B. 环常围绕胎儿较大部位

C. 此环随子宫收缩而上升
D. 一般不会导致产程停滞
E. 是子宫破裂先兆

5. 可疑头盆不称试产时间为
   A. 1~2 小时　　　　B. 2~4 小时
   C. 4~6 小时　　　　D. 6~8 小时
   E. 8~10 小时

6. 产前检查发现巨大儿,最需考虑的病理情况是
   A. 孕妇并发糖尿病　　B. 营养过剩
   C. 母体身材高大　　　D. 经产妇
   E. 过期妊娠

7. 有关不协调性子宫收缩乏力正确的是
   A. 不妨碍胎头下降　　B. 子宫收缩弱而无力
   C. 产妇多无不适感　　D. 较少发生胎儿窘迫
   E. 镇静药疗效显著

8. 处理不协调性子宫收缩乏力的首选措施是
   A. 肌内注射哌替啶100mg
   B. 温肥皂水灌肠
   C. 行人工破膜
   D. 静脉滴注缩宫素加强宫缩
   E. 静脉补充能量

9. 臀位阴道分娩,胎儿脐部娩出后结束分娩的时间不得超过
   A. 8 分钟　　　　　B. 9 分钟
   C. 10 分钟　　　　D. 12 分钟

E. 15 分钟

10. 初产妇活跃期延长是指活跃期超过
    A. 4 小时　　　　　B. 6 小时
    C. 8 小时　　　　　D. 10 小时
    E. 12 小时

11. 初产妇活跃期停滞是指进入活跃期后宫口不再扩张超过
    A. 1 小时　　　　　B. 1.5 小时
    C. 2 小时　　　　　D. 2.5 小时
    E. 3 小时

12. 臀位阴道分娩时,在产程处理中正确的是
    A. 鼓励产妇离床活动加速产程
    B. 宫口开大 1~2cm 时给予肥皂水灌肠
    C. 一旦破膜应立即听胎心
    D. 为避免脐带脱垂,活跃期应充分堵阴道口
    E. 宫缩时阴道口见胎足,提示已进入第二产程

13. 下列可以试产的情况是
    A. 头位,骨盆出口平面狭窄
    B. 臀位,骨盆出口平面狭窄
    C. 臀位,骨盆入口平面狭窄
    D. 头位,骨盆入口平面狭窄
    E. 头位,中骨盆平面狭窄

14. 有关协调性子宫收缩乏力,下列描述正确的是
    A. 子宫收缩节律性、对称性和极性均正常,仅收缩力弱
    B. 容易发生胎儿宫内窘迫
    C. 不宜静脉滴注缩宫素
    D. 潜伏期不宜应用哌替啶
    E. 多数产妇自觉持续性腹痛,且产程延长

15. 关于不协调性子宫收缩乏力,正确的是
    A. 子宫肌肉不协调性收缩,致使宫腔内压力过低
    B. 为无效宫缩
    C. 产妇于宫缩间歇期时安静,腹痛消失
    D. 一般不会出现胎儿宫内窘迫
    E. 子宫收缩极性倒置,但不影响宫口扩张

16. 下列哪种情况下可应用缩宫素处理
    A. 子宫痉挛性狭窄环　B. 协调性宫缩乏力
    C. 不协调性宫缩乏力　D. 胎心 110 次/分
    E. 头盆不称

17. 不协调性子宫收缩乏力,正确的处理为
    A. 第一产程中可使用哌替啶
    B. 静脉滴注缩宫素
    C. 人工破膜

D. 助产前使用哌替啶
E. 立即剖宫产

18. 协调性子宫收缩乏力,宫口开大 5cm,未破膜,无头盆不称,最佳处理首先为
    A. 人工破膜后酌情静脉滴注缩宫素
    B. 等待产程自然进展
    C. 应用缩宫素加速宫缩
    D. 剖宫产
    E. 应用地西泮

19. 漏斗骨盆常易发生
    A. 胎头不易衔接　　B. 潜伏期延长
    C. 活跃期延长　　　D. 第二产程延长
    E. 面先露

20. 关于臀位,错误的是
    A. 是最常见的异常胎位
    B. 胎心在母腹脐下方听最清楚
    C. 易发生产后出血
    D. 矫正胎位应在妊娠 30 周后进行
    E. 少做肛查,不灌肠

二、病例分析

1. 高女士,28 岁,第一胎,孕 39 周,上午 9 时因规律宫缩而入院。查:宫高 35cm,腹围 100cm,胎位 LOA,先露已入盆,胎心 140 次/分,宫缩持续 30 秒,间隔 3~4 分钟。骨盆外测量正常。肛查:宫口松,宫颈管半消,先露 $S^{-1.5}$,骨盆内壁正常。B 超提示双顶径为 9.3cm。于 19 时宫口开大 2cm,先露 S^{-1},宫缩 25~30s/6~8 分钟,宫缩强度弱,胎心音正常。产妇精神差,进食少,疲乏,担心不能顺利分娩。
   问题:
   (1) 说出目前的医疗诊断。
   (2) 应采取哪些护理措施?

2. 陈女士,31 岁,孕 40^{+3} 周,临产后出现协调性宫缩乏力,宫颈扩张 4cm,胎囊突,无头盆不称。
   (1) 对该孕妇首选的处理措施是什么?
   (2) 该孕妇可能有哪些护理问题?

3. 王女士,28 岁,身高 150cm,足月妊娠,骨盆测量结果显示骶耻外径 17cm,对角径 10.5cm,骨盆入口前后径 9.0cm,胎儿估计体重 2500g,产力正常。
   (1) 该孕妇最可能的诊断是什么?
   (2) 对于该孕妇,首选的处理措施是什么?

(莫洁玲)

第8章　分娩期并发症产妇的护理

第1节　胎膜早破及产妇的护理

案例

张女士,32 岁,初产妇,妊娠 38 周,在打喷嚏时,突发阴道大量流液不能自控,无腹痛及阴道流血,来诊。查体:T 36.8℃,BP 110/70mmHg,P 90 次/分,R 20 次/分,宫高 34cm,腹围 92cm,未及宫缩,宫体无压痛,胎位 LOA,胎心 146 次/分。

问题:如何对该产妇进行护理评估? 应采取哪些护理措施?

胎膜于临产前自发性破裂者称为胎膜早破(premature rupture of membranes,PROM)。是常见的分娩并发症,其发生率在妊娠满 37 周为 10% ,在妊娠不满 37 周为 2.0% ~ 3.5% ,胎膜早破对妊娠及分娩均造成不利影响,导致早产及围生儿死亡率增加,可使孕产妇宫内感染率及产褥感染率升高,胎儿性肺炎及脐带脱垂发生机会增加。

一、护 理 评 估

(一)健康史

1. 病因评估

(1)生殖道感染:可由细菌、病毒或弓形体上行感染引起胎膜炎,使胎膜局部张力下降而破裂。

(2)宫颈内口松弛:易造成前羊水囊受力不均而发生胎膜早破。

(3)羊膜腔内压力升高:多因多胎妊娠、羊水过多引起。

(4)胎儿先露部衔接不良:多见头盆不称、胎位异常。

(5)胎膜发育不良:可致胎膜菲薄易感染而引起胎膜早破。

(6)孕妇缺乏微量元素:缺乏锌、铜均可引起胎膜早破。

(7)机械性刺激:创伤或妊娠后期性交也可导致胎膜早破。

2. 病史评估　详细询问孕期有无创伤、性交、羊水过多等原因。是否有宫缩及感染的表现。确定破膜时间、妊娠周数、产道及胎位情况。

(二)身心状况

1. 症状　观察孕妇阴道内流出液体的情况。是否在打喷嚏、咳嗽、负重等增加腹压的动作后突感有一股液体自阴道流出,不可自控,以憋尿的方式也无法止住。

2. 体征　阴道检查触不到前羊水囊,上推胎先露部有液体从阴道流出。注意观察阴道分泌物有无异味,孕妇有无发热。

3. 心理、社会状况　孕妇在发生不可自控的阴道流液后,担心羊水流净会影响胎儿安全及自身的健康而发生惶恐失措,会因早产或感染而产生恐惧心理。

考点:胎膜早破的典型症状及体征的识别

(三)辅助检查

1. 阴道排液酸碱度检查　正常阴道液呈酸性,pH 为 4.5 ~ 5.5;尿液呈酸性,pH 为 5.5 ~ 6.5;羊水为碱性,pH 为 7.0 ~ 7.5,用石蕊试纸测试阴道液,pH>6.5 时视为阳性,胎膜早破的可能性大。

2. 阴道排液涂片检查　将阴道流液涂于玻片上干燥后检查有羊齿状结晶出现为羊水。

3. 羊膜镜直视下观察胎先露部有无前羊水囊。

二、护理诊断/合作性问题

1. 有胎儿受伤的危险　与脐带脱垂、胎儿吸入污染的羊水引起肺炎、宫内窘迫有关。

2. 有感染的危险　与胎膜破裂后细菌侵入宫腔有关。

3. 焦虑　与担心胎儿、新生儿的安全有关。

三、护　理　措　施

（一）专科护理

1. 治疗原则　孕妇住院待产,卧床休息,抬高臀部,严密监测胎心,对不同情况采取相应的处置。孕妇虽然已破膜,但未发生感染可结合孕周采取期待疗法或终止妊娠的处理,对于已破膜者要注意观察有无感染的征象并给予相应的处置。

2. 期待疗法　适用于妊娠 28～35 周,迫切要求保胎,胎膜早破不伴感染、羊水池深度>3cm 者。护理方法如下:

（1）住院待产,绝对卧床,严密监测胎心变化,防止羊水外流和脐带脱垂。

（2）严格预防感染,保持外阴清洁,减少肛查次数,尽量避免阴道检查。破膜 12 小时以上给予抗生素预防感染,检查子宫有无压痛,及时发现感染征象。

（3）保守治疗期间给予地塞米松促进胎儿肺的成熟,必要时给予宫缩抑制剂,监测胎儿宫内安危。

（4）期待疗法期间产妇如发生感染,无论胎龄大小,须立即终止妊娠,并用大量抗生素控制感染。

3. 终止妊娠

（1）妊娠 28 周以下者,围产儿存活率很低,需尽快终止妊娠。

（2）妊娠 35 周以上,若胎儿肺成熟,无剖宫产指征者,可经阴道分娩;若胎头高浮,胎位异常,宫颈不成熟,明显羊膜腔感染,伴胎儿宫内窘迫,在抗感染同时行剖宫产术,做好新生儿抢救工作。

4. 有感染征象的处理

（1）控制感染,一般于破膜 12 小时后遵医嘱使用抗生素。

（2）遵医嘱做好分娩准备(如缩宫素静脉滴注引产;剖宫产结束分娩)。

（二）病情监测

1. 严密观察胎心率的变化。

2. 记录破膜时间,定时观察羊水性状、颜色、气味等。

3. 观察白细胞计数,排除感染。

4. 监测胎儿 NST(无应激试验),阴道检查确定有脐带脱垂应在数分钟内结束分娩。

（三）心理护理

缓解患者及家属的焦虑情绪,以减少不必要的担心。告知孕妇胎膜虽破,但不影响胎膜功能,仍可持续产生羊水,不会发生所谓的"干产"情况,并对病程及所采取的治疗方案向其说明,对胎膜早破造成的早产或剖宫产取出的新生儿的健康和生命可能受到威胁,应指导产妇做好心理准备。

（四）一般护理

1. 嘱孕妇住院待产,胎先露部未衔接者应绝对卧床休息,以左侧卧位及抬高臀部防止脐带脱垂。

2. 保持外阴清洁,每日用1‰苯扎溴铵棉球擦洗会阴两次。

3. 减少刺激,避免不必要的肛查及阴道检查,禁止灌肠。

考点:胎膜早破的护理措施

四、健康教育

帮助孕妇分析病情,讲解胎膜早破对母儿的影响,使孕妇重视妊娠期卫生保健并积极参与产前保健指导活动;嘱孕妇妊娠后期禁止性交;避免负重及腹部受碰撞;宫颈内口松弛者,应卧床休息,并遵医嘱于妊娠14~16周行宫颈环扎术。头盆不称者于预产期前2周入院待产,同时指导孕妇补充足量的维生素及钙、锌、铜等元素。指导孕妇及家属一旦发生胎膜破裂,应立即平卧,抬高臀部,尽快送往医院。

第2节　子宫破裂产妇的护理

案例

张女士,29岁,孕38周,头先露。估计胎儿重4100g,临产16小时,宫口开1cm,静脉滴注缩宫素,4小时宫口开9cm,产妇出现烦躁不安,疼痛难忍,见脐下1指处呈环状凹陷,有压痛,听诊胎心162次/分,胎动频繁。产妇可能出现了什么情况,应采取哪些护理措施?

子宫破裂(rupture of uterus)是指子宫体部或子宫下段于妊娠期或分娩期发生的破裂,是产科最严重的并发症,威胁母儿生命。此病多发生于经产妇,特别是多产妇。近年来,由于大力推行计划生育与加强妇女保健,我国子宫破裂的病例显著减少。国内报道子宫破裂的发生率为0.14%~0.55%。

根据子宫破裂发生的时间、部位、程度分为妊娠期破裂和分娩期破裂;子宫体部破裂和子宫下段破裂;完全性破裂和不完全性破裂。完全性破裂指宫壁全层破裂,使宫腔与腹腔相通;不完全性破裂指子宫肌层全部或部分破裂,浆膜层尚未穿破,宫腔与腹腔未相通。

根据破裂原因分为自然破裂和创伤性破裂。自然破裂可发生在子宫手术后的切口瘢痕上,也可发生在阻塞性难产致使子宫下段过度延伸而破裂;创伤性破裂是指难产手术操作不当所致。

一、护理评估

（一）健康史

1. 病因评估

（1）胎先露部下降受阻:当有骨盆狭窄、头盆不称、胎位异常、胎儿异常时,均可使胎先露部下降受阻,子宫上段为克服产道阻力而强烈收缩,使子宫下段拉长变薄超过最大限度,可引起子宫破裂。

（2）子宫因素:临产后子宫壁原有瘢痕(如剖宫产、子宫修补术、肌瘤挖除术)因子宫收缩牵拉及宫腔内压力升高而发生断裂。宫体部瘢痕常在妊娠晚期自发破裂,多为完全性破裂;子宫下段瘢痕破裂多发生于临产后,多为不完全性破裂。其他还包括子宫发育不良、畸形等。

（3）宫缩剂使用不当:未正确掌握宫缩剂引产的适应证,剂量的合理调剂或剂量过大或子宫对宫缩剂过于敏感,均可引起宫缩过强,加之先露下降受阻时,可发生子宫破裂。

（4）手术创伤：多发生于不适当或粗暴的阴道助产手术，如宫口未开全行产钳或臀牵引术，常可发生宫颈撕裂，严重时可波及子宫下段，发生子宫下段破裂。穿颅术、内倒转术操作不慎，或植入胎盘强行剥离，也可造成子宫破裂。

2. 病史评估　主要收集与子宫破裂相关的既往史与现病史，如曾有子宫手术疤痕、剖宫产史；此次妊娠胎位不正、头盆不称；滥用缩宫引产或缩宫史；阴道助产手术操作史。

（二）身心状况

子宫破裂大多数发生在分娩过程中，也可发生在妊娠晚期尚未临产时。子宫破裂是一个渐进的过程，多数可分为先兆子宫破裂和子宫破裂两个阶段。症状与破裂的时间、部位、范围、内出血的量、胎儿及胎盘排出的情况以及子宫肌肉收缩的程度有关。

1. 先兆子宫破裂

（1）症状：在临产过程中，当胎儿下降受阻时，子宫收缩加强，产妇烦躁不安疼痛难忍，下腹部拒按，表情极其痛苦，呼吸急促，脉搏加快。由于胎先露部紧压膀胱使之充血，出现排尿困难，甚至形成血尿。由于子宫收缩过频，胎儿供血受阻，表现为胎儿宫内窘迫。

（2）体征：胎心表现先加快后减慢或听不清。强有力的宫缩使子宫下段拉长变薄，而宫体更加增厚变短，两者间形成明显的环状凹陷，此凹陷逐渐上升达脐部或脐部以上，称为病理性缩复环(图7-4)。这种情况若不及时治疗，子宫将很快在病理性缩复环处及其下方发生破裂。

2. 子宫破裂

（1）症状：产妇突然感觉到下腹部发生一阵撕裂样的剧痛之后腹部疼痛缓解，子宫收缩停止。此刻稍感舒适后即出现面色苍白，出冷汗，脉搏细数，呼吸急促，血压下降等休克征象。

（2）体征：在腹壁可清楚扪及胎体，其旁有缩小的子宫，胎心消失，全腹压痛、反跳痛明显，阴道可能有鲜血流出，量可多可少。

3. 心理、社会状况　产妇常显得烦躁不安，疼痛难忍，出现恐惧、焦虑的心理，并担心母儿健康，盼望尽早结束分娩。

（三）辅助检查

1. 血常规检查可见血红蛋白值下降，白细胞计数增加。尿常规检查可见有红细胞或肉眼血尿。

2. 腹腔穿刺可明确有无内出血。

3. B超检查可协助诊断，并判断胎儿与子宫破裂的位置关系。

二、护理诊断/合作性问题

1. 疼痛　与强直性子宫收缩、病理性缩复环或子宫破裂血液刺激腹膜有关。

2. 组织灌注量改变　与子宫破裂后大量出血有关。

3. 预感性悲哀　与子宫破裂及胎儿死亡有关。

4. 潜在并发症：休克。

三、护理措施

（一）专科护理

1. 治疗原则　加强产前检查，正确评估，积极预防子宫破裂的发生。发现先兆时，及时采取抑制宫缩的措施，立即做好剖宫产手术前准备，发生破裂后应做好抗休克、抗感染及手术治疗。

2. 先兆子宫破裂　对应用缩宫素者要停止使用，立即采取有效措施抑制子宫收缩，如乙醚全麻或肌内注射哌替啶。尽快行剖宫产术,迅速结束分娩。

3. 子宫破裂 一旦发生子宫破裂,按照休克抢救原则进行护理,及时指导产妇取平卧位或中凹位,并给予吸氧及保暖。迅速建立静脉输液通道,短时间内输血、输液补充血容量。在抢救休克的同时,无论胎儿是否存活,均应尽快做好剖宫产术前准备。手术方式应根据产妇的全身情况,破裂的部位及程度,发生破裂时间以及有无严重感染而决定。术中、术后应给大剂量抗生素控制感染。

4. 预防感染

（1）各项检查及操作均应遵守无菌操作原则,防止病原微生物入侵生殖道引起感染。

（2）迅速止血,补充血容量。加强营养,增强机体抵抗力。

（3）密切监测体温,定时复查血象,查白细胞计数,有异常及时通知医生。

（4）保持外阴清洁,定时用消毒液擦洗外阴,防止感染。

（5）遵医嘱应用抗生素预防感染。

（二）病情监测

严密观察产程进展并记录宫缩、胎心音、产妇生命体征、出入量。发现失血表现时,急查血红蛋白,评估失血量制订护理方案。

（三）心理护理

1. 向产妇及家属解释子宫破裂的治疗计划和对再次妊娠的影响。

2. 对胎儿已死亡的产妇,要帮助其度过悲伤阶段,允许其表现悲伤情绪,甚至哭泣,倾听产妇诉说内心的感受。帮助产妇尽快调整情绪,接受现实,以适应现实生活。

3. 为产妇及其家属提供舒适的环境,给予生活上的护理和更多的陪伴,鼓励其进食,以更好地恢复体力。

（四）一般护理

1. 保持外阴清洁,定时用 0.1% 苯扎溴铵溶液擦洗外阴,防止感染。

2. 产后饮食多样化,以增强营养。

3. 定时指导排尿,防止膀胱充盈影响伤口愈合。

4. 对于缩宫素、前列腺素等子宫收缩剂的使用指征和方法应严格掌握,避免滥用。

四、健 康 教 育

1. 建立健全三级保健网,宣传孕妇保健知识,加强产前检查。孕期发现胎位异常时在孕30 周后结合孕妇具体情况进行矫正。

2. 对有胎位不正、头盆不称,剖宫产史或有子宫手术史的患者,应在预产期前 2 周住院待产。以利于及时监测胎心音和宫缩,有异常及时采取措施。

3. 避孕指导 因子宫破裂而行子宫修补术的产妇,对有子女者应在术前征得产妇及家属的同意后采取输卵管结扎术;对无子女者应指导避孕 2 年后再怀孕,避孕方法可选用口服避孕药或避孕套。在怀孕时应及时到产科门诊检查。

4. 出院指导 为产妇提供产褥期的休养计划。指导产妇采取有效的退乳方法。

第 3 节 产后出血的产妇护理

案例

李女士,初产妇,26 岁。足月分娩,产程中因精神极度紧张出现继发性宫缩乏力,产程延长,予胎头吸引术娩出一成熟活女婴,继而出现心慌、头晕、出冷汗。当胎盘娩出后出现阴道大量出血,约 650ml。

查体:T 37.2℃,BP 90/60mmHg,P 110 次/分,R 20 次/分,面色苍白,检查宫底脐上一指,子宫轮廓不清,胎盘胎膜娩出完整,妇科检查:软产道无裂伤。

问题:造成出血的原因是什么? 应采取哪些护理措施?

考点:产后出血的概念

  胎儿娩出后 24 小时内出血量超过 500ml 者为产后出血(postpartum hemorrhage)。产后出血是分娩期的严重并发症,是产妇死亡的重要原因之一,在我国居产妇死亡原因的首位。其发生率占分娩总数的 2%~3%,80% 以上发生在产后 2 小时之内。产后出血的预后随失血量、失血速度及产妇体质不同而异。短时间内大量失血可迅速发生失血性休克,严重者危及产妇生命,休克时间过长可引起脑垂体缺血坏死,继发严重的腺垂体功能减退——希恩综合征(Sheehan syndrome)。

一、护理评估

(一)健康史

1. 病因评估

考点:产后出血的病因

  (1)子宫收缩乏力:是产后出血的最主要原因,占产后出血总数的 70%~80%。造成子宫收缩乏力可因产妇的全身因素,也可因子宫局部因素所致。

  1)全身因素如产妇精神过度紧张,产程时间过长或难产,造成产妇体力衰竭;临产后过多使用镇静剂、麻醉剂;产妇合并有急慢性的全身性疾病等。

  2)局部因素主要有:①子宫过度膨胀,如多胎妊娠、巨大胎儿、羊水过多使子宫肌纤维过度伸展失去弹性。②子宫肌水肿,如妊娠期高血压疾病或严重贫血。③子宫肌纤维发育不良,如妊娠合并子宫肌瘤或子宫畸形,影响子宫肌正常收缩。④胎盘早剥所致子宫胎盘卒中,以及前置胎盘均可引起产后出血。

  (2)胎盘因素:根据胎盘剥离情况,胎盘因素所致产后出血类型有:胎盘剥离不全、胎盘剥离后滞留、胎盘嵌顿、胎盘粘连、胎盘植入、胎盘和(或)胎膜残留。以上各种原因均可影响子宫正常收缩而致产后出血。

  (3)软产道裂伤:常因急产、子宫收缩过强、产程进展过快、软产道没有经充分的扩张、保护会阴不当,或助产手术操作不当时致软产道撕裂。软产道裂伤常见于会阴、阴道、宫颈裂伤,严重者裂伤可达阴道穹隆、子宫下段、甚至盆壁形成腹膜后血肿、阔韧带内血肿而致大量出血。

  (4)凝血机能障碍:主要是妊娠期间合并症或并发症导致凝血功能障碍。合并症如妊娠合并血小板减少症、重症肝炎等。并发症如重度妊高征、重型胎盘早剥、羊水栓塞、死胎滞留过久等。这些疾病均可影响凝血功能,发生弥散性血管内凝血(DIC)。此类产后出血常为难以控制的大量出血。

  2. 病史评估 护士除收集一般病史资料外,尤其要注意收集与诱发产后出血有关的病史,如凝血功能障碍性疾病和导致子宫收缩乏力的全身或局部因素。

(二)身心状况

  1. 症状 其表现与出血量的多少、出血速度、产妇机体反应、全身状况及出血时间紧密相关。阴道流血量过多,产妇常主诉口渴、心慌、头晕,尤其是出血潴留于宫腔及阴道内时症状更明显。软产道损伤造成阴道壁血肿的产妇会有尿频或肛门坠胀感,且有排尿疼痛。

  2. 体征 随着出血量的进一步增多,产妇面色苍白,怕冷,寒战,懒言或表情淡漠,呼吸急促,甚至烦躁不安。血压下降,脉搏细数,很快进入休克昏迷状态。

  体检时:①子宫收缩乏力性出血者,子宫轮廓不清,触不到宫底,按摩后子宫收缩变硬,停止按摩又变软。常为阵发性出血,色暗红伴血块,宫腔内有积血时,子宫宫底升高,压之有较多血块流出。②胎盘滞留性出血者,胎盘娩出前阴道流血量多,可能为胎盘剥离不全;如出血发生在胎盘娩出后,多为胎盘、胎膜残留。③软产道裂伤所致的出血,多为胎儿娩出后、胎盘娩出前阴道持续不断流出能自凝的新鲜血。出血时宫缩良好,轮廓较清晰。检查可见会阴、阴道、宫颈有不同程度的裂伤。会阴裂伤按程度分 3 度。Ⅰ度为会阴皮肤及阴道入口黏膜撕裂,未达肌层,一般出血不多;Ⅱ度为裂伤已达会阴体肌层,累及阴道后壁黏膜,裂伤多不规则,出血较多;Ⅲ度为肛门外括约肌已断裂,甚至阴道直肠膈及部分直肠前壁有裂伤(图 8-1)。④凝血功能障碍性出血者,经检查软产道无裂伤,胎盘完整娩出,子宫收缩良好,但仍有持续性阴道流血,但血液不凝固。

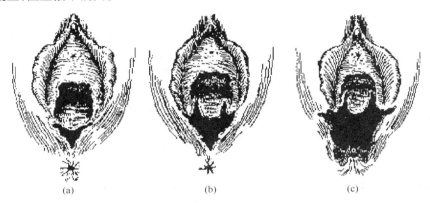

图 8-1　会阴裂伤分度

(a)Ⅰ度裂伤;(b)Ⅱ度裂伤;(c)Ⅲ度裂伤

3. 心理、社会状况　产妇会表现出异常惊慌、恐惧、手足无措,担心自己的生命安危,把全部希望寄托于医护人员,但由于出血过多与精神过度紧张,有些产妇很快进入休克昏迷状态。

考点:会阴裂伤的分度

(三)辅助检查

化验血型、做交叉配血试验,以备输血补充血容量;测定血小板计数,出、凝血时间,凝血酶原时间,血浆鱼精蛋白副凝试验,了解有无凝血功能障碍;测定血常规,了解贫血程度及有无感染。

二、护理诊断/合作性问题

1. 潜在并发症:出血性休克。
2. 组织灌注量改变　与阴道失血过多有关。
3. 有感染的危险　与失血后抵抗力降低及手术操作有关。
4. 恐惧　与阴道大量出血,担心生命安危有关。

三、护理措施

(一)专科护理

1. 治疗原则　产后出血重在预防,要积极去除各种病因及诱因,预防产后出血的发生。一旦发生,积极寻找并确定病因,针对病因迅速止血、补充血容量,防治休克及预防感染。

2. 预防产后出血

(1)第一产程密切观察产程进展,防止产程延长,保证产妇基本需要,避免产妇衰竭状态,必要时给予少量镇静剂以保证产妇的休息。

（2）第二产程严格执行无菌技术；指导产妇正确使用腹压；胎头、胎肩娩出要慢，一般相隔3分钟左右；胎肩娩出后立即肌内注射或静脉滴注缩宫素10U，以加强子宫收缩，减少出血。

（3）第三产程正确处理胎盘娩出和测量出血量。胎盘未剥离前，不可过早牵拉脐带或按摩、挤压子宫，待胎盘剥离征象出现后，及时协助胎盘娩出，并仔细检查胎盘、胎膜是否完整。

3. 迅速止血，纠正失血性休克，控制感染

（1）产后子宫收缩乏力所致大出血，可以通过使用宫缩剂、按摩子宫、宫腔内填塞纱布条或结扎血管等方法达到止血的目的。

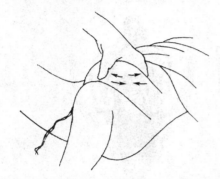

图8-2 单手按摩子宫的方法

1）按摩子宫：①第一种方法（图8-2）：用一手置于产妇腹部，触摸子宫底部，拇指在子宫前壁，其余4指在子宫后壁，均匀而有节律地按摩子宫，促使子宫收缩，是最常用的方法。②第二种方法（图8-3）：一手在产妇耻骨联合上缘按压下腹中部，将子宫向上托起，另一手握住宫体，使其高出盆腔，在子宫底部进行有节律地按摩子宫，同时间断地用力挤压子宫，使积存在子宫腔内的血块及时排出。③第三种方法（图8-4）：一手在子宫体部按摩子宫体后壁，另一手握拳置于阴道前穹隆压挤子宫前壁，两手相对紧压子宫并做按摩，不仅可刺激子宫收缩，还可压迫子宫内血窦，减少出血。

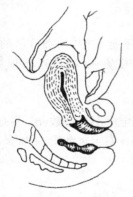

图8-3 双手按摩子宫的方法

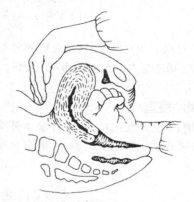

图8-4 经腹腔和阴道按摩子宫的方法

2）应用宫缩剂：可遵医嘱使用宫缩剂，如缩宫素或麦角新碱（心脏病、高血压患者慎用麦角新碱），以促进宫缩减少出血。在按摩的同时首选缩宫素10U肌内注射或10~30U加于10%或25%的葡萄糖溶液20ml内缓慢静脉注射，之后将缩宫素10~30U加于10%的葡萄糖溶液500ml内静脉滴注。麦角新碱0.2mg肌内注射或子宫肌壁内注入。

3）填塞宫腔（图8-5）：应用无菌纱布条填塞宫腔，有明显局部止血作用。适用于子宫全部松弛无力，虽经按摩及宫缩剂等治疗仍无效者。方法为术者一手在腹部固定宫底，另一手持卵圆钳将无菌不脱脂纱布条送入宫腔内，自宫底由内向外填紧。24小时后取出纱布条。取出前应先肌

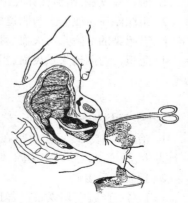

图8-5 宫腔填塞纱布止血

内注射宫缩剂。宫腔填塞纱布条后应密切观察生命体征及宫底高度和大小,警惕因填塞不紧,宫腔内继续出血而阴道不出血的止血假象。由于宫腔内填塞纱布条可增加感染的机会,只有在缺乏输血条件,病情危急时才考虑使用。

4）结扎盆腔血管止血:主要用于子宫收缩乏力、前置胎盘等所致的严重产后出血的产妇。

（2）软产道撕裂伤造成的大出血:止血的有效措施是及时准确地修复缝合。若为阴道血肿所致要首先切开血肿,清除血块,缝合止血,同时注意补充血容量。

（3）胎盘因素导致的大出血:要及时将胎盘取出,并做好必要的刮宫准备,或根据具体情况采取相应的措施。

（4）凝血功能障碍者所致出血:应针对不同病因、疾病种类进行护理,如血小板减少症、再生障碍性贫血等患者应输新鲜血或成分输血,如发生弥散性血管内凝血应配合医师全力抢救。

（二）症状护理

失血性休克的护理:产妇取平卧位或中凹卧位,及时给予吸氧、保暖。立即建立静脉通道,做好输血前准备,遵医嘱输液、输血维持循环血量,应用止血药物或宫缩剂。观察子宫收缩情况及会阴伤口情况,严格会阴护理,如出血不能很有效的控制,做好术前准备。

（三）病情观察

1. 产妇在产后 2 小时内留产房内严密观察,及时排空膀胱,必要时导尿。

2. 严密监测生命体征、神志变化,观察皮肤黏膜颜色、四肢的温度、尿量,准确估计阴道出血量,发现阴道出血量多或有休克征兆时立即报告医生,并协助处理。

链接┈┈┈┈┈┈**阴道出血量估算法**

1. 器皿收集法:可简便准确地了解出血量。

2. 称重法:把使用前后的纱布、卫生巾等称总重,用其差值除以 1.05（血液比重）即为实际出血量。

3. 目测法:简单易行,但其误差较大,有时可能只有实际出血量的一半。 发现阴道出血量多或休克征兆时立即报告医生,并协助处理。

3. 产后定时检查子宫收缩,给予按摩,如子宫软应及时报告医生。

4. 监测体温变化,观察恶露有无异常,宫腔和伤口有无感染迹象,发现异常报告医生及时处理。

（四）心理护理

1. 耐心听取产妇的叙述,给予同情、安慰和心理支持。

2. 认真做好产妇及家属的安慰、解释工作,保持产妇安静,使其与医护人员主动配合。

3. 允许家属陪伴,关心产妇,增加安全感,教会产妇一些放松的方法,鼓励产妇说出内心的感受。

（五）一般护理

1. 给产妇提供清洁、安静的休息环境,保证足够的睡眠时间、取半卧位和侧卧位。加强营养,给予高热量、高蛋白、高维生素、富含铁的饮食,易少食多餐。

2. 病情稳定后,鼓励产妇下床活动。

3. 早期指导和协助产妇进行母乳喂养。

4. 保持会阴清洁干燥,每日用 1‰ 苯扎溴铵溶液或 1∶5000 高锰酸钾溶液擦洗会阴两次。

考点: 宫缩乏力性产后出血止血的方法

四、健康教育

加强孕期保健、注意营养，定期接受产前检查，及时治疗高危妊娠疾病或必要时终止妊娠；对高危妊娠者如妊高征、肝炎、贫血、血液病、多胎妊娠、羊水过多等应提前入院。

出院时指导产妇注意加强营养和活动，继续观察子宫复旧及恶露情况，明确产后复查的时间、目的和意义。同时应提醒产妇注意产褥期禁止盆浴，禁止性生活。另外还要指导产妇进行恶露观察，因为部分产妇分娩 24 小时后，于产褥期内发生子宫大量出血，被称为晚期产后出血，多于产后 1~2 周内发生，也可推迟至 6~8 周甚至于 10 周发生，应予以高度警惕，以免导致严重后果。

第 4 节　羊水栓塞产妇的护理

案例

刘女士，27 岁，孕 39 周，腹痛 6 小时来院。入院检查：宫缩较强，宫口开全，胎心 156 次/分，胎动频繁，胎头跨耻征（+/-），行产钳术助娩下一男活婴，胎儿取出后，产妇出现烦躁不安，恶心、呕吐，继而呼吸困难、呛咳、发绀。查体：BP 80/50mmHg，心率快而弱，P 110 次/分。肺部听诊有湿啰音，子宫出血不止。随即进行抢救，同时行床边 X 线摄片，可见双肺有弥漫性点片状浸润阴影，伴右心扩大，抽取下腔静脉血，镜检有羊水成分。

问题：对该产妇应采取哪些护理措施？

羊水栓塞（amniotic fluid embolism，AFE）是指在分娩过程中羊水及其中有形成分突然进入母体血循环引起肺栓塞、休克和发生弥散性血管内凝血（DIC）、肾衰竭，甚至突发死亡等一系列严重症状的综合征。其发病急，病情凶险，是造成产妇死亡的重要原因之一，发生在足月分娩者死亡率可高达 70%~80%。发生于中期引产或钳刮术中时情况较缓和，很少造成产妇死亡。

病理生理改变主要为羊水进入母体血液循环，可通过阻塞肺小血管，引起机体的变态反应和凝血机制异常而导致机体发生一系列病理生理变化。

1. **肺动脉高压**　羊水内有形成分，如激活凝血系统物质，及羊水内抗原成分通过阻塞肺小血管、使肺小血管痉挛加重、引起 I 型变态反应导致肺动脉高压；肺动脉高压可引起急性右心衰竭，继而呼吸循环衰竭。

2. **过敏性休克**　羊水中有形成分为致敏原，引起 I 型变态反应，导致过敏性休克。

3. **弥散性血管内凝血（DIC）**　妊娠期母血呈高凝状态，羊水中含大量促凝物质可致使 DIC 发生。广泛微血栓，消耗大量凝血因子及纤维蛋白原，羊水中也存在激活纤溶系统的物质，因而使纤溶活动增强以至于发生纤溶亢进，最终导致全身性出血及失血性休克。

4. **急性肾衰竭**　由于弥散性血管内凝血、休克，导致重要脏器微血栓形成，血液灌注量减少，肾脏缺血时间较长而引起急性肾衰竭。

一、护理评估

（一）健康史

1. **病因评估**　羊水栓塞是由羊水中的有形物质（胎儿毳毛、角化上皮、胎脂、胎粪）进入母体血液循环引起的。主要与下列因素有关：①胎膜破裂。②母体子宫壁血窦开放。③强烈的宫缩。因此过强宫缩及可使胎膜破裂和母体子宫壁血窦开放的疾病,如胎膜早破、前置胎盘、胎盘早剥、子宫颈裂伤、中期妊娠引产、钳刮术、剖宫产手术等均为羊水栓塞发生的危险因素,均可使羊水在较强的子宫收缩压力下,进入裂伤的子宫内膜静脉或胎盘附着处开放的子宫血管而造成栓塞。

2. 病史评估　了解是否具备羊水进入母体血液循环的三个条件,有无诱发及导致羊水栓塞的危险因素存在。

考点:羊水栓塞的病因,重在针对病因进行预防

(二)身心状况

1. 症状　羊水栓塞可能发生在胎膜破裂后的任何时间,但多数发生于第一产程末、第二产程宫缩较强时或发生在胎儿娩出后的短时间内。产妇突然出现烦躁不安、呛咳、气促、呼吸困难、发绀、面色苍白、四肢厥冷、泡沫样痰、心率加快、血压下降并迅速出现循环衰竭,进入休克及昏迷状态。严重者可在数分钟内迅速死亡。短期内不死亡者可出现出血不止,出血不凝,身体其他部位如皮肤、黏膜、胃肠道或肾脏出血。继之出现少尿、无尿等肾衰竭表现。更有严重者,没有先兆症状,只见产妇窒息样惊叫一声或打一哈欠,即进入昏迷状态,血压下降或消失。

2. 体征　心率加快,肺部听诊有湿啰音,全身皮肤黏膜有出血点及瘀斑;阴道出血不止,切口渗血不凝。

3. 心理、社会状况　发病急骤,病情凶险,产妇会感到痛苦和恐惧。因担心胎儿的安危而焦虑不安。家属毫无精神准备,当产妇和胎儿的生命受到威胁时而感到焦虑,一旦抢救无效会对医务人员产生抱怨和不满,甚至愤怒。

(三)辅助检查

1. 实验室检查　痰液图片可查到羊水内容物,腔静脉取血可查出羊水中的有形成分。DIC各项血液检查指标呈阳性。

2. 床边心电图检查　可见右心房、右心室扩大。

3. 床边胸部 X 线摄片　双侧肺部可见弥漫性点状、片状浸润影,沿肺门周围分布,伴轻度肺不张及心脏扩大。

二、护理诊断/合作性问题

1. 气体交换受损　与肺血管阻力增加致肺动脉高压、肺水肿有关。

2. 组织灌流量改变　与失血及弥散性血管内凝血有关。

3. 潜在并发症:休克、肾衰竭、DIC、胎儿宫内窘迫。

4. 恐惧　与病情危重,濒死感有关。

三、护 理 措 施

(一)专科护理

1. 治疗原则　护士在抢救过程中要严格遵医嘱采取措施。发生羊水栓塞时如产妇正在静脉滴注缩宫素应立即停止。采取紧急救护处理,严格按照抗过敏、解除痉挛、纠正休克、纠正酸中毒、纠正心力衰竭、防止肾衰竭、控制 DIC、控制感染等方法进行抢救。之后在产妇呼吸循环功能得到明显改善,并已纠正凝血功能障碍后进行产科处理。

2. 紧急处理

(1)抗过敏:立即静脉注射地塞米松 20～40mg,依病情继续静脉滴注维持量,也可用氢化可的松 500mg 静脉注射,以后静脉滴注 500mg 维持。

(2)解痉挛:①阿托品(心率慢时应用)1mg 每 10～20 分钟静脉注射一次,直到患者面色

潮红,微循环改善;②罂粟碱 30~90mg 加于 25% 葡萄糖溶液 10ml 中静脉注射,能解除平滑肌张力,扩张肺、脑血管及冠状动脉;③氨茶碱 250mg 加于 25% 葡萄糖溶液 10ml 中缓慢静脉注射,能松弛支气管平滑肌及冠状动脉血管。

（3）纠正休克:低分子右旋糖酐补充血容量后血压不见回升时,可用多巴胺 20mg 加于 5% 葡萄糖溶液 250ml 静脉滴注,20 滴/分开始,根据病情调节滴速。

（4）纠正酸中毒:5% 碳酸氢钠溶液 250ml 静脉滴注。也可根据二氧化碳结合力计算碳酸氢钠的用量。早期及时应用能较快纠正代谢失调。

（5）纠正心衰:毛花苷 C 0.4mg 加入 50% 葡萄糖溶液 20ml 中静脉注射,必要时 1~2 小时后重复使用,6 小时后再重复一次以达到饱和量。

（6）防止肾衰竭:呋塞米 20~40mg 静脉注射或依他尼酸 25~50mg 静脉注射,有利于消除肺水肿,防止急性肾衰竭。

（7）控制 DIC:DIC 高凝阶段应用肝素效果较好;在纤溶亢进期可给予抗纤溶药物,与凝血因子合并应用可防止大出血。

（8）控制感染:选用对肾脏毒性小的广谱抗生素,控制感染。

3. 产科处理 原则上应在产妇呼吸循环功能得到明显改善,并已纠正凝血功能障碍后处理分娩。

（1）第一产程发病者应立即考虑剖宫产以除去病因。第二产程发病者应在抢救产妇的同时,及时阴道助产结束分娩。

（2）如子宫出血不止,应及时报告医生做好子宫切除的术前准备。

（3）中期钳刮术过程中如发生羊水栓塞现象,应当中止手术,进行抢救,待情况好转后再继续手术。

（二）病情监测

1. 严密监测患者的体温、脉搏、呼吸、血压的变化,及时测量并记录。

2. 监测产程进展,宫缩强度与胎儿情况。

3. 监测皮肤黏膜有无出血点及瘀斑。观察阴道出血量,血液凝固情况,如子宫出血不止,应做好子宫切除的术前准备。

4. 观察尿量,少尿或无尿时应及时用利尿剂,预防和治疗肾衰竭。

5. 监测肺部有无湿啰音。

6. 计算液体出入量,保持体液平衡。

（三）心理护理

医护人员应沉着冷静,并对于家属的恐惧情绪表示理解和安慰,适当的时候允许家属陪伴患者,向家属介绍患者病情的严重性,以取得配合。产妇因病情重,发病急,抢救无效死亡时会导致家属的否认和愤怒的情绪反应,尽量给予解释并陪伴在身旁,帮助其渡过哀伤阶段。

（四）一般护理

1. 吸氧取半卧位,加压给氧,必要时气管切开,保证氧气供给,减轻肺水肿,改善脑缺氧。

2. 增强营养,以高蛋白、高热量、高维生素的饮食为主,多食含有铁剂的食物。

3. 保持外阴清洁,每日会阴擦洗两次。

4. 对皮下瘀斑可给予热敷以促进吸收。

5. 记录出入液量,保持体液平衡。

四、健 康 教 育

1. 对顺利渡过休克、出血、急性肾衰竭的患者,治愈出院后讲解保健知识,增加营养,加强锻炼,产后 42 天检查时应做尿常规及凝血功能检查,判断肾功能恢复情况,防止并发症的发生。

2. 对保留子宫的患者,仍有生育愿望时,应指导采用合适的方法避孕,怀孕最好在一年后身体及各器官恢复正常时,怀孕前到妇产科门诊咨询最佳受孕时间及注意事项,在身心状态完好的情况下可再次怀孕。

3. 无法保留子宫而致子宫切除的患者要用婉转的语言告知,对有生育愿望的患者可帮助其设想其他办法(如收养、领养、过继等)以实现做母亲的愿望。

重点提示

1. 胎膜早破的定义、诱发因素的掌握;对胎膜早破典型症状与体征的识别及其与正常阴道排液及妊娠后期导致的尿失禁的鉴别;胎膜早破的治疗原则及护理要点。

2. 子宫破裂护理重点在于对先兆子宫破裂症状和体征的识别,并及时给予相应的专科护理,从而能够有效地预防子宫破裂的发生。

3. 产后出血的主要原因有子宫收缩乏力、胎盘因素、软产道损伤及凝血功能障碍等,其中以子宫收缩乏力较多见,故护理人员需掌握宫缩乏力性产后出血的止血措施。

4. 会阴撕裂的分度及产后出血出血量的评估方法。

5. 羊水栓塞发病比较急,病理生理变化亦比较复杂,后果严重,因此护理人员要清楚掌握羊水栓塞的病因及高危诱发因素,做到能够针对病因进行预防。

目标检测

选择题

A 型题

1. 预防胎膜早破,不正确的措施是
    A. 妊娠后期禁止性交
    B. 注意补充维生素及微量元素
    C. 避免负重和腹部受撞击
    D. 胎位异常应休息,并给予灌肠
    E. 及时纠正异常胎位

2. 关于子宫破裂,正确的叙述是
    A. 均发生于妊娠期
    B. 分先兆破裂和破裂 2 个阶段
    C. 先兆破裂见于子宫乏力所致的产程延长时
    D. 子宫破裂后仍有渐进加重的腹痛
    E. 纠正休克的同时,尽早行全子宫切除术

3. 关于宫缩乏力性产后出血,首选的处理是
    A. 双手压迫按摩子宫
    B. 宫腔填塞纱条
    C. 应用宫缩剂
    D. 切除子宫
    E. 按摩子宫并加用宫缩剂

4. 关于羊水栓塞的诱发因素,不妥的一项是
    A. 宫缩过强　　　B. 胎膜早破
    C. 胎盘早剥　　　D. 宫缩剂使用不当

E. 胎盘功能减退

5. 张女士,29 岁。停经 38 周,阴道不自主流液 8 小时,疑为胎膜早破。护士立刻给予抬高臀部是为了防止
    A. 早产　　　　　B. 感染
    C. 脐带脱垂　　　D. 胎位异常
    E. 子宫破裂

6. 赵女士,孕 39 周临产。胎儿估计 3800g,在人工破膜+缩宫素静脉滴注下,5 小时宫口开大 9cm,突然脐下 2 指处见病理性缩复环,导尿浅粉色。最适宜的处理为
    A. 立即停用缩宫素,等待自然分娩
    B. 立即行产钳助产术
    C. 立即停用缩宫素,尽快行剖宫产术
    D. 给予镇静剂后行阴道助产
    E. 给予镇静剂后等待自然分娩

7. 韩女士,足月临产。因第二产程延长,行胎头吸引术助娩,胎儿体重 4000g,胎儿娩出时伴有阴道大量持续出血,有凝血块。最可能的出血原因是
    A. 宫缩乏力　　　B. 软产道裂伤
    C. 胎盘剥离不全　D. 凝血功能障碍
    E. 子宫破裂

8. 黄女士,孕 32 周。胎动消失 1 周入院,经人工破膜及缩宫素静脉滴注娩出一死婴,而后开始持续不断地阴道出血,经人工剥离胎盘及使用宫缩剂后仍出血不止,无凝血块。产后出血原因可能是
   A. 产后宫缩乏力　　　　B. 胎盘残留
   C. 软产道裂伤　　　　　D. 子宫破裂
   E. 凝血功能障碍

9. 王女士,29 岁。G_1P_0,停经 38 周,在分娩中发生羊水栓塞。护理措施不妥的一项是
   A. 解除肺动脉高压　　　B. 维持有效血容量
   C. 防止凝血功能障碍　　D. 纠正酸中毒
   E. 应用宫缩剂

(10~12 题共用题干)

林女士,29 岁。妊娠 39 周,顺产,总产程 8 小时 30 分。目前产后 1 小时 30 分,阴道流血量多,约 600ml,拟诊为产后出血。检查:子宫底高度平脐,质软。血压 90/60mmHg,心率 100 次/分。

10. 有关产后出血的定义是
    A. 产程中阴道流血量≥400ml
    B. 胎儿娩出后 24 小时内阴道流血量≥500ml
    C. 胎儿娩出后 2 日内阴道流血量≥400ml
    D. 胎儿娩出后 7 日内阴道流血量≥400ml
    E. 产褥期有 1 次阴道流血量≥500ml

11. 该患者产后出血最可能的原因是
    A. 软产道撕裂　　　　　B. 宫缩乏力
    C. 胎盘残留　　　　　　D. 急产
    E. 凝血功能障碍

12. 不妥的护理措施是
    A. 协助产妇平卧,严密观察生命体征
    B. 协助医生按摩子宫
    C. 遵医嘱静脉滴注缩宫素
    D. 配合医生宫腔填塞纱条
    E. 立即送手术通知单,行子宫切除术

(陈荣丽)

第9章 正常产褥期产妇的护理

案例

刘某,初产妇,昨日经阴道顺产一正常男婴,目前诉说乳房胀痛,下腹阵发性轻微疼痛。查乳房胀,无红肿,子宫硬,宫底在腹正中,脐下 2 指,阴道出血同月经量。

问题:产后如何护理该产妇? 如产妇产后 3 天出院,你如何进行出院护理?

第 1 节 产褥期产妇的身心变化

产妇全身各器官(除乳房外)从胎盘娩出至恢复或接近未孕状态所需的一段时期,称为产褥期(puerperium)。一般为 6 周。在产褥期内产妇的生理、心理将发生较大的变化。伴随新生儿的出生,产妇及其家庭也经历着心理的和社会的适应过程。了解这些适应过程对做好产褥期的保健、保证母婴健康都非常重要。

一、产褥期产妇的生理变化

(一)生殖系统变化

子宫是生殖系统变化最大的器官。妊娠子宫自胎盘娩出后逐渐恢复至未孕状态的过程称子宫复旧(uterine involution),主要是通过子宫体肌纤维的缩复和子宫内膜的再生来完成。

1. 子宫

(1) 子宫体肌纤维的缩复:胎盘娩出后,由于肌纤维的缩复,子宫壁的血管闭锁或变狭窄,导致肌细胞胞浆蛋白被分解排出,子宫肌细胞缩小,使子宫体积及重量均发生变化,即子宫体积缩小,重量减轻。子宫于产后 1 周缩小至约妊娠 12 周大小;产后 10 日,子宫降至骨盆腔内,在腹部扪不到子宫底;产后 6 周,恢复到非妊娠大小。分娩后,子宫的重量约为 1000g,产后 1 周时约 500g,产后 2 周时约 300g,产后 6 周左右恢复到未孕时的重量,约 50g。

(2) 子宫内膜再生:胎盘、胎膜从蜕膜海绵层分离娩出后,残存的蜕膜因白细胞浸润而分为两层,表层蜕膜发生退行性变、坏死、脱落,随恶露自阴道排出;深层贴近肌层的子宫内膜基底层逐渐再生新的功能层,整个子宫的新内膜缓慢修复,约于产后第 3 周,除胎盘附着部位外,宫腔表面均由新生内膜修复。胎盘附着部位全部修复需至产后 6 周。

(3) 子宫颈:分娩后的子宫颈松软、壁薄皱起,子宫颈外口呈环状。产后 1 周,宫颈外形及宫颈内口恢复至未孕状态,产后 4 周,子宫颈完全恢复至正常形态。由于分娩时子宫颈外口发生轻度裂伤,初产妇的子宫颈外口由产前的圆形(未产型)变为产后"一"字型横裂(已产型)(图 2-4)。

2. 阴道和外阴 产后阴道松弛,黏膜光滑,黏膜皱襞减少甚至消失,约于产后 3 周左右复现,但不能恢复到未孕时的状态。产后外阴因高度伸展而充血并水肿,有轻度触痛,于产后 2 ~ 3 天逐渐消退。分娩时处女膜撕裂成残缺不全的痕迹,称处女膜痕。

3. 盆底组织 盆底肌和筋膜在分娩时因过度扩张,可能受到损伤而松弛,导致支撑子宫、阴道壁、肛门、尿道、膀胱的能力减弱,如在产褥期过早参加体力劳动,可能引起阴道壁膨出,甚至子宫脱垂。产褥期若坚持盆底肌的锻炼,其收缩力将增加,从而提高盆底肌的张力,帮助

考点: 1. 子宫体缩复是子宫体肌纤维细胞的缩小 2. 产后宫缩规律 3. 胎盘附着部和胎盘附着以外子宫内膜的修复 4. 子宫颈变化

盆底肌恢复至接近未孕状态。

(二)乳房的变化

乳房的主要变化是泌乳,包括乳汁的产生和射乳。妊娠期受雌激素、孕激素的作用,乳腺腺管和乳腺腺泡发育,为泌乳做准备。泌乳过程是在垂体分泌的催乳素、促肾上腺皮质激素、人类生长激素、甲状腺素、促卵泡素、促黄体生成素等激素的参与下进行的。随着胎盘剥离排出,产妇血中雌激素、孕激素水平的急剧下降,使垂体前叶催乳素的合成和释放增加,产生乳汁。以后的乳汁分泌则依赖哺乳时吸吮的刺激,当新生儿吸吮刺激乳头时,促使乳汁分泌。同时,吸吮乳头可反射性地引起神经垂体释放缩宫素,促使乳汁从腺泡通过导管排至乳窦,喷射出乳汁。吸吮是射乳反射的关键,而射乳同时受产妇所看见、听见的新生儿各方面刺激的影响,如看见或想到新生儿的可爱、听见新生儿的哭声等,这些刺激传入中枢神经系统,垂体缩宫素分泌导致乳房肌细胞收缩,使乳汁射出增加。相反,如果有焦虑、紧张、疼痛、寒冷等恶性刺激,乳汁分泌就减弱。因而,产妇需要在舒适、放松、良好心情的状态下进行母乳喂养。

(三)血液循环系统变化

考点: 血容量变化

胎盘娩出后,子宫胎盘血循环停止,且子宫缩复,大量血液从子宫涌入体循环,加之妊娠期过多组织间液回吸收,产后最初 3 日内,血容量增加 15%～25%,尤其是在产后 24 小时内,心脏负担很重,原有心脏病者容易在此时发生心力衰竭。血容量于产后 2～3 周恢复至未孕状态。产褥早期血液仍处于高凝状态,有利于胎盘剥离面形成血栓,减少产后出血量。纤维蛋白原、凝血酶原于产后 2～3 周内降至正常。红细胞计数及血红蛋白值逐渐增多。白细胞总数于产褥早期仍较高,可达 $(15～30)×10^9/L$,中性粒细胞和血小板数增多,淋巴细胞稍减少。红细胞沉降率于产后 3～4 周降至正常。

(四)消化系统变化

产妇妊娠期胃液中盐酸分泌减少,需 1～2 周恢复。胃肠肌张力及蠕动力减弱,约需 2 周恢复。产后 1～2 日内常感口渴,喜进流食或半流食,但食欲不佳,以后逐渐好转。产褥期间因长时间卧床并缺乏运动、腹肌及盆底肌松弛,加之肠蠕动减弱,易产生便秘。

(五)泌尿系统变化

妊娠期体内潴留的水分,主要由肾脏排出,最初 1 周尿量增多。扩张的输尿管、肾盂约在产后 2～8 周恢复正常。由于分娩过程中膀胱受压时间长,导致膀胱黏膜出现不同程度的水肿、充血、肌张力下降,以及会阴伤口疼痛,产妇不习惯卧位排尿等原因,易出现残余尿增多或尿潴留。

(六)内分泌系统变化

分娩以后,雌激素及孕激素水平急剧下降,至产后 1 周降至未孕时的水平。垂体催乳素的分泌因是否哺乳而异,哺乳的产妇于产后数日后下降,但处于较高水平;不哺乳者垂体催乳素分泌功能大约 2 周消失。

月经复潮及恢复排卵时间受哺乳影响。不哺乳产妇通常在产后 6～10 周月经复潮,平均在产后 10 周左右恢复排卵;哺乳产妇的月经复潮延迟,平均在产后 4～6 个月恢复排卵,产妇可能在哺乳期月经一直不来潮。产后较晚恢复月经者,首次月经来潮前多有排卵,故哺乳产妇未见月经来潮却有受孕的可能。

(七)腹壁的变化

妊娠期出现的下腹正中线色素沉着,在产褥期逐渐消退。初产妇腹壁妊娠纹由紫红色变成银白色。腹壁皮肤受妊娠子宫增大的影响,部分弹力纤维断裂,腹直肌呈不同程度分离,于产后腹壁明显松弛,腹壁紧张度需在产后 6～8 周恢复。

二、产褥期产妇的心理调适

产后,产妇需要从妊娠期及分娩期的不适、疼痛、焦虑中恢复,需要接纳家庭新成员及新家庭,这一过程称之为心理调适。此期产妇的心理往往处于不稳定状态,尤其是初产妇经历着不同的心理感受,因此,在产褥期对产妇进行心理调适的指导和支持很重要。而心理调适的过程受多种因素的影响,如产妇的年龄、妊娠期的心理状态、既往的经历、支持系统的有效与否等。护理人员应将产妇和新生儿看成一个整体,并将母婴护理扩展到整个家庭,帮助产妇树立做母亲的信心。

依据美国心理学家 Rubin 的研究,将产褥期妇女的心理调适过程分为 3 期:依赖期、依赖-独立期、独立期。

(一)依赖期

依赖期为产后第 1~3 日。此期产妇主要关注的是自己的食物、水分、睡眠等基本需要,较少注意新生儿,许多需要都要通过别人来满足。新生儿的护理如喂奶、沐浴等常常由别人去完成。产妇总在思考着自己的新角色,喜欢向别人谈论妊娠、分娩的过程,并乐意让他人分享自己的经历。产妇常常对自己的孩子有一种怀疑的感觉,产生"孩子真的是我的吗?"、"分娩真的结束了吗?"等想法。因而此期产妇需要安静休息来恢复体力,纠正奇怪的想法。鼓励产妇说出她的困惑,帮助产妇认识到孕期已经结束。剖宫产的产妇依赖期比阴道分娩的时间稍长些,因而对剖宫产的产妇应特别护理,满足产妇需要,并协助进行新生儿护理。

考点: *心理调适过程的分期*

(二)依赖-独立期

依赖-独立期为产后 3~14 日。此期随着产妇的身体逐渐恢复,变得较为独立,表现出自我护理的能力。同时产妇将关注的重心从自己转移到新生儿身上,总是将自己的孩子与别人的相比较,且对新生儿的护理产生浓厚的兴趣,广泛学习新生儿护理的知识,并愿意亲自给新生儿哺乳、换尿布等。护理人员此时进行健康指导,向产妇演示新生儿护理的方法,并让产妇实践,会取得理想的效果。此期可能由于产妇感情较脆弱,激素常处于较低水平,担心自己做母亲的能力,怕护理不好新生儿等因素,容易产生产后压抑感,是产后抑郁发生的高峰期。

(三)独立期

独立期为产后 14 日至 1 个月。此期产妇进一步确认了自己的角色,从以前没有孩子过渡到现在的母亲角色,放弃了对孩子的幻想,而接受了现实中的新生儿。夫妻双方与新生儿建立了正常的家庭生活模式,形成新的生活形态,共同分享快乐与责任,并恢复夫妻生活。但是,随着新生儿的长大,家庭琐碎事情的增多,家庭与事业间的矛盾,可能出现家庭冲突。

第 2 节　产褥期产妇的护理

产褥期是产妇身体与心理恢复的关键时期,此期护理的目的是帮助产妇及家庭成员适应新生命降临以后的角色转换,使产妇、新生儿和整个家庭成员健康。

一、护 理 评 估

(一)健康史

产妇由产房转入休养室后,了解妊娠、分娩过程是否顺利,有无妊娠期合并症及并发症,有无产道损伤,以及新生儿评分情况。

(二)身体状况

1. 一般情况

(1)评估生命体征:①体温:大多在正常范围内,若产妇在产程中过度疲劳、脱水,产后24

小时内体温可升高,但一般不超过 38℃,并多在 24 小时后降至正常。若体温超过 38℃者,应考虑有感染的可能。②脉搏:产妇脉搏略缓慢,60~70 次/分。脉搏缓慢与胎盘血液循环终止、大量血液回到体循环,使心脏的输出量增加及卧床休息有关。若心率增快,应考虑是否过于激动、疲乏、疼痛、出血或者感染等。③呼吸:产妇的呼吸深慢,以腹式呼吸为主,为 14~16 次/分。④血压:一般无明显变化。若有升高,有可能是妊娠期高血压疾病;若血压比产前低,可能是出现脱水、出血等。

（2）评估宫缩痛:主要是评估产妇宫缩痛的反应程度。产后宫缩痛是指产褥早期,因宫缩引起下腹部阵发性剧烈疼痛。一般在产后 1~2 日出现,持续 2~3 日后自然消失。经产妇比初产妇多见。哺乳时反射性的子宫收缩可使疼痛加重。

考点: 宫缩痛产后 1~2 日出现,持续 2~3 日后自然消失

（3）其他:由于分娩过程中进食少、休息欠佳、屏气用力等,分娩后产妇可感到极度疲劳,表现为嗜睡、饥饿、口渴等;此外,因产妇代谢率增高,皮肤排泄功能旺盛,排出大量汗液,尤其是在夜间睡眠和初醒时,称之为褥汗,褥汗持续 1 周后可自行好转。

2. 生殖系统

（1）子宫底高度:评估前应先让产妇排空膀胱,每日应在同一时间进行评估。嘱产妇平躺于床上,双膝稍屈曲,腹部放松,注意保暖。评估者一手置于耻骨联合上方,另一只手在脐部轻轻按压子宫底,正常产后子宫圆而硬,位于腹部的中央。产后 1 小时,子宫底平脐或稍高,以后每日下降 1~2cm。产后 10 日,子宫降到盆腔内,在耻骨联合上不能扪及。若子宫收缩好,则可以扪及硬、圆、光滑的块状物;若子宫软提示子宫收缩乏力或子宫复旧不良。

考点: 产褥期恶露的种类和持续时间

（2）恶露:产后随着子宫蜕膜的脱落,血液、坏死蜕膜组织经阴道排出称为恶露(lochia)。恶露根据其颜色和形状可分为 3 种:①血性恶露:出现在产后 3~4 日。色鲜红,含大量血液。量多,有时有小血块,有少量胎膜及坏死蜕膜组织。②浆液恶露:出现于产后 4 天,持续 10 日左右。色淡红,含少量血液,有较多的坏死蜕膜组织、子宫颈黏液、阴道排液并含有细菌。③白色恶露:出现于产后 10 天,约持续 3 周。色较白,黏稠,含大量白细胞、坏死蜕膜组织、表皮细胞及细菌等。

评估时要注意观察恶露的颜色、量、气味等。正常恶露有血腥味,但无臭味,持续 4~6 周干净,总量为 250~500ml,但因人而异,个体差异较大。如果在浆液或白色恶露时期出现血性恶露,提示有出血的可能。若恶露有臭味提示有宫腔感染的可能。

（3）会阴:产后应认真评估会阴部是否有红、热、痛、水肿等,有会阴部撕裂或切口者还需观察切口有无渗血、分泌物等。

3. 排泄 产妇产后对膀胱充盈的感觉下降,护理人员应认真评估膀胱的充盈状况。特别注意评估第 1 次排尿的尿量,预防尿潴留及尿路感染。如膀胱过度充盈,在耻骨联合上方可扪及软、界限不清的包块,同时伴子宫底升高、恶露增多等。此外,由于在分娩过程中进食少、脱水,加之产后肠蠕动下降、腹壁肌松弛、长期卧床等原因,产妇可能出现便秘。

（三）心理、社会状况

1. 评估产妇的感受 由于产妇的性格差异、分娩的痛苦经历,有的产妇对分娩过程可能产生负面记忆,也有的产妇会担心分娩后自己形象会发生改变。

2. 评估产妇的行为适应状况 从产妇的行为表现可以评估产妇是否从依赖期过渡到独立期,如表现喜悦、积极有效地锻炼、学习护理孩子的知识与技能等为适应性行为。相反,如产妇不愿接触新生儿、不愿哺喂新生儿或在护理、哺乳的过程中表现不悦、不语、烦躁等,证明行为不适应。

3. 评估产妇对新生儿行为的看法 产妇是否认为睡觉好、吃奶好、少哭的新生儿就是乖孩子,相反则是坏孩子,不能正确解释孩子行为的母亲将有碍于日后建立良好的母子关系。

4. 评估影响因素 认真评估产妇是否存在影响产后心理调适的因素,如产妇的年龄、健康状况、社会支持系统、经济状况、性格特征、文化背景等。

（四）辅助检查

1. 进行必要的血、尿常规检查。

2. 产后 24~48 小时应检查全血细胞数、血红蛋白量。

二、护理诊断/合作性问题

1. 知识缺乏 缺乏产褥期保健的知识。

2. 便秘或尿潴留 与产时损伤及活动减少有关。

3. 有体液不足的危险 与分娩时体液摄取减少或产时失血有关。

三、护 理 措 施

（一）一般护理

1. 环境 提供一个安静、舒适的休养环境,室内应保持空气流通、适宜的温度和湿度,保持床单位整洁、干净。

2. 活动与休息 因分娩疲劳,产后 24 小时应卧床休息。需保证产妇足够睡眠,护理活动不应打扰产妇休息。生命体征平稳后,鼓励产妇 24 小时后下床活动。早活动可改善血液循环,促进伤口愈合;有利于子宫复旧、恶露排出、大便通畅;同时还能增进食欲,促进盆底肌肉张力恢复。

3. 饮食 产后均衡膳食的目的是满足产褥期妇女的康复和新生儿喂养的需要。产妇产后第 1 天可进食清淡易消化食物,以后要增加营养,给高蛋白、高热量和高维生素食物。哺乳者应多吃汤汁食物,适量补充维生素、矿物质及微量元素,不宜吃辛辣食物。若需用药应在医生指导下服用,以免药物通过乳汁影响新生儿。

4. 排尿与排便 产后 4 小时内应鼓励产妇自解小便,若产后 6 小时仍未排尿者可选用以下方法:①帮助产妇坐起或下床排尿;②用温开水冲洗外阴及听流水声诱导排尿;③进行腹部膀胱区热敷;④针灸关元、气海、三阴交等穴位;⑤遵医嘱肌内注射甲硫酸新斯的明 1mg。如上述方法都无效后给予导尿,并保留尿管 1~2 日。

保持大便通畅的方法有:①多饮水、多食用蔬菜、水果及富含粗纤维的食物;②早日下床活动,多采用散步的方式;③养成规律的排便习惯;④若便秘,可用润滑剂（如开塞露）帮助大便排出。

5. 观察生命体征 密切观察产妇生命体征的变化,一般产后 24 小时内每 4~6 小时测量 1 次体温、脉搏、呼吸,2~3 日时每日测量 4 次,3 日以后每日测量 2 次。正常产妇应每日测量 1 次血压,如有异常,遵医嘱增加监测次数。

（二）子宫复旧的护理

密切观察子宫复旧情况,如宫底高度、硬度及有无压痛,应产后即刻、30 分钟、1 小时、2 小时分别观察 1 次,以后每天在同一时间进行评估子宫复旧情况和恶露。注意观察恶露的量、性质、颜色和气味,如发现恶露浑浊且有臭味,提示合并感染。

（三）会阴护理

保持外阴清洁干燥,每日用温开水或低浓度消毒液（1：2000 苯扎溴铵溶液、1：5000 高锰酸钾溶液）擦洗外阴 2 次,擦洗的原则为由上到下,从内往外。会阴部水肿明显者,可用 50% 硫酸镁溶液或 95% 乙醇溶液湿热敷。产后 10 天内禁止坐浴,会阴有伤口者应取健侧卧位。正常会阴伤口 3~5 天拆线,若有感染应提早拆线,并扩创引流,同时遵医嘱使用抗生素。

考点：1. 产妇 24 小时后下床活动 2. 产后 4~6 小时内应鼓励产妇自解小便

四、健康教育

（一）一般指导

告知产妇居室应清洁、通风,保证合理的营养,适当活动和休息。注意个人卫生,保持外阴清洁,合理安排家务及婴儿护理,保持良好的心境,适应新的家庭生活方式。

（二）产褥期保健操

产褥期保健操(图9-1)可以促进腹壁、盆底肌肉张力的恢复,防止尿失禁、膀胱直肠膨出及子宫脱垂。应根据产妇的情况,由弱到强循序渐进地进行练习。一般于产后第2日开始,每1~2日增加1节,每节做8~16次,直至产后6周,6周后应选择新的锻炼方式。

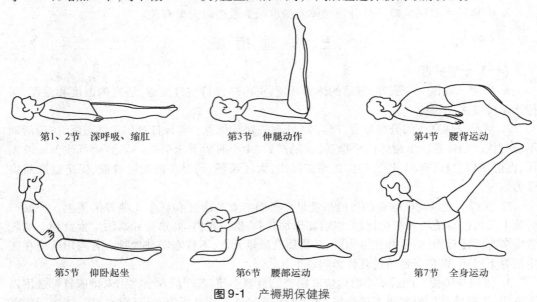

第1、2节 深呼吸、缩肛   第3节 伸腿动作   第4节 腰背运动

第5节 仰卧起坐   第6节 腰部运动   第7节 全身运动

图9-1 产褥期保健操

第1节——仰卧,深吸气,收腹部,然后呼气。

第2节——仰卧,两臂直放于身旁,进行缩肛与放松动作。

第3节——仰卧,两臂直放于身旁,双腿轮流上举和并举,与身体呈直角。

第4节——仰卧,髋与腿放松,分开稍屈,脚底放在床上,尽力抬高臀部及背部。

第5节——仰卧起坐。

第6节——跪姿,双膝分开,肩肘垂直,双手平放床上,腰部进行左右旋转动作。

第7节——全身运动,跪姿,双臂支撑在床上,左右腿交替向背后高举。

（三）育儿知识

给产妇演示新生儿沐浴、脐部护理,使产妇掌握沐浴与脐部护理的基本操作,告知卡介苗与乙肝疫苗接种的有关知识及注意事项,新生儿常见症状的鉴别与处理知识,母乳喂养知识。

（四）计划生育指导

产褥期内禁止性生活。产褥期后开始性生活时应采取避孕措施,母乳喂养者宜选择工具避孕,不哺乳者可选择药物避孕。要求绝育者可在产后24小时内行输卵管结扎术。

（五）产后检查

产后检查主要包括产后访视和产后健康检查两部分。

　　1. 产后随访　一般进行 3 次,分别于出院后 3 天、14 天、产后 28 天进行访视,目的是了解产妇和新生儿的健康情况,内容包括:①产妇的饮食、睡眠、大小便情况;乳房检查及哺乳情况;子宫复旧与恶露;会阴伤口或剖宫产腹部切口等。②新生儿的生长、发育状况。

　　2. 产后健康检查　产后 42 天,产妇应携带婴儿一起回分娩医院门诊进行检查,以了解产妇恢复及婴儿生长发育状况。内容:①产妇的一般检查,如血压、脉搏、查血、尿常规;②妇科检查,了解生殖器官复旧的情况;③了解母乳喂养情况;④检查婴儿的生长、发育状况;⑤计划生育指导。

考点: 产后健康检查的时间和内容

第 3 节　母乳喂养的护理

　　母乳喂养是自然界赋予人类的本能的喂养方法,是近些年来国内外大力倡导的婴儿喂养的方法,对母亲和婴儿的健康都有诸多益处。母乳喂养的优点:①富含营养:母乳中富含优质蛋白、不饱和脂肪酸、糖类、钙磷比例适当,有利于婴儿吸收利用;②能抗病:母乳含有多种抗体,如 IgA、IgG 和 IgM,能增强新生儿的抗病能力,抵御腹泻、呼吸道及皮肤感染等疾病;③经济、方便:母乳喂养不需要配奶、清洗和消毒奶具,且用于母亲营养的消费比用于婴儿代乳品的消费要便宜;④促进母婴情感:通过母亲与婴儿频繁的皮肤接触,有利于母婴之间情感的交流;⑤有利于促进产妇健康:母乳喂养能促进子宫收缩、预防产后出血,有利于产后体形的恢复,能减少发生乳腺癌和卵巢癌的危险。

一、护 理 评 估

(一)健康史

　　了解产妇妊娠史、分娩史、疾病史,了解新生儿出生情况、胎龄、成熟度、体重、分娩方式、新生儿评分。

(二)身心状况

　　1. 全身情况　评估产妇的发育、营养状况等。

　　2. 乳房

　　(1)评估乳房的类型,有无乳头平坦、内陷。

　　(2)评估乳汁的质和量。

　　1)乳汁的质:乳汁分为初乳、过渡乳和成熟乳。产后 7 日内分泌的乳汁称初乳,质稠,色淡黄,含有丰富的 β-胡萝卜素、蛋白质、免疫球蛋白 G(IgG)及分泌型免疫球蛋白 A(SIgA),脂肪和乳糖含量少,极易消化,是新生儿早期最理想的天然食物。产后 7~14 日分泌的乳汁为过渡乳,蛋白质含量逐渐减少,脂肪和乳糖含量逐渐增多。产后 14 日以后分泌的乳汁称之为成熟乳,呈白色,含有蛋白质 2%~3%、脂肪约 4%、糖类 8%~9%、无机盐 0.4%~0.5% 及维生素等。母乳除含有丰富的营养素以外,还含有大量的免疫抗体,对新生儿的生长发育和抵抗疾病有重要的作用。

　　2)乳汁的量:产后 1~3 日,每次哺乳新生儿可吸出 2~20ml,产后 3 日起乳汁分泌量逐渐增加,且与产妇的哺乳次数有很大关系,乳头被刺激越多,乳汁分泌就越多。如两次喂奶之间,婴儿满足、安静,体重增长理想,婴儿尿布 24 小时湿 6 次以上,大便每天几次,说明乳量充足。

　　(3)评估乳房胀痛和乳头皲裂情况:产后的 1~3 日,若没有及时哺乳或排空乳房,由于乳房充血、水肿,产妇可有乳房胀痛感;初产妇在哺乳的最初几日易导致乳头水疱,甚至出现乳头皲裂。导致乳头皲裂的原因包括不正确的哺乳姿势与技巧、用肥皂清洗乳头、乳垫潮湿未及时更换、使用吸奶器不当等。

3. 知识和技能　判断母亲是否掌握了母乳喂养的知识、婴儿及自己需要的营养知识,观察其护理婴儿的动作等。

4. 新生儿情况　包括吸吮能力,有无畸形与并发症。

5. 心理、社会状况　了解母亲的文化背景,有无焦虑、抑郁等表现,评估产妇的休息情况。影响母乳喂养的心理因素包括不良的分娩体验、分娩及产后疲劳、切口的疼痛、自尊紊乱、缺乏信心、焦虑、压抑。评估产妇的支持系统,影响母乳喂养的社会因素包括得不到家庭支持、工作负担过重、多胎、母婴分离、知识缺乏及离家工作等。

二、护理诊断/合作性问题

1. 母乳喂养低效或无效　与缺乏母乳喂养的知识和技能有关。

2. 情绪性自我贬低　与哺乳困难、缺乏经验有关。

3. 营养失调:低于机体需要量　与母亲缺乏哺乳期营养知识有关。

三、护　理　措　施

(一)母乳喂养指导

1. 早接触、早吸吮　母乳喂养应尽可能地早进行,首次哺乳应在产后 30 分钟以内,可促进乳汁的分泌。

考点: 产褥期母乳喂养的护理

2. 母婴同室、按需哺乳　产妇和新生儿在同一个房间内,产妇可以多接触自己的孩子,有利于培养母婴感情和促进情感的链接。按需哺乳即新生儿哭闹或者产妇感到乳房充盈时进行哺乳,不规定时间和次数。产后 1 周内,哺乳的次数会频繁些,每 1~3 小时哺乳 1 次,开始每次吸吮时间为 3~5 分钟,以后逐渐延长。由于晚上睡觉时间长,应注意夜间的哺乳,如新生儿睡眠时间超过 3 小时,应将其弄醒后进行哺乳,这样有利于新生儿生长发育的需要和产妇乳汁的分泌。哺乳期以 10 个月至 1 年为宜。

3. 正确指导哺乳　哺乳前用温开水洗净乳房和乳头,但应避免使用肥皂、酒精之类擦洗,以免将乳头上蒙氏腺体分泌的润滑剂洗掉;哺乳以后保持乳头干燥,戴适合乳房大小的纯棉质胸罩支撑胀大的乳房。

(1)产妇每次哺乳前洗净双手,产妇和婴儿都取一个舒适的姿势,将婴儿抱于怀里,拇指与其余四指分别放于乳房上、下方,呈"C"形托起整个乳房。

(2)母亲舒适地坐着或躺着,最好在其腰部和手臂下方放置一软枕,坐位时在足下放一脚凳,以使母亲放松;婴儿的身体贴近母亲,面向乳房;婴儿的头与身体在一条直线上;婴儿的口对着乳房,使母婴紧密相贴。哺乳的姿势有以下四种(图 9-2):①侧卧位:适用于剖宫产术后的母亲,以避免切口受到压迫;母亲倍感疲惫,希望在婴儿吃奶时休息或睡觉;乳房较大,利于婴儿含接。②搂抱式:是产妇常用的姿势。③抱球式:适合于剖宫产的母亲或乳房较大、乳头内陷以及乳头扁平的母亲。④椅子坐式:母亲舒适地坐着,最好将其新生儿头侧的脚稍垫高。

(3)婴儿含接姿势:哺乳时用乳头轻触婴儿的嘴唇,亦可先挤出少量乳汁以刺激婴儿吸吮,当其嘴张大后,将乳头和乳晕放入婴儿口中。婴儿的嘴唇应包住乳头和乳晕或大部分乳晕,下巴紧贴乳房(图 9-3)。如婴儿不张嘴,需要用乳头刺激唇部,当嘴张大时母亲快速将乳头送进嘴里。

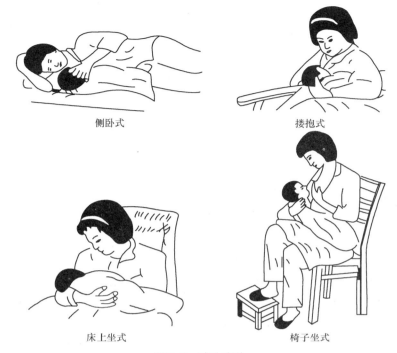

图 9-2　哺乳姿势

（4）哺乳结束时用示指轻轻向下按婴儿下颏,避免在口腔负压情况下拉出乳头而导致乳头疼痛或皮肤破损。哺乳后,将婴儿抱起轻拍其背部 1~2 分钟,排出胃内空气,以防止吐奶。

（5）每次哺乳时先吸空一侧乳房后,再吸吮另一侧乳房。若乳汁未吸完者,可用吸奶器吸出或用手将乳汁挤出。将乳汁挤出的方法是:将拇指放于乳晕上,其余四指放于对侧,向胸壁方向挤压,有节奏地挤压和放松,并在乳晕周围反复转动手指位置,以便挤空每根乳腺管内的乳汁。

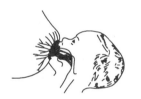

图 9-3　正确的含接姿势

链接 ∷∷∷∷∷∷∷　促进母乳喂养成功的十条措施

1. 有书面母乳喂养的规定并常规地传达到全体卫生人员。
2. 对全体卫生人员进行必要的技术培训。
3. 把母乳喂养的好处及方法告诉所有的孕妇。
4. 帮助母亲在产后半小时内开始母乳喂养。
5. 指导母亲如何喂奶,以及在需要与其婴儿分开的情况下如何保持泌乳。
6. 除非有医学指征,禁止给新生儿吃母乳外的任何食物或饮料。
7. 母乳喂养期间实行 24 小时母婴同室。
8. 鼓励按需哺乳（即不定时喂养）。
9. 不要给母乳喂养的婴儿吸人工乳头,或用乳头安慰。
10. 促进母乳喂养支持组织的建立,并将出院的母亲转给这些组织。

（二）异常情况的护理

1. 乳房肿胀　从初乳到过渡乳的时间内,很多产妇乳房出现充血性的肿胀。正常的乳房充盈不需要任何处理,只需吸吮乳汁。若延迟母乳喂养或新生儿吸吮不够,乳房的充盈就会

考点: 乳房肿胀和乳头皲裂的护理

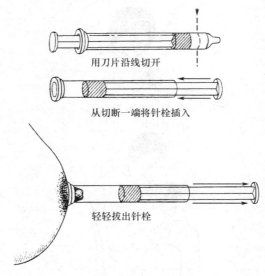

用刀片沿线切开

从切断一端将针栓插入

轻轻拔出针栓

图9-4 真空抽吸示意图

加重,导致乳房红、肿胀、疼痛等,乳房肿胀使乳头变得扁平,导致新生儿含接困难、乳头皲裂、乳腺炎、母乳喂养中断等。护理人员应该:①协助产妇尽早哺乳和多吸吮乳房,促进乳汁畅流;②鼓励产妇坚持夜间哺乳,使乳房规律地变软;③两次哺乳间进行冷敷乳房,哺乳前热敷和按摩乳房,促进乳腺管通畅;④乳房疼痛者应缩短哺乳的时间;⑤如果乳房肿胀明显,影响了新生儿含接乳晕,应帮助产妇用手或吸奶器挤出乳汁(图9-4);⑥可用生面饼外敷乳房,口服维生素 B_6 或使用散结通乳的中药。

2. 乳头皲裂 护理人员应让产妇了解导致乳头皲裂的原因,帮助产妇以正确的姿势进行哺乳;哺乳前湿热敷乳房和乳头3～5分钟,同时按摩乳房;哺乳前挤出少许乳汁使乳晕、乳头湿润变软,便于新生儿含接;增加哺乳的次数,缩短每次哺乳的时间;哺乳后挤出少许乳汁涂在乳头和乳晕上,以修复破损的表皮;疼痛严重者可用乳头罩进行间接哺乳或用吸乳器吸出乳汁喂给婴儿。

考点: 退乳的具体方法

3. 退乳护理 因疾病或其他原因不能哺乳或终止哺乳者,应尽早退乳。最简单的退乳方法是,停止哺乳及挤奶,不排空乳房,少进汤汁。其他的退乳方法有:①生麦芽50g泡水,每日3次,连续3日;②芒硝250g研成粉末,装于布袋内敷于两乳房上并固定,芒硝袋湿后应及时更换;③口服己烯雌酚5mg,每日3次,连续3日;或者维生素 B_6 20mg,每日3次,连续5～7日;或者溴隐亭每次2.5mg,每日2次与食物共服,连续14日。

4. 促进心理适应

(1)倾听:产妇入休养室时,热情接待,让产妇充分休息。鼓励产妇学会与婴儿同步休息,充足的休息可以保证乳汁的分泌。当产妇诉说分娩经历或不快时,耐心倾听,积极回答问题,了解产妇对孩子与新家庭的看法和想法。

(2)促进母婴链接:产妇与新生儿在医院住母婴同室内,让产妇尽可能参与新生儿哺喂、更换尿布、沐浴、抚触等护理操作,以促进情感链接。

(3)提供帮助:产后3天内,为避免产妇劳累,主动帮助产妇及婴儿的日常生活护理;鼓励和指导丈夫及家人参与新生儿护理活动,培养新家庭观念。

四、健康教育

告知母乳喂养的优点,鼓励和指导产妇进行母乳喂养,指导产妇母乳喂养的饮食和营养需要;告知母亲过小、过大的乳房都同样能泌乳,母乳喂养亦不会损坏其外形;产妇应保持精神愉快及做好乳房卫生护理;哺乳结束后,应将新生儿竖起,轻拍背部1～2分钟,排出胃内空气,可防止溢奶。哺乳期间产妇上班特别注意摄取足够的水分和营养,合理安排休息和睡眠。

重点提示

1. 产褥期指从胎盘娩出至产妇全身各器官(除乳房外)恢复或接近未孕状态所需的时期。一般为 6 周。

2. 在产褥期内母体的生理、心理将发生较大的变化。子宫是生殖系统变化最大的器官。妊娠子宫自胎盘娩出后逐渐恢复至未孕状态的过程称子宫复旧,主要是通过子宫体肌纤维的缩复和子宫内膜再生来完成。

3. 恶露:产后随子宫蜕膜(特别是胎盘附着处蜕膜)的脱落,血液、坏死蜕膜组织及宫颈黏液经阴道排出称为恶露。恶露可分为:①血性恶露:可持续 1 周;②浆液性恶露:可持续 1~2 周左右;③白色恶露:可持续 2~3 周。

4. 母乳喂养是自然界赋予人类的本能的喂养方法,是近些年来国内外大力倡导的婴儿喂养的方法,对母亲和婴儿的健康都有诸多益处。

目 标 检 测

一、选择题

A 型题

1. 产褥期是指
   A. 从胎儿娩出到生殖器恢复正常所需的时间
   B. 从胎盘娩出到全身各器官(除乳房)恢复或接近未孕状态所需的时间
   C. 从第二产程到生殖器官恢复正常这段时间
   D. 从胎儿娩出到全身恢复正常这段时间
   E. 从胎儿娩出到恶露干净这段时间

2. 胎盘娩出后,子宫底每天下降
   A. 5~6cm
   B. 4~5cm
   C. 3~4cm
   D. 2~3cm
   E. 1~2cm

3. 产褥期生理变化中哪项不正确
   A. 肠蠕动减弱,易发生便秘
   B. 出汗较多
   C. 常发生排尿不畅或尿潴留
   D. 尿量减少
   E. 白细胞可暂时增高

4. 产后腹部检查时,如果在耻骨联合上方扪不到子宫底,此产妇大约在产后的
   A. 第 1 天
   B. 第 2~3 天
   C. 第 4~6 天
   D. 第 8~9 天
   E. 第 10~14 天

5. 促进母乳喂养成功的措施,错误的是
   A. 对所有保健人员进行技术培训
   B. 向孕产妇宣传母乳喂养的好处
   C. 实行按时哺乳
   D. 实行母婴同室
   E. 帮助母亲早开奶

6. 产后多久进行健康检查
   A. 7 天
   B. 14 天
   C. 30 天
   D. 37 天
   E. 42 天

7. 恶露色较白,黏稠,含有大量白细胞是属于
   A. 红色恶露
   B. 血性恶露
   C. 浆液恶露
   D. 白色恶露
   E. 混合恶露

二、案例分析

王女士,27 岁,第一胎,会阴侧切,足月顺产一女婴,重 3300g,评 8 分。现产后第 1 天。

1. 护理人员应观察哪些内容?
2. 应实施哪些护理措施?

(蒋　华)

第 10 章 异常产褥期产妇的护理

第 1 节 产褥感染产妇的护理

案例

贾××,女,27 岁,初产妇,足月分娩后第 5 天,高热、下腹痛 1 天。产妇 5 天前破膜 12 小时后,足月顺产一男婴,会阴Ⅰ度裂伤。产后恶露少,但精神、食欲差,未予重视。2 天前开始寒战、高热、头痛、下腹痛,阴道分泌物增多,有臭味。曾在当地诊所抗生素治疗,效果不佳,今转入我院。全身检查:体温 39.5℃,脉搏 100 次/分,呼吸 26 次/分,血压 14/8kPa(105/60mmHg),面色苍白,全身汗湿。子宫底脐下二指,压痛明显。全腹轻压痛,无反跳痛。妇科检查:外阴已婚经产型,有少量血迹。会阴Ⅰ度裂伤,伤口红肿,少许脓性分泌物。辅助检查:血常规红细胞计数 3.5×10^{12}/L,血红蛋白 90g/L,白细胞计数 15×10^9/L,中性粒细胞 0.78,淋巴细胞 0.22。

家庭成员 5 人,夫妻关系好,经济收入较低。患者心理紧张、焦虑。

问题:患者主要的护理诊断是什么? 如何护理该患者?

考点:产褥感染与产褥病率区别与联系

产褥感染(puerperal infection)是指分娩、产褥期时生殖道受病原体侵袭,于产褥期引起局部或全身的炎症变化。是导致孕产妇死亡的四大原因之一。产褥病率(puerperal morbidity)是指分娩 24 小时后至产后 10 日内,用口表每日测量体温 4 次,有 2 次≥38℃。产褥病率的主要原因是产褥感染,但也包括生殖道以外其他部位的感染,如上呼吸道感染、急性乳腺炎、泌尿系感染等。

产褥感染途径主要有内源性感染:正常孕妇的生殖道或其他部位寄生的病原体,多数并不致病,当出现感染诱因时可致病。外源性感染:被污染的衣物、用具或妊娠晚期不洁性交、盆浴、分娩期不规范的多次肛查、内诊、各种器械或物品消毒不严,均可将致病菌带入生殖道引起感染。

一、护理评估

(一)健康史

1. 病因评估 引起产褥感染的细菌种类繁多,以混合感染多见,但仍以厌氧菌和杆菌为最常见的病原菌。常见的病原体有链球菌、大肠杆菌、葡萄球菌等,此外,梭状芽胞杆菌、淋病奈瑟菌均可导致产褥感染,但不多见。支原体和衣原体引起的产褥感染近年明显增多。许多非致病菌在特定环境下也可致病。

2. 病史评估 评估有无产褥感染的诱发因素存在。女性生殖系统防御功能在妊娠期及分娩期降低或破坏,增加了病原体入侵感染的机会;孕产妇有贫血、营养不良、慢性疾病、妊娠晚期性生活、胎膜早破、产前产后出血、产道损伤、胎盘残留、产程延长、产科手术等情况,其抵抗力下降或为细菌入侵繁殖创造条件,均可成为产褥感染的诱因。

(二)身心状况

1. 产褥感染妇女临床病理类型及身体状况见表 10-1。

表 10-1　产褥感染妇女临床病理类型及身体状况

临床类型	身体状况
急性外阴、阴道、宫颈炎	1. 局部疼痛、灼热、伤口部红肿、发硬、有脓性分泌物、缝针孔处有脓汁、缝线拆除后伤口常裂开，并有脓液流出 2. 急性阴道炎有黏膜充血、溃疡、脓性分泌物增多，日后导致阴道壁粘连甚至闭锁 3. 全身反应轻，可有低热
急性子宫内膜炎、子宫肌炎	1. 产妇于产后 3～4 日出现低热，体温一般不超过 38℃，脉搏稍快，下腹疼痛，内膜充血、水肿，恶露量多，混浊且有臭味。局部压痛，子宫复旧缓慢 2. 子宫肌炎时，局部症状不明显，恶露少、无臭味。但全身中毒症状严重，突然寒战、高热，体温可高达 40℃，头痛、脉速，子宫压痛不明显，复旧延缓。白细胞显著升高
急性盆腔结缔组织炎、输卵管炎	寒战、高热、下腹痛等，高热可持续不退。严重者侵及整个盆腔，可形成"冰冻骨盆"，全腹压痛，输卵管增粗或成腊肠型肿块
急性盆腔腹膜炎及弥漫性腹膜炎	1. 全身中毒症状，如畏寒、高热、恶心、呕吐及腹胀。检查时腹部有明显压痛、反跳痛、肌紧张。若大量炎性渗出液积聚在直肠子宫陷凹内，形成局限性脓肿。波及肠管、膀胱时，可出现腹泻、里急后重，排尿困难 2. 急性期治疗不彻底可发展成慢性盆腔炎，导致不孕
血栓性静脉炎	1. 产后 1～2 周后发病，单侧居多，表现为弛张热、寒战与高热交替，持续数周，局部检查不易与盆腔结缔组织炎相区别 2. 股白肿：产后 2～3 周发病，表现弛张热、下肢持续性疼痛，受累静脉硬索状、触痛，局部温度升高。因下肢静脉回流受阻，引起下肢水肿、皮肤发白，习称"股白肿"
脓毒血症及败血症	寒战、持续高热、全身明显中毒症状，可危及生命

考点：产褥感染临床病理类型最常见的是急性子宫内膜炎、子宫肌炎

2. 心理、社会状况　产褥感染致使身体不适及社会角色的转换使产妇易出现情绪波动，甚至会出现产后抑郁症。评估产妇的支持系统如护士、丈夫、家人等的关心。因持续高热、寒战、疼痛，使产妇产生焦虑、恐惧感，又因不能照顾新生儿自感愧疚。

（三）辅助检查

1. 血、尿常规　严重感染或全身感染时，白细胞计数增高。
2. 确定病变部位　B 型超声能直接反映是否有宫腔胎盘残留、子宫旁包块、直肠子宫陷凹积液等。
3. 确定病原体　行分泌物涂片检查、病原体培养、病原体抗原和特异抗体检测确定病原体。

二、护理诊断/合作性问题

1. 体温过高　与产褥感染所致炎性反应有关。
2. 舒适感改变　与疼痛、恶露改变、高热有关。
3. 营养失调：低于机体需要量　与发热消耗增多，摄入量减少有关。

三、护理措施

（一）专科护理

1. 治疗原则　抗生素控制感染，正确处理局部病灶，支持疗法，增强机体抵抗力。
2. 遵医嘱应用药物　①首选广谱高效抗生素。使用前做药物敏感试验，再根据药敏试验的结果选用有效抗生素控制感染。②必要时短期加用肾上腺糖皮质激素，以提高机体应激能力。③对血栓性静脉炎在应用抗生素的同时，加用肝素等抗凝治疗，并使用解痉、扩张血管药物。

3. 体温升高 ①体温高达 39℃ 者应物理降温,设法控制体温在 38℃ 左右。做好口腔护理及皮肤的清洁护理。②鼓励患者多饮水,补充水分及促使毒素的排泄,必要时遵医嘱静脉输液,补充水、电解质,以维持机体水电解质平衡。

（二）局部症状护理

1. 外阴护理 外阴伤口感染早期,每日红外线理疗 2 次,每次 20~30 分钟,感染严重者应提前拆线,化脓者应切开引流及伤口换药。外阴仅有水肿者可用 50% 硫酸镁溶液湿热敷。产后 10 天可用 1:5000 高锰酸钾溶液坐浴。盆腔脓肿可经后穹隆或腹部切开引流。

2. 下腹部疼痛护理 按医嘱给宫缩剂促进子宫收缩,防止炎症扩散,必要时给止痛剂。

3. 下肢血栓性静脉炎者 抬高患肢,局部热敷,减轻肿痛。用支架支撑被褥,防止摩擦引起疼痛。

（三）病情监护

1. 生命体征 严密观察体温、呼吸、脉搏、血压、意识状态,并认真记录。

2. 局部病灶 观察患者会阴伤口、恶露、子宫复旧、下腹疼痛、双下肢肿胀等局部改变。

（四）心理护理

针对产妇心理变化运用有效的语言艺术做好心理护理,解除产妇及家属的疑问,减轻产妇焦虑;指导自我护理技巧,提供母婴接触机会,减轻对疾病的恐惧;帮助家属护理好新生儿,为产妇提供良好的社会支持。

（五）一般护理

1. 体位 应取半卧位,有利于炎症局限及恶露排出。有会阴伤口者取健侧卧位。血栓性静脉炎患者应绝对卧床 2 周,以利于渡过栓子脱落危险期。

2. 营养 给予高热量、高蛋白、高维生素及富含水分饮食,必要时可少量多次输入新鲜血液,或静脉补充营养。

四、健康教育

1. 指导产妇产后要注意休息,增加营养并适当运动。要保持会阴部清洁,便后及时清洁会阴,勤换会阴垫,会阴清洁用物要及时清洗消毒。

2. 指导产妇自我观察产褥感染复发征象,如恶露异常、腹痛、发热等,如有异常要及时就诊。

3. 指导正确护理乳房,暂停哺乳的产妇定时挤奶,以保持乳腺管通畅。告知产妇感染控制后可继续哺乳。

第 2 节　晚期产后出血产妇的护理

晚期产后出血(late puerperal hemorrhage)是指分娩 24 小时后,在产褥期内发生的子宫大量出血,也称产褥期出血。多发生在产后 5~6 天或更长时间,亦有迟至产后 6 周发病者。阴道流血可为少量或中量,持续或间断;亦可表现为急剧大量流血,同时有血凝块排出。产妇多伴有寒战、低热,且常因失血过多导致严重贫血或失血性休克。

一、护理评估

（一）健康史

1. 病因评估

（1）胎盘、胎膜残留:残留的胎盘组织发生变性、坏死、机化,形成胎盘息肉,当坏死组织

考点: 1. 产褥感染应取半卧位 2. 体温高达 39℃ 者应物理降温 3. 局部症状护理措施

脱落时,暴露基底部血管,引起大量出血,多发生于产后 10 日左右。

（2）蜕膜残留:正常蜕膜多在产后一周内脱落,并随恶露排出。若蜕膜剥离不全,长时间残留,也可影响子宫复旧,继发子宫内膜炎症,引起晚期产后出血。

考点:晚期产后出血病因

（3）胎盘附着面感染或复旧不全:子宫胎盘附着面血管在分娩后即有血栓形成,继而血栓机化,出现玻璃样变,血管上皮增厚,管腔变窄、堵塞。胎盘附着部边缘有内膜向内生长,底蜕膜深层的残留腺体和内膜亦重新生长,使子宫内膜得以修复,此过程需 6~8 周。若胎盘附着面感染,局部不能如期复原,血栓溶解脱落,血窦重新开放,发生大出血,多发生在产后 2 周左右。

（4）剖宫产术后子宫伤口裂开:多见于子宫下段剖宫产横切口两侧端。近年子宫下段横切口剖宫产广泛开展,有关剖宫产横切口裂开引起大出血的报道屡见不鲜,应引起重视。引起切口愈合不良造成出血的原因主要有:①横切口位置选择过低:子宫颈侧以结缔组织为主,血供较差,组织愈合能力差,且靠近阴道,增加感染机会。②缝合技术不当:组织对位不佳;手术操作粗暴;出血血管扎不紧;切口两侧角部未将回缩血管缝扎,形成血肿;缝扎组织过多过密;切口血液循环供应不良等,均影响切口愈合。③术中止血不良,形成局部水肿。

（5）其他:产后子宫滋养细胞肿瘤、子宫黏膜下肌瘤等均可引起晚期产后出血。

2. 病史评估　评估剖宫产术式、术后恢复是否顺利。评估分娩过程中胎盘、胎膜娩出情况,产后早期子宫复旧及恶露状况。有无恶露不净、有臭味等。

（二）身心状况

1. 症状　血性恶露持续时间延长,以后反复出血或突然大量流血。出血过多可发生失血性休克。胎盘附着面感染或复旧不全常于产后 10 余天发生阴道出血,黏膜下肌瘤可为不规则出血。

2. 体征　检查发现子宫复旧不全,宫口松弛,有时可触及残留组织。伴寒战、低热。

3. 心理、社会状况　产妇和家属面对产褥期出血,往往表现出惊慌和恐惧。

（三）辅助检查

1. 血、尿常规了解感染与贫血情况。

2. 宫腔分泌物培养或涂片检查。

3. B 超检查能了解宫腔内有无残留物、子宫切口愈合状况等。

4. 宫腔刮出物送病理检查。

二、护理诊断/合作性问题

1. 有感染的危险　与失血后贫血、侵入性临床操作有关。

2. 组织灌注量改变　与阴道失血过多有关。

3. 恐惧　与担心生命安危有关。

三、护 理 措 施

（一）专科护理

1. 治疗原则　抗生素加宫缩剂控制感染,促进子宫收缩。

2. 用药护理　少量或中等量阴道流血,应给予足量广谱抗生素、子宫收缩剂,支持疗法及中药治疗。

3. 止血护理

（1）按摩子宫,使用宫缩剂。

（2）疑有胎盘、胎膜、蜕膜残留或胎盘附着部位复旧不全者,刮宫多能奏效,操作力求轻柔,备血并做好开腹手术的术前准备。刮出物应送病理检查,以明确诊断。术后继续给予抗生素及子宫收缩剂。

（3）剖宫产术后阴道流血，少量或中等量应住院给予抗生素并严密观察。阴道大量流血需积极抢救，此时刮宫手术应慎重，因剖宫产组织残留机会甚少，刮宫可造成原切口再损伤导致更多量流血。必要时应开腹探查，若组织坏死范围小，炎性反应轻，患者又无子女，可选择清创缝合以及髂内动脉、子宫动脉结扎法止血而保留子宫。否则，宜切除子宫。

（4）若系肿瘤，应做相应处理以止血。

（二）病情监护

观察生命体征，注意监测体温变化，观察恶露有无异常，宫腔和伤口有无感染迹象。

（三）心理护理

对产妇及其家人给予精神安慰，主动为产妇提供生活护理，避免产妇劳累和精神紧张。讲解产后有关护理知识，教会产妇自我监护方法，促进母婴情感交流。

（四）一般护理

卧床休息，饮食应易消化，富含营养。

四、健 康 教 育

保持会阴清洁，教会产妇按摩子宫，注意观察子宫收缩及伤口情况。指导哺乳方法，合理安排休息和活动，有助体力恢复，降低产后出血的危险性和感染机会。产褥期禁止盆浴及性生活。

第3节 产后抑郁产妇的护理

产后抑郁症（postpartum depression）是指分娩后产妇出现抑郁症状，是产褥期精神综合征中最常见的一种类型。多在产后1~2周出现，产后4~6周症状明显，表现为易激惹、恐惧、焦虑、沮丧和对自身及婴儿的健康过度担忧，常失去生活自理和照料婴儿的能力，有时还可陷入错乱或嗜睡状态。国外多数学者报道产后抑郁症的发生率为10%~15%。

产后抑郁症不是单一因素造成的，它是生物、心理、社会等因素以不同的方式相互作用的结果。有关研究表明，产后抑郁症与遗传、既往有精神病史、经前期紧张综合征有关，也与产妇自身个性和人格有关。研究还发现在妊娠期、分娩期和产褥期，有多次住院经历或有并发症及合并症的妇女发生率高。另外，妊娠分娩过程中，体内内分泌环境发生了很大变化，尤其是产后24小时内，体内激素水平急剧变化是产后抑郁症发生的生物学基础。心理分析学者认为，所有妇女在孕期及产后第一个月均有心理"退化"，表现为妇女做母亲后，如同变成了孩子，每件事情都要学，这些压力导致产妇易抑郁和焦虑。产后抑郁症与妇女所经历的社会紧张程度有关，夫妻关系欠佳、丈夫支持不够、孤独、隔绝、责任感增强、社会剥夺等都可能造成妇女发生产后抑郁症。

一、护 理 评 估

（一）健康史

了解抑郁症家族史、经前紧张综合征病史、婚姻家庭关系、重大生活事件、妊娠期心理状态及分娩情况、婴儿健康状况、既往有无精神障碍史等。

（二）身心评估

1. 身体状况　产妇表现为伤心流泪，尤以夜间为重，易疲劳、注意力不集中、失眠、乏力、对事物缺乏兴趣，有体重改变（减轻或增加），担心自己不能照顾婴儿、自己或婴儿会受到伤害,不履行母亲的职责,严重者会有伤害婴儿或自我伤害行为。多在产后 1~2 周内出现,大多数患者可于 3~5 个月内恢复。

🔖 **链 接** ········· *产褥期抑郁症的判断标准(表 10-2)*

表 10-2　产褥期抑郁症的判断标准

1. 在产后 2 周内出现下列 5 条或 5 条以上症状,且必须具备①②条。

①几乎每天情绪低落,不快乐;

②对全部或多数活动明显缺乏兴趣或愉悦;

③体重显著下降或增加,食欲减退或剧增;

④失眠或嗜睡;

⑤精神激动或迟钝;

⑥疲劳或丧失劳动力;

⑦遇事皆感毫无意义,自卑或负罪感;

⑧思想不能集中;

⑨反复想死或自杀,但无行动计划。

2. 产后 4 周内发病。

2. **心理、社会状况**　评估产妇有无婚姻关系不良,是否想生男孩却生女孩,产妇对分娩的期盼和实际体验。

二、护理诊断/合作性问题

1. **睡眠型态紊乱**　与焦虑、恐惧有关。
2. **家庭作用改变**　与产妇抑郁行为有关。
3. **有伤害行为的危险(对自己或婴儿)**　与产后精神抑郁有关。

三、护 理 措 施

(一)专科护理

1. **治疗原则**　产后抑郁症原则上需要治疗,包括心理治疗及药物治疗。

2. **用药护理**　药物治疗选用抗抑郁药,例如:帕罗西汀以 20mg/d 为开始剂量,逐渐增至 50mg/d 口服;阿米替林以 50mg/d 为开始剂量,逐渐增至 150mg/d 口服。这类药物的优点为不进入乳汁中,因此用于产后抑郁症的治疗。激素治疗如孕酮已被广泛应用,这类药物有阴道栓剂。剂量为每日 800mg,可作为抗抑郁治疗的辅助治疗。

(二)病情监护

高度警惕产妇早期的伤害性行为。注意保持环境的安全,避免危险因素。产妇出现严重行为障碍时,不能与婴儿单独相处。

(三)心理护理

对产褥妇女多加关心和无微不至照顾,尽量帮助协调好家庭中的各种关系,指导产后养成良好睡眠习惯。

四、健 康 教 育

出院后做好家属随访工作,70% 患者于 1 年内治愈,但再次妊娠,约有 20% 复发率。为产妇提供心理咨询,指导抗抑郁等精神病药物的使用,鼓励产妇及家属应用放松技术,以应对各种压力。

重点提示

1. 异常产褥常表现为产褥感染、产后抑郁、晚期产后出血和产褥期中暑。

2. 产褥感染是产褥病率最主要的原因,但产褥病率还可由上呼吸道感染、急性乳腺炎、泌尿系感染等引起。

3. 产褥感染最常见的病理类型为急性子宫内膜炎、子宫肌炎,身体状况特点是产妇于产后3~4日出现下腹疼痛,恶露量多,混浊且有臭味。局部压痛,子宫复旧缓慢。体温一般不超过38℃。主要做好局部症状护理和一般护理。

4. 产后抑郁发病率增高,产后妇女出现明显的情绪改变或整天闷闷不乐、缺乏生活乐趣应考虑是否为产后抑郁。

目 标 检 测

一、选择题

A 型题

1. 产妇分娩后 24 小时至 10 日内,用口表每日测量体温 4 次,均超过 38℃,护士应首先考虑下列哪一项疾病
   A. 泌尿道感染　　　　B. 上呼吸道感染
   C. 急性乳腺炎　　　　D. 产褥感染
   E. 肠道感染

2. 产褥感染的身体评估中最常见的是
   A. 急性阴道炎　　　　B. 急性子宫内膜炎
   C. 急性输卵管炎　　　D. 急性盆腔腹膜炎
   E. 血栓性静脉炎

3. 某初产妇,因宫缩乏力行胎头吸引术结束分娩,总产程 26 小时。产后 48 小时后发热,下腹疼痛。护理评估:T 39℃,双乳稍胀,宫底平脐,压痛明显,恶露近月经量,有臭味,外阴伤口轻微红肿,无明显压痛。下述护理措施哪项不妥
   A. 遵医嘱应用抗生素
   B. 嘱产妇尽量控制饮水量
   C. 可物理降温
   D. 暂停哺乳
   E. 保证营养摄入

(4~6 题共用题干)

叶女士,产钳助产。产后 4 天,自述发热、下腹微痛。护理评估:T 38.5℃,双乳稍胀,无明显压痛。宫底脐下 2 横指,宫体软,轻压痛,恶露多,脓性,有臭味。

4. 护士应首先考虑按下列哪种异常情况制订护理计划
   A. 急性乳腺炎　　　　B. 慢性盆腔炎
   C. 急性胃肠炎　　　　D. 急性肾盂肾炎
   E. 急性子宫内膜炎

5. 在护理过程中,应指导产妇采取哪种卧位为宜
   A. 俯卧位　　　　　　B. 平卧臀高位
   C. 半卧位　　　　　　D. 头低足高位
   E. 左侧卧位

6. 在护理过程中,为了防止交叉感染,应采取哪种隔离措施
   A. 保护性隔离　　　　B. 床边隔离
   C. 呼吸道隔离　　　　D. 严密隔离
   E. 消化道隔离

二、案例分析

1. 某产妇,28 岁,3 天前娩出一女婴,产后精神、食欲不佳。昨日突然发热,T 38.5℃,自述外阴胀痛,阴道大量分泌物,下腹轻微疼痛。

   (1)为完善护理评估,护士还应收集哪些方面的资料?

   (2)该妇女应给予哪些护理?如何进行健康教育?

2. 某产妇,26 岁,足月分娩,手取胎盘,阴道流血约 450ml。4 日后突发寒战,体温达 39℃,下腹痛,阴道流血增多。产妇入院时情绪不稳定。护理评估:子宫底脐下 3cm,有压痛,子宫左侧触及一成人手拳大小、有压痛的包块,宫颈口容 2 指,有血块堵塞。辅助检查:白细胞 16×10^9/L,中性粒细胞 0.80。

请列出该产妇的治疗原则及主要护理措施。

(罗　琼)

第 11 章　产科护理技术及产科助产手术产妇的护理

第 1 节　常用产科护理技术

一、腹部四步触诊

情景设置

产科门诊来了一位王女士,27 岁,初产妇,现孕 36 周,未感觉特殊不适,此次来是进行常规产前检查,询问护士其胎位是否正常。

问题:护士该如何来判断胎头、胎臀及胎儿四肢的位置呢?

链接

四步触诊检查是产科最主要的检查之一,通过该项检查,可了解胎儿大小、胎产式、胎方位、胎先露及其衔接情况,结合骨盆外侧量可评估头盆是否相称,分娩能否顺利。

(一)实训目标

1. 熟练掌握腹部四步触诊的步骤。

2. 能对行腹部四步触诊的孕妇进行准确评估。

3. 具有实施腹部四步触诊基本技能操作的能力。

(二)技能要求

1. 评估孕妇

(1)了解孕妇的停经史,既往孕产史,本次妊娠期反应情况(如早孕反应出现和消失时间及轻重程度;胎动情况;妊娠过程中有无阴道流血、头痛等症状)。

(2)评估孕妇妊娠状态,是否存在高危因素。

(3)评估孕妇的心理状态,有无不良心理反应。

2. 实训准备

(1)环境准备:整洁干净,光线充足,空气流通,各种设施齐全。

(2)物品准备:检查床,软皮尺 1 个、听筒等。

(3)孕妇准备:排尿后仰卧于检查床上,头部稍垫高,露出腹部,双腿略屈分开,使腹部放松。

(4)护士准备:换鞋、穿工作服、戴工作帽、仪表端正;对孕妇态度和蔼、关心体贴孕妇,同时工作期间不闲谈、不得擅自离岗。

3. 实训步骤　先用手测宫底高度,用软皮尺测量耻骨上方至子宫底的弧形长度与腹围值,然后进行四步触诊(图 11-1)。

(1)第 1 步:检查者站在孕妇右侧,面向孕妇,将双手置于子宫底部,了解子宫外形并摸清子宫底的高度,估计胎儿大小与妊娠月份是否相符。然后以双手指腹相对轻推,判断宫底部的胎儿部分是胎头还是胎臀,若为胎头,则硬而圆,容易推动且有浮球感;若为胎臀,则软而宽且形状略不规则,活动度不大;若为肩先露,子宫底高度较妊娠月份低,宫底处空虚,摸不到

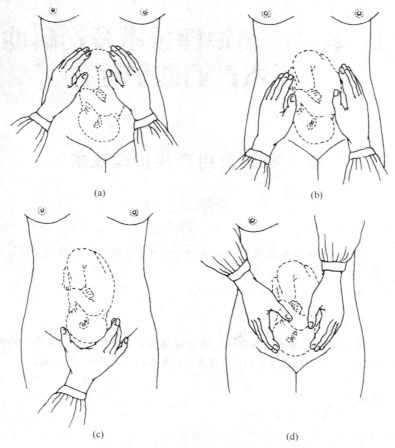

图 11-1 胎位检查的四步触诊法

(a)第1步;(b)第2步;(c)第3步;(d)第4步

胎头或胎臀。

（2）第2步:检查者面向孕妇,将双手分别置于腹部的左右两侧,一手固定,另一手轻轻向对侧深按检查,两手交替进行,仔细分辨胎背及胎儿四肢的位置。若触及平坦饱满部分为胎背,并判断胎背方向(向前、侧方或向后);若触及可变形的高低不平部分则为胎儿肢体,有时可感觉到胎儿肢体活动。

（3）第3步:检查者仍面向孕妇,将右手拇指与其余四指分开,置于耻骨联合上方握住胎先露部,进一步查清是胎头或胎臀,并左右推动以确定是否衔接。若先露部仍浮动,表示尚未入盆;若先露部不能被推动,则表明已衔接。

（4）第4步:检查者面向孕妇足端,将双手分别置于胎先露部的两侧,沿着骨盆入口方向向下深压,再次核对胎先露部的判断是否正确,并确定先露部入盆的程度。通过四步触诊法对胎先露部是胎头或胎臀难以确定时,可行肛诊、B超检查以协助判断。

（三）健康教育

1. 告知孕妇如出现阴道流血、腹部疼痛、头痛、眼花等异常症状时,应立即就诊。

2. 指导孕妇制订合理的饮食计划,注意补充营养,增加对蛋白、铁、钙等膳食的添加。

3. 指导孕妇养成良好的卫生习惯,注意保持清洁。

4. 嘱孕妇保持充足的休息和睡眠,最好午休1~2小时,睡眠卧位以左侧卧位为佳。

5. 指导孕妇学会自我监护,每天自我监测胎心音和胎动。

二、骨盆外测量

情景设置

　　产科门诊走来一位刘女士,27 岁,初产妇,现孕 32 周,身材矮小,身高 141cm,体型较匀称,询问护士她是否能经阴道正常分娩。

问题:护士需了解孕妇骨盆大小,该做什么检查?

链 接 ....

　　骨盆外测量是产科最主要的产前检查之一, 通过该项检查, 可了解孕妇骨盆形状和大小, 结合其他产前检查结果可综合评估头盆是否相称, 分娩能否顺利。 骨盆测量分为骨盆外测量和骨盆内测量, 这里主要介绍骨盆外测量。

(一)实训目标

1. 熟练掌握骨盆外测量的方法。

2. 记住骨盆外测量径线值。

3. 具有实施骨盆外测量基本技能操作的能力。

(二)技能要求

1. 评估孕妇

　　(1) 了解孕妇的停经史,既往孕产史,妊娠期反应情况(如早孕反应轻重及出现和消失时间;胎动情况)。

　　(2) 评估孕妇胎儿大小,胎位情况,妊娠状态,有无高危因素存在。

　　(3) 评估孕妇的心理状态,有无不良心理反应。

2. 实训准备

　　(1) 环境准备:整洁干净,光线充足,空气流通,各种设施齐全。

　　(2) 物品准备:骨盆测量仪、检查床。

　　(3) 孕妇准备:卧于检查床上,露出臀部。

　　(4) 护士准备:换鞋、穿工作服、戴工作帽、戴口罩、仪表端正;对孕妇态度和蔼、关心体贴孕妇,同时工作期间不闲谈、不得擅自离岗。

3. 实训步骤

　　(1) 孕妇取伸腿仰卧位,测量两侧髂前上棘外缘的距离(图 11-2),即为髂棘间径(interspinal diameter,IS),正常值为 23～26cm。

　　(2) 孕妇取伸腿仰卧位,测量两侧髂嵴外缘最宽的距离(图 11-3),即为髂嵴间径(intercristal diameter,IC),正常值为 25～28cm。

考点:骨盆外测量各径线的正常值

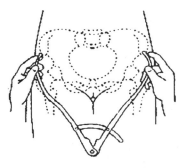

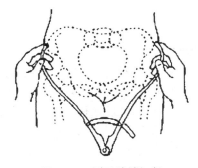

图 11-2　测量髂棘间径　　　　图 11-3　测量髂嵴间径

（3）孕妇取左侧卧位，右腿伸直，左腿屈曲，测量第 5 腰椎棘突下凹陷处（相当于腰骶部米式菱形窝的上角）至耻骨联合上缘中点的距离（图 11-4），即为骶耻外径（external conjugate，EC），正常值为 18~20cm。

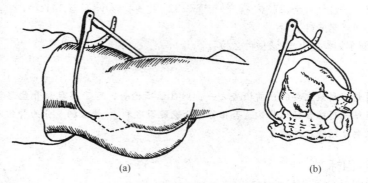

图 11-4　测量骶耻外径

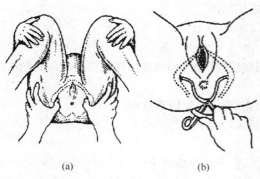

(a)　　　　　　(b)

图 11-5　测量坐骨结节间径

（a）找到坐骨结节；（b）测量

（4）孕妇取仰卧位，双腿屈曲，双手抱膝，测量两侧坐骨结节内侧缘之间的距离（图 11-5），即为坐骨结节间径（transverse outlet，TO），正常值为 8.5~9.5cm，平均值为 9cm。

（5）用两拇指尖斜着对拢，放于耻骨联合下缘，左右两拇指平放在耻骨降支的上面，测量两拇指之间的角度，即为耻骨弓角度（angle of pubic arch）。正常为 90°，小于 80°为异常（图 11-6）。

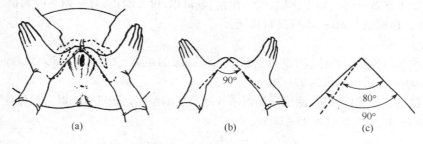

(a)　　　　　(b)　　　　　(c)

图 11-6　测量耻骨弓角

（三）健康教育

1. 检查前先告知孕妇骨盆外测量检查的目的、步骤，指导孕妇的体位及如何配合操作。
2. 指导孕妇加强营养，注意补充蛋白、铁、钙等。
3. 嘱孕妇加强休息，最好有 1~2 小时的午睡时间，睡眠卧位以左侧卧位为佳。
4. 指导孕妇每天自我监测胎动。
5. 指导孕妇养成良好的卫生习惯，注意保持清洁。

三、产时会阴冲洗与消毒

情景设置

　　产房内:黄女士,27 岁,初产妇,宫口已开全,且宫缩规律有力。此时,护理人员是否需要做好接产准备工作呢,如果需要,又该如何做呢?

(一)实训目标

1. 熟练掌握产时会阴冲洗与消毒的方法、健康教育。

2. 具有实施会阴冲洗与消毒基本技能操作的能力。

(二)技能要求

1. 评估产妇

(1)了解孕周、产程进展情况、胎儿在宫内情况,了解第一产程的经过及其处理。

(2)了解子宫收缩的持续时间、间歇时间、强度和胎心情况。评估会阴部情况,有无阴道流血、流液情况,外阴清洁度及外阴皮肤情况等。

(3)评估产妇心理状态,有无焦虑、恐惧情绪,对正常分娩有无信心。

2. 实训准备

(1)环境准备:整洁干净,光线充足,空气流通,各种设施齐全。

(2)物品准备:一次性会阴垫巾或橡胶单,无菌治疗巾 1 块。会阴擦洗盘 1 只,盘内放置消毒弯盘 2 只,弯盘内置无菌镊子或卵圆钳 2 把,无菌温肥皂水棉球、无菌干纱布、40℃温开水 500ml、擦洗液棉球(如 0.1% 苯扎溴铵溶液)、冲洗壶 1 个、便盆 1 只。

(3)产妇准备:排空膀胱后取仰卧位,两腿屈曲分开,暴露外阴部。

(4)护士准备:换鞋、穿工作服、戴工作帽、戴口罩、仪表端正;对产妇态度和蔼、关心体贴产妇,修剪指甲。

3. 实训步骤

(1)将会阴擦洗盘放至产床边,协助产妇摆好体位,在产妇臀下放置一橡胶单或一次性会阴垫巾。

(2)用一把镊子(或卵圆钳)夹取干净的蘸有肥皂水棉球(或纱布),再将棉球或纱布递于另一把镊子(或卵圆钳)夹住进行外阴部擦洗,其顺序为:大阴唇、小阴唇、阴阜、大腿内侧 1/3、会阴体至肛门(图11-7),将擦洗后的棉球和镊子(或卵圆钳)丢弃。

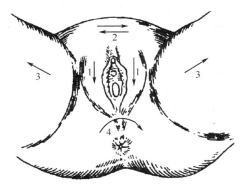

考点:外阴擦洗的顺序

图 11-7　外阴部擦洗顺序

链 接

　　对产妇应注意保暖和遮挡,水温应适宜。　在冲洗过程中要注意观察产程进展,发现异常,应及时向医生报告,遵医嘱给予相应处理。

　　消毒外阴时要指导产妇缓解疼痛。

(3)臀下放置便盆或塑料布,然后用温开水冲净肥皂水,冲洗顺序同前。

(4)取干纱布擦干并弃掉纱布和镊子(或卵圆钳)。

(5)再用 0.1% 苯扎溴铵溶液棉球消毒外阴,顺序同前。随后撤掉臀下的便盆或塑料布。

(6)整理用物,铺无菌治疗巾于臀下。

(三)健康教育

1. 操作前先告知产妇会阴冲洗与消毒的目的、方法,以取得患者的配合。

2. 指导产妇屏气,正确运用腹压。

3. 指导产妇在操作过程中臀部不要抬高,以免冲洗液流入后背,其双手不能触碰消毒过的区域。

四、床上会阴擦洗

情景设置

在产科病房,王女士,30岁,于昨日在会阴切口缝合术下,顺产一男婴。今晨发现会阴伤口周围组织有红肿及一些分泌物。作为护士该如何处理呢?

(一)实训目标

1. 熟练掌握产后会阴擦洗的方法、健康教育。
2. 能对行产后会阴擦洗的产妇进行准确评估。
3. 具有实施会阴擦洗基本技能操作的能力。

链接

会阴擦洗是妇产科临床护理工作中最常用的护理技术。 通过该项操作,可以保持产后妇女会阴及肛门清洁,促进患者的舒适和会阴伤口的愈合,防止生殖系统、泌尿系统的逆行感染。

(二)技能要求

1. 评估患者

(1)评估产妇或患者的临床表现,了解患者会阴部卫生、皮肤及会阴伤口愈合情况、有无留置尿管等;评估会阴部位有无水肿或感染。

(2)告知产妇或患者会阴擦洗的目的、方法,以取得配合。

链接 会阴擦洗适应证

(1)产后会阴有伤口者。

(2)妇科或产科手术后留置导尿管者。

(3)陈旧性会阴裂伤修补术后。

(4)急性外阴炎患者。

(5)长期卧床患者。

(6)外阴手术后患者。

(7)长期阴道流血的患者。

2. 实训准备

(1)环境准备:整洁干净,光线充足,空气流通,各种设施齐全。

(2)物品准备:一次性会阴垫巾或橡胶单,治疗巾1块。会阴擦洗盘1只(盘内放置消毒弯盘2只,无菌镊子2把,0.1%苯扎溴铵溶液棉球或1:5000高锰酸钾溶液棉球若干个,无菌干纱布2块,消毒会阴垫一块)。

(3)患者准备:排空膀胱后脱下一条裤腿,取膀胱截石位,暴露外阴。

(4)护士准备:换鞋、穿工作服、戴工作帽、戴口罩、仪表端正;对患者态度和蔼、关心体贴患者,修剪指甲。

3. 实训步骤

(1)将会阴擦洗盘放至床边,帮助产妇或患者摆好体位,在臀下放置一次性会阴垫巾。

(2)用一把镊子夹取棉球,再将棉球递于另一把镊子进行擦洗,一般擦洗3遍。第1遍自耻骨联合一直向下擦至臀部,先用一棉球擦净一侧,换一棉球同样擦净对侧,然后再用一棉球自阴阜向下擦净中间。原则为自上而下,自外向内,初步擦净会阴部的污垢、分泌物和血迹等(图 11-8)。

📖 **链 接** ┈┈┈┈┈┈┈

　　注意请其他人员暂时回避,或以屏风遮挡,减轻患者心理负担,对患者注意保暖。 擦洗时,应注意观察会阴部及会阴伤口周围组织有无红肿、分泌物及其性质和伤口愈合情况,如发现异常情况及时通知医生。 每次擦洗前后,护理人员均应洗净双手,然后再护理下一位患者,操作时应注意无菌原则。 注意最后擦洗有伤口感染的患者,以防交叉感染。

　　(3)第 2 遍擦洗的顺序为自内向外,或以伤口为中心向外擦洗,其目的是为防止伤口、尿道口、阴道口被污染,最后擦洗肛周和肛门,并将擦洗后的棉球丢弃(图 11-9)。第 3 遍的顺序同第 2 遍。必要时,可根据患者的情况增加擦洗的次数,直至擦净,最后用干纱布擦干。

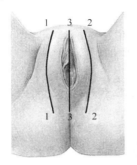 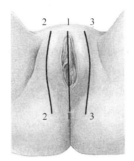

图 11-8　第 1 遍擦洗顺序　　　图 11-9　第 2、3 遍擦洗顺序

　　(4)擦洗完毕后,帮助患者更换消毒会阴垫,并整理好床铺。

(三)健康教育

　　1. 指导产妇注意保持会阴清洁、干燥,勤更换内衣内裤及床垫,排便后注意清洁外阴,以防感染。

　　2. 有伤口的产妇,指导其注意观察会阴切口的情况,要保持伤口干燥,促进伤口愈合。

　　3. 有留置导尿的产妇,指导其注意保持尿管的通畅。

第 2 节　常用产科助产手术产妇的护理

一、会阴切开缝合术

🔖 **情景设置**

　　在产房内,有一初产妇,刘某,由于宫缩乏力致第二产程延长,会阴部坚韧,作为护士究竟该如何协助医生缩短第二产程呢?

📖 **链 接** ┈┈┈┈┈┈┈

　　会阴切开缝合术是产科最常用的手术。 常用的切开方式有会阴后-侧切开及会阴正中切开两种。 临床上以前者为多用。

(一)实训目标

　　1. 掌握会阴切开缝合术的术前准备、健康教育。

　　2. 能对行会阴切开缝合术的产妇进行准确评估。

　　3. 具有配合实施会阴切开术基本技能操作的能力。

📖 **链接** ········· 会阴切开缝合术适应证

（1）初产妇需行产钳术、胎头吸引术、臀位助产术。

（2）初产妇会阴体较长或会阴部坚韧，有严重撕裂可能。

（3）第二产程过长、宫缩乏力、胎儿宫内窘迫、产妇妊高征、合并心脏病等须缩短产程者。

（4）早产儿因会阴阻力引起颅内出血。

（二）技能要求

1. 评估产妇　了解产妇的临床症状,此次妊娠经过,有无妊娠期高血压疾病、心脏病等疾病史。评估产妇会阴情况、宫缩、胎儿的情况,是否有会阴切开术适应证。

2. 实训准备

（1）环境准备:整洁干净,光线充足,空气流通,各种设施齐全。

（2）物品准备:无菌会阴切开包 1 个(内有剪刀 1 把、20ml 注射器 1 个、长穿刺针头 1 个、弯止血钳 4 把、巾钳 4 把、持针器 1 把、2 号圆针和三角针各 1 枚、治疗巾 4 张、纱布 10 块、1 号丝线 1 团、0 号肠线 1 根或 2/0 可吸收缝线 1 根、利多卡因 5ml 等)。

（3）产妇准备:取仰卧屈膝位或膀胱截石位。

（4）护士准备:换鞋、穿工作服、戴工作帽、戴口罩、仪表端正;对产妇态度和蔼、关心体贴产妇,同时工作期间不闲谈。

3. 实训步骤

（1）皮肤消毒:用聚维酮碘以侧切口为中心,由里向外消毒,直径大于 10cm,消毒 2 次,再铺无菌巾。

（2）麻醉:通常会阴后-侧切开采用阴部神经阻滞麻醉,会阴正中切开采用局部皮下浸润麻醉。可用 1% 普鲁卡因或 1.5% 利多卡因进行麻醉。

📖 **链接** ········· 会阴正中切开缝合术的优、缺点

优点是损伤组织少于斜侧切开术,出血少,易缝合,愈合佳,术后疼痛较轻;缺点是如切口向下延长可能损伤肛门括约肌甚至直肠。 故手术助产、胎儿大或接产技术不够熟练者均不宜采用。

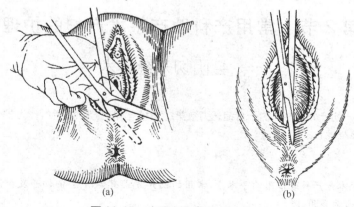

图 11-10　会阴侧切开和正中切开
（a）会阴后-侧切开;（b）会阴正中切开

（3）会阴后-侧切开术(图 11-10),临床上以左后-侧斜切开为多。麻醉起效后,术者以左手中、示指伸入胎先露和阴道侧后壁之间,撑起左侧阴道壁,右手持会阴切开剪刀或钝头直剪刀,一叶置于阴道内,另叶置于阴道外,在会阴后联合正中偏左 0.5cm 处向左下方,与正中线呈 45°,

于宫缩时,剪开皮肤和黏膜,一般剪开 3~4cm。可用无菌生理盐水纱布压迫止血,有小动脉出血者应结扎血管。胎盘娩出后,检查阴道其他部分有无裂伤,用带尾纱布填塞入阴道内。仔细检查会阴伤口,用中、示指撑开阴道壁,暴露阴道黏膜切口顶端及整个切口,用 0 或 1 号肠线,自切口顶端上方 0.5~1cm 处开始连续褥式缝合阴道黏膜及黏膜下组织,直到处女膜外缘打结。继之用 2/0 可吸收缝线间断或连续缝合会阴部肌层、皮下组织,常规丝线缝合会阴皮肤。缝合时应严格止血,松紧适宜,不留无效腔。缝线不宜过深,防止穿透直肠黏膜。

（4）会阴正中切开缝合术(图 11-10)。麻醉后,当胎头着冠时,沿会阴联合正中点向肛门方向垂直切开,根据产妇会阴后联合长短而定,通常剪开不超过 2~3cm,注意不要损伤肛门括约肌。切开后立即保护会阴,注意使胎头俯屈以最小经线娩出。再用 1 号络制肠线对位缝合阴道黏膜及黏膜下组织至阴道外口,常规丝线缝合皮肤。

（5）缝毕后取出阴道内带尾纱布,仔细检查缝合处有无出血或血肿。行肛门指检,了解有无肠线穿透直肠黏膜。如有,应立即拆除,重新消毒缝合。

（三）健康教育

1. 手术前给产妇介绍会阴切开术的目的及方法,主要是为了缩短第二产程或是避免阴道及会阴裂伤,以消除产妇的顾虑。

2. 指导产妇术中正确运用腹压。

3. 嘱咐产妇术后以健侧卧位为宜,注意保持外阴部清洁、干燥,勤换会阴垫,每天行会阴冲洗 2 次,排便后应及时清洗会阴。

4. 指导产妇注意观察会阴切开有无渗血、红肿、硬结及脓性分泌物。若外阴伤口处水肿、疼痛明显者,可选用 50% 硫酸镁溶液湿热敷或 95% 乙醇湿敷,并配合理疗(如超短波或红外线照射),以利于切口愈合。

5. 告知产妇会阴后-侧切开的伤口于术后第 5 日,正中切开则于术后 3 日拆线。

二、胎头吸引术

情景设置

在产房内,王某,初产妇,患有心脏病,为了避免其过度用力,作为护士究竟如何协助医生缩短第二产程的时间呢?

链接

胎头吸引术（application of vacuum extractor）是采用一种特制的吸引器置于胎头,形成负压后吸在胎头上面,通过牵引,协助娩出胎头的一种助产手术。由于操作方法比较简单,对产妇及新生儿损伤小,是常用的助产方法。

胎头吸引器（图 11-11）有不同种类,比较多用的为锥形金属空筒（直形或牛角形）。

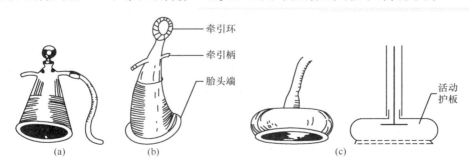

图 11-11　常用的胎头吸引器

（a）直形空筒胎头吸引器;（b）牛角形空筒胎头吸引器;（c）金属扁圆形胎头吸引器

（一）实训目标

1. 熟悉胎头吸引术的步骤、健康教育。
2. 能对行胎头吸引术的产妇进行护理评估。
3. 具有配合实施胎头吸引术基本技能操作的能力。

（二）技能要求

1. 评估产妇　　了解产妇的一般情况,评估产妇宫颈口开大情况、胎头位置的高低、胎方位及胎膜是否已破,是否有胎头吸引术适应证以及禁忌证。是否具有心脏病史、剖宫产史等。

📖 链接 ·········　胎头吸引术适应证

（1）有剖宫产史或子宫有瘢痕等,不宜产时过分屏气用力者。产妇妊高征、合并心脏病等须缩短产程者。

（2）胎头位置不正常,可用胎头吸引器协助转动胎位,协助胎儿娩出。

（3）第二产程过长、宫缩乏力、胎儿宫内窘迫。

（4）早产儿因会阴阻力引起颅内出血。

📖 链接 ·········　胎头吸引术禁忌证

（1）不能或不宜从阴道分娩者,如严重头盆不称、产道阻塞、产道畸形、面先露、尿瘘修补术后。

（2）宫口未开全或胎膜未破者。

（3）胎头位置高,未达阴道口者。

2. 实训准备

（1）环境准备:整洁干净,光线充足,空气流通,各种设施齐全。

（2）物品准备:胎头吸引器1个、50ml注射器1个、血管钳2把、治疗巾2张,纱布4块,一次性吸引管1根,吸氧面罩1个、供氧设备、新生儿吸引器、抢救药品等。

（3）产妇准备:产妇取膀胱截石位,导尿排空膀胱,冲洗后消毒外阴,不作会阴切开者一般不需麻醉。

（4）护士准备:换鞋、穿工作服、戴工作帽、戴口罩、仪表端正;对产妇态度和蔼、关心体贴患者,同时工作期间不闲谈、不得擅自离岗。

3. 实训步骤

（1）产妇摆好体位,消毒铺巾后,行阴道检查,检查宫颈口开大情况及胎头位置的高低,是否破膜,并确定胎方位。

（2）对初产妇会阴体较长或会阴部坚韧者,需先行会阴切开术。

（3）放置吸引器(图11-12):将吸引器头端涂以润滑剂。左手分开两侧小阴唇,示、中指掌侧向下,撑开阴道后壁,右手持吸引器沿阴道后壁缓慢滑入,然后,左手示、中指两掌面向外拨开阴道右侧壁,使吸引器头端侧缘滑入阴道内,继而手指向上撑起阴道前壁,将吸引器头端上缘滑入阴道。最后,右手示、中两指撑开阴道左侧壁,使吸引器头端完全滑入阴道内并与紧贴胎头顶端。

（4）检查吸引器:左手支撑吸引器,右手示指伸入阴道,沿吸引器头端与胎头衔接处检查一周,排除阴道壁或宫颈组织嵌入,调整吸引器横柄与胎头矢状缝相一致,以作为旋转胎头方向的标记。

（5）抽吸负压:抽吸胎头吸引器内空气,一般以每分钟使负压增加 $0.2kg/m^2$ 为度,最大负压以 0.6kg/m² 为度。若无负压表,则用空针缓慢抽吸空气 150ml,用血管钳夹住连接管形成负压。

（6）牵引吸引器(图 11-13):宫缩屏气时同步牵引。牵引的方向应循产道轴的方向,先往下牵引保持胎头俯屈。当胎头枕部达耻骨联合下缘时,向上牵引使胎头仰伸。当胎头为枕横位、枕后位时,应旋转吸引器使胎头转为枕前位。

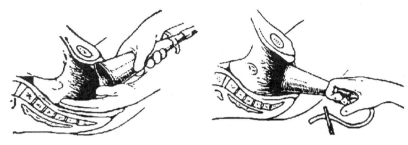

图 11-12　放置吸引器　　　　图 11-13　牵拉吸引器

📖 链接

　　吸引器负压要适当, 压力大时可造成胎儿头皮水肿, 多在产后 24 小时内消失。 但若负压过大, 或吸引时间过长、吸筒吸附位置不当, 可产生头皮水泡、脱皮或头皮血肿, 须较长时间才能消退、愈合, 严重时可造成胎儿颅内出血。 但负压不足又容易滑脱。

（7）取下胎头吸引器:胎头娩出阴道口后,解除负压或放开夹连接管的血管钳,吸引器内恢复正压,取下吸引器。

（8）然后按正常分娩机制分娩胎儿。

（三）健康教育

1. 手术前告知产妇胎头吸引术的目的及方法,以取得其积极配合。

2. 指导产妇密切观察新生儿头皮产瘤大小、位置,有无头皮血肿及头皮损伤。注意观察新生儿面色、反应、肌张力等,警惕发生颅内出血。

3. 嘱咐产妇避免搬动新生儿,使其静卧 24 小时,出生后 3 天内禁止洗头。

三、产钳助产术

🔲 **情景设置**

　　在产房内,王某,初产妇,患有妊娠期高血压疾病,为了避免其过度用力,进行了胎头吸引术,但因阻力过大而失败了。作为护士究竟如何协助医生缩短第二产程的时间呢?

（一）实训目标

1. 熟练掌握产钳助产术的术前准备内容、健康教育。

2. 能对行产钳助产术的产妇进行护理评估。

3. 具有配合实施产钳助产术基本技能操作的能力。

📖 链接

　　产钳助产术是用产钳（forceps）（图 11-14）牵拉胎头以娩出胎儿的手术。 根据胎头在盆腔内的位置分为高位、中位、低位、出口产钳 4 种。 高位产钳术危险性大,已不采用。 中位产钳术目前也很少采用。 胎头颅骨已达骨盆底,胎头位置已达 +3,为低位产钳。 不用分开小阴唇即能看到胎儿头皮,为出口产钳。 尤其是出口产钳术,困难较小,较安全。

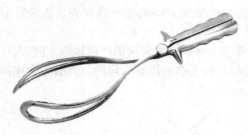

图 11-14 产钳

（3）臀先露后出胎头娩出困难者。

（4）剖宫产娩出胎头困难者。

（二）技能要求

1. 评估产妇 了解产妇的一般情况,评估产妇宫颈口开大情况及胎头位置的高低及胎方位,是否有产钳术适应证以及禁忌证。是否具有心脏病史、剖宫产史等。

📖 **链 接** ·········· **产钳助产术适应证**

（1）同胎头吸引术。

（2）胎头吸引术因阻力较大而失败者。

📖 **链 接** ·········· **产钳术禁忌证**

（1）同胎头吸引术。

（2）胎头颅骨最低点在坐骨棘水平或坐骨棘以上,有明显头盆不称者。

（3）确定为死胎、胎儿畸形者,应行穿颅术,避免损伤产妇软产道。

2. 实训准备

（1）环境准备:整洁干净,光线充足,空气流通,各种设施齐全。

（2）物品准备:会阴切开包1个、无菌产钳1副、吸氧面罩1个、坐凳、灯光、麻醉药、抢救药品等。

（3）产妇准备:产妇取膀胱截石位,导尿排空膀胱,冲洗后消毒外阴。

（4）护士准备:换鞋、穿工作服、戴工作帽、戴口罩、仪表端正;对产妇态度和蔼、关心体贴产妇,同时工作期间不闲谈、不得擅自离岗。

3. 实训步骤

（1）产妇摆好体位,消毒铺巾后,阴道检查明确胎位及置产钳术条件。放置产钳前多行左侧会阴后-侧切开术,切口宜大。

（2）放置产钳(图 11-15):以枕前位的产钳术为例。置入前术者先检查好器械,术者左手持产钳左叶钳柄,涂上润滑剂,将左叶沿右手掌面伸入手掌与胎头之间,在右手引导下将钳叶缓缓向胎头左侧及深部推进,将钳叶推至胎头左侧,钳叶及钳柄与地面平行,由助手持钳柄固定。然后术者右手持产钳右叶钳柄,在左手引导下将钳叶引导至胎头右侧,达左叶产钳相应

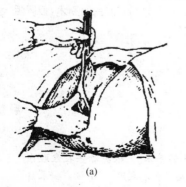

(a)

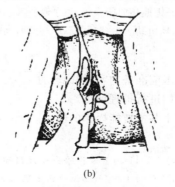

(b)

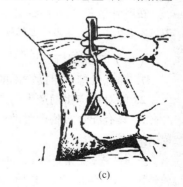

(c)

图 11-15 放置产钳

(a)放置左叶产钳;(b)助手固定左叶产钳;(c)放置右叶产钳

位置。产钳放置好后,检查钳叶及胎头之间无软组织及脐带夹入,胎头矢状缝在两钳叶正中。

（3）产钳合拢（图 11-16）:产钳右叶在上,左叶在下,两钳叶柄平行交叉,扣合锁住,钳柄对合。如两叶放置适当,即可顺利合拢,否则可略向前后上下移动使其合拢。宫缩间隙略微放松钳锁。

（4）牵引产钳（图 11-17）:合拢后如胎心音正常,可开始牵引。宫缩时术者向外、向下缓慢牵拉产钳,然后再平行牵拉。当胎头着冠后将钳柄上提,使胎头仰伸娩出。

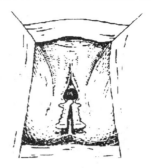

图 11-16　合拢产钳

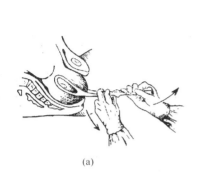

(a)

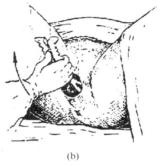

(b)

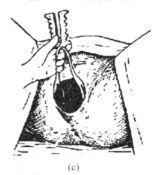

(c)

图 11-17　牵引产钳

（a）向下、向外牵引;（b）平行向外牵引;（c）钳柄上提

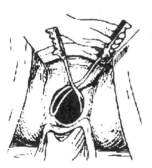

图 11-18　取出产钳

（5）取出产钳（图 11-18）:当胎头双顶径越过骨盆出口时,应松开产钳并取出。顺序与置入时相反,先取下产钳右叶,再取下产钳左叶,钳叶应顺胎头慢慢滑出,然后用手助胎头娩出。要注意保护会阴。

（6）术后常规检查宫颈、阴道壁及会阴切开,并予以缝合。

（三）健康教育

1. 手术前告知产妇及家属行产钳术的目的及方法,指导产妇正确运用负压。

2. 指导产妇注意补充热量。

3. 指导产妇密切观察新生儿头皮有无血肿及损伤。注意观察新生儿面色、反应、肌张力等,警惕发生颅内出血。

4. 嘱产妇让新生儿静卧 24 小时,避免搬动,出生后 3 天内禁止洗头。

四、人工剥离胎盘术

情景设置

在产房内,杨某,初产妇,经阴道分娩一女婴,半小时后胎盘仍未娩出,作为护士究竟如何协助医生促使胎盘娩出呢?

（一）实训目标

1. 了解人工剥离胎盘术的方法、健康教育。

2. 能对行人工剥离胎盘术的产妇进行准确评估。

3. 具有配合实施人工剥离胎盘术基本技能操作的能力。

📖 链接 ┈┈┈┈┈┈

人工剥离胎盘术是指胎儿娩出后,术者用手剥离并取出滞留于宫腔内胎盘的手术。

(二)技能要求

1. 评估产妇　了解产妇的一般情况,评估胎盘是否完全剥离。评估产妇是否出现阴道流血等症状,生命体征是否正常,是否有人工剥离胎盘术的适应证。

2. 实训准备

(1)环境准备:整洁干净,光线充足,空气流通,各种设施齐全。

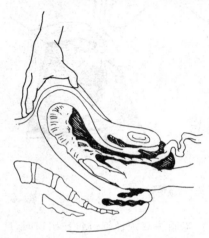

图11-19　人工剥离胎盘术

(2)物品准备:无菌手套、消毒棉球、弯盘等。

(3)产妇准备:产妇取膀胱截石位,导尿排空膀胱,重新消毒外阴。

(4)护士准备:换鞋、穿工作服、戴工作帽、戴口罩、仪表端正;对产妇态度和蔼、关心体贴产妇,同时工作期间不闲谈、不得擅自离岗。

3. 实训步骤

(1)重新消毒外阴后,术者更换无菌手套,铺巾。

(2)通常不需要麻醉。当宫颈内口较紧、手不能进入宫腔时,可行麻醉。

(3)术者一手涂润滑剂,将五指并拢如圆锥形,掌面沿脐带经阴道入宫腔,触到胎盘边缘后,手背紧贴子宫壁,以手指的尺侧慢慢将胎盘逐渐从边缘部进入中使胎盘与子宫壁分离,另一手在腹壁上按压子宫底配合操作(图11-19)。胎盘完全剥离后,握于手中随宫缩缓慢取出。分离困难时不可强取,动作应轻柔,切忌粗暴。若剥离困难,应考虑可能为胎盘植入,切不可强行剥离。

📖 链接 ┈┈┈┈┈┈　人工剥离胎盘术适应证

(1)胎儿娩出后,胎盘完全或未完全剥离,引起子宫大量出血者。

(2)胎儿娩出后30分钟,胎盘尚未剥离者。

(三)健康教育

1. 指导产妇产后加强营养,逐步增加活动量,以促进身体的康复。

2. 指导产妇观察子宫复旧、恶露的情况。

3. 告知产妇警惕晚期产后出血的情况,及产后复查的时间、目的和意义。

重·点·提·示

1. 四步触诊检查和骨盆外测量是产科最主要的检查之一,通过检查可了解胎儿大小、胎产式、胎方位及头盆是否相称,分娩能否顺利。

2. 进行产时会阴冲洗与消毒操作时,擦洗外阴部的其顺序为:大阴唇、小阴唇、阴阜、大腿内侧1/3、会阴体至肛门。

3. 指导产后会阴擦洗的产妇,注意保持会阴清洁、干燥,勤更换内衣内裤及床垫,排便后注意清洁外阴,以防感染。

4. 会阴切开缝合术是产科最常用的手术。常用的切开方式有会阴后-侧切开及会阴正中切开两种,临床上以前者为多用。

5. 胎头吸引术和产钳助产术都是通过牵拉胎头,协助娩出胎头的助产手术。

6. 人工剥离胎盘术应动作轻柔,切忌粗暴。

目 标 检 测

选择题

A 型题

1. 髂棘间径是指
   A. 两侧髂嵴外缘最宽的距离
   B. 两侧髂前上棘外缘间最宽的距离
   C. 两侧坐骨结节内侧缘之间的距离
   D. 第 5 腰椎棘突下凹陷处至耻骨联合上缘中点的距离
   E. 耻骨联合下缘至骶骨岬中点的距离

2. 会阴侧切术切口的长度一般为
   A. 2~3cm　　　　　B. 3~4cm
   C. 4~5cm　　　　　D. 5~6cm
   E. 6~7cm

3. 髂嵴间径的正常值为
   A. 23~26cm　　　　B. 25~28cm
   C. 18~20cm　　　　D. 30~35cm
   E. 9~10cm

(4、5 题共用题干)

王女士,28 岁,孕足月初产,宫口开全 2 小时,持续性枕后位,双顶径在坐骨棘下 1cm,胎心音 120 次/分。

4. 恰当的分娩方式是
   A. 自然分娩
   B. 胎头吸引器助产
   C. 剖宫产
   D. 用手转正胎头,产钳助产
   E. 静脉滴注缩宫素

5. 在操作过程中,应指导产妇采取哪种卧位为宜
   A. 俯卧位　　　　　B. 膀胱截石位
   C. 半卧位　　　　　D. 头低足高位
   E. 左侧卧位

(蒋　华)

第12章　妇科疾病护理病历

第1节　妇科疾病护理评估

一、妇科护理评估要求

妇科护理评估是护理程序的基础,是指收集患者的全面资料,并加以整理、综合、判断的过程。其全面性、系统性及准确性,对正确制订护理计划起决定性作用。采集时可以通过观察、会谈、对患者进行身体检查、心理测试等方法获得妇女生理、心理、社会、精神和文化等各方面的资料。由于女性生殖系统疾病常常涉及患者的隐私和与性生活有关的内容,患者会感到害羞和不适,所以在评估过程中,要做到态度和蔼、语言亲切,关心体贴和尊重患者,消除紧张情绪和思想顾虑,并给予保密的承诺,这样才能收集到真实可靠的护理评估资料。

二、妇科护理评估内容

(一)健康史评估内容

1. **一般项目**　询问患者的姓名、年龄、籍贯、婚姻、职业、民族、文化程度、宗教信仰、家庭住址、联系方式、配偶情况等,记录入院日期及入院方式。

2. **主诉**　主要症状或体征及其发生的时间,患者应对的方式。妇科常见症状有阴道流血、异常白带、下腹痛、外阴瘙痒、局部肿块等。

考点: 妇科常见症状

3. **现病史**　起病时间与情况;主要症状特点;伴随症状及出现时间、特点和演变过程;与疾病有鉴别意义的阳性体征;诊治经过;与本次发病有关的过去发病情况及其治疗经过;心理反应及食欲、睡眠、大小便、自我感觉等的变化。

4. **月经史**　询问初潮年龄、周期、经期,可简写为:初潮年龄 $\dfrac{经期}{周期}$ 末次月经时间或绝经年龄

考点: 月经史、婚育史的表示方法

常规询问末次月经时间(last menstrual period,LMP)及其经量和持续时间。经前期有无不适,有无痛经,疼痛部位、性质、程度、起止时间,月经异常者应了解前次月经日期(past menstrual period,PMP)。绝经后患者应询问绝经年龄、绝经后有无不适、有无阴道出血和白带增多。例如,初潮12岁,月经周期28~30日,经期持续3~5日,末次月经2012年12月01日,可记录为:

$$12\frac{3\sim5}{28\sim30}2012.12.01$$

5. **婚育史**　包括结婚年龄、婚次、男方健康情况、是否近亲结婚(直系血亲及三代旁系血亲)、同居情况、性病史。生育情况可用数字简写表达,依次为:足月产-早产-流产-现存子女数或孕×产×,如足月产2次,早产1次,流产2次,现存子女3人,可记录为:2-1-2-3 或 G_5P_3。并同时记录分娩方式、有无难产史、产后或流产后有无出血、感染史、末次分娩或流产的时间,采用的计划生育措施及效果。

6. **既往史**　询问既往健康状况,曾患过何种疾病,特别是妇科疾病及与妇科疾病密切相关的病史如生殖系统炎症、肿瘤、损伤、畸形等,是否肥胖,有无肺结核、肠结核、结核性腹膜炎、肝炎、心血管疾病及腹部手术史等。同时应询问食物过敏史、药物过敏史,并说明对何种药物过敏。

7. 个人史　询问患者的生活和居住情况、出生地和曾居住地区、个人特殊嗜好、自理程度、生活方式、睡眠、饮食、营养、卫生习惯等。了解与他人、家人的关系,对待职业、工作、退休的满意度,有无烟酒嗜好。

8. 家族史　了解患者的家庭成员包括父母、兄弟、姊妹及子女的健康状况,询问家族成员有无遗传性疾病(如血友病、白化病等)、可能与遗传有关的疾病(如糖尿病、高血压、肿瘤等)以及传染病。

(二)身心状况评估内容

1. 身体状况评估

(1) 全身体格检查:测量体温、脉搏、呼吸、血压、身高、体重;观察精神状态、毛发分布、皮肤、淋巴结、头部器官、颈、乳房、心、肺、脊柱及四肢。

链接　妇科检查的基本要求

1. 检查者应关心体贴患者,做到态度严肃、语言亲切,检查时仔细认真、动作轻柔。

2. 检查前排空膀胱,必要时导尿。大便充盈者在排便或灌肠后检查。

3. 每检查一人,应更换置于臀部下面的垫单或纸单,以防交叉感染。

4. 除尿瘘患者有时需取膝胸位外,一般盆腔检查时均取膀胱截石位(图 12-1)。危重患者不宜搬动时可在病床上检查。

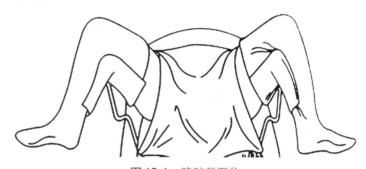

图 12-1　膀胱截石位

5. 月经期避免做盆腔检查。但若为异常出血则必须检查时,应严格消毒。

6. 未婚患者禁做双合诊及阴道窥器检查,若确有检查必要时,应先征得患者及家属同意后,方可以食指缓慢放入阴道扪诊。男医师对未婚者进行检查时,需有其他医护人员在场,以减轻患者紧张心理和避免发生不必要的误会。

7. 对疑有盆腔内病变的腹壁肥厚、高度紧张不合作或未婚患者,若盆腔检查不满意时,可在肌内注射哌替啶后,甚至必要时在骶管麻醉下进行彻底的盆腔检查,做出较正确的诊断。

(2) 腹部检查:视诊、触诊、叩诊、听诊。

在盆腔检查前进行,观察腹部有无隆起,腹壁有无瘢痕、静脉曲张、妊娠纹、腹壁疝等。触诊腹壁厚度,肝、脾、肾有无增大;腹部有无压痛、反跳痛、肌紧张;腹部能否扪到包块及其部位、大小、形状、质地、活动度及有无压痛。叩诊有无移动性浊音。如为孕妇还应检查宫底高度、胎方位、胎心音、胎动等。

(3) 妇科检查:为妇科特有的检查,包括外阴部检查、阴道窥器检查、双合诊、三合诊。检查应按下列步骤进行。

1) 外阴部检查:观察外阴发育及阴毛多少和分布情况,有无畸形、水肿、皮炎、溃疡、赘生物或肿块,注意皮肤和黏膜色泽及质地变化,有无增厚、变薄或萎缩。然后用右手拇指和示指分开小阴唇,暴露阴道前庭及尿道口和阴道口。检查时还应让患者用力向下屏气,观察有无阴道前壁或后壁膨出、子宫脱垂或尿失禁等。

2)阴道窥器检查:应根据患者阴道壁松弛情况,选用适当大小的阴道窥器。未婚者非经本人同意,禁用窥器检查。

阴道窥器放置和取出　戴无菌手套,分开两侧小阴唇,将阴道窥器两叶并拢,蘸润滑剂沿阴道后侧壁缓慢插入阴道内,推进同时将阴道窥器转平,并张开两叶,直至完全暴露宫颈(图12-2,图12-3)。取出窥器时,先将两叶合拢,然后再缓慢取出,以免引起患者不适。

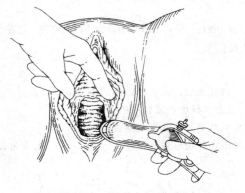
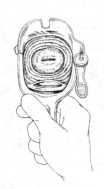

图 12-2　阴道窥器的放置　　　　　　　　　图 12-3　暴露宫颈

检查内容包括宫颈、阴道。观察宫颈大小、颜色、外口形状,有无出血、糜烂、撕裂、外翻、腺囊肿、息肉、肿块,宫颈管内有无出血或分泌物。宫颈刮片和宫颈管分泌物涂片和培养的标本均应于此时采集。观察阴道前后壁、侧壁黏膜颜色、皱襞多少,有无畸形、溃疡、赘生物及囊肿;注意阴道分泌物的量、性状、颜色、有无臭味。

考点: 妇科检查的方法及步骤

3)双合诊:检查者用一手的中指和示指涂润滑剂后伸入阴道,另一手在腹部配合检查,称为双合诊。依次检查阴道、宫颈、宫体、输卵管、卵巢、宫旁结缔组织和韧带及盆腔内壁情况(图12-4)。

双合诊检查阴道通畅度及深度,有无先天畸形、瘢痕、结节或肿块;触诊宫颈大小、形状、硬度,有无接触性出血和宫颈举痛;扪诊子宫体位置、大小、形状、软硬度、活动度及有无压痛;子宫附件处有无肿块、增厚、压痛,及肿块的位置、大小、形状、软硬度、活动度、与子宫的关系及有无压痛等。

4)三合诊:即腹部、阴道、直肠联合检查。检查时,除一手示指放入阴道,中指放入直肠以替代双合诊时阴道内的两指外,其余具体检查步骤与双合诊时相同(图12-5)。三合诊的目的在于弥补双合诊的不足。通过三合诊可扪清后倾或后屈子宫的大小,发现子宫后壁、直肠子宫陷凹、宫骶韧带及双侧盆腔后部的病变,估计盆腔内病变范围,特别是癌肿与盆壁间的关系,以及扪诊阴道直肠隔、骶骨前方或直肠内有无病变等。

5)直肠-腹部诊:以一手示指伸入直肠,另一手放在下腹部进行检查,适用于未婚妇女,阴道闭锁或经期不宜作阴道检查者。

6)记录:完成盆腔检查,将检查结果按解剖部位先后顺序记录。

A. 外阴:发育情况及婚产类型(未婚、已婚未产或经产式)。

B. 阴道:是否通畅,黏膜情况,分泌物量、色、性状以及有无臭味。

C. 宫颈:大小、硬度,有无糜烂、撕裂、息肉、腺囊肿,有无接触性出血、宫颈举痛等。

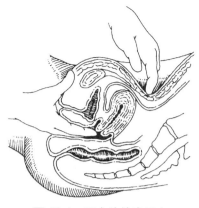
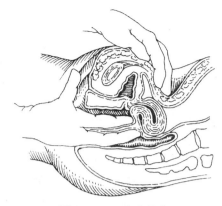

图 12-4　双合诊检查子宫　　　图 12-5　三合诊检查

D. 宫体：位置、大小、硬度、活动度、有无压痛等。

E. 附件：有无块状物、增厚或压痛。若扪及块状物，记录其位置、大小、硬度，表面光滑与否，活动度，有无压痛以及与子宫及盆壁关系。左右两侧附件情况分别记录。

2. 心理、社会评估内容　了解患者对健康问题的认识和态度，对住院、治疗和护理的期望及感受，对患者角色的接受。如果有的患者担心通过住院检查发现更严重的疾病如癌症等，不知如何面对未来的压力，所以不愿就医，也可能因为经济问题、工作忙碌或知识不足等延误就医。评估患者面对压力时的解决方式，处理问题过程中遭遇到的困难。尽可能明确导致患者疾病的社会心理原因，并采取心理护理措施，帮助患者预防、减轻或消除心理因素对健康的影响。注意观察患病后患者有无焦虑、恐惧、自责、沮丧、愤怒、悲哀等情绪变化。妇科检查中的暴露常使患者感到害羞、困扰，拖延或拒绝接受妇科检查。

（三）辅助检查

针对身心评估状况选择相应的辅助检查方法，进一步完善护理评估。故需掌握妇科一些常用的特殊检查及其护理配合。

1. 妇科常用的特殊检查

（1）阴道分泌物悬滴检查：检查阴道内有无滴虫或假丝酵母菌。在载玻片上滴一滴温生理盐水，用棉签自阴道后穹窿取少许白带与之混匀，立即镜检。检查假丝酵母菌时可用 10%~20% 氢氧化钾溶液代替生理盐水，能溶解假丝酵母菌以外的其他细胞，使图片视野变得清洁。

（2）生殖道脱落细胞检查：①阴道侧壁刮片：用于了解卵巢功能。一般在阴道侧壁上 1/3 处取材，置于 95% 乙醇溶液中固定，然后染色、镜检。②宫颈刮片：用于宫颈癌筛查。先将宫颈外口黏液拭净，然后在宫颈外口鳞-柱状上皮交接处轻轻刮取一周，均匀涂于玻片上并固定。③子宫腔及宫颈管涂片：利用特制的"宫腔取样刷"在宫腔或宫颈管旋转 1 周刷取上皮后取出，立即放置在细胞保存液内，通过离心或过滤膜分离出上皮细胞并均匀分布在玻片上。主要用于子宫内膜癌检查。④局部印片：主要用于诊断外阴癌。

（3）宫颈或颈管活体组织检查：可确定宫颈病变性质，是确诊宫颈癌的主要方法。适用于宫颈脱落细胞学检查巴氏Ⅲ级及以上者、慢性特异性炎症、宫颈溃疡或赘生物等病变。对可疑宫颈癌者，常在宫颈外口 3、6、9、12 点处钳取组织，将所取组织分别放置于装有 10% 甲醛溶液固定液的标本瓶内，并做好部位标记送病理检查。手术结束后用带尾棉球局部压迫止血。

（4）诊断性刮宫：刮取子宫内膜和宫腔内组织行病理检查。将刮匙伸入宫腔，自上而下沿宫腔前壁、侧壁、后壁、宫底和两侧角部刮取组织。刮取物高度怀疑子宫内膜癌时不应继续刮宫，以免穿孔及癌扩散。将刮出组织装入标本瓶中送检。采取分段诊断性刮宫时，应先刮子宫颈管，后刮子宫腔，将刮出组织分装入盛有 10% 甲醛溶液的小瓶中标记送病理检查。用于诊断月经失调、不孕症、子宫内膜结核、子宫内膜癌等。

（5）基础体温测定：在正常月经周期中，孕激素可使基础体温升高 0.3~0.5℃，基础体温呈双相型表示有排卵，单相型表示无排卵。妇女每日清晨（至少睡眠 6 小时）醒来时，不做任何活动，先在床上用口表测体温 5 分钟，然后记录，连续 3 个月不间断。用于了解有无排卵、排卵日期、黄体功能和早孕等。

（6）输卵管通畅检查：可检查输卵管是否通畅，并兼有一定的治疗作用。通过宫颈导管向宫腔注射 0.9% 氯化钠溶液 20ml（内加庆大霉素 8 万 U，地塞米松 5mg），注意防止液体从宫颈溢出。在注射过程中观察有无阻力及有无液体反流、患者有无腹痛等。适用于不孕症妇女有无排卵证据、输卵管复通术后、输卵管轻度粘连者的检查、诊断和治疗。

（7）阴道后穹隆穿刺：通过阴道后穹隆穿刺吸取直肠子宫陷凹处积存物进行肉眼观察、化验和病理检查。主要用于明确盆腔积液及子宫直肠陷凹处肿块的性质。

（8）超声波检查：是利用向人体内部发射超声波，并接受其回声信号所显示的波形、图像及信号音来诊断疾病。目前临床最常用的是 B 型超声，可测定妊娠时胎儿发育情况、有无畸形，胎盘位置及成熟度、羊水量；探测子宫及附件、盆腔有无异常，如肿瘤、炎症等；监测卵泡发育，探查宫内节育器情况等。

（9）内镜检查：是利用连接于摄像系统和冷光源的内镜，窥探人体体腔和脏器内部情况。有阴道镜检查、宫腔镜检查、腹腔镜检查。

2. 护理配合

（1）热情接待患者，全面评估患者的身体状况，耐心向患者解释检查的目的、意义、方法及注意事项，取得患者的配合。如阴道镜检查及生殖道细胞学检查，要求受检者于检查前 2 天内禁止性交、阴道检查及阴道内放药；输卵管通畅检查要求术前 3 天禁止性交；诊断性刮宫要求受检者刮宫前 5 天禁止性交。了解卵巢功能时，术前至少 1 个月停用激素，以免得出错误结果。

（2）协助患者按各项检查要求及根据月经周期选择好检查时间，如判断患者有无排卵及黄体功能是否健全，应选月经来潮前或来潮后 6~12 小时内刮宫；判断黄体萎缩不全应在月经来潮第 5 天刮宫；输卵管通畅检查宜在月经干净后 3~7 天进行；宫腔镜检查在月经干净后一周内为宜。

（3）充分做好术前准备，严格消毒检查器具，备齐各项检查用物。

（4）术中陪伴患者并给予心理支持。为医生提供手术品，确保手术顺利进行。密切观察患者生命用体征，发现异常及时告知医生并协助处理。

（5）术后整理、消毒所用物品，安置患者休息。观察有无脏器损伤及内出血等异常情况，了解阴道出血情况，如有异常立即报医生并及时处理。

（6）将吸取物、钳取或刮取组织分别放进标本瓶内固定，贴上写有患者姓名和取材部位的标签及时送验并注意收集结果。生殖道细胞涂片时必须均匀，向一个方向涂抹，以免破坏细胞；阴道分泌物悬滴检查时，宜用不低于 35℃ 的温生理盐水，以免影响滴虫活动；钳取宫颈组织后的创面用带尾线的棉球压迫止血，嘱患者 12 小时后自行取出。

（7）基础体温检查时应指导患者连续测量，不能中断；学会在体温单上正确标记，并将性生活、月经期、失眠、感冒及药物治疗等影响体温的因素随时记录，以便分析病情时参考。

（8）嘱患者按时复诊。术后 2 周内（宫颈活组织检查者要求 1 个月）禁性生活及盆浴，保持外阴清洁,按医嘱服用抗生素预防感染。提醒患者有腹痛或出血多时及时就诊。

第 2 节　妇科疾病护理计划

一、护 理 诊 断

护理诊断是对患者生命历程中所遇到的生理、心理、精神、社会和文化等方面问题的阐述,这些问题可以通过护理措施解决。当妇科护士全面收集了有关患者的资料,并加以综合整理、分析后,应根据患者的问题做出护理诊断。护理诊断应包括患者的潜在性与现存性问题、自我护理的能力及妇女群体健康改变的趋势。我国目前使用的是北美护理诊断协会(NANDA)认可的护理诊断。护理诊断应简明、准确、规范,确认护理诊断后,按照其重要性和紧迫性排列先后顺序,使护士能够根据病情轻重缓急采取先后行动,护理诊断的描述不应有易引起法律纠纷的陈述,也不可与医疗诊断相混淆。

二、护 理 目 标

护理目标是指接受护理后,护士期望患者达到的健康状态或在行为上的改变,也是最理想的护理效果。制订护理目标可以明确护理工作的方向,指导护士为达到目标中期望的结果去设计护理措施,并在护理程序的最后一步对护理工作进行效果评价。根据目标所需的时间的长短可将护理目标分为远期目标和近期目标。

1. 远期目标　是指需要相对较长时间才能实现的目标,远期目标有利于妇科护士针对患者长期存在的问题采取连续护理行动,常常用于妇科出院患者、慢性炎症患者和手术后康复患者。

2. 近期目标　是指在相对较短时间内(1 周或 1 天甚至更短的时间)能够达到的目标。常常用于病情变化较快或短期住院的妇科患者的护理计划。

远期目标和近期目标在时间上没有绝对的分界,有些护理计划只有近期目标,有些护理计划则可能具有远期和近期目标。有时远期目标中期望的结果往往需要一系列的近期目标才能更好实现,也可因近期目标的逐步实现而增加患者达到远期目标的信心。

三、护 理 措 施

护理措施是指护士为帮助患者达到预定目标所采取的具体护理活动。包括执行医嘱、缓解症状、促进舒适的护理措施,预防、减轻和消除病变反应的措施,用药指导和健康教育等。护理措施的内容可分为三类:依赖性护理措施、协作性护理措施、独立性护理措施。

制订护理措施时注意措施必须具有科学性、与医疗工作保持一致、能实现护理目标、针对患者的具体情况、保证患者的安全和保证健康服务活动的协调。

四、护 理 评 价

护理评价是将患者目前的健康状况与护理计划中的护理目标进行比较,判断目标是否达到,现实与目标之间可能会存在目标完全实现、目标部分实现和目标未实现等几种结果,此时应重新收集患者资料,调整护理诊断和护理计划。

评价贯穿于整个护理活动的始终,其核心内容是患者的行为和身心健康改善的情况,在评价过程中应注意总结经验教训,不断改进和提高护理质量,以争取患者早日康复。

重点提示

妇科病史的收集及评估是妇科疾病诊断和治疗的重要依据。进行护理评估时要耐心、细致、轻柔,多体贴患者,妇科盆腔检查时做好准备及护理配合;护理诊断要准确,主次分明;护理措施要求及时、科学、恰当;护理评价要真实、客观。

目 标 检 测

选择题

A 型题

1. 不属于妇科患者常见的症状是
   A. 阴道流血　　　　B. 腹痛
   C. 发热　　　　　　D. 腹部包块
   E. 白带异常

2. 妇科护理病史中,应重点询问的内容是
   A. 既往史　　　　　B. 家族史
   C. 生活习惯史　　　D. 月经及婚育史
   E. 个人史

3. 盆腔检查时不正确的方法是
   A. 向患者做好解释工作
   B. 检查前要憋尿
   C. 臀垫及检查器具应每人更换
   D. 月经期一般不做阴道检查
   E. 未婚妇女一般用直肠-腹部联合检查和外阴视诊

4. 了解患者阴道、宫颈及分泌物等情况,适宜的检查是
   A. 外阴检查　　　　B. 阴道窥器检查
   C. 双合诊检查　　　D. 三合诊检查
   E. 直肠-腹部联合检查

5. 有关妇科双合诊检查,错误的一项是
   A. 妇科最常用的检查方法
   B. 患者取膀胱截石位
   C. 先排空膀胱
   D. 适用于所有的妇科患者
   E. 用具消毒,防止交叉感染

6. 三合诊检查常用于了解
   A. 子宫颈和阴道情况
   B. 子宫及附件情况
   C. 子宫前方及盆腔前半部的情况
   D. 子宫后方及盆腔后半部的情况
   E. 前倾前屈子宫的情况

7. 适用于未婚女子的盆腔检查方法是
   A. 阴道窥器检查　　B. 三合诊

C. 双合诊　　　　　D. 直肠-腹部联合检查
E. 以上都不是

8. 宫颈活体组织检查,不正确的措施是
   A. 标本瓶上应贴有患者的姓名和取材部位
   B. 活检后用带尾棉球局部压迫止血
   C. 术后 1 周应禁止性生活和盆浴
   D. 活检部位多取宫颈鳞-柱状上皮交界处
   E. 应在碘试验不着色区取材活检

9. 不宜行诊断性刮宫检查的情况是
   A. 妊娠　　　　　　B. 子宫内膜结核
   C. 不孕症　　　　　D. 子宫内膜癌
   E. 月经失调

10. 分段诊刮的顺序是
    A. 先刮宫腔,后刮子宫颈管
    B. 先刮子宫颈管,后刮宫腔
    C. 先刮宫颈内口,后刮宫颈外口
    D. 先刮宫颈外口,后刮宫颈内口
    E. 以上都不是

11. 关于基础体温测定,不正确的概念是
    A. 无排卵周期呈单相型
    B. 睡眠不足可影响检查结果
    C. 有排卵周期呈双相型
    D. 受雌激素影响体温上升 $0.3 \sim 0.5 \, ℃$
    E. 一般需连续测量 3 个月经周期以上

12. 输卵管通畅检查,最适宜的时间为
    A. 月经前 3~7 日
    B. 月经干净后 3~7 日
    C. 月经前 7~10 日
    D. 月经干净后 7~10 日
    E. 月经前 1~2 日

13. 有关疾病与检查、治疗的关系,不正确的组合是
    A. 慢性输卵管炎—输卵管通畅术
    B. 不孕症—基础体温测定
    C. 子宫颈癌—宫颈黏液检查
    D. 异位妊娠—阴道后穹隆穿刺

E. 滴虫性阴道炎—白带悬滴检查

14. 王女士,30 岁。流产 0 次,早产 1 次,足月产 3 次,现存子女 2 人。其生育史可简写为
    A. 3-1-0-2　　　　B. 1-3-0-2
    C. 1-0-2-3　　　　D. 2-0-1-3
    E. 2-0-3-1

15. 江女士,58 岁。绝经 10 年,阴道萎缩,阴道分泌物较多。不正确的检查前准备是
    A. 协助患者取屈膝侧卧位
    B. 向患者说明会选用小号阴道窥器
    C. 扶患者上检查床
    D. 更换无菌臀垫
    E. 陪伴在旁

(16~18 题共用题干)
　　包女士,30 岁。已婚 5 年未孕,丈夫精液正常。

16. 为查找不孕原因,下列检查中错误的一项是
    A. 宫颈刮片

B. 阴道侧壁涂片
C. 诊刮
D. 宫颈黏液检查
E. 基础体温测定

17. 如需诊刮,其最佳诊刮时间是
    A. 月经前或月经来潮 6 小时内
    B. 月经来潮第 2 日
    C. 月经来潮第 3 日
    D. 月经来潮第 4 日
    E. 月经来潮第 5 日

18. 如子宫内膜病理检查结果为增生期子宫内膜,则说明该女士
    A. 有排卵
    B. 无排卵
    C. 患子宫内膜结核
    D. 患子宫内膜癌
    E. 患输卵管炎

(陈荣丽)

第13章 女性生殖系统炎症患者的护理

第1节 女性生殖系统炎症概述

女性生殖系统炎症是妇女常见病、多发病。可发生于生殖系统任何部位。主要是局部症状,严重者可出现全身症状,甚至可引起败血症或感染性休克,严重影响妇女健康。女性生殖系统炎症主要有外阴炎、阴道炎、子宫颈炎、盆腔炎等。

一、女性生殖器官自然防御功能

健康妇女的阴道内有病原体存在,但不一定引起感染,主要在于女性生殖道在解剖和生理上有比较完善的防御机能。

1. 外阴上皮为复层鳞状上皮;两侧小阴唇自然相互合拢,遮盖阴道口、尿道口;阴道前后壁紧贴,可防止外界污染。

2. 阴道自净作用。青春期后,在卵巢分泌的雌激素作用下,阴道黏膜上皮增生,上皮细胞含有丰富糖原,在阴道杆菌作用下,糖原分解为乳酸,维持阴道弱酸性环境(pH 4~5),使嗜碱性病原体的活动和繁殖受到抑制,称为阴道自净作用。

3. 子宫颈腺体分泌的碱性黏液形成"黏液栓",堵塞宫颈管,使某些嗜酸性病原体受抑制;且宫颈内口紧闭,可防止病原体侵入。

4. 子宫内膜周期性剥脱,有清除宫腔内感染的作用。

5. 输卵管黏膜上皮细胞的纤毛向宫腔方向摆动以及输卵管的蠕动,均有利于阻止病原体侵入。

尽管女性生殖系统在解剖及生理等方面有较强的自然防御功能,但由于女性生殖器官通过阴道口与外界相通,当全身抵抗力下降或局部防御功能受破坏时,病原体便容易侵入并生长、繁殖,引起生殖道炎症。

二、病　原　体

常见的病原体有以下种类:

1. 细菌　多由需氧菌和厌氧菌混合感染;常见的需氧菌有大肠埃希菌、链球菌、葡萄球菌、淋病奈瑟菌等;厌氧菌主要有消化球菌、消化链球菌、脆弱类杆菌等。

2. 原虫　以阴道毛滴虫最常见,其次为阿米巴原虫。

3. 真菌　以假丝酵母菌为主。

4. 病毒　以疱疹病毒、人乳头状瘤病毒为多见。

5. 其他　如梅毒螺旋体、沙眼衣原体、支原体(为条件致病源)等。

三、感　染　来　源

1. 内源性病原体　是指寄生于阴道内的常见菌群。

2. 外源性病原体　外界入侵的病原体。通过外界如飞沫、手术操作、性生活等而进入生殖道的病原体。

四、传 播 途 径

1. 沿生殖道黏膜上行蔓延　病原体由外界侵入阴道,延黏膜上行,经子宫颈、子宫内膜、输卵管黏膜到达卵巢及腹腔。葡萄球菌、淋病奈瑟菌、沙眼衣原体多延此途径蔓延。

2. 经淋巴系统扩散　病原体由外阴、阴道、子宫颈及子宫体等创伤处的淋巴管侵入后经丰富的淋巴系统扩散至盆腔结缔组织、子宫附件与腹膜。是产褥感染、流产后感染及放置宫内节育器后感染的主要传播途径。

3. 经血液循环播散　病原体先侵入人体其他器官组织,再通过血液循环感染生殖器官。此为结核分枝杆菌的主要传播途径。

4. 直接蔓延　腹腔其他脏器感染后直接蔓延到内生殖器。如阑尾炎可引起右侧输卵管炎。

五、预　　　防

加强卫生宣教,介绍女性自然防御系统的相关知识,讲解生殖系统发生炎症的原因及其传播途径;指导经期、孕期、产前、产后及流产后的个人卫生及保健,预防交叉感染及重复感染;合理应用抗生素和激素,积极治疗糖尿病;定期做妇科检查,发现感染及时治疗,特别是无症状者;做好围手术期的护理;安全性行为,减少性传播疾病的发生。

第 2 节　外阴部炎症患者的护理

外阴炎患者的护理

案例

患者,女,45 岁,外阴瘙痒已 5 年,近 1 周明显加重。5 年前在当地医院诊断为外阴炎,经口服、外用药物后明显好转。近一周自感症状加重,特来妇科就诊。其母亲患有糖尿病多年,全身检查无特殊。妇科检查:双侧大小阴唇及其外周皮肤明显充血肿胀,局部呈点片状湿疹样变,大部分皮肤增厚、有抓痕、粗糙呈苔藓样改变。

问题:应考虑是什么原因致外阴瘙痒? 应做哪些检查? 如何进行护理?

外阴炎(vulvitis)是指外阴的皮肤与黏膜的炎症,以大、小阴唇的感染最为常见,多为混合感染。

一、护 理 评 估

(一)健康史

1. 病因评估　过多的阴道分泌物、经血、尿液的刺激,粪便的污染且不注意局部清洁,或者穿化纤内裤导致局部透气性差,局部潮湿以及经期卫生巾的过敏,糖尿病患者含糖尿液的刺激等,均可引起外阴炎。

2. 病史的评估　评估有无诱发因素的存在,如有无糖尿病、有无白带增多、粪便刺激皮肤等。

(二)身心评估

1. 症状　外阴瘙痒、疼痛或灼热感,严重者引起性交障碍、行动不便等。

2. 体征　局部皮肤、黏膜充血、肿胀、糜烂、抓痕,严重者形成溃疡或湿疹。

3. 心理、社会状况　了解病程,了解患者对症状的反应,有无烦躁、不安等心理。

二、护理诊断/合作性问题

1. 皮肤或黏膜完整性受损　与阴道分泌物增多刺激黏膜局部有关。
2. 舒适感改变　与外阴瘙痒、疼痛、分泌物增多有关。
3. 焦虑　与性交障碍、行动不便有关。

三、护 理 措 施

（一）专科护理

1. 治疗原则　保持局部清洁、干燥;局部应用抗生素;去除病因。
2. 用药的护理　教会患者坐浴的方法,包括浴液的配制、温度、坐浴的时间及注意事项。局部可用 0.1% 聚维酮碘溶液或 1∶5000 高锰酸钾溶液坐浴,每次坐浴 15~30 分钟,每日 2次。然后涂抗生素软膏或可的松软膏。也可选用中药水煎熏洗、坐浴或用中药调油外涂。
3. 局部护理　严禁搔抓,勿用刺激性药物或肥皂擦洗,避免破溃和细菌感染。外阴溃破者可使用柔软无菌会阴垫,减少摩擦和混合感染的机会。
4. 原发病的护理　积极寻找病因,若发现糖尿病应及时治疗糖尿病。若有尿瘘、粪瘘应及时行修补术。

（二）心理护理

患者心理负担较重,常出现不安、烦躁、焦虑、紧张等情绪,应帮助患者树立信心,减轻心理负担,坚持治疗。

（三）一般护理

炎症期间禁食辛辣刺激性食品,饮食清淡,富含营养。

四、健 康 教 育

指导患者注意个人卫生,保持外阴清洁、干燥,勤换内裤,积极治疗原发病。

前庭大腺炎患者的护理

案例

患者女,32 岁,已婚,外阴肿胀、疼痛 3 天。查体见右侧外阴局部皮肤红肿、发热,触之压痛明显,具波动感。

问题:引起疼痛最可能的原因是什么? 应做哪些检查? 如何护理?

一、护 理 评 估

（一）健康史

1. 病因评估　由于前庭大腺的解剖特点,在性交、分娩、月经期等情况外阴部被污染时,病原体侵入腺体易发生炎症。以育龄妇女多见,主要病原体为葡萄球菌、大肠埃希菌、链球菌、肠球菌、淋病奈瑟菌及沙眼衣原体。若炎性渗出物堵塞管口,脓液积聚不能外流形成前庭大腺脓肿。若急性炎症消退,脓液吸收后被黏性分泌物代替形成前庭大腺囊肿。
2. 病史评估　了解患者有无外阴下 1/3 处疼痛、肿胀,行走不便,并伴有发热病史;有无外阴肿物史、坠胀感、性交不适或性传播疾病;有无月经期性行为、不洁性行为及不良卫生习惯等。

（二）身心状况

1. 前庭大腺炎妇女的临床类型及身体状况(表 13-1)。

表 13-1　前庭大腺炎妇女临床类型及身体状况

临床类型	身体状况
急性期	1. 大阴唇下 1/3 处疼痛、肿胀,严重时行走受限。检查局部可见皮肤红肿、发热、压痛明显 2. 脓肿形成时,可触及波动感,脓肿直径可达 3~6cm。可自行破溃。若破口大、引流畅,脓液流出后炎症消退;若破口小、引流不畅,炎症持续不退或反复发作 3. 可出现全身不适、发热、乏力等全身症状
慢性期	慢性期囊肿形成,患者感到外阴部有坠胀感或性交不适。检查时局部可触及囊性肿物,大小不一,有时可反复急性发作

2. 心理、社会状况　了解患者对症状的反应,有无悲观情绪及烦躁不安心理。

二、护理诊断/合作性问题

1. 疼痛　与局部炎性刺激有关。
2. 皮肤完整性受损　与脓肿自行溃破或手术有关。
3. 精神困扰　与知识缺乏或害羞感有关。

三、护理措施

(一)专科护理

1. 治疗原则　急性期局部热敷或坐浴,同时用抗生素治疗;脓肿形成或囊肿较大时,切开引流或行囊肿造口术,并且能保持腺体功能,防止复发;囊肿小无症状者不需处理。

2. 术后伤口的护理　术后局部保持清洁,切开引流造口术后置引流条,每日更换一次,外阴用 1：5000 氯己定棉球擦洗,每日擦洗外阴 2 次,伤口愈合后,改用 1：8000 呋喃西林溶液坐浴,每日 2 次。

3. 用药护理　急性炎症发作时,取前庭大腺开口处分泌物作细菌培养和药敏试验,遵医嘱给予抗生素及止痛剂。同时也可用清热解毒中药热敷或坐浴。

考点: 前庭大腺炎的护理措施

(二)病情观察

注意观察外阴局部红肿、疼痛,注意监测体温变化,观察伤口愈合情况及有无感染迹象。

(三)心理护理

解除患者因疾病带来的烦恼,为患者提供心理支持,给予关心、安慰。

(四)一般护理

急性期患者应卧床休息,提供生活护理;中药局部热敷或坐浴,每日 2 次。饮食应易消化,富含营养。

四、健康教育

1. 注意卫生宣教,指导妇女穿棉质内裤,以减少分泌物刺激;加强对公用设施的卫生管理(如游泳池、厕所、浴室等);防止经期、孕产期及流产后的生殖道感染。

2. 群防、群治,积极开展普查、普治。指导患者定期妇科检查,做到早发现、早诊断、早治疗。

3. 指导用药,外阴部炎症常需局部用药,耐心教会患者自己用药的方法及注意事项。

4. 指导患者注意性卫生,加强性道德教育,纠正不正当性行为。

第 3 节　阴道炎患者的护理

滴虫性阴道炎患者的护理

案例

　　患者女,30 岁,阴道分泌物增多、外阴瘙痒一周就诊,妇科检查:外阴潮红,阴道黏膜充血,有散在出血斑点,后穹隆有大量黄白色稀薄泡沫状分泌物,宫颈光滑,宫体前位,正常大小,双侧附件未见异常。行白带悬滴法检查,见到活动的阴道毛滴虫。

问题:1. 对该患者应采取怎样的护理措施?

　　　　2. 应做哪些健康指导?

　　滴虫性阴道炎是由阴道毛滴虫引起的常见阴道炎。适宜滴虫生长的温度为 25~40℃,pH 5.2~6.6 的潮湿环境。滴虫不仅寄生于阴道,还侵入尿道、尿道旁腺、膀胱及男性包皮皱褶、尿道、前列腺等处,月经前后阴道 pH 升高可使阴道毛滴虫繁殖,引起炎症发作。

一、护理评估

(一)健康史

1. **病因评估**　个人卫生习惯不良,不洁性交等分析感染途径。

2. **病史评估**　询问出现白带增多、外阴瘙痒的时间,发病与月经周期的关系,既往阴道炎病史,治疗经过。

(二)身心状况

考点:滴虫性阴道炎的典型的症状、体征

1. **症状**　滴虫性阴道炎的主要症状是稀薄的泡沫状白带增多及外阴瘙痒,若有其他细菌混合感染则分泌物呈脓性,可有臭味。瘙痒部位主要为阴道口及外阴,间或有灼热、疼痛、性交痛等。阴道毛滴虫能吞噬精子,并能阻碍乳酸生成,影响精子在阴道内存活,可致不孕。若尿道口有感染,可有尿频、尿痛,有时可见血尿。阴道内有滴虫存在而无炎症反应的患者称为带虫者。

2. **体征**　检查时见阴道黏膜充血,严重者有散在出血斑点,外观形成“草莓样”宫颈。后穹隆有多量白带,呈灰黄色、黄白色稀薄液体或黄绿色脓性分泌物,常呈泡沫状。带虫者阴道黏膜常无异常改变。

3. **心理、社会状况**　了解患者出现典型临床症状后影响其及时就医的因素,是否有治疗效果不佳致反复发作所致烦恼、接受盆腔检查的顾虑、对确诊后感到的心理压力及家属的理解与配合。

(三)辅助检查

1. **悬滴法**　是检查滴虫最简便的方法,将少许后穹隆分泌物混于温生理盐水中,取一滴置于玻片上,在低倍光镜下找到活动毛滴虫即可确诊。

2. **培养法**　适于症状典型而悬滴法未能发现滴虫时,可送培养,准确率可达 98% 左右。

二、护理诊断/合作性问题

1. **组织完整性受损**　与分泌物增多、外阴瘙痒、搔抓有关。

2. **舒适改变**　与外阴瘙痒、疼痛、分泌物增多有关。

3. **知识缺乏**　缺乏对疾病传染途径的认识及阴道炎治疗的知识。

三、护理措施

考点:滴虫性阴道炎局部治疗用酸性溶液

(一)专科护理

1. **治疗原则**　杀灭阴道毛滴虫,切断传播途径,恢复阴道正常环境,夫妻双方同时治疗。

2. 药物治疗的护理　①局部治疗:为增强阴道酸性环境,常用酸性溶液,如 1% 乳酸溶液、0.5% 醋酸溶液或 1∶5000 高锰酸钾溶液冲洗阴道后,甲硝唑 200mg,置于阴道后穹隆,每日 1 次,10 天为一疗程。②全身治疗:甲硝唑片 200~400mg 口服,每日 3 次,连用 10 天为一疗程。偶有消化道症状,药物能通过胎盘进入胎儿体内,并可由乳汁排泄,因此妊娠期、哺乳期妇女慎用。③指导患者正确用药,按疗程坚持用药,注意冲洗液的浓度、温度。

3. 药物不良反应的护理　甲硝唑口服后偶见胃肠道反应,如食欲减退、恶心、呕吐。此外,偶见头痛、皮疹、白细胞减少等,一旦发现应报告医生并停药。

(二)心理护理

减轻患者因疾病带来的烦恼,给予关心、安慰,增强其治疗疾病的信心。

四、健康教育

考点:滴虫性阴道炎的治愈标准

1. 加强卫生宣教,勿互穿内裤、互用便盆和浴盆;禁止滴虫患者及带虫者进入游泳池、浴池;已婚患者应夫妻同治,切断直接传播途径;改进公共卫生设施,提倡淋浴、蹲式公厕。

2. 指导患者配合检查,做分泌物培养之前,告知患者取分泌物前注意事项,分泌物取出后应注意保暖并及时送检。

3. 治愈标准　滴虫性阴道炎常于月经后复发,因此治疗后在每次月经干净后复查白带,连续三次均为阴性方为治愈。

外阴阴道假丝酵母菌病患者的护理

案例

张女士,36 岁,因外阴痒、不适 1 周,夜间加重,现有尿频、尿痛及性交痛等症状就诊。查体见白带豆渣样或为片块状,阴道黏膜红肿,可见白色斑块附着。

问题:最有可能的诊断是什么疾病? 应做哪些检查? 如何指导用药?

外阴阴道假丝酵母菌病发病率仅次于滴虫性阴道炎。多数由白色假丝酵母菌引起,此菌不耐热,加热至 60℃ 后 1 小时即死亡;但对干燥、日光、紫外线及化学制剂等抵抗力较强。假丝酵母菌为条件致病菌,10%~20% 非孕妇女及 30% 孕妇阴道中有此菌寄生,但菌量极少并不引起症状。当阴道内糖原增多,酸度增强,局部抵抗力下降时,可迅速繁殖引起炎症。故多见于孕妇、糖尿病患者和大剂量雌激素治疗者。若长期应用抗生素,抑制乳酸杆菌的生长,则利于假丝酵母菌繁殖引起感染。

外阴阴道假丝酵母菌病的传播途径主要是自身传染,寄生于口腔、阴道、肠道的假丝酵母菌互相自身传播,也可通过性交直接传播或接触感染的衣物间接传播。

一、护理评估

(一)健康史

了解有无糖尿病及长期使用抗生素、雌激素、皮质类固醇激素病史,了解个人卫生习惯及有无不洁性生活史。

(二)身心状况

考点:外阴阴道假丝酵母菌病典型的身体状况

1. 症状　以外阴瘙痒、灼痛为主要表现,多数患者瘙痒严重,坐卧不安。有时可伴尿频、尿痛及性交痛。急性期患者白带增多。白带特征为白色稠厚豆渣样或凝乳状。

2. 体征　检查可见小阴唇内侧及阴道壁黏膜被覆一层白色膜状物,擦除后见黏膜红肿,急性期还可能见到糜烂及浅表溃疡。

3. 心理、社会状况　由于本病容易反复发作,患者常因外阴瘙痒痛苦不堪,影响休息与睡眠,因而产生忧虑、情绪低落、烦躁不安等心理反应。评估患者心理障碍及影响疾病治疗的原因。

（三）辅助检查

1. 悬滴法　取少许凝乳状分泌物,放于滴有 10% KOH 溶液的玻片上,混匀后在低倍镜下检查找到芽孢和假菌丝。

2. 培养法　适用于有症状而悬滴法呈阴性的患者。

二、护理诊断/合作性问题

1. 组织完整性受损　与分泌物增多、外阴瘙痒、搔抓有关。
2. 舒适的改变　与局部搔抓不适有关。
3. 焦虑　与易复发,影响休息、睡眠有关。

三、护理措施

（一）专科护理

1. 治疗原则　消除诱因,改变阴道酸碱度,根据患者情况选择局部或全身应用抗真菌药物,杀灭致病菌。

2. 药物治疗的护理　①局部用药:改变阴道酸碱度,用 2%~4% 碳酸氢钠溶液冲洗阴道,水温 40℃ 左右;再选用咪康唑栓剂、克霉唑栓剂、制霉菌素栓剂等药物放于阴道内,一般 7~10 天为一疗程。②全身用药:对于复发性念珠菌阴道炎,应查明病因,全身用药,可用氟康唑 150mg 顿服,或伊曲康唑 200mg/次,1 次/日,连用 3~5 日。③告知患者正确用药方法:为提高效果,注意洗液的浓度、温度及冲洗时间,鼓励患者坚持用药,不随意中断疗程。

3. 药物不良反应的观察　口服制霉菌素、酮康唑后可有食欲不振、恶心、呕吐、头痛、皮疹等不良反应。

4. 妊娠期用药的护理　妊娠期合并感染者,为避免胎儿感染,应坚持局部治疗,甚至到妊娠 8 个月。

（二）心理护理

解除患者因疾病带来的烦恼,减轻确诊后的心理压力,增强治疗疾病的信心。

四、健康教育

作好卫生宣传,积极开展普查普治工作,消灭传染源。浴盆、浴巾等用具应消毒。医疗单位作好消毒隔离,防止交叉感染。指导患者合理使用抗生素、雌激素,避免诱发假丝酵母菌性阴道炎。

老年性阴道炎患者的护理

案例

某女士,56 岁,绝经 8 年,近几天外阴瘙痒,有灼热感,白带增多伴血性,呈淡黄色。

问题: 最有可能的诊断是什么? 进一步做什么检查? 该妇女最主要的治疗方法是什么?

老年性阴道炎,又称萎缩性阴道炎,是一种非特异性阴道炎。多发生于妇女绝经后、手术切除卵巢或盆腔放射治疗后,由于雌激素水平降低,阴道上皮萎缩、黏膜变薄,上皮细胞糖原减少,使阴道酸性降低,局部抵抗力减弱,致病菌入侵后易繁殖引起炎症。常见的感染为一般化脓菌所致。

一、护 理 评 估

(一)健康史
了解患者年龄、月经史、闭经时间、有无手术切除卵巢或盆腔治疗史。

(二)身心状况
1. 症状　主要表现为阴道分泌物增多,呈黄水样、血性或脓性,有臭味,偶有点滴出血。可伴外阴瘙痒、灼热、尿频、尿痛、尿失禁等症状。
2. 体征　阴道检查可见阴道皱襞消失,上皮菲薄,黏膜充血,有散在小出血点或浅表溃疡,严重者可致阴道粘连或闭锁。
3. 心理、社会状况　老年患者常因思想比较保守,不愿就医而出现无助感。评估影响患者不愿就医的因素及家庭支持系统。

考点:1. 老年性阴道炎的病因 2. 老年性阴道局部用药用酸性溶液

(三)辅助检查
取分泌物检查,有大量白细胞而无滴虫及假丝酵母菌。有血性分泌物时,需常规作宫颈刮片,必要时行分段诊刮术,排除恶性肿瘤。

二、护理诊断/合作性问题

1. 有感染的危险　与局部分泌物增多、皮肤黏膜破溃有关。
2. 舒适的改变　与外阴瘙痒、疼痛、分泌物增多有关。
3. 知识缺乏　与缺乏绝经后妇女保健知识有关。

三、护 理 措 施

(一)专科护理
1. 治疗原则　增强阴道黏膜的抵抗力和抑制细菌生长繁殖。
2. 药物治疗的护理　①局部用药增强阴道酸性环境,常用酸性溶液,如 1% 乳酸溶液、0.5% 醋酸溶液或 1:5000 高锰酸钾溶液冲洗阴道后,甲硝唑 200mg 或氧氟沙星 100mg,放入阴道深部,每天 1 次,7~10 天为一疗程。炎症严重者,小剂量雌激素局部用药,己烯雌酚 0.125~0.25mg,每晚放入阴道内,7~10 天为一疗程。②全身用药可口服尼尔雌醇,首次 4mg,以后每 2~4 周 1 次。每晚 2mg,维持 3 个月。
3. 病情观察　治疗期间观察阴道分泌物的变化。

(二)心理护理
对卵巢切除、放疗患者可给予心理安慰,增强其治疗疾病的信心;告知雌激素替代疗法可缓解症状,消除老年性阴道炎发生几率。

四、健 康 教 育

1. 加强围绝经期、老年期妇女的健康教育。使其掌握老年性阴道炎的预防措施和技巧。
2. 保持外阴清洁,勤换内裤。指导局部用药的方法、注意事项,自己用药有困难者指导其家属协助用药或由医务人员帮助使用。
3. 对卵巢切除、放疗患者给予雌激素替代治疗指导。

第4节　慢性子宫颈炎患者的护理

案例

　　李女士,38 岁,阴道分泌物增多半年,近日自感下腹坠痛,同房时常有少量出血就诊,妇科检查:阴道通畅,内有大量白带,呈黄色。宫颈糜烂中度,在宫颈 6 点处有一小舌状物,红色,宫颈细胞学检查未找到可疑癌细胞。

问题:1. 该患者最有效的处理方法是什么?

　　　　2. 对该患者应进行怎样的健康教育?

　　宫颈炎症是妇科最常见的疾病,有急性和慢性两种。正常情况下,宫颈具有多种防御功能,但宫颈易受性交、分娩及宫腔操作的损伤,引起感染。一旦感染,病原体很难被完全清除,故临床上以慢性宫颈炎多见。因长期慢性宫颈炎可诱发宫颈癌,故应及早诊断、治疗。

一、护理评估

(一)健康史

考点:1. 慢性宫颈炎病理类型

2. 宫颈糜烂分三型和三度

　　1. 病因评估　引起慢性宫颈炎的病原体主要为葡萄球菌、链球菌、大肠埃希菌及厌氧菌。近年来沙眼衣原体及淋病奈瑟菌感染引起的慢性宫颈炎也日益增多,单纯疱疹病毒与慢性宫颈炎也可能有关系。

　　2. 病史评估　了解患者婚育史、分娩史、流产及妇科手术后有无损伤,有无急性盆腔炎的感染史及治疗情况,评估患者日常卫生习惯。

(二)身心状况

　　1. 症状　多数患者无症状,有症状者主要为白带增多,呈乳白色脓性或黏液脓性白带,也可有血性白带或性交后出血。当炎症沿子宫骶韧带向盆腔扩散时,则出现腰、骶部疼痛、下腹坠痛或痛经等。黏稠脓性白带不利于精子穿过,可致不孕。

　　2. 体征　阴道窥器检查时可见子宫颈呈不同程度的糜烂、息肉、裂伤、外翻、腺体囊肿、肥大等改变。可呈现如下大体病理改变:

　　(1)宫颈糜烂:是最常见的一种病理类型。宫颈阴道部呈红色。单纯型糜烂,表面光滑平坦;颗粒型糜烂,由于腺上皮与间质增生,表面凸凹不平呈颗粒状;乳突型增生,则因腺上皮与间质增生显著,呈乳头状突起。

　　根据糜烂面积的大小分为三度:糜烂面积小于宫颈面积的 1/3 为轻度(图 13-1);糜烂面积占宫颈面积的 1/3 ~ 2/3 为中度(图 13-2);糜烂面积大于宫颈面积的 2/3 为重度(图 13-3)。根据糜烂深浅程度分为三型:单纯型、颗粒型、乳突型。

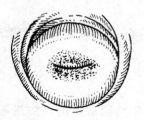 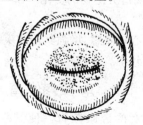 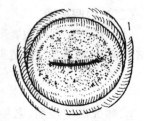

图 13-1　轻度宫颈糜烂　　　图 13-2　中度宫颈糜烂　　　图 13-3　重度宫颈糜烂

　　(2)宫颈肥大:由于长期慢性炎症刺激,宫颈组织充血、水肿,腺体和间质增生,使宫颈肥大、变硬,但表面光滑。

　　(3)宫颈息肉:由于长期慢性炎症刺激,宫颈管局部黏膜增生,增生黏膜自基底层向宫颈外口突出形成单个或多个色鲜红、质脆易出血息肉(图13-4)。

（4）宫颈腺体囊肿：由于新生鳞状上皮覆盖子宫颈腺管口,或腺管周围结缔组织增生,使腺体分泌受阻,形成表面光滑、青白色、白色或淡黄色小囊泡(图13-5)。

（5）宫颈黏膜炎：宫颈管黏膜及黏膜下组织充血、水肿、向外突出。

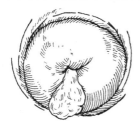
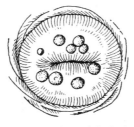

图13-4　宫颈息肉　　　　图13-5　宫颈腺体囊肿

3. 心理、社会状况　由于病程较长,药物治疗效果不佳致患者思想压力大;接触性出血的患者担心癌变而焦虑不安。因此应详细评估患者的心理状态、家属的态度。

（三）辅助检查

宫颈刮片细胞学检查,排除早期宫颈癌。必要时宫颈活检,协助明确宫颈病变性质。

二、护理诊断/合作性问题

1. 组织完整性受损　与宫颈糜烂及阴道分泌物增多有关。
2. 舒适改变　与白带增多,下腹、腰骶疼痛有关。
3. 焦虑　与害怕癌变有关。

考点： 慢性宫颈炎局部物理治疗前应作宫颈刮片细胞学检查排除宫颈癌

三、护 理 措 施

（一）专科护理

1. 治疗原则　局部治疗为主。方法有物理治疗、药物治疗、手术治疗。在治疗前先排除早期宫颈癌。

2. 治疗方法的护理　①药物治疗:适用于糜烂面较小,炎症浸润较浅的病例。局部涂硝酸银、铬酸、中药等,有一定疗效。②物理疗法:治疗前作宫颈刮片细胞学检查排除宫颈癌。适用于中、重度宫颈炎,常用的有宫颈电烙、电熨、二氧化碳激光、冷冻法和微波疗法。治疗时间在月经干净后3~7日之内进行。③手术治疗:宫颈锥形切除术、宫颈息肉摘除,组织及时送病理检查。

3. 病情观察　物理治疗后短期内阴道分泌物增多,甚至有多量水样排液,在术后1~2周脱痂时可有少量出血。

（二）心理护理

对病程长、迁延不愈者,应给予关心并耐心解释,向患者说明宫颈刮片检查的必要性,使患者解除思想顾虑,树立治疗信心,积极配合检查及治疗。

四、健 康 教 育

1. 做好计划生育宣传,使患者了解宫颈炎病因、防治知识及影响治疗的因素。

2. 指导已婚妇女定期作妇科检查,发现宫颈炎早治疗。治疗前常规做宫颈刮片细胞学检查,排除宫颈癌。

3. 配合医生做好治疗前的准备工作;术后阴道分泌物增多应注意保持外阴清洁。术后2个月内禁止盆浴、性交及不必要的阴道检查;术后2个月月经干净后复查,经治疗未痊愈者可进行第二次物理治疗。

第 5 节　慢性盆腔炎患者的护理

案例

　　张女士,38 岁,下腹及腰骶部隐痛一年多,常在劳累、性交后、月经前后加剧,曾有急性盆腔炎史。T37.5℃,左下腹轻压痛,妇科检查:子宫呈后位、活动受限,左侧宫旁增厚、变硬,有轻压痛。

问题:首先考虑什么病? 如何护理? 对该妇女如何进行健康指导?

　　慢性盆腔炎是指女性内生殖器及其周围结缔组织、盆腔腹膜的慢性炎症。是妇科常见疾病,多由急性盆腔炎未能及时、彻底治疗或患者体质较差,病程迁延而致,部分患者可无急性盆腔炎病史。其病程较长,病情较顽固,当机体抵抗力下降时可反复发作。

　　慢性盆腔炎病理类型有以下几种:

　　1. 慢性子宫内膜炎　大多发生于产后、流产后或剖宫产后,也可见于绝经后的老年妇女。子宫内膜充血、水肿,间质炎性细胞浸润。

　　2. 慢性输卵管炎、输卵管积水、输卵管卵巢炎及输卵管卵巢囊肿　慢性输卵管炎是常见的病理类型,多为双侧,输卵管增粗、纤维化,并与周围组织粘连。当输卵管伞端及峡部粘连闭锁,或输卵管积脓,脓液渐被吸收,浆液性渗出液积聚时,形成输卵管积水。输卵管炎累及卵巢并发生粘连,形成输卵管卵巢炎。输卵管伞端与卵巢粘连、贯通,液体渗出形成输卵管卵巢囊肿;其也可由输卵管卵巢脓肿的脓液被吸收后由渗出液替代而形成。

　　3. 慢性盆腔结缔组织炎　以宫旁结缔组织炎为最多见。宫旁结缔组织增生、变厚、变硬,严重者可使子宫固定、活动受限。若病变局限在一侧,则子宫被牵向患侧。

一、护 理 评 估

(一)健康史

　　1. 病因评估　急性盆腔炎如未得到彻底治疗,病程迁延而发生慢性盆腔炎,当患者着凉、劳累、月经期,机体抵抗力下降时,容易急性发作。有的患者可无急性盆腔炎症病史,而由沙眼衣原体感染所致。部分慢性盆腔炎为急性盆腔炎遗留的病理改变,并无病原体存在。

　　2. 病史评估　询问孕产史、宫内手术史,有无急性盆腔炎病史及其治疗经过。

(二)身心状况

　　1. 症状

　　(1)疼痛:慢性炎症形成的瘢痕粘连以及盆腔充血,可引起下腹部坠胀、疼痛及腰骶部酸痛,常在劳累、性交、月经前后加剧。

　　(2)月经失调:常为经期延长、经量增多或不规则阴道出血,有时伴痛经。

　　(3)不孕或异位妊娠:因输卵管管腔狭窄、粘连、阻塞引起。

　　(4)全身症状:多不明显,有时可有低热,易感疲劳。病程时间较长,部分患者可有神经衰弱症状。

　　2. 体征　若为子宫内膜炎,子宫增大、压痛。若为输卵管炎,于子宫一侧或两侧触到条索状物或增厚,并有压痛。若为输卵管积水或输卵管卵巢囊肿,在子宫一侧或双侧可扪及囊性肿物,活动多受限。若为盆腔结缔组织炎,子宫常呈后位,活动受限、粘连固定,宫旁组织片状增厚、变硬,压痛。

　　3. 心理、社会状况　因病情反复发作使患者易引起焦虑,影响睡眠;因疾病造成的不孕而使患者产生心理障碍。评估患者的支持系统如家人的关心等情况。

(三)辅助检查

　　1. 子宫输卵管碘油造影、输卵管通畅试验。

2. B超检查能了解有无盆腔肿物及性质。

3. 对于不能明确诊断的患者,必要时行腹腔镜检查。

二、护理诊断/合作性问题

1. 疼痛　与慢性炎症刺激粘连有关。

2. 睡眠型态紊乱　与心理因素及疼痛有关。

3. 焦虑　与病程长、疗效不明显有关。

三、护 理 措 施

(一)专科护理

1. 治疗原则　采用综合性方案控制炎症,包括中药治疗、物理治疗、药物治疗、手术治疗,同时注意增强局部和全身的抵抗力。

2. 疼痛的护理　慢性炎症急性发作出现腹痛、腰痛时应卧床休息,防止着凉,遵医嘱使用抗生素,同时可用α-糜蛋白酶或透明质酸和地塞米松,以利粘连和炎症吸收,提高疗效。地塞米松停药时应逐渐减量。必要时按医嘱给予镇静止痛药,缓解病痛。

3. 中药治疗的护理　遵医嘱为患者煎服清热利湿、活血化瘀、行气止痛中药,也可用中药保留灌肠。

4. 物理疗法的护理　可改善局部血液循环,利于炎症吸收和消散,常用的方法有:短波、微波、离子透入、蜡疗等。

5. 手术的护理　有肿块如输卵管积水、输卵管卵巢囊肿或慢性输卵管炎反复发作者,可行手术治疗。应做好术前的准备及术后的护理。

6. 促进睡眠　提供舒适安静的环境,睡前泡脚,必要时遵医嘱给予镇静药物。

(二)病情观察

注意观察患者的生命体征、分泌物的量和性质、用药反应等客观体征,认真对待患者的主诉,详细记录,如有异常情况及时与医生取得联系。

(三)心理护理

运用有效的与患者的沟通技巧,耐心倾听患者的诉说,关心患者的疾苦,尽力帮助患者解除思想顾虑,和患者及其家属共同探讨适合于患者的治疗方案,取得家人的理解和帮助,减轻患者的心理压力。使其积极配合治疗,增强战胜疾病的信心。

(四)一般护理

注意休息,增加营养,提高机体抵抗力。

四、健 康 教 育

1. 注意劳逸结合,注意休息,增加营养,加强户外锻炼,提高机体抵抗力。

2. 指导患者对日常生活的安排,避免劳累、着凉,月经期注意保暖。

3. 保持良好的个人卫生,保持心情愉快。

重点提示

本章主要介绍了常见的女性生殖系统炎症,如阴道炎、慢性盆腔炎等,它们多表现为外阴瘙痒不适、阴道分泌物增多、异味、下腹压痛、阴道充血、宫颈糜烂粘连等临床特点,主要的治疗是抗炎,方法有局部给药、全身用药、物理治疗和手术疗法。对于妇科炎症,还需要以预防为主,注意个人卫生,特别是月经期、妊娠期、围绝经期。对于几种性传播疾病,特别注意健康宣教,拒绝不安全性行为,及早规范治疗。护理方面要重视患者的心理护理,给予患者关怀和安慰,积极宣传必要的治疗和预防知识,促进患者早日康复。

目标检测

选择题

A 型题

1. 滴虫性阴道炎的传染方式不包括
 - A. 性交传播
 - B. 公共浴池传播
 - C. 宫内传播
 - D. 游泳池传播
 - E. 不洁器械传播

2. 阴道有大量白色稠厚豆渣样白带,最可能的疾病是
 - A. 外阴阴道假丝酵母菌病
 - B. 滴虫性阴道炎
 - C. 慢性宫颈炎
 - D. 子宫内膜炎
 - E. 输卵管炎

3. 关于老年性阴道炎的临床表现,下列说法错误的是
 - A. 阴道分泌物增多
 - B. 可出现脓性血样白带
 - C. 外阴瘙痒
 - D. 阴道黏膜菲薄充血
 - E. 阴道黏膜上可见白色膜状物

4. 阴道有大量稀薄泡沫状白带,最可能的疾病是
 - A. 前庭大腺炎
 - B. 外阴炎
 - C. 老年性阴道炎
 - D. 外阴阴道假丝酵母菌病
 - E. 滴虫性阴道炎

5. 需要夫妇双方同时治疗的炎症为
 - A. 外阴炎
 - B. 慢性宫颈炎
 - C. 滴虫性阴道炎
 - D. 外阴阴道假丝酵母菌病
 - E. 前庭大腺炎

6. 关于滴虫性阴道炎的治疗,下列说法不正确的是
 - A. 夫妇双方应同时治疗
 - B. 哺乳期不宜口服甲硝唑
 - C. 常用 2%~4% 碳酸氢钠溶液冲洗阴道
 - D. 治疗后复查转阴,仍需治疗一疗程
 - E. 局部治疗与全身治疗相结合

7. 慢性宫颈炎的典型临床表现是
 - A. 外阴瘙痒
 - B. 白带增多
 - C. 外阴疼痛
 - D. 外阴灼热感
 - E. 外阴湿疹

8. 外阴阴道假丝酵母菌病患者,外阴阴道可见
 - A. 白色膜状物
 - B. 小阴唇及阴道粘连
 - C. 黄色水样分泌物
 - D. 散在红色斑点
 - E. 边缘有不规则凸起的溃疡

9. 滴虫性阴道炎的治愈标准为
 - A. 月经干净后复查 1 次为阴性
 - B. 每次月经干净后复查,连续 2 次为阴性
 - C. 每次月经干净后复查,连续 3 次为阴性
 - D. 每次月经干净后复查,连续 4 次为阴性
 - E. 每次月经干净后复查,连续 5 次为阴性

10. 慢性宫颈炎最常见的病理表现是
 - A. 宫颈糜烂
 - B. 宫颈肥大
 - C. 宫颈息肉
 - D. 宫颈腺囊肿
 - E. 慢性宫颈管炎

11. 李女士因患滴虫性阴道炎,准备用自助冲洗器灌洗阴道,护士应告知她醋酸冲洗液的浓度为
 - A. 0.2%
 - B. 0.5%
 - C. 1%
 - D. 1.5%
 - E. 2%

12. 患者女,32 岁,白带增多半年,近来出现性交后出血。妇科检查示宫颈重度糜烂,附件未见异常。为排除宫颈癌,首选的检查项目是
 - A. 阴道分泌物悬滴检查
 - B. 宫颈活检
 - C. 宫颈碘试验
 - D. 宫颈刮片细胞学检查
 - E. 宫腔镜检查

(13、14 题共用题干)

50 岁已婚妇女,白带多伴外阴痒 2 周。查外阴皮肤有抓痕,检查见阴道后穹隆处有多量稀薄泡沫状分泌物,阴道黏膜有多处多个散在红色斑点。

13. 根据上述临床表现,初步诊断为
 - A. 外阴阴道假丝酵母菌病
 - B. 滴虫性阴道炎
 - C. 细菌性阴道病
 - D. 老年性阴道炎
 - E. 慢性宫颈炎

14. 根据初步诊断,应选用的治疗措施是
 - A. 达克宁栓剂放阴道内,连用 7 日
 - B. 甲硝唑 0.4g 口服每日 2 次,连用 5 天
 - C. 甲硝唑片放入阴道内,连用 7~10 天
 - D. 克林霉素 0.3g 口服每日 2 次,连用 7 日
 - E. 尼尔雌醇 2mg 口服每半月一次,连用 4 次

(高香宏)

第14章 女性生殖系统肿瘤患者的护理

第1节 子宫颈癌患者的护理

案例

患者,女,40岁,自诉宫颈糜烂多年,近2个月有白带中带血,检查:宫颈肥大、质硬、Ⅱ度糜烂,接触性出血,宫颈管如桶状,子宫正常大,活动好,无宫旁增厚、压痛。双附件未触及异常。行宫颈细胞学涂片为Ⅳ级。心理紧张、恐惧。

问题:作为护士如何给患者做健康教育?指导患者最终确诊应行什么检查?

子宫颈癌是最常见的妇科恶性肿瘤之一,严重威胁妇女的生命。在女性恶性肿瘤中其发病率仅次于乳腺癌。近40年来,由于普遍开展的宫颈脱落细胞学筛查使子宫颈癌及癌前病变被早期发现、早期诊断和早期治疗,大大降低了子宫颈癌患者的死亡率。

子宫颈癌好发于宫颈外口的原始鳞-柱交接部与生理性鳞-柱交接部间所形成的移行带区。

1. 按组织学分类　主要为鳞状上皮癌(占80%~85%),其次是腺癌(约占15%)。

2. 按病变发生和发展过程的病理改变分类　①宫颈上皮内瘤样病变(cervical intraepithelial neoplasia,CIN),其中包括宫颈不典型增生和原位癌;②宫颈浸润癌。

3. 按其外观形态分类　可分为外生型、内生型、溃疡型、颈管型(如图14-1)。

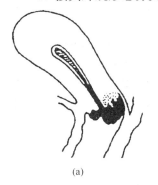 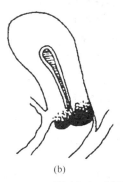 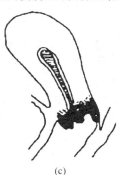 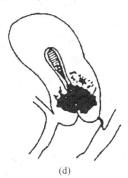

(a)　　　　　　　(b)　　　　　　　(c)　　　　　　　(d)

图14-1　子宫颈癌类型

(a)外生型;(b)内生型;(c)溃疡型;(d)颈管型

子宫颈癌的转移途径以直接蔓延和淋巴转移为主,血行转移极少见。

子宫颈癌临床分期:目前采用国际妇产科联盟(FIGO)分期法,见表14-1。

表14-1　子宫颈癌的临床分期

FIGO(2000年)	肿瘤范围
0期	原位癌(上皮内癌)
Ⅰ期	癌灶局限于子宫颈
Ⅱ期	癌灶超过子宫颈,宫旁浸润,阴道浸润,但未达下1/3,但未达盆壁
Ⅲ期	癌灶侵犯阴道下1/3或延及盆壁,有肾盂积水或肾无功能者
Ⅳ期	癌已扩散至骨盆外,或癌浸润膀胱黏膜及直肠黏膜

一、护理评估

(一)健康史

1. 病因评估　子宫颈癌的病因尚未完全清楚,可能与早婚、早育、多产、性生活紊乱、宫颈慢性炎症等因素有关。近年来还发现,通过性交而传播的某些病毒,如单纯疱疹病毒Ⅱ型、人乳头状瘤病毒、人巨细胞病毒等也可能与宫颈癌的发病有关。另外与患阴茎癌、前列腺癌或其前妻曾患子宫颈癌的高危男子有性接触者易患子宫颈癌。

2. 病史评估　了解患者的婚育史、性生活史、吸烟习惯,评估有无高危男性接触史等与子宫颈癌发病相关的病史。

📖 **链接** ┈┈┈┈┈ 吸烟和宫颈癌

吸烟和子宫颈癌发病真的有关吗?　中国医学科学院肿瘤医院妇科吴令英主任告诉记者,虽然现在已证明,人乳头状瘤病毒感染是子宫颈癌发生的主要病因,但许多研究者发现,吸烟是人乳头状瘤病毒感染者发生子宫颈癌的高危因素。吸烟时间越长,每天吸烟量越多,风险越高。更有研究表明,吸烟史超过10年,每天吸烟超过15支的女性发生子宫颈癌的风险为80%。这不仅是由于烟草中含有许多致癌物质,还因为吸烟会影响体液和细胞免疫功能,阻碍抑癌基因起作用,从而可能会增加感染人乳头状瘤病毒的机会。

被动吸烟也是宫颈癌发生的高危因素。据2006年的最新研究显示,被动吸烟的女性发生子宫颈癌的风险相对于不吸烟的女性也有所增高。

(二)身心状况

考点:1. 子宫颈癌患者早期表现为接触性出血 2. 子宫颈癌症状主要表现为:阴道出血、阴道排液、疼痛

1. 症状　子宫颈癌早期多无症状。患者一旦出现症状,主要表现为:

(1)阴道出血:评估患者有无阴道出血,出血的时间及出血量。子宫颈癌患者早期表现为接触性出血,可见性交后或妇科检查后出血。外生型出血早,量多;浸润型出血晚,量少。

(2)阴道排液:评估患者阴道流血有无伴阴道排液。阴道排液常出现在流血后。最初量不多,白色或血性,稀薄如水样,有腥臭;晚期因癌组织坏死、破溃,继发感染则呈大量脓性或米汤样恶臭白带。

(3)疼痛:评估患者有无疼痛,疼痛的部位及程度。晚期癌因病灶浸润宫旁组织或压迫神经,引起下腹及腰骶部痛。因静脉和淋巴回流受阻,可出现下肢肿胀、疼痛。若浸润膀胱或直肠,可出现排尿、排便等异常;晚期患者还可出现严重消瘦、贫血等恶病质。

2. 体征　早期局部可无明显变化,或呈一般宫颈炎表现。随着疾病的进展,不同类型的子宫颈癌可表现特异性局部体征。外生型可见向外突出的赘生物,触之易出血。内生型则表现为宫颈肥大、质硬,宫颈管膨大如桶状。晚期癌组织脱落后形成凹陷性溃疡,整个宫颈可被空洞替代,并覆有坏死组织,有恶臭。癌肿浸润阴道时,可见阴道壁有赘生物。浸润盆壁,妇科检查可扪及两侧盆腔组织增厚、结节状,有时形成冰冻骨盆。

3. 心理、社会状况　了解患者有无否认、怀疑、恐惧和绝望心理。

(三)辅助检查

考点:子宫颈癌早期发现与确诊方法

1. 宫颈刮片细胞学检查　是最常用、最简单的早期发现宫颈癌最有效的方法。子宫颈癌一般为巴氏染色Ⅳ级或Ⅴ级。

📖 **链接** ┈┈┈┈┈ 子宫颈癌检查新技术——TCT检查

防癌涂片采用巴氏染色,结果分5级:Ⅰ级:正常;Ⅱ级:炎症;Ⅲ级:可疑;Ⅳ级:高度可疑;Ⅴ级:阳性。目前,子宫颈癌细胞学诊断已由巴氏诊断标准发展为膜式液基超薄细胞学检测(TCT检查)。TCT检查,是运用美国Cytyc公司生产的ThinPrep2000液基细胞仪,结合TBS诊断报告(改良TBS,即描述性诊断),而进行的宫颈细胞学检测方法。TCT检查技术是目前国际上较先进的一种子宫颈癌细胞学检查技术,与传统的宫颈刮片巴氏涂片检查相比明显提高了标本的满意度及宫颈异常细胞检出率。TCT宫颈防癌细胞学检查对子宫颈癌细胞的检出率为100%,同时还能发现部分癌前病变,如微生物感染如真菌、滴虫、病毒、衣原体等。检查方法:①使用TCT专门的采样器来采集子宫颈细胞样本。②将采集器置入装有细胞保存液的小瓶中进行漂洗。③使用全自动细胞检测仪将样本分散并过滤,以减少血液、黏液及炎症组织的残迹。④显微检测和诊断。

2. 宫颈及颈管活组织检查　是确诊宫颈癌以及癌前病变最可靠方法。对于用巴氏染色报告在Ⅲ级及以上者需行宫颈活组织检查,明确诊断。

3. 其他　碘试验、阴道镜检查、氮分子激光诊断法等。

二、护理诊断/合作性问题

1. 恐惧　与宫颈癌的确诊及可能的不良预后有关。
2. 营养失调:低于机体需要量　与阴道流血及癌症的消耗有关。
3. 排尿异常　与宫颈癌根治术后影响膀胱功能有关。
4. 自我形象紊乱　与阴道流出恶臭液体及较长时间留置尿管有关。

三、护 理 措 施

（一）专科护理

1. 治疗原则　以手术治疗为主,配以放疗和化疗。根据患者年龄、临床分期和全身情况,综合分析后确定。手术治疗:为主要治疗,适于Ⅰa～Ⅱb的患者;放射治疗:适用于各期患者;手术和放射综合治疗;化学治疗:晚期或复发转移者。

2. 手术治疗的护理

（1）术前准备:术前3日需每日阴道冲洗2次,冲洗时动作应轻柔,以免损伤宫颈脆性癌组织引起大出血。手术前晚清洁灌肠。

（2）协助术后膀胱功能恢复:由于子宫颈癌根治术手术范围广,有可能伤及支配膀胱的神经组织,使膀胱功能恢复缓慢。所以术后尿管一般留置7～14日,甚至21日。期间应进行盆底肌肉的锻炼、膀胱肌肉的锻炼,以及拔尿管排尿后导残余尿,评估膀胱功能,直到膀胱功能完全恢复。

3. 放、化疗者的护理　按放疗、化疗患者常规进行护理,注意观察放、化疗不良反应。

（二）症状护理

（1）对阴道流血患者应注意观察阴道出血量及阴道排液情况,视症状轻重程度给予相应护理。

（2）出现恶病质时,应加强临床护理观察,记录出入量,同时应防止并发症。

（三）病情观察

术后注意观察患者生命体征、阴道流血量。观察术后引流管是否通畅,引流液的量、颜色、性质,一般48～72小时拔除引流管。另外还应注意观察双侧腹股沟有无扪及质软的包块,即淋巴囊肿。如有淋巴囊肿应及时热敷,如效果不好应报告医生给予抗感染治疗。

（四）心理护理

向患者及家属解释病情,消除恐惧心理,帮助患者树立战胜疾病的信心。同时,教会患者缓解心理应激的措施,学会应用积极的应对方法如向朋友、家属倾诉内心的感受,寻找别人的支持和帮助等。

（五）一般护理

注意休息,加强营养,鼓励患者进食高能量、高维生素及营养素全面的食物。必要时与营养师联系,制定合理食谱,满足患者的需要。

四、健 康 教 育

1. 出院指导　出院前,护士应与患者、家属一起制定出院后的康复计划,要求患者定期随访,一般最初每个月 1 次,连续 3 个月后改每 3 个月 1 次,1 年以后每半年 1 次,第 3 年开始,每年 1 次。出现症状者应及时随诊。护士注意帮助患者调整自我,重新评价自我能力,根据患者具体状况提供有关术后生活方式的指导,包括康复以后应逐步增加活动强度,适当地参加社交活动及正常的工作等,实现角色功能。性生活的恢复需依术后复查结果而定,护士应认真听取患者对性生活问题的看法和疑虑,提供针对性帮助。

2. 提供预防保健知识 宣传与宫颈癌发病有关的高危因素,嘱患者积极治疗慢性宫颈炎,强调定期普查、早期发现、早期诊断、早期治疗的重要性。一般妇女应每 1~2 年普查 1 次。已婚妇女,尤其是围绝经期及绝经后的妇女有异常阴道流血或接触性出血者应及时就诊。

> **链接** ┈┈┈┈ 宫颈癌疫苗"加德西 Gardasil"
>
> 现已证实宫颈癌是感染性疾病,是可以预防、可以治愈的疾病。 大量资料表明,宫颈癌发病原因主要是 HPV 感染。
>
> 2006 年 6 月 8 日,美国食品与药品管理局(FDA)正式批准美国默克公司生产的加德西 Gardasil 宫颈癌疫苗上市,疫苗的临床使用对象主要为 9 至 26 岁的女性。 这是世界上第一个肿瘤疫苗。该疫苗有效期最低为 5 年。
>
> 研究人员称,Gardasil 宫颈癌疫苗是一种生物工程疫苗,主要用于防止引发子宫颈癌的人乳头状瘤病毒 HPV16 和 HPV18 的感染。 这是两种最流行的 HPV 病毒,全球 65% 的宫颈癌都是由它们引起的。
>
> 加德西可以防止 4 种类型(6、11、16、18 型)的人乳头状瘤病毒。 有资料显示,16 型和 18 型人乳头状瘤病毒约占宫颈癌病例的 70%,6 型和 11 型人乳头状瘤病毒约占生殖器疣病例的 90%。试验中凡是按照规定注射全部疫苗的妇女,没有一个患上宫颈癌或者出现子宫损伤的迹象,这是一个令人振奋的结果。

第 2 节 子宫肌瘤患者的护理

案例

患者女,43 岁,因经量增多,经期延长 2 年,症状加重 6 个月入院求治。2 年前开始出现月经量增多,近 6 个月经期延长、周期缩短为 6~7/16~17 天,量多伴血块,常感头晕、乏力、心悸。月经史:14 岁初潮,5~6/25~26 天,量中,经期无不适。末次月经 2008 年 3 月 25 日。生育史:2-0-1-2,末次人工流产于 1999 年,采用避孕套避孕。体检:贫血貌。子宫前位,约妊娠 5 个月大小,宫体表面呈结节感、质硬、宫体活动度好,无明显压痛。实验室检查:血红蛋白 82g/L。患者入院后睡眠差,经常询问"能否吃止血药治疗,我怕手术会疼痛,还可能影响今后正常生活……"

问题:患者主要护理诊断是什么? 请为患者制订护理计划。

子宫肌瘤(myoma of uterus)是由于子宫平滑肌组织增生而形成的肿瘤,其间有少量的纤维结缔组织,是女性生殖器最常见的良性肿瘤。

按肌瘤生长的部位分子宫体肌瘤和子宫颈肌瘤,主要为子宫体肌瘤。根据肌瘤生长过程中与肌壁之间的关系分为肌壁间肌瘤、浆膜下肌瘤、黏膜下肌瘤三种类型(如图 14-2)。

肌瘤失去其原有的典型结构称为肌瘤变性,常见的变性有:玻璃样变、囊性变、红色样变、肉瘤样变及钙化。

一、护 理 评 估

（一）健康史

1. 病因评估　子宫肌瘤确切的病因尚不清楚,根据其好发于 40~50 岁育龄妇女,青春期前少见,绝经后肌瘤停止生长,甚至萎缩或消失,提示其发病可能与体内雌激素水平过高或长期刺激有关。

2. 病史评估　评估患者既往月经史、生育史,是否有(因子宫肌瘤所致的)不孕或自然流产史等。询问有无高危因素,如长期雌激素治疗等。

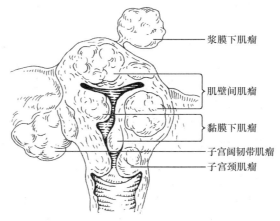

图 14-2　各型子宫肌瘤示意图

考点: 子宫肌瘤的发病与体内雌激素水平过高或长期刺激有关

（二）身心状况

1. 症状　多无明显症状,有时仅在妇科检查时发现。有症状者主要表现为:

（1）月经改变:月经量增多、经期延长等月经改变,尤以黏膜下肌瘤,其次为大的肌壁间肌瘤,如长期多量出血,可导致继发性贫血。

（2）腹部包块:患者常诉腹部胀大,下腹扪及块状物,或因肌瘤增大而有尿频、尿潴留、便秘等压迫症状。

（3）白带增多:肌瘤使宫腔表面积增大,内膜腺体分泌增多,导致白带增多,如黏膜下肌瘤脱出阴道,表面易感染、坏死,则伴有大量脓血性排液。

（4）腹痛:肌瘤本身不引起疼痛,当肌瘤发生蒂扭转时,患者可出现急性疼痛。肌瘤红色变时,腹部剧痛,并伴发热。

（5）不孕或流产:子宫肌瘤可压迫输卵管使之扭曲或致宫腔变形,影响精子运行、妨碍受精卵着床,造成不孕或流产。

考点: 子宫肌瘤的分类及症状与体征

2. 体征　不同类型子宫肌瘤有相应的局部体征。子宫可呈不规则或均匀增大,质硬,表面可有单个或多个结节状突起。

3. 心理、社会状况　评估患者是否有焦虑、担心、自卑心理。

（三）辅助检查

1. 盆腔 B 超　临床上常用的辅助检查方法,可观察子宫肌瘤的大小、位置、数量。

2. 其他检查　宫腔镜、腹腔镜等检查方法。

二、护理诊断/合作性问题

1. 营养失调　与长期出血导致贫血有关。

2. 知识缺乏　缺乏子宫肌瘤疾病的发生、发展、治疗及护理知识。

3. 个人应对无效　与选择子宫肌瘤治疗方案的无助感有关。

三、护 理 措 施

（一）专科护理

1. 治疗原则

（1）保守治疗:随访观察。适用于肌瘤小、无症状或症状轻,尤其是近绝经期的女性,应每 3~6 个月随访 1 次,若肌瘤增大明显,症状加重,需考虑药物控制,一般采用:①雄激素:可对抗雌激素,使子宫内膜萎缩,子宫收缩,减少出血。常用甲睾酮、丙酸睾酮等。②抗雌激素制剂:常用他莫昔芬。③促黄体生成激素释放激素类似物:可抑制垂体、卵巢功能,降低雌激

考点: 子宫肌瘤的用药护理、症状护理及手术治疗的护理

素水平,使肌瘤缩小或消失。应用促黄体生成激素释放激素类似物时应避免长期用药,以免引起雌激素缺乏导致骨质疏松。

（2）手术治疗：适用于肌瘤超过 2 个半月妊娠子宫大小,或症状明显导致继发贫血者。

2. 用药护理　肌瘤较小、无症状者或近绝经年龄的患者,一般每 3~6 个月随访 1 次,嘱患者定期复查。对应用激素治疗的患者,应向患者讲明药物的作用、服药方法、服药过程中可能出现的副作用以及不能擅自停药或用药过多等注意事项,以免出现撤退性出血或男性化。

3. 手术治疗的护理　经阴道行黏膜下肌瘤摘除术的患者按阴道手术患者护理,常在蒂部留置止血钳,一般于 24~48 小时取出。对子宫全切或肌瘤切除的患者,按妇科腹部手术患者护理常规做好术前术后护理。

（二）症状护理

阴道流血多者,按医嘱给予止血药和子宫收缩剂。协助医生完成血常规检查,测血型,并交叉配血备用。维持正常血压并纠正贫血状况。巨大肌瘤患者出现局部压迫致排尿障碍、尿潴留时应给予导尿;引起便秘者,可给予缓泻剂或灌肠,以缓解尿潴留、便秘症状。浆膜下肌瘤应注意观察有无腹痛,并注意疼痛的部位、性质及程度,如出现剧烈腹痛,应考虑肌瘤蒂扭转,并立即通知医生,做好急诊手术准备。黏膜下肌瘤脱出到阴道内,应保持外阴清洁,防止感染。

（三）病情观察

注意观察阴道有无出血。对月经改变、出血量多的患者,密切观察患者面色、生命体征,同时评估并记录出血量,按医嘱给予止血、补液及抗感染治疗。

（四）心理护理

建立良好的护患关系,详细评估患者及家属对子宫肌瘤的认知情况,讲解疾病的有关知识,让患者和家属明确子宫肌瘤为良性肿瘤。对症状重、需手术者,应让患者及家属了解手术的必要性,纠正切除子宫后会影响性生活、失去女性特征的错误认识,让患者及家属共同参与治疗护理,增强康复的信心。

（五）一般护理

加强营养、指导休息,尤其是出血引起贫血的患者应从饮食中加强营养物质的供给,可为患者提供高热量、高蛋白、高维生素、含铁丰富的食物,必要时可从静脉输入,以增强机体抵抗力。

四、健 康 教 育

保守治疗的患者出院后,应加强营养,适当活动,月经期间应多休息,避免疲劳。嘱患者按时随访。指导手术患者出院 1 个月后到门诊复查,了解患者术后康复的情况,并给予术后性生活及自我保健等健康指导。

第 3 节　子宫内膜癌患者的护理

案例

赵 xx,女,55 岁。于 2 年前无明显诱因出现月经量增多,伴血块,并出现腹部坠胀性疼痛,未检查治疗。7 个月前出现持续阴道流血,淋漓不断,时有增多。4 个月前在当地行 B 超检查:子宫增大,内膜增厚,考虑为更年期功血,未治疗。近期,在当地医院行诊断性刮宫,病理回报:子宫内膜癌。查体:T 36.5℃,P 72 次/分,R 20 次/分,BP 160/95mmHg。患者发育良好,轻度贫血貌,神清,查体合作。专科检查:外阴、阴道正常,宫颈光滑,子宫增大如孕 70 天大小,活动尚可,双附件区未见异常。夫妻关系好,经济收入一般。心理紧张、无助。

问题:护士如何指导患者行子宫内膜分段诊刮术?

子宫内膜癌是指原发于子宫内膜的一组上皮性恶性肿瘤,又称子宫体癌。多见于老年妇女,是女性生殖系统三大恶性肿瘤之一。子宫内膜癌的特点是生长缓慢,局限在内膜时间较长,转移较晚,故预后较好。大体观察:病变多发生于子宫角,依病变形态和范围可分为弥漫型、局限型两种。镜下表现为腺癌、腺角化癌、鳞腺癌、透明细胞癌四种类型。其中主要为腺癌,占 80% ~ 90%。子宫内膜癌以直接蔓延、淋巴转移为主,晚期可出现血行转移。

表 14-2　子宫内膜癌分期

FIGO(2000 年)	肿瘤范围
0 期	腺瘤样增生或原位癌
Ⅰ 期	癌灶局限于子宫体
Ⅱ 期	癌灶已侵犯子宫颈
Ⅲ 期	癌灶已扩散到子宫以外,但未超出真骨盆
Ⅳ 期	癌灶超出真骨盆或侵犯其他组织和器官

临床分期:现广泛采用国际妇产科联盟(FIGO)制定的分期法。大体分为 5 期(表14-2)。

一、护理评估

(一)健康史

1. 病因评估　子宫内膜癌的确切病因尚不清楚,可能与雌激素对子宫内膜的长期刺激有关。子宫内膜癌易发生在未婚、少产的妇女中。患者多肥胖,常伴高血压、糖尿病,这些是子宫内膜癌的高危因素。另外晚绝经与绝经后延的妇女发生子宫内膜癌的危险性增高。

2. 病史评估　详细询问月经史、婚育史及绝经时间,有无停经后雌激素替代治疗等。

(二)身心状况

1. 症状　子宫内膜癌患者的早期症状不明显,病程较长,多数患者在普查或其他原因做检查时偶尔发现。不规则阴道出血最为多见,最能引起患者的警觉。绝经后阴道流血则是最典型的症状,尚未绝经者则有经期延长、经量增多或经间期的异常出血。早期有水样或水样血性白带,晚期伴感染时可出现有臭味脓血性白带。癌肿浸润周围组织或压迫神经可引起下腹及腰骶部疼痛,并向下肢或足部放射。当癌组织堵塞子宫颈口导致宫腔积液积脓时,患者可出现下腹胀痛或痉挛性子宫收缩痛。晚期癌患者常伴贫血、消瘦、恶病质、发热及全身衰竭等全身症状。

2. 体征　子宫增大,稍软,晚期可见癌组织脱出,触之易出血,可扪及结节状肿物。

3. 心理社会状况　了解患者有无失落感、孤独感、焦虑感。

(三)辅助检查

1. 分段诊刮(先环刮宫颈管,再刮子宫腔)　是确诊子宫内膜癌最常用最可靠的方法。

2. 其他　宫腔镜、B 超检查、淋巴造影、CT 及 MRI 检查等。

二、护理诊断/合作性问题

1. 焦虑　与住院及需接受的诊治手段有关。

2. 知识缺乏　缺乏子宫内膜癌相关治疗、护理知识。

三、护 理 措 施

(一)专科护理

1. 治疗原则　手术治疗为首选的治疗方案,尤其是早期病例。还可选用放射治疗、激素治疗、化学药物治疗,可单用或综合应用。

2. 手术治疗的护理　向患者解释手术治疗的必要性,协助选择手术方式,做好手术前后护理。

考点:1. 子宫内膜癌早期症状中不规则阴道出血最为多见 2 老年人出现绝经后阴道流血则是最典型的症状 3. 未绝经者有经期延长、经量增多或经间期的异常出血

考点:子宫内膜癌的护理措施

3. 药物治疗的护理 采用孕激素治疗者向患者强调严格用药的重要性,注意观察药物不良反应,服药后所致的水钠潴留、水肿、药物性肝炎等在停药后会逐步缓解和消失;采用抗雌激素制剂治疗的患者可能出现潮热、畏寒、急躁等类似更年期反应,部分患者可出现头晕、恶心、呕吐、不规则阴道流血等,反应严重者应报告医生,及时对症处理。放疗、化疗患者的护理按放疗、化疗常规进行护理。

(二)心理护理

子宫内膜癌多发生于围绝经期及绝经后妇女,此期的妇女由于激素水平的改变,使心理反应加重。护士应针对患者的心理特点,提供心理支持。向患者介绍疾病知识,耐心解答患者及家属提出的疑问。说明子宫内膜癌虽是一种恶性肿瘤,但转移晚,预后较好,让患者正确认识疾病。提供安静舒适的环境,向患者解释治疗过程中可能出现的问题及不适,争取主动配合。鼓励患者选择有效的应对方式,如听音乐分散注意力,向家人、亲友诉说等来缓解心理应激。

(三)一般护理

积极宣传妇科普查的重要性,对生育期、绝经期的女性,应做好防癌普查,一般每1~2年普查1次。对合并有肥胖、高血压、糖尿病等内科疾病的高危人群应增加检查次数。采用雌激素替代治疗的女性应在医生的指导下用药,并加强监护。围绝经期月经紊乱及绝经后阴道流血的患者应进行有关检查,如诊断性刮宫或宫腔镜下活检,以便早期明确诊断。

四、健康教育

指导患者出院后定期随访,随访时间:一般在术后2年内,每3~6个月1次;术后3~5年,每6~12个月1次;患者有不适感觉,应及时就诊检查。另外,性生活恢复时间应根据复查情况而定,对治疗后阴道分泌物少、性交困难、疼痛的患者,应指导患者使用局部润滑剂,以协调性生活。晚期或癌肿无法切净等特殊患者应按医生要求进行随访。

第4节 卵巢肿瘤患者的护理

案例

患者女,25岁。骑自行车意外被摩托车撞倒,体检时B超提示:左侧附件区可见5.0cm×4.3cm×4.3cm不均质回声区,边界尚清,形态光整。该患者平素无腹痛、无月经改变、无尿频、尿急、尿痛等症状。查体:T 36.7℃,P 88次/分,R 20次/分,BP 110/70mmHg。发育正常,营养中等,神清语利,自动体位。专科检查:外阴已婚未产式,阴道畅,宫颈光滑,子宫前位,大小正常,活动好。左侧附件区可触及鸡蛋大小囊性肿物,活动佳,无压痛。初步诊断:左侧附件囊性包块(畸胎瘤?)。
问题:作为护士应如何向患者解释病情?并向患者说明疾病治疗原则。

卵巢肿瘤可发生于任何年龄,是女性生殖器官常见的肿瘤。卵巢恶性肿瘤是女性生殖系统三大恶性肿瘤之一,死亡率居妇科恶性肿瘤之首位,严重威胁妇女的生命和健康。

卵巢肿瘤组织形态复杂,分类方法很多,目前主要采用世界卫生组织制定的卵巢肿瘤组织学分类法。包括卵巢上皮性肿瘤、性索间质肿瘤、生殖细胞肿瘤、脂质(类脂质)细胞瘤、性腺母细胞瘤、非卵巢特异性软组织肿瘤(肉瘤、纤维肉瘤、淋巴肉瘤)、未分类肿瘤、转移性肿瘤及卵巢瘤样病变。

以下仅介绍常见的卵巢肿瘤的病理特征:

1. 卵巢上皮性肿瘤 最常见,约占卵巢肿瘤的2/3,有良性、恶性及交界性之分。交界性肿瘤是一种低度潜在恶性的肿瘤。

（1）浆液性囊腺瘤：约占卵巢良性肿瘤的25％。多为单侧，也可为双侧，球形，大小不等，表面光滑，囊内充满淡黄色的清澈液体。分单纯型和乳头型两型。镜下见囊壁为纤维结缔组织，内衬单层立方形或柱状上皮，间质见砂粒体。

（2）浆液性囊腺癌：是最常见的卵巢恶性肿瘤，占卵巢恶性肿瘤的40％~50％。多为双侧，体积较大，半实质性。囊壁表面呈结节状或有乳头状增生，囊液浑浊呈血性。镜下癌细胞为立方形或柱状，细胞异型明显，并向间质浸润。肿瘤生长快，预后差。

（3）黏液性囊腺瘤：约占卵巢良性肿瘤的20％，体积较大或巨大，有瘤体之最之称。多为单侧多房，圆形或卵圆形，表面光滑，内含黏稠或胶冻状黏液。镜下见囊壁为纤维结缔组织，内衬单层柱状上皮，分泌黏液。偶可自行破裂，瘤细胞种植在腹膜上继续生长，分泌黏液可形成腹膜黏液瘤。

（4）黏液性囊腺癌：约占卵巢恶性肿瘤的10％。多为单侧，瘤体较大，灰白色，囊壁可见乳头或实质区，囊液浑浊呈血性。镜下见腺体密集，腺上皮超过3层，细胞异型明显，并有间质浸润。

2. 卵巢生殖细胞肿瘤　好发于儿童和青少年，发病率仅次于上皮性肿瘤，占卵巢肿瘤的第二位。

（1）畸胎瘤

成熟畸胎瘤：约占畸胎瘤的95％，属良性卵巢肿瘤，多呈囊性，又称皮样囊肿。单侧，单房，腔内有油脂、毛发，有时可见牙齿或骨。恶变率为2％~4％，多发生于绝经后妇女。

未成熟畸胎瘤：是恶性肿瘤，多发生于青少年，复发及转移率高。肿瘤由分化程度不同的未成熟胚胎组织构成，主要为原始神经组织，瘤体较大，常为单侧实性，表面呈结节状。

（2）无性细胞瘤：为中度恶性肿瘤，占卵巢恶性肿瘤的5％，多发生于青春期及育龄期妇女。多为单侧，右侧多于左侧，中等大小，包膜光滑。镜下见圆形或多角形细胞，核大，胞浆丰富。间质有淋巴细胞浸润，对放疗敏感，5年生存率高。

（3）内胚窦瘤：较罕见，属高度恶性肿瘤，又称卵黄囊瘤，占卵巢恶性肿瘤的1％，好发于儿童和青少年。多为单侧，体积较大，易发生破裂及早期转移。镜下见疏松网状和内胚窦样结构。内胚窦瘤细胞能产生甲胎蛋白（AFP），故测定患者血清中AFP浓度可作为诊断和监测肿瘤消长的重要指标。

3. 卵巢性索间质肿瘤

（1）颗粒细胞瘤：是最常见的功能性肿瘤。好发于45~55岁妇女，属低度恶性肿瘤。肿瘤能分泌雌激素，故有女性化作用。肿瘤多为单侧，圆形或卵圆形，表面光滑，大小不一。镜下见颗粒细胞环绕成小圆形囊腔，囊内有嗜伊红或中性液体。瘤细胞呈小多边形，边界不清，核圆，核膜清楚。一般预后良好，5年生存率达80％以上。

（2）卵泡膜细胞瘤：属良性肿瘤，多为单侧，大小不一，质硬，表面覆有纤维包膜。由于可分泌雌激素，故有女性化作用。镜下见短梭形肿瘤细胞交错排列呈漩涡状，胞浆富含脂质。

（3）纤维瘤：为较常见的卵巢良性肿瘤，多见于中年妇女。多为单侧，中等大小，表面光滑或结节状，包膜完整，切面为实性、灰白色、质硬。镜下见排列呈网状的梭形胶质纤维瘤细胞。偶见纤维瘤伴有胸水或腹水，称梅格斯综合征（Meigs syndrome），手术切除肿瘤后胸水、腹水自行消失。

（4）支持细胞-间质细胞瘤：也称睾丸母细胞瘤。罕见，属良性肿瘤。肿瘤具有男性化作用。

4. 卵巢转移性肿瘤　体内任何部位的原发肿瘤均可转移到卵巢。常见原发性癌有乳腺癌、胃肠道癌、泌尿生殖道癌等。库肯勃瘤（Krukenberg tumor）是一种特殊的转移性腺癌，原发于胃肠道,镜下见典型的印戒细胞,能产生黏液,周围为结缔组织或黏液瘤间质,预后极差。

5. 卵巢瘤样病变 属卵巢非赘生性囊肿,是卵巢增大的常见原因。包括卵泡囊肿、黄体囊肿、黄素囊肿、多囊卵巢、卵巢巧克力囊肿(子宫内膜异位囊肿)等。

卵巢恶性肿瘤的转移途径:主要是直接蔓延及腹腔种植,其次为淋巴转移,血行转移少见。

组织学分类及恶性肿瘤的分期:根据细胞分化程度分为3级,Ⅰ级高分化,Ⅱ级中分化,Ⅲ级低分化,级别越低分化越高,预后越好。采用国际妇产科联盟(FIGO)制订的分期法临床大体分为4期(表14-3)。

表14-3 卵巢恶性肿瘤的分期

FIGO(2000 年)	肿瘤范围
Ⅰ期	肿瘤局限于卵巢
Ⅱ期	肿瘤累及一侧或双侧卵巢,伴盆腔内扩散
Ⅲ期	肿瘤累及一侧或双侧卵巢,伴显微镜下证实的盆腔外的腹腔转移和(或)区域淋巴结阳性,肝表面有转移
Ⅳ期	远处转移,除外腹腔转移(胸水有癌细胞,肝实质转移)

一、护理评估

(一)健康史

1. 病史评估 了解患者有无与卵巢肿瘤发病相关的高危因素,如家族史、高胆固醇饮食、内分泌、环境因素等。

(二)身心状况

1. 身体状况评估 良性卵巢肿瘤生长缓慢,早期常无症状。当肿瘤增大至中等大小时,可扪及肿块,并有腹胀感,或出现尿频、便秘等压迫症状。恶性肿瘤初期多无自觉症状,但肿瘤生长迅速,短期内可有腹胀,腹部出现包块及腹水并伴有腹痛、腰痛或下腹痛等。晚期患者呈明显消瘦、贫血、衰竭等恶病质表现。

须注意良性与恶性肿瘤的临床鉴别(表14-4)。

表14-4 卵巢良性与恶性肿瘤的鉴别

	良性肿瘤	恶性肿瘤
病史	病程长,肿块增长缓慢	病程短,肿块迅速增大
一般情况	良好	逐渐出现恶病质
体征	肿块多为单侧,囊性,表面光滑,与周围组织无粘连,可活动,通常无腹水	肿块多为双侧,实性或半实性,表面结节状凹凸不平,固定,常伴有腹水,多为血性,可能查到癌细胞

卵巢肿瘤常见并发症有:①蒂扭转:最常见(如图14-3),也是妇科常见的急腹症。常发生于瘤蒂长、活动度大、中等大小、重心偏向一侧的肿瘤,如皮样囊肿。患者常突然发生一侧下腹部剧烈疼痛,伴恶心、呕吐,甚至休克。妇科检查可扪及张力较大的肿块,有压痛,以瘤蒂处最剧烈,并伴有腹部肌肉紧张。②破裂:有自发性和外伤性破裂两种。肿瘤破裂后常伴有腹痛、恶心、呕吐,甚至腹膜炎、休克等症状。症状的轻重与肿瘤的性质及穿破以后流入腹腔的囊液量有关。③感染:多由于肿瘤扭转或破裂后引起,也可由邻近器官的感染所致,如阑尾脓肿扩散。患者表现为高热、腹痛、肿块及腹部压痛、腹肌紧张等腹膜炎的表现。④恶变:为卵

考点:卵巢良恶性肿瘤的临床鉴别及卵巢肿瘤的并发症

巢良性肿瘤的并发症。早期无症状,不易被发现。如肿瘤生长迅速,尤其双侧性,应疑有恶变。因此,卵巢肿瘤一经确诊应尽早手术。

2. 心理、社会状况　观察患者有无焦虑、恐惧、悲观和绝望的情绪。

(三)辅助检查

1. B超　是诊断卵巢肿瘤的最主要手段。可检测肿瘤大小、部位、形态及性质等。

2. 其他　细胞学检查,腹腔镜检查,肿瘤标志物检查等。

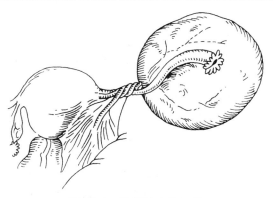

图 14-3　卵巢肿瘤蒂扭转

二、护理诊断/合作性问题

1. 焦虑　与担心疾病预后有关。
2. 营养失调:低于机体需要量　与肿瘤慢性消耗、化疗、放疗反应有关。
3. 预感性悲哀　与预感失去生育能力或失去健康有关。

三、护 理 措 施

(一)专科护理

1. 治疗原则　对于直径小于5cm,疑似卵巢瘤样病变者,可暂时观察随访。卵巢肿瘤一经确诊,应立即手术。良性肿瘤根据患者年龄、生育要求及对侧卵巢的情况决定手术方式,如肿瘤剥除术、卵巢肿瘤切除术、子宫及附件切除术。恶性肿瘤以手术为主,辅以放疗、化疗等综合治疗。　**考点:**卵巢肿瘤的护理措施

2. 手术治疗的护理　巨大肿瘤患者需准备沙袋。

(1)术前护理:向患者讲解术前常规准备的必要性及目的;可能采取的麻醉方式;术后可能出现的不适和应对措施。术前备血量应达到 800~1000ml。

(2)术后护理:根据手术情况按全麻或硬膜外麻醉术后护理常规进行护理,观察患者神志、意识,保持呼吸道通畅,防止误吸。保持各种引流管的通畅,并记录引流液的颜色、性质和量。术后保留尿管2~3天,观察尿的颜色、性质和量及尿道口情况;保留尿管期间每天擦洗尿道口及尿管2次,保持尿管通畅,尿袋放置低于尿道口水平,防止逆行感染。拔除尿管动作要轻柔,避免损伤尿道黏膜,拔除尿管后鼓励患者多饮水,尽早排尿。术后6~8小时后即可在床上翻身活动,术后第一日取半卧位。术后正确穿着抗血栓压力带以促进下肢静脉的回流,使用气压式循环驱动泵按摩下肢,减少静脉血栓的发生。

3. 抽放腹水的护理　抽吸腹水检查时,应严格无菌操作,尽快送检。放腹水过程中,严密观察患者反应、生命体征变化及腹水性状,并记录。一次放腹水不超过 3000ml,放腹水后腹部用腹带包扎。

4. 化疗的护理　化疗常用药物有:顺铂、卡铂、环磷酰胺、阿霉素、平阳霉素等,以顺铂最为常用。化疗方案:多采用联合化疗,并以铂类药物为主。腹腔化疗护理:化疗期间按化疗护理常规进行,注意腹腔化疗药管是否脱落,保持药管局部干燥,协助患者更换体位,观察药物对机体的毒性反应。

(二)病情观察

严密监测生命体征,常规使用心电监护;观察阴道出血的量、颜色、性质及伤口渗血情况。

（三）心理护理

提供心理支持,树立战胜疾病信心。

1. 对良性卵巢肿瘤妇女,护士应及时将良性诊断结果告诉患者及家属,消除患者疑虑,同时让家属放心。

2. 对恶性肿瘤妇女,应根据患者的性格特点,选择适当的沟通方式。对性格内向者,一般先与家属沟通,等治疗一段时间,患者病情稳定以后,选择适当的时机将病情告诉患者,同时可介绍康复的病友给患者认识,分享感受,增强治愈信心。

3. 为患者提供舒适的环境,以良好的态度、亲切的语言,耐心向患者讲解病情,解答患者的提问。鼓励患者尽可能参与护理活动,以适当方式表达自身的压力,维持其独立性和生活自控能力,协助患者尽快度过紧急生存期,进入延长生存期。同时鼓励家属、亲友积极参与照顾患者,以开导、鼓励的方式,关怀体贴的态度去帮助患者,让患者体会到家庭、社会的温暖。

（四）一般护理

指导休息,加强营养。鼓励患者进食营养素全面、富含蛋白质、纤维素的食物,多吃新鲜蔬菜和水果。必要时可静脉补充高营养液及成分输血等,保证治疗顺利进行。

四、健 康 教 育

1. 宣传防癌知识,开展普查普治;提高妇女保健、防病治病的意识。

2. 鼓励患者积极参加社交活动,调整心态,保持乐观态度,提高生活质量。

3. 给放、化疗患者提供心理支持,鼓励患者克服放、化疗的副作用并坚持完成治疗,以提高生存率。

4. 动员家庭成员关心和爱护患者,让患者体会到家庭和社会的爱,提高战胜疾病的信心。

5. 做好随访工作 卵巢非赘生性囊肿,应每3~6个月随访1次,并详细记录。良性肿瘤术后按一般腹部手术后1个月常规检查;恶性肿瘤,治疗后易复发,应坚持长期随访。随访时间:术后1年内,每月1次;术后第2年,每3个月1次;术后第3年,每6个月1次;3年以上者,每年1次。

第5节　妇产科手术患者的一般护理

在妇产科工作中,手术治疗占有相当重要的地位,尤其是妇科肿瘤患者的主要治疗手段之一。妇产科手术既是治疗的过程,也是创伤的过程。充分的术前准备和精心的术后护理是保证手术顺利进行,患者术后恢复良好的关键。

妇产科手术按手术部位分腹部手术,外阴、阴道手术。腹部手术按手术范围可分为剖腹探查术、次全子宫切除术或全子宫切除术、单纯附件切除术、全子宫和附件的切除、子宫根治术、剖宫产术等;外阴、阴道手术有外阴癌根治术、处女膜切开术、阴式子宫切除术、会阴Ⅲ度裂伤修补术、阴道前后壁修补术、尿瘘修补术等。按手术急缓程度可分为择期手术、限期手术、急诊手术。

腹部手术患者的一般护理

一、手术适应证

诊断不明的急腹症,子宫本身及附件有病变,或因附件病变不能或不必要保留子宫者,性质不明的盆腔肿块以及经阴道分娩困难者等。

二、腹部手术前护理

一个面临接受手术治疗的患者及其家属,都会经历一段时期的心理应激反应,表现为不同程度的焦虑和恐惧,这些心理状态明显增加了手术的危险性。因此,争取接受手术的患者和家属的配合,严格的术前准备,是手术治疗取得理想的近期、远期效果的可靠保证。一般手术准备内容与外科腹部手术相同(详见《外科护理学》)。妇产科患者有其特殊的方面,因此要求护士提供专业性指导,使接受手术的妇女术前保持良好的身心状态。

(一)护理评估

1. 健康史　了解患者的一般情况,如年龄、职业、体重、药物过敏史、婚姻状况等。了解所患疾病史:详细询问有无月经及阴道流血的症状,有无其他伴随症状。评估年老的患者身体退化状况,是否伴有老年病、慢性病;过胖的患者询问是否伴有糖尿病、高血压等易导致术中出血较多或术后切口愈合欠佳的因素。了解手术的种类、范围以及患者目前需要解决的主要问题。同时,评估患者疾病的轻、重、缓、急,以协助医生决定手术的时间。

2. 身心评估

(1)身体状况:术前患者的身体状况是保证手术顺利进行、术后顺利恢复的重要步骤。只有机体处于最佳状况,才能保证手术安全,术后恢复良好。

生命体征:测量体温、血压、脉搏及呼吸,了解患者的基本情况,对生命体征异常的患者应及时查明原因,积极处理好再行手术。

营养及饮食:了解患者血红蛋白的含量,皮肤的颜色、弹性等,看患者是否有贫血、营养不良。如营养差,可通过饮食改善或静脉高营养的方式及时补充纠正,为手术做好准备。

(2)心理、社会状况:了解患者术前心理状况,对将要进行的手术了解的程度及存在的思想顾虑。由于对生殖器官功能的认识不足,有的患者常认为切除子宫或卵巢后会影响生育,引起性欲降低,会意味着失去女性特征,从而造成自我形象紊乱。由于陌生的住院环境以及住院使患者的社会角色改变,如住院期间不能履行母亲、女儿、领导等角色职责而焦虑、不安、悲观、抑郁等。另外,也应了解患者丈夫或家属的年龄、职业、文化程度等一般情况,针对性地对其进行健康教育,从多方面获得有利于疾病治疗的积极因素。

3. 辅助检查　测血、尿、便三大常规及做心电图、胸部X线片、肝肾功能测定,必要时做血生化检查等,了解患者的一般情况,以判断患者是否合并有心脏病、糖尿病等内科疾病。

(二)护理诊断/合作性问题

1. 焦虑　与担心手术是否顺利及手术效果有关。
2. 知识缺乏　缺乏疾病发生、发展、治疗及护理等相关知识。

(三)护理措施

1. 心理护理　术前应耐心向患者讲解相关的知识及治疗措施的效果,消除患者因担心术后影响性生活而出现的紧张、焦虑、恐惧心理,使患者安心配合治疗。

2. 术前指导　①疾病相关知识:术前要使子宫切除者了解术后不再出现月经,卵巢切除的患者会出现停经、潮热、阴道分泌物减少等症状。即使保留一侧卵巢,也会因手术影响卵巢血运,暂时性引起性激素水平波动而出现停经。症状严重者,可在医师指导下接受雌激素补充治疗以缓解症状。②认真做好术前合并症的处理,例如贫血、营养不良等内科合并症的治疗,调整患者的身心状况。同时,认真进行预防术后并发症的宣传指导工作,包括指导患者学会胸式呼吸,预防发生术后坠积性肺炎;指导练习床上使用便器以及术后需做深呼吸、咳嗽、收缩和放松四肢肌肉的运动等,并要求患者在指导、练习后独立重复完成,直至确定患者完全掌握为止。③指导患者翻身、起床、活动的技巧,鼓励术后早期活动,以利术后康复。④老年

考点: 腹部手术患者的术前准备、手术日及手术后的护理措施

妇女各重要脏器趋于老化,修复能力降低,耐受性差。术前应全面评估,并进行必要的处理,为手术创造条件。

3. 手术前一日护理

考点: 腹部手术患者备皮范围

(1) 皮肤准备:以顺毛、短刮的方式进行手术区剃毛备皮,备皮范围上自剑突下缘,下至两大腿上 1/3,包括外阴部,两侧至腋中线。脐部用汽油棉签(或络合碘棉签)清洁后再用酒精棉签擦拭。

(2) 手术前 1 天抽血做血型鉴定及交叉配血试验;做普鲁卡因、青霉素等药物过敏试验。

(3) 阴道准备:拟行全子宫切除术者,术前 1 天冲洗阴道两次,手术日晨用消毒液进行阴道、宫颈、穹隆部消毒。阴道流血及未婚者不做阴道冲洗。阴道冲洗时护士动作要轻柔,注意遮挡患者。

(4) 胃肠道准备:一般术前一天灌肠 1~2 次,术前 8 小时禁食,术前 4 小时禁饮。目的是使肠道空虚、暴露手术野、减轻或防止术后肠胀气;防止手术时麻醉药物松弛肛门括约肌致大便污染手术台;同时,也给可能涉及肠道的手术做好准备。根据手术需要,术前一日进行清洁灌肠,直至排出的灌肠液中无大便残渣。预计手术可能涉及肠道时:术前 3 天进无渣半流质饮食,并按医嘱给肠道制菌剂并清洁灌肠。目前常以口服导泻剂(如番泻叶)代替多次灌肠,效果良好;但应少量试服,按个体反应性选择用量,尤其年老、体弱者,以防水泻导致脱水。

(5) 休息与睡眠:为保证患者良好的休息,减轻患者的紧张、焦虑,可给患者适量镇静剂,常用地西泮 5mg,睡前服,或 10mg 肌内注射。

(6) 环境准备:为患者提供安静、舒适的环境。根据手术种类和麻醉方式,铺好麻醉床,准备好监护仪、负压吸引设备及急救用物。

(7) 其他:与外科腹部手术患者一样,护士要认真核对受术者生命体征、药敏试验结果、交叉配血情况等;必要时应与血库取得联系,保证术中血源供给。

4. 手术日护理　手术日晨,护士宜尽早看望患者,核查体温、血压、脉搏、呼吸等,询问患者的自我感受。一旦发现月经来潮,应及时通知医师;若非急诊手术,应协商重新确定手术时间。

术日晨取下患者可活动的义齿、发夹、首饰及贵重物品交家属或护士长保管。常规安置导尿管,保持引流通畅,以避免术中伤及膀胱、术后尿潴留等并发症。女性尿道短而直,导尿时必须严格执行无菌操作规程,以防上行感染。见尿后合理固定导尿管,防止滑脱。

术前半小时给基础麻醉药物,通常为苯巴比妥和阿托品,目的在于缓解患者的紧张情绪并减少唾液腺分泌,防止支气管痉挛等因麻醉引起的副交感神经过度兴奋。

送患者去手术室前,应允许家属或亲友有短暂探视时间。手术室护士、病房护士在患者床旁需认真核对患者姓名、住院号、床号等病历资料,并随同患者至手术室。由病房护士直接向手术室巡回护士介绍患者,当面点交、核对无误后签字。

三、腹部手术后护理

术后护理的目的是减轻患者的痛苦和不适,及时发现问题,为医生提供治疗依据,防止术后并发症的发生,帮助患者尽早康复。

(一) 护理评估

1. 健康史　手术完毕、患者被送回恢复室后,值班护士须向手术室护士及麻醉师查阅手术记录单等详尽了解术中情况,包括:麻醉的方式及效果,手术范围,术中发现及出血的情况,是否输血、术中尿量、输液及用药,目前补液及所用药物的名称、剂量等。

2. 身心评估

（1）身体状况：①生命体征：及时为患者测量体温、血压、脉搏及呼吸，观察患者的呼吸频率与深度；注意脉搏是否有力，节律是否整齐，了解体温是否有变化。②神志：观察神志以了解全麻患者的麻醉恢复情况，对腰麻及硬膜外麻醉患者，观察评估患者有无异常的神志变化。皮肤：注意观察切口敷料是否干燥、有无渗血；麻醉针孔处有无渗血，术中受压部位皮肤、骨突出部位有无压红以及下肢感觉是否已恢复等。③疼痛：评估患者术后疼痛的部位、性质、程度；了解患者止痛的方式，并观察止痛后患者疼痛的缓解程度。④各种引流管道：妇科腹部手术患者常留置尿管及腹腔、盆腔引流管，应注意观察引流管是否通畅，引流液的量、质、色，了解腹腔内是否保留有药液，并做好记录，便于动态观察。

（2）心理、社会状况：了解患者有无不适，术后患者往往担心手术是否成功，有无并发症。应通过与患者的交流，了解患者的心理反应。同时，了解患者有无家属陪伴，家属与患者的关系等，及时给予鼓励、支持和安慰。

（二）护理诊断/合作性问题

1. 疼痛　与手术创伤有关。
2. 自理能力缺陷　与麻醉、手术、术后输液有关。
3. 有感染的危险　与手术、机体抵抗力降低有关。

（三）护理措施

1. 体位　按手术及麻醉方式决定术后体位。全麻患者取去枕平卧位，头偏向一侧，防止呕吐物进入气管。硬膜外麻醉的患者去枕平卧 6~8 小时，腰麻的患者去枕平卧 12~24 小时，防止术后头痛。如患者无特殊病情变化，术后次日晨取半卧位。

2. 术后即时护理　测量血压、脉搏和呼吸，检查静脉输液通路是否通畅、腹部伤口及麻醉穿刺部位敷料有无渗血、阴道有无出血、尿管是否通畅及尿液的量和性质、全身皮肤情况，如有引流管要观察引流管是否通畅、引流液的性状及量，接好引流管及引流瓶。腹部压沙袋 6 小时，防止出血。值班护士要向手术医生及麻醉师询问术中情况，包括术中出血量、手术范围、术后有无特殊护理要求并做好记录。做胃肠减压的患者及时接通负压吸引器并调节适当的压力。

3. 观察生命体征　密切观察生命体征并准确记录。通常术后每 15~30 分钟监测 1 次血压、脉搏和呼吸，连续监测 6 次；平稳后，改为每 4~6 小时 1 次；24 小时以后，每日测 4 次，正常后再测 3 日。若有异常或提示内出血，应增加监测的次数。术后应每天测体温 4 次，由于机体对手术创伤的反应，术后 1~3 日体温稍有升高，但一般不超过 38℃，如果体温持续升高，或正常后再次升高，则提示可能有感染存在。

4. 保留尿管的护理　妇科手术患者一般均置保留尿管，术后要保持尿管通畅、勿折压，注意观察尿量及性质，以判断有无输尿管及膀胱的损伤。术后每小时尿量至少在 50ml 以上，如尿量过少，应检查导尿管是否堵塞、脱落、打折、被压，排除上述原因后，要考虑患者是否入量不足或有内出血休克的可能，及时通知医生及早处理。常规妇科手术于术后第一天晨拔除尿管，妇科恶性肿瘤及阴道手术患者保留尿管的时间要根据患者的病情及手术情况而定。在保留尿管期间患者每天测量体温 3~4 次，每日冲洗会阴并更换尿袋，注意无菌操作，防止逆行感染。在拔除尿管的前 1~2 天，夹闭尿管并定时开放，以训练和恢复膀胱功能，必要时拔除尿管后测残余尿。

5. 心理护理　减轻患者疼痛，解除不适，告知手术的情况及术后的注意事项，帮助患者提高自理能力；做好家属的健康教育，取得其积极的配合，有效降低术后患者不良的心理反应。

6. 疼痛的护理　疼痛是术后主要的护理问题,麻醉作用消失至术后 24 小时内疼痛最明显。患者常常因为疼痛而拒绝翻身、检查,甚至产生焦虑、恐惧、失眠等。护士应掌握止痛的方法和技巧,正确指导患者使用自控镇痛泵,或在评估患者疼痛的基础上及时给予止痛药,常用哌替啶、异丙嗪、吗啡等。另外应保持病室安静,环境舒适;6 小时以后用腹带帮助固定切口;帮助患者采取半卧位等。

7. 营养与饮食　一般手术患者,术后 6 小时进流质饮食,但应避免产气食物如牛奶、豆浆等,以免肠胀气。肛门排气后进半流质饮食,以后逐步过渡到普通饮食;涉及肠道的手术患者,术后应禁食,排气后才能进流质饮食,逐步过渡到半流质、普通饮食。术后饮食应以营养丰富、易消化、高热量及富含维生素为原则。鼓励患者进食,促进肠道功能恢复及术后康复,不能进食或进食不足期间,应静脉补充液体和电解质,必要时给静脉高营养。

8. 休息与活动　在止痛的前提下,要保证患者有良好的休息和足够的睡眠。同时按循序渐进的原则,鼓励患者进行活动。每 2 小时协助卧床患者翻身 1 次,生命体征平稳后鼓励患者尽早下床活动,改善循环,促进肺功能的恢复,防止下肢静脉血栓形成。活动时注意防止患者特别是老年患者因体位变化引起血压不稳定,防止突然起床或站立时发生的跌倒。

四、术后常见并发症及护理

无论手术大小,都有发生术后并发症的危险。预防并发症或减少并发症带来的危害是术后护理的主要目标之一。腹部手术常见的术后并发症有腹胀、泌尿系统感染及伤口血肿、感染、裂开等。

(一)腹胀

术后腹胀多因术中肠管受到激惹,肠蠕动减弱所致;患者术后呻吟、憋气等可咽入大量易被肠黏膜吸收的气体而加重腹胀。通常术后 48 小时恢复正常肠蠕动,一经排气,腹胀即可缓解。如果术后 48 小时肠蠕动仍未恢复正常,应排除麻痹性肠梗阻、机械性肠梗阻的可能。刺激肠蠕动、缓解腹胀的措施很多,例如生理盐水低位灌肠、"1、2、3"灌肠、热敷下腹部(伤口无渗血)等。在肠蠕动已恢复尚不能排气时,可针刺"足三里"穴或皮下注射新斯的明 0.5mg,也可采用肛管排气等。术后早期下床活动,可以改善胃肠功能,预防或减轻腹胀。如腹胀是因炎症或缺钾引起,则应给抗生素或补钾;形成脓肿者则应协助医师及早切开引流。

(二)泌尿系感染

尿潴留是发生泌尿系感染的常见原因之一。为了预防尿潴留的发生,术后鼓励患者定期坐起排尿,床边加用屏风,增加液体入量;拔除尿管前,注意夹管定时开放以训练膀胱恢复收缩力。如上述措施无效,则应导尿。一次导尿量不得超过 1000ml,宜暂时留置尿管,每 3~4 小时开放 1 次。老年患者、术后必须长期卧床者以及过去有尿路感染史的患者都容易发生泌尿系统感染。术后出现尿频、尿痛、并有高热等症状者,应按医嘱做尿培养,确定是否有泌尿系感染。受术者一般在拔管后 4~8 小时内可自解小便,注意记录尿量和时间。

(三)伤口血肿、感染、裂开

多数伤口是清洁封闭创口,能迅速愈合,甚少形成疤痕。创口出血甚多,或切口压痛明显、肿胀、检查有波动感,应考虑为切口血肿。血肿极易感染,常为伤口感染的重要原因。遇到异常情况,应及时报告医生,同时协助处理。少数患者,尤其年老体弱或过度肥胖者,可出现伤口裂开的严重并发症。此时,患者自觉切口部位轻度疼痛,有渗液从伤口流出;更有甚者,腹部敷料下可见大网膜、肠管脱出。护士在通知医师同时,立即用无菌手术巾覆盖包扎,送手术室协助缝合处理。

五、出 院 指 导

出院前需要为患者提供详尽的出院计划,其目的是使其个人自我照顾能力达到最大程度。事实上,入院伊始在评估患者自我护理能力以及家属对患者照顾能力的基础上,就应开始进行针对性准备,并在出院时提供详细的出院指导。出院指导应包括出院后的休息、活动、用药、饮食、性生活、门诊复查时间、可能出现的异常症状、体征的观察和处理等。

六、腹部急诊手术护理要点

妇产科常见的急诊手术有卵巢囊肿蒂扭转、破裂,异位妊娠腹腔大出血等,由于发病急、病情重,使患者及家属心情紧张。在给患者及家属提供心理安全感的同时,配合医生在最短的时间内完成术前准备。

1. 心理护理　在迅速、重点了解病史,对患者和家属进行手术目的以及术前准备的针对性解释的同时,通过娴熟的技术让患者确信自己正处于救治中,减轻患者的紧张、恐慌的情绪,也使其家属积极配合急诊手术。

2. 快速做好术前准备　急诊患者通常病情危重,处于极度痛苦、甚至休克状态。除抢救休克外,应快速完成腹部手术准备。患者到来后,应立即观察病情、询问病史、测量生命体征、并做好医疗记录;签署手术同意书;完成备皮、输液、配血、导尿、使用术前基础麻醉药等准备工作,为患者手术创造条件。

3. 术后按一般腹部手术后患者护理。

考点:外阴、阴道手术患者的术前及手术后的护理措施

外阴、阴道手术患者的一般护理

外阴、阴道手术是指女性外生殖器部位的手术,一般包括外阴癌根治术、处女膜切开术、阴式子宫切除术、会阴Ⅲ度裂伤修补术、阴道前后壁修补术、尿瘘修补术、阴道成形手术等。

一、手术前护理

术前护理评估、护理诊断及一般准备与腹部手术相同。由于阴式手术部位的特殊,血管神经丰富且局部感觉灵敏,特别是患者顾虑术后对性生活的影响等因素,其心理状态通常表现为焦虑、紧张甚至恐惧,严重的会影响患者的睡眠、休息、饮食及日常生活,护士对此应给予重视。护理过程中除对患者进行手术相关知识的介绍外,应做好以下护理。

(一) 心理护理

护士应主动与患者沟通,耐心讲解相关知识,解除患者顾虑,使患者积极配合治疗和护理。

(二) 皮肤准备

阴道手术患者术前要特别注意个人卫生,每日清洗外阴。手术前1日应剃去外阴部的阴毛,备皮范围是上至耻骨联合上10cm,下至会阴肛门周围,两侧达大腿内侧上1/3处。

(三) 阴道准备

术前3天开始进行阴道准备,防止术后感染。一般行阴道冲洗或坐浴,每日2次,常用0.025%聚维酮碘溶液或1:1000苯扎溴铵溶液冲洗阴道,必要时每天用1:5000高锰酸钾溶液坐浴1次。手术前的早晨用消毒液行阴道和宫颈消毒。必要时宫颈涂甲紫。

(四) 膀胱准备

患者一般不需要放置尿管,术前排空膀胱即可。但需带导尿包至手术室备用,术中发现

膀胱充盈时随时导尿。

（五）肠道准备

同腹部手术涉及肠道者。

（六）体位

阴道手术患者多采取膀胱截石位，可导致腘窝处血管神经受压过久，容易造成血循环障碍或神经损伤。因此，手术前护士应采用专业技巧，借助支托或软垫进行精心安置，让受术者尽可能在比较舒服的姿势下进行手术。

二、手术后护理

术后可能的护理诊断及护理内容与腹部手术相似，但阴道手术后患者的一般反应较小，恢复较快。护理重在预防感染和减轻患者疼痛。

（一）心理护理

护士应主动关心患者，耐心倾听，教会她们积极的应对措施。

（二）体位

根据麻醉需要，暂时采用必要的体位，以后改用平卧头高位。接受阴道修补术者以平卧位为宜，禁止半卧位，以便降低外阴、阴道张力，促进切口愈合。

（三）疼痛护理

会阴部神经末梢丰富，对疼痛敏感。护士应充分理解患者，并按医嘱及时给予止痛药物；也可在伤口局部冷敷，有助于缓解患者疼痛，从而有效地解除患者的痛苦。

（四）保持外阴清洁干燥

术后要密切观察会阴切口情况，注意切口有无渗血、渗液、肿胀征象，若有异常及时通知医生并配合处理。保持外阴清洁、干燥，每日用生理盐水冲洗或擦洗外阴2次，每次排便后用同法清洁外阴，防止感染发生。外阴缝线一般于术后第5天拆除，手术3天后可行外阴灯烤，使切口保持干燥，促进血液循环，以利于切口愈合。手术时为止血在阴道内填塞的纱布，应在术后12~24小时取出，取出时要核对纱布数目并记录。同时，注意阴道出血及分泌物的情况，如果分泌物多且有臭味，需用苯扎溴铵溶液棉球擦洗阴道、外阴。

（五）留置尿管

对于留置的尿管需持续开放并保持通畅，要严密观察尿液的量及性状，发现异常及时处理。一般根据手术范围及病情分别留置3~10日。在留置尿管期间，护士应每日更换引流管、储尿袋，必要时按医嘱冲洗尿管，操作过程中要严格无菌操作。在拔除尿管后6小时内，应注意患者能否自行排尿。必要时，需再次留置尿管，定时开放，以锻炼膀胱肌肉，促进排尿功能的恢复。

（六）饮食

一般不必限制，但行阴道后壁修补术及会阴Ⅲ度裂伤修补术后，应给予特殊护理，多主张于术后停止排便5~7天，故患者术后需进少渣半流质饮食，以控制首次排便的时间，以免牵拉伤口，影响伤口愈合，防止感染的发生。术后第5天开始服用液状石蜡30ml，每晚1次，以保持排便通畅。排便时不可用力向下屏气。

（七）出院指导

嘱患者避免增加腹压的动作，如蹲、用力排便等，以免增加切口局部的张力，影响切口的愈合；逐渐增加活动量，避免重体力劳动；保持外阴部清洁，防止感染；出院1个月后到门诊检查术后恢复情况，术后3个月再次到门诊复查，经医生检查确定切口完全愈合后方可恢复性生活;休息过程中,如有切口异常应及时就诊。

重点提示

1. 女性生殖系统常见的良性肿瘤是子宫肌瘤,恶性肿瘤有子宫颈癌、子宫内膜癌、卵巢恶性肿瘤及外阴癌等。

2. 子宫颈癌的身体状况特点是阴道出血、阴道排液、疼痛。主要做好健康教育及手术治疗前后的护理。

3. 子宫肌瘤根据与肌壁之间的关系分为肌壁间肌瘤、浆膜下肌瘤、黏膜下肌瘤三种类型。主要身体状况特点是月经改变、腹部包块及继发压迫症状等。要求做好保守治疗妇女的随访指导、用药护理及手术妇女的一般护理。

4. 卵巢肿瘤是女性生殖系统最复杂的一种,有良性、恶性还有交界性瘤。卵巢良、恶性肿瘤在病程、身体状况特点、预后上都有区别,主要做好卵巢肿瘤手术前后的护理及放化疗的护理。

5. 妇科腹部手术及外阴部手术(见外阴癌)妇女术前、术中、术后的护理措施。这是作为妇科护理人员的最基本的技能,应熟练掌握。

目 标 检 测

选择题

A 型题

1. 筛查早期宫颈癌最常用的方法是
   A. 窥器检查　　　　B. 阴道镜检查
   C. 宫腔镜检查　　　D. 宫颈刮片细胞学检查
   E. 宫颈活体组织检查

2. 子宫肌瘤患者经量增多与下列哪项关系密切
   A. 肌瘤的大小
   B. 肌瘤的数目
   C. 肌瘤生长的部位
   D. 肌瘤与子宫肌层的关系
   E. 发生的年龄

3. 能协助诊断子宫内膜癌经济有效的方法是
   A. 阴道后穹隆脱落细胞检查
   B. 诊断性刮宫
   C. 分段诊断性刮宫
   D. 宫腔冲洗法
   E. 宫颈刮片检查

4. 目前女性生殖器官恶性肿瘤发生率最高的是
   A. 外阴癌　　　　B. 阴道癌
   C. 子宫颈癌　　　D. 子宫内膜炎
   E. 原发性输卵管癌

5. 黏膜下肌瘤最常见的临床表现是
   A. 下腹包块
   B. 痛经
   C. 月经量增多或经期延长
   D. 白带过多
   E. 腰酸,下腹坠胀

6. 宫颈癌根治术后可以拔除尿管的时间是术后
   A. 1~2 天　　　　B. 3~4 天
   C. 6~8 天　　　　D. 7~14 天
   E. 2 周以后

7. 女性生殖器恶性肿瘤对妇女威胁最大的是
   A. 外阴癌　　　　B. 阴道癌
   C. 卵巢癌　　　　D. 子宫内膜癌
   E. 宫颈癌

8. 患者,女,40 岁,近日由于宫颈癌需作广泛性子宫切除和盆腔淋巴结清扫术,手术前 1 天的准备内容不包括
   A. 灌肠　　　　　B. 导尿
   C. 备皮　　　　　D. 镇静
   E. 化验检查

9. 患者女,40 岁,因子宫肌瘤拟行经腹全子宫切除术,术前各项检查均无异常。术前 3 天需做下列哪项准备
   A. 胃肠道准备　　B. 阴道准备
   C. 皮肤准备　　　D. 清洁灌肠
   E. 禁食

10. 患者女,60 岁,绝经多年,近日有少量不规则阴道流血,妇科检查示子宫增大,变软,应考虑
    A. 老年性阴道炎　B. 宫体癌
    C. 宫颈糜烂　　　D. 卵巢癌
    E. 宫颈癌

(储丽琴)

第 15 章　妊娠滋养细胞疾病患者的护理

第 1 节　葡萄胎患者的护理

案例

李女士,23 岁,农民,结婚 2 年未避孕一直未孕,现停经 56 天,近 1 周有不规则阴道流血,检查子宫底脐下 3 指,质软。HCG 阳性,B 超见子宫内密集雪花样亮点。

问题:1. 首先考虑的诊断是什么?

2. 确诊后治疗原则是什么? 如何护理?

3. 出院宣教包括哪些内容?

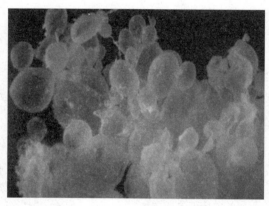

图 15-1　葡萄胎

葡萄胎(hydatidiform mole)是指妊娠后胎盘绒毛滋养细胞增生,绒毛呈水泡状,因水泡间相连成串、形如葡萄而得名(图 15-1)。是一种良性滋养细胞疾病,多发生于育龄期妇女。其组织学特点有:①滋养细胞增生;②绒毛间质水肿;③间质内血管消失。根据绒毛受累情况,可分为完全性葡萄胎和部分性葡萄胎。完全性葡萄胎是指宫腔内充满水泡,无胎儿及其附属物所见;而部分性葡萄胎是指仅部分绒毛受累,或胎儿尚存在。由于滋养细胞显著增生,产生大量绒毛膜促性腺激素(HCG),刺激卵巢颗粒细胞及卵泡膜细胞,使其发生黄素化而形成囊肿,称为黄素囊肿。

考点: 葡萄胎的组织学特点

一、护 理 评 估

(一)健康史

葡萄胎具体病因尚不明确,有研究发现葡萄胎的发生与营养状况、年龄、感染、孕卵异常、细胞遗传异常等因素有关。注意询问患者既往月经史,婚育史、此次妊娠反应,有无剧吐及阴道流血等。详细询问阴道流血的量、时间、性质,有无水泡状物排出。

(二)身心状况

1. 症状

(1)停经及阴道流血:多数患者在停经后 2~3 个月出现不规则阴道流血,量多少不定,可间歇性反复出血,有时血中可混有水泡状物。失血时间长或失血量多者,可伴有贫血,甚至休克。

(2)妊娠高血压综合征症状:多数患者出现妊娠呕吐较正常早,持续时间长,部分患者妊娠反应严重,可较早出现水肿、高血压、蛋白尿等症状。

(3)腹痛:葡萄胎增长迅速引起子宫快速膨胀,或子宫收缩以排除内容物可致阵发性下

218

腹胀痛；卵巢黄素化囊肿破裂或扭转可出现突发下腹剧痛。

（4）甲状腺功能亢进征象：约 7% 患者出现轻度甲状腺功能亢进表现，如心动过速、皮肤潮湿和震颤。

2. 体征

（1）子宫异常增大：由于绒毛过度增生、水肿及宫腔积血，子宫大小与停经月份不符合，多数患者有子宫异常增大、变软，妇科检查子宫大于停经月份、软。子宫妊娠 5 个月大小时尚摸不到胎体，无胎心、胎动。

（2）卵巢黄素囊肿：妇科检查时发现双侧卵巢囊肿，于葡萄胎排出后逐渐缩小，经数周或数月后自然消失。

3. 心理、社会状况　葡萄胎发生不规则阴道流血时，部分患者会误认为流产而行保胎治疗，当治疗效果欠佳或明确诊断后，患者及家属常感不安，担忧此次妊娠的结局及今后是否能生育正常孩子，并表现出对清宫手术的恐惧。

（三）辅助检查

1. HCG 测定　葡萄胎因滋养细胞增生，可产生大量 HCG，较相同月份的正常妊娠者高。

2. 超声检查　是较准确和快速的检查方法。B 超下见明显增大的子宫腔内充满弥漫分布的光点和小囊样无回声区，呈粗点状或落雪状图像，但无妊娠囊，也无胎儿结构及胎心搏动。

3. 组织学检查　将宫腔内组织清除物进行病理组织检查可见绒毛膜滋养细胞增生、间质水肿及血管消失，可区别侵蚀性葡萄胎和绒毛膜癌。

二、护理诊断/合作性问题

1. 焦虑　与缺乏有关滋养细胞疾病的知识有关。

2. 有感染可能　与反复阴道流血有关。

3. 潜在并发症：阴道大出血。

三、护　理　措　施

（一）专科护理

1. 治疗原则　一经确诊，立即行清宫术；年龄较大无生育要求者可行全子宫切除术；无随访条件者可行预防性化疗。

2. 围手术期护理　患者入院后立即做好清宫准备，清宫前必须建立静脉通道、备血、准备宫缩素及其他抢救药品和物品，以防因出血多而引起休克。第一次清宫不易吸刮干净，隔一周后行第二次清宫，清出物均需送病理检查。

（二）病情观察

注意观察患者腹痛及阴道流血症状，检查排出物中有无水泡状组织，准确估计出血量，流血过多时密切观察血压、脉搏、呼吸及休克前驱症状。

（三）心理护理

关心体贴患者，经常与患者交流，了解焦虑的原因。对期望生育的妇女，要倾听她们抒发自己的感受，说服其接受葡萄胎的事实，并应详细解释发病原因、治疗过程及有关今后生育的问题，尽量减轻其因妊娠失败而造成的伤害。

（四）一般护理

卧床休息，鼓励患者进高蛋白、高热量、高维生素、易消化食物。保持病房空气流通，安静舒适；每日清洁外阴，保持皮肤及外阴清洁。

考点：1. 葡萄胎的治疗原则
2. 随访内容

四、健 康 教 育

出院时向患者宣教,说明定期检查与随访的重要性。

1. 随访时间　1~2 年。

2. 随访内容　询问有无咳嗽、咯血、阴道流血情况,检查子宫复旧是否良好,阴道有无转移结节,胸部摄片观察有无转移病灶等。送晨尿或血作 HCG 测定,葡萄胎清宫后每周 1 次,连续 3 次正常后改为每月一次,半年后 3 个月一次,一年后 6 个月一次,共随访两年。随访期间应严格避孕,应采用阴道隔膜或阴茎套避孕,不宜使用宫内节育器及口服避孕药,避免混淆子宫出血原因。

第 2 节　妊娠滋养细胞肿瘤患者的护理

案例

王××,女性,34 岁,因葡萄胎刮宫后 3 个月出现阴道不规则出血,伴咯血、头痛。妇科检查:阴道外口尿道下方有直径 1.5cm 大小的紫蓝色结节,子宫增大如 2 个月孕,质软,双侧卵巢囊性增大。胸片示两肺大小不等的圆形结节。神经系统检查右侧轻度偏瘫,瞳孔右>左,视盘有水肿。

患者为边远山区农民,夫妻感情良好,有 1 子 1 女。

问题:该患者最可能的诊断是什么? 护理过程中该注意哪些问题?

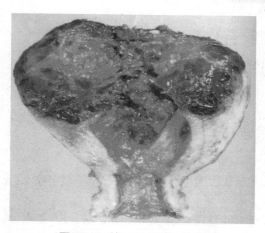

图 15-2　绒毛膜癌突出浆膜

妊娠滋养细胞肿瘤包括侵蚀性葡萄胎和绒毛膜癌。侵蚀性葡萄胎(invasive hydatidiform mole)多发生于葡萄胎清除后 6 个月内,病变组织侵入子宫肌层局部或有远处转移,引起局部组织破坏。病理检查肌层或转移病灶中有显著增生的滋养细胞和变性或完整的绒毛结构,伴有组织出血及坏死。绒毛膜癌简称绒癌(choriocarcinoma),50% 继发于葡萄胎 1 年后,其余可继发于足月产及流产后,少数发生于异位妊娠后。病变组织可侵犯子宫壁、突入子宫腔或突出于浆膜层以及远处转移。病理检查见不到绒毛结构,只能见到成团的滋养细胞及坏死组织(图 15-2)。

一、护 理 评 估

(一)健康史

详细询问患者既往月经史、婚育史及避孕措施。葡萄胎患者应详细询问第一次刮宫的时间、水泡大小、水泡量及病理检查结果;刮宫次数及刮宫后阴道流血情况;询问有无生殖道、肺、脑等转移的症状;有无化疗史及化疗的药物名称、剂量、疗效、疗程及机体的反应情况。

(二)身心状况

1. 症状

(1)阴道流血:侵蚀性葡萄胎常于葡萄胎排空后仍然有不规则阴道流血;绒癌可在各种妊娠后出现不规则阴道流血。

（2）转移症状：最常见为经血运转移至肺部出现咯血；其次转移至阴道黏膜形成紫蓝色结节,破溃后可出现阴道大出血及感染；转移至脑部可出现脑出血症状,甚至死亡；病变穿破子宫肌层及浆膜层时可出现腹痛及腹腔内出血症状。

2. 体征　侵蚀性葡萄胎患者常在葡萄胎排空后 4~6 周子宫仍未恢复,子宫增大、变软；子宫旁可扪及固定的不规则包块,在子宫一侧或双侧扪及卵巢黄素囊肿并持续存在,绒癌者子宫大而软,表面形态可不规则,有时原发灶消失,子宫可不大,黄素囊肿也不如葡萄胎明显；阴道转移者阴道壁可见紫蓝色结节。

3. 心理、社会状况　侵蚀性葡萄胎和绒癌的患者多为生育年龄妇女,存在不同程度的恐惧心理,害怕疾病的预后及长期病痛的折磨,情绪常常不稳定,心理不安全,担心子宫会被切除而造成生育无望,迫切希望得到丈夫及家人的理解和帮助；患者常常需要化疗,因费用高而焦虑不安；化疗不良反应重,难以承受,担心疾病预后不佳而悲观绝望。

（三）辅助检查

1. 尿或血 HCG 测定　是诊断侵蚀性葡萄胎和绒癌最重要的手段,一般情况,葡萄胎清除后 9 周、人工流产术后 30 天、自然流产后 19 天、异位妊娠后 8~9 天,HCG 可降至正常,若超过上述时间,可考虑侵蚀性葡萄胎或绒毛膜癌。

2. 超声检查　可见增大的子宫壁高回声或回声不均的光团,肌层内肿瘤血管浸润及低阻性血流频谱。

3. 影像学检查　盆腔动脉造影可了解病灶部位及侵蚀程度；胸部 X 线检查可了解有无肺部转移灶。

4. 组织学检查　可区别葡萄胎、侵蚀性葡萄胎和绒癌。水泡状胎块浸润子宫肌层,见到绒毛结构是侵蚀性葡萄胎,无绒毛结构则为绒毛膜癌。

5. CT/MRI　主要用于诊断脑转移。

考点: 葡萄胎、侵蚀性葡萄胎和绒癌的病理区别

二、护理诊断/合作性问题

1. 焦虑、忧郁　与害怕治疗、担心预后有关。
2. 有感染的危险　与反复阴道流血、化疗有关。
3. 营养失调：低于机体需要量　与反复阴道流血、疾病消耗、化疗不良反应有关。
4. 潜在并发症：贫血、阴道大出血、肺转移、脑转移。

三、护 理 措 施

（一）专科护理

1. 治疗原则　化疗为主,手术为辅,尤其是侵蚀性葡萄胎,化疗已完全替代手术。对于年龄较大、病变在子宫、化疗无效者可行手术切除子宫。

2. 转移灶的护理

（1）肺转移患者的护理：①密切观察患者有无咳嗽、咯血、胸闷等症状,有呼吸困难者予以半坐卧位,必要时给氧气吸入；大咯血者取卧位,头偏向一侧并保持呼吸道通畅,防止窒息。②协助患者行肺部影像学检查,监测肺部转移灶的变化。

（2）阴道转移患者的护理：①密切观察转移结节有无破溃,避免不必要的阴道操作,以防损伤结节表面黏膜,发生破溃进而大出血。②准备好阴道内止血的抢救物品和药品。③一旦发生阴道大出血应立即报告医生,做好输血输液的准备,并配合医生抢救。

（3）脑转移患者的护理：①注意观察并记录脑转移患者的一过性症状,如突然跌倒、失明、失语,经几秒或几分钟后即恢复,此时应报告医生,积极抢救。②脑转移晚期患者可在小

动脉内形成动脉瘤,出现颅内压增高及颅内出血的症状,如剧烈头痛、喷射性呕吐、抽搐、偏瘫、昏迷,突然发生呼吸心跳停止。护士应严密观察患者生命体征的变化,按照颅内出血护理常规给予对症护理,并配合医生实施各项对症性诊疗措施,颅内压增高明显者遵医嘱给予脱水剂。

(二)病情观察

1. 监测生命体征 注意体温、血象变化及血压情况,重视患者头痛、眼花、恶心、呕吐等症状,及时记录并报告给医生。

2. 严密观察患者腹痛情况 注意有无黄素囊肿扭转及癌肿穿破子宫出现剧烈腹痛。

3. 密切注意转移灶症状 如肺转移常有咳嗽、血痰、胸痛等;阴道转移时局部见紫蓝色结节,溃破后可阴道大出血;早期脑转移有一过性腿软跌倒、失明等。发现异常,立即报告医生并配合诊治。

(三)心理护理

对患者要有高度的同情心,既要热情关怀患者,又要尊重患者。鼓励患者说出内心感受,认真倾听,多与患者交谈,讲解疾病发展及转归,解除其思想顾虑和担忧。介绍化疗治愈的典型病例,增强治疗信心,主动配合治疗。注意观察患者的情绪变化,及时给予指导和帮助。

(四)一般护理

考点:1. 阴道转移患者的护理
2. 治疗原则

1. 保持病房整洁、空气流通、安静舒适;保持患者皮肤和外阴清洁。

2. 患者在化疗期间应卧床休息,进高蛋白、高维生素、易消化的食物,不能进食或进食不够的应遵医嘱静脉补充营养。在化疗间歇期应指导患者适当活动。

3. 脑转移患者应加床档,防止坠床。

4. 有造血功能异常的患者,应将其移至单人病房,谢绝探视,实行保护性隔离,一切护理操作均应严格消毒,进出工作人员穿隔离衣、帽、鞋、戴口罩。

四、健 康 教 育

侵蚀性葡萄胎和绒毛膜癌临床痊愈后应严密随访,观察有无复发。第一年内每月随访1次,一年后每3个月随访1次,持续至3年,再每年一次至5年,此后每2年一次。随访内容同葡萄胎。

第 3 节 化疗患者的护理

对于侵蚀性葡萄胎和绒癌患者,化疗几乎已经完全代替了手术。但是化疗药物对癌细胞和人体正常细胞的选择性差别不大,应用过程中不良反应广泛而严重,应予高度重视,加强护理。

一、护 理 评 估

(一)健康史

了解患者的发病时间、治疗经过、治疗效果、目前身体状况。详细询问患者既往化疗史,记录化疗过程中出现的药物毒副作用及应对措施。

(二)身心状况

1. 症状和体征

(1)原发病症状和体征(详见本章第2节)。

(2)化疗不良反应:化疗患者常见不良反应有:骨髓抑制、免疫抑制、消化道黏膜损伤、脱发、肝肾功能损害等。

2. 心理、社会状况　患者因需要多次化疗,医疗费用高,表现焦虑不安;因严重的不良反应及担心疾病预后不佳,患者往往会感到绝望和孤独,甚至丧失生活信心。

(三)辅助检查

1. 血、尿、粪常规检查　了解有无骨髓抑制、消化系统黏膜损伤。测白细胞计数,低于 $4.0×10^9/L$ 不能用药。在用药过程中监测药物毒性,若白细胞计数低于 $3.0×10^9/L$,考虑停药。

2. 肝、肾功能检查　了解有无脏器损伤。

二、护理诊断/合作性问题

1. 舒适改变　与化疗不良反应(如恶心、呕吐)有关。
2. 有感染的危险　与化疗导致机体免疫功能降低、抵抗力下降有关。
3. 营养失调:低于机体需要量　与癌肿慢性消耗、化疗所致消化道不良反应有关。

三、护 理 措 施

(一)专科护理

1. 化疗原则　低危患者首选单一药物化疗,高危患者首选联合化疗。目前常用的化疗药物有甲氨蝶呤(MTX)、氟尿嘧啶(5-Fu)、放线菌素 D(Act-D)、环磷酰胺(CTX)、长春新碱(VCR)、依托泊苷(VP-16)等。

2. 用药护理

(1)应用化疗药物前应严格三查七对,正确配制药物,现用现配。需避光的药物,在使用时用避光罩或黑布包好。

(2)保护血管,防止药液外漏。护士应熟练掌握静脉穿刺技术,提高一次穿刺成功率。注意保护静脉,从远心端向近心端有计划地穿刺,在使用化疗药物前,先输入少量 0.9% NaCl 溶液,待点滴通畅后再输入化疗药物,正确调节滴速以减少对静脉的刺激,如发现化疗药物外渗应立即停止滴入,局部用封闭治疗(0.9% NaCl 溶液 5ml 加 2% 普鲁卡因 1ml),再用金黄散外敷,加速药物吸收、减轻疼痛。外渗 24～48 小时内,可局部冷敷,减轻组织损伤和疼痛。超过 48 小时后可理疗。

考点: 1. 应用化疗药物注意事项 2. 常见化疗不良反应的护理

(3)加强巡视,随时调整输入速度。

3. 常见化疗不良反应的护理

(1)消化道不良反应的护理:恶心、呕吐是化疗最常见的不良反应,其次是腹痛、腹泻、伪膜性肠炎、口腔溃疡等。护士应严密观察其反应程度,指导患者调整饮食。患者出现呕吐时,及时清理呕吐物,遵医嘱给予镇静、止吐药物。患者出现腹痛、腹泻时,要严密观察腹痛情况、腹泻次数、量及大便性质。当腹泻次数一天超过 3 次时应及时通知医生停用化疗,并遵医嘱给予药物治疗,留取大便标本,腹泻严重时应严格记录出入量,遵医嘱补液,防止电解质紊乱。保持口腔清洁,与患者接触时注意无菌操作,减少和预防感染。

(2)造血系统反应的护理:化疗引起骨髓抑制相当常见,主要表现为白细胞、血小板减少。应消毒隔离病房,严格限制探视,加强饮食指导,嘱患者勤洗澡、勤换衣。执行护理治疗特别是介入性操作时要严格无菌技术,避免医源性感染发生。每天测 3～4 次体温,体温超过 38.5℃时通知医生,遵医嘱使用抗生素、输新鲜蛋白和升白细胞药物。

(3)肝、肾功能损害的护理:肝功能损害时出现上腹痛、恶心、呕吐,腹泻甚至黄疸。护士应注意观察,遵医嘱给予药物治疗。注意患者有无泌尿系统症状,是否有排尿困难及血尿,出现问题及时报告医生并停止化疗。

（4）脱发的护理：护士应了解患者的情绪反应，帮助其正确面对自身形象的改变。向其讲解脱发的原因，说明化疗停止后可再生，消除患者的顾虑。协助患者选择假发、围巾、帽子等饰物以增进其自尊和自信心。

（二）病情观察

1. 观察患者大小便情况、有无造血功能异常。

2. 监测患者有无肝、肾、心、肺的功能变化，如有异常及时报告医生。

3. 注意患者有无肢体麻木、肌肉软弱等神经系统不良反应，有无消化道黏膜损害和脱发等现象。

（三）心理护理

护士应主动接近患者，耐心倾听其主诉，随时了解患者的心理变化，及时给予辅导和帮助。同时给患者讲解有关知识，使患者对化疗有初步了解，消除恐惧心理，以良好的心态接受化疗，并顺利地度过化疗期。

（四）一般护理

鼓励患者进食，给予高蛋白、高维生素、低脂肪饮食，定期准确测量体重，应在清晨空腹，排空大、小便后，只穿贴身衣裤，不穿鞋由护士测量。

四、健 康 教 育

护理人员应向患者及家属宣教，告知应按医生要求定期到医院进行检查和治疗的时间、方法和目的；告知其在化疗间歇期的饮食应卫生、清淡、柔软易消化；休息时根据身体情况进行适当的锻炼；在家休养期间如出现不适要及时到医院就诊。

重 点 提 示

1. 妊娠滋养细胞疾病是一组来源于胎盘绒毛滋养细胞的疾病，主要包括葡萄胎、侵蚀性葡萄胎和绒癌。葡萄胎发生于初次妊娠，侵蚀性葡萄胎多在葡萄胎清除后6个月内发生，绒癌则可发生于各种妊娠后。

2. 葡萄胎的主要病理变化为滋养细胞增生、绒毛间质水肿和间质内血管消失，与侵蚀性葡萄胎和绒癌的主要区别在于：葡萄胎病变在宫腔内妊娠物，病理检查见绒毛；侵蚀性葡萄胎和绒癌病变侵蚀子宫壁或远处转移，但侵蚀性葡萄胎病理检查仍可见绒毛，绒癌无绒毛结构。

3. 葡萄胎的治疗原则是清宫，侵蚀性葡萄胎和绒癌的治疗原则主要是化疗和手术。护士应掌握化疗要点及常见化疗不良反应的护理措施。

目 标 检 测

选择题

A 型题

1. 葡萄胎确诊后首选的处理方法是

  A. 化疗　　　　　　　B. 清宫

  C. 抗生素控制感染　　D. 止血

  E. 放疗

2. 葡萄胎患者刮宫前应准备好静脉通路并配血，其理由是

  A. 防止刮宫时大出血造成休克

B. 刮宫中要给药

C. 刮宫前需要输血

D. 患者要求

E. 治疗常规

3. 葡萄胎术后要求随访时间是

  A. 半年　　　　　　　B. 1 年

  C. 1 年半　　　　　　D. 2 年

  E. 2 年半

4. 关于化疗患者的口腔护理，错误的是

A. 化疗开始即指导患者清洁口腔

B. 每天检查口腔 3~4 次,观察是否出现病灶

C. 避免食用酸、辣、过冷、过热及粗糙的食物

D. 必要时在进食前后用黏膜麻醉剂及消炎药喷洒创面

E. 口腔有溃疡的患者应立即停止化疗

5. 在某患者手术切除的病理检查中,发现子宫肌层中有滋养细胞显著增生,细胞大小、形态不一致,有出血及坏死,但可见完整绒毛结构。最可能的诊断是

A. 葡萄胎　　　　　　B. 侵蚀性葡萄胎

C. 绒毛膜癌　　　　　D. 子宫体癌

E. 子宫肌瘤

6. 某患者葡萄胎清宫术后 4 月,血 HCG 明显高于正常,胸部 X 线片显示片状阴影,最可能的诊断是

A. 再次葡萄胎　　　　B. 绒毛膜癌

C. 侵蚀性葡萄胎　　　D. 异位妊娠

E. 结核

(7~9 题共用题干)

患者 23 岁,停经 56 天,近 1 周有不规则阴道流血。检查子宫底脐下三指,质软,HCG 阳性,B 超见密集雪花样亮点。

7. 最可能的诊断是

A. 双胎　　　　　　　B. 葡萄胎

C. 羊水过多　　　　　D. 妊娠合并肌瘤

E. 流产

8. 患者入院后,拟行清宫术,术前备用物品下述哪项不需要

A. 配血备用　　　　　B. 雌激素制剂

C. 大号吸管　　　　　D. 缩宫素

E. 抢救药品及物品

9. 该患者术后即将出院,嘱其随访内容中哪项有误

A. 定期测 HCG

B. 妇科检查

C. X 线胸片检查

D. 有无咳嗽及阴道流血情况

E. 避孕,应用宫内节育器

(卢永丽)

第16章　月经失调患者的护理

第1节　功能失调性子宫出血患者的护理

案例

张××,女,49岁。近半年因经量增多、持续时间长而就诊。患者自6个月前开始,月经每20天来潮一次,血量多,经期持续8~10天,伴全身乏力。月经史:13岁初潮,经期4~5天,周期28~30天,量中,无痛经。生育史:2-0-1-2,于1995年放置宫内节育器,后因经量增多于2003年取出,采用安全期避孕。全身检查:体温36.6℃,脉搏76次/分,呼吸18次/分,血压90/60mmHg。妇科检查:外阴已婚经产型,阴道有血液,宫颈已产型,轻度糜烂,质中,无举痛,子宫体稍增大,质软,活动,无压痛。双侧附件未及异常。辅助检查:血常规,红细胞计数$3.8×10^{12}$/L,血红蛋白100g/L。

问题:1. 该患者可能的诊断是什么?

2. 为完善评估资料,还应做哪些辅助检查?

3. 针对该患者的情况,拟定护理诊断,并列出相应的护理措施。

功能失调性子宫出血(dysfuctional uterine bleeding,DUB)简称功血,是由于神经内分泌功能失调引起的异常子宫出血,而全身及生殖器官无器质性病变存在。可分为无排卵性功血和排卵性功血两类。无排卵性功血多发生于青春期和围绝经期妇女,但两者发病机制不完全相同。青春期妇女由于下丘脑-垂体-卵巢的调节功能尚未健全,对雌激素的正反馈作用存在缺陷,垂体分泌FSH量持续低水平,LH无高峰形成,因此有卵泡生长但无排卵。围绝经期妇女的卵巢功能衰退,卵泡几近耗竭,剩余卵泡对促性腺激素反应低下,雌激素分泌锐减,对垂体负反馈减弱,使促性腺激素水平增高,但不能形成排卵前高峰,导致卵泡有不同程度发育但不排卵,也无黄体形成和孕激素分泌。排卵性功血多发生于生育年龄妇女,卵巢有排卵,但黄体功能不足或黄体萎缩不全。

考点:功血的定义和类型

一、护理评估

(一)健康史

询问患者年龄,了解患者有无精神紧张、情绪打击、过度劳累,地域环境有无改变等因素。评估月经史、婚育史、避孕措施、既往史、有无慢性病史(肝病、血液病、代谢性疾病等)。回顾发病经过包括发病时间、目前流血情况、流血前有无停经史及诊治过程等。

(二)身心状况

1. 症状

(1)无排卵性功血:无排卵性功血的临床特点是月经周期紊乱、经期长短不一、经量不定,甚至大量出血。

(2)排卵性功血:①黄体功能不足:其临床特点为月经周期缩短,月经频发,常有不孕或孕早期流产史;②子宫内膜不规则脱落:其临床特点为月经周期正常,但经期延长,且出血量多。

2. 体征　出血多或时间长者可有贫血,盆腔检查子宫大小正常,双附件正常。

3. 心理、社会状况　患者常因病程较长而焦虑,大出血患者可产生恐惧,影响身心健康和工作学习。

（三）辅助检查

1. 诊断性刮宫 诊刮可止血和排除子宫内膜病变。无排卵性功血在月经周期的任何时期均呈现增生期内膜或子宫内膜增生过长。黄体功能不足在月经来潮前显示分泌反应不良，子宫内膜不规则脱落者在月经周期第5～6天进行刮宫时可见到增生期及分泌期内膜共存。

2. 宫腔镜检查 在宫腔镜指示下选择病变区进行活检，诊断价值较高。

3. 基础体温测定 无排卵性功血基础体温呈单相曲线（图16-1）。排卵性功血基础体温呈双相曲线，黄体功能不足者排卵后体温上升缓慢，上升幅度偏低，高温相持续9～10天（图16-2）。子宫内膜不规则脱落者基础体温下降缓慢，历时较长。

考点：1. 功血的基础体温特点
2 不同类型功血诊断性刮宫时间及病理表现

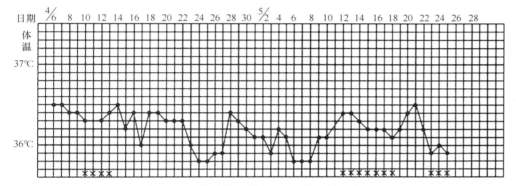

图16-1 基础体温单相型（无排卵性功血）

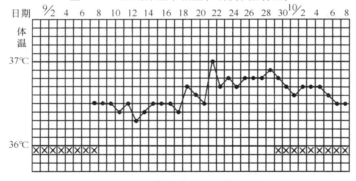

图16-2 基础体温双相型（黄体萎缩不全）

4. 宫颈黏液结晶检查 观察有无羊齿状结晶。

5. 阴道脱落细胞涂片检查 判断雌激素影响程度。

6. 激素测定 测定血清孕酮或尿孕二酮，以确定有无排卵。

二、护理诊断/合作性问题

1. 焦虑 与担心疾病性质及治疗效果有关。

2. 舒适感改变 与阴道不规则出血致工作、学习不方便及性激素治疗的不良反应有关。

3. 有感染的危险 与阴道不规则出血致严重贫血，机体抵抗力下降有关。

三、护 理 措 施

（一）专科护理

1. 治疗原则 青春期少女以止血、调整周期、促排卵为主，围绝经妇女以止血、调整月经周期,减少经量为原则。

2. 无排卵性功血　①止血:对大量出血患者,要求在性激素治疗6小时内见效,24~48小时内止血,如96小时以上仍不止血者,应考虑更改功血诊断。常用止血方法有诊断性刮宫、雌激素止血法、孕激素止血法、孕激素和雄激素止血法等。雌激素适用于青春期功血,一般用戊酸雌二醇、尼尔雌醇等。孕激素适用于体内已有一定量雌激素水平的功血患者,常用药物有炔诺酮、甲羟孕酮等。雄激素适用于围绝经期功血患者,大出血时单独应用效果不佳,主要采用诊断性刮宫快速止血。性激素止血后应逐渐减量直至维持量,护士应观察在减量过程中有无阴道流血及流血量。② 调整月经周期:在止血后继续用药以控制周期,常用雌、孕激素序贯疗法和雌、孕激素合并应用,一般连续使用3个周期。③ 促进排卵:适用于青春期和育龄期患者,常用药物有氯米芬、人绒毛膜促性腺激素等。

3. 排卵性功血　①黄体功能不足:应用人绒毛膜促性腺激素及孕激素刺激黄体功能及黄体功能替代。②子宫内膜不规则脱落:应用孕激素及人绒毛膜促性腺激素调节下丘脑-垂体-卵巢轴的反馈功能,使黄体及时萎缩。

4. 预防感染　做好会阴护理,保持局部清洁,如有感染征象,及时与医生联系,并遵医嘱使用抗生素。

(二)病情观察

监测患者的生命体征、出入量,嘱患者保留出血期间使用的会阴垫,以便准确估计出血量。

(三)心理护理

鼓励患者表达其内心感受,解除思想顾虑。也可通过看电视、听广播等放松技术,分散患者的注意力。

(四)一般护理

1. 休息　嘱患者注意休息,保证充足睡眠。

2. 营养　补充铁剂、维生素C、蛋白质,进食含铁剂较多的食物如猪肝、豆角、蛋黄等,保证患者获得足够的营养。

四、健 康 教 育

1. 指导患者保持身心健康,注意增加营养,情绪稳定。

2. 指导患者避免剧烈活动,勤换内裤,禁止盆浴、性交。

3. 指导患者测定基础体温,协助诊断功血类型。

第 2 节　闭经患者的护理

闭经(amenorrhea)为妇科常见症状,表现为无月经或月经停止。根据既往有无月经来潮分为原发性和继发性两类。原发性闭经是指年龄超过16岁、女性第二性征已发育、月经尚未来潮,或年龄超过14岁尚无第二性征发育者;继发性闭经指正常月经周期建立后停止6个月,或按自身原来月经周期计算停经3个月以上者。青春期前、妊娠期、哺乳期及绝经后的月经不来潮均属生理现象,本节不讨论。原发性闭经较少见,由遗传学原因或先天性发育缺陷引起。继发性闭经以下丘脑闭经最常见,依次为垂体、卵巢、子宫性闭经。

考点:原发性闭经的概念

1. 下丘脑性闭经　以功能性原因为主。①精神应激性:突然或长期的精神紧张、焦虑、生活环境改变等均可引起神经内分泌障碍而导致闭经。②体重下降和神经性厌食:当体重下降到正常体重的85%,即可出现闭经。③运动性闭经:长期剧烈运动可导致闭经。④药物性闭经:长期应用甾体类避孕药及某些药物如吩噻嗪衍生物、利血平等可导致闭经。⑤颅咽管瘤:

较为罕见,瘤体增大可压迫下丘脑和垂体引起闭经。

2. **垂体性闭经**　腺垂体器质性病变或功能失调可影响促性腺激素的分泌而导致闭经。如垂体肿瘤、垂体梗死等。

3. **卵巢性闭经**　卵巢分泌的性激素水平低下,子宫内膜不发生周期性变化而导致闭经。如卵巢早衰、卵巢功能性肿瘤、多囊卵巢综合征等。

考点: 继发性闭经的最常见病因

4. **子宫性闭经**　月经调节功能正常,但多因子宫内膜受到破坏或对卵巢性激素不能产生正常的反应而导致闭经。如子宫内膜损伤、子宫内膜炎、先天性无子宫、子宫切除后或宫腔放射治疗后等。

一、护理评估

(一)健康史

询问月经史,家族中有无相同疾病者,回顾自幼生长发育过程,有无先天性缺陷或其他疾病。已婚妇女询问其生育史及产后并发症。还应询问发病前有无引起闭经的诱因。

(二)身心状况

1. **症状**　年满 16 岁、女性第二性征已发育、月经尚未来潮;正常月经周期建立后停止 6 个月。

2. **体征**　卵巢及垂体性闭经可有性腺及性征发育不良,子宫性闭经可有子宫畸形、缺如,多囊卵巢综合征者有多毛、肥胖等。

3. **心理、社会状况**　闭经对患者有较大影响,患者会产生很大的心理压力,情绪低落,丧失信心。

(三)辅助检查

1. **子宫功能检查**　了解子宫、子宫内膜的状态及形态。

(1)诊断性刮宫:适用于已婚妇女,了解宫腔深度和宽度,宫颈管或宫腔有无粘连。子宫内膜做病理检查可了解子宫内膜对卵巢激素的反应,还可确定子宫内膜结核的诊断。

(2)子宫输卵管碘油造影:了解生殖系统有无发育不良、畸形、结核及宫腔粘连等病变。

(3)宫腔镜检查:了解有无宫腔粘连、可疑的结核病灶。

考点: 如何诊断为子宫性闭经

(4)药物撤退试验:用于评估体内雌激素水平以确定闭经程度。①孕激素试验:黄体酮 20mg 肌内注射,每日 1 次,连用 5 天。停药后 3~7 天出现撤药性出血(阳性反应),提示子宫内膜已受一定雌激素影响。若无撤药性出血(阴性反应),说明患者体内雌激素水平低下,应进一步行雌、孕激素序贯试验。②雌、孕激素序贯试验:每晚口服己烯雌酚 1mg,连续 20 天,最后 10 天加用甲羟孕酮,每日 10mg,停药后 3~7 天出现撤药性出血(阳性反应),提示子宫内膜功能正常,引起闭经的原因是雌激素水平低下,应进一步寻找原因。若无撤药性出血(阴性反应),提示子宫内膜有缺陷或被破坏,可诊断为子宫性闭经。

2. **卵巢功能检查**　通过基础体温测定、宫颈黏液结晶检查、阴道脱落细胞学检查及血雌二醇、孕酮、睾酮的放射免疫测定,了解排卵情况和患者体内激素水平。

3. **垂体功能检查**　测定血 FSH、LH、PRL 值,垂体兴奋试验,蝶鞍 X 线检查对疑有垂体肿瘤者有一定诊断意义。

4. **其他检查**　必要时可做染色体核型分析、内分泌激素测定等。

二、护理诊断/合作性问题

1. **自尊紊乱**　与长期闭经及治疗效果不佳有关。

2. **功能障碍性悲哀**　与担心丧失女性形象有关。

3. 有孤独的危险　与闭经造成的心理障碍有关。

三、护理措施

（一）专科护理

1. 治疗原则　针对病因治疗。如宫腔粘连者行扩张分离术，子宫内膜发育不良、卵巢内分泌功能不足者，使用雌、孕激素序贯疗法。

2. 用药护理　向患者说明性激素的作用、副作用、剂量及具体用药方法。

（二）心理护理

鼓励患者与社会交往，保持心情舒畅，正确对待疾病。

（三）一般护理

供给充足的营养，注意劳逸结合，加强锻炼增强体质。肥胖性闭经者指导其合理饮食和增加运动量，科学减肥。

四、健康教育

指导患者以客观的态度评价自我，维持良好的情绪，积极接受正规治疗。

第 3 节　痛经患者的护理

凡在月经前后或月经期出现下腹疼痛、坠胀、腰酸或其他不适，影响工作和生活质量者称为痛经（dysmenorrhea）。痛经分为原发性和继发性两类，前者指生殖器官无器质性病变，系子宫内膜释放前列腺素增多致使子宫过度收缩而引起的痛经，后者指由于盆腔器质性疾病如子宫内膜异位症、盆腔炎等引起的痛经。本节只叙述原发性痛经。

一、护理评估

（一）健康史

询问年龄、初潮情况、有无家族史，了解有无不良饮食习惯（如酗酒）、环境、精神紧张、过度劳累等因素，疼痛的时间、性质、程度及伴随的症状、诊疗经过等。

（二）身心评估

1. 症状　下腹痛是主要症状，疼痛多位于下腹中线，或放射至腰骶部、外阴、肛门及大腿内侧，可伴随恶心、呕吐、腹泻、头晕、乏力、寒战、出汗等症状。

2. 体征　妇科检查多无异常发现。

3. 心理、社会状况　痛经往往使患者产生怨恨自己是女性、痛苦的心理，尤其在工作学习紧张时刻容易出现恐惧心理。

二、护理诊断/合作性问题

1. 疼痛　与子宫痉挛、精神紧张有关。

2. 恐惧　与长期痛经影响正常生活、工作有关。

三、护理措施

（一）专科护理

1. 治疗原则　对症治疗，以止痛、镇静为主。可使用药物解痉、止痛，并配以腹部局部热敷及进食热的饮品。

2. 用药护理 口服前列腺素合成酶抑制剂、前列腺素拮抗剂可有效地治疗痛经,如布洛芬400mg,每日4次。要求避孕者可口服避孕药。

📖 **链接** ⋯⋯⋯⋯ 缓解痛经的食物

从中医的角度,根据痛经不同表现的辨证需要,分别给予温通、顺气、化瘀、补虚的食品。温经散寒的食品如红糖、生姜、小茴香之类。气滞血淤者,应吃些活血通气的食物,如芹菜、荠菜、菠菜、香葱、香菜之类。身体虚弱、气血不足者,宜吃些补气血之品,如鸡、猪肝、猪血、牛肝、核桃仁、荔枝、桂圆、大枣、山药等。

除此,还应避免容易引发或加重痛经的食物:奶油、冰淇淋、鸡蛋、白糖、面包及面粉制品、咖啡、红茶、巧克力等。

(二)病情观察

观察疼痛持续时间、性质、程度及伴随症状。

(三)心理护理

重视患者的心理护理,讲解有关痛经的生理知识,解除患者的恐惧心理。

(四)一般护理

鼓励患者多饮热茶、热汤,注意休息,避免紧张,帮助患者用热水袋热敷下腹部。

四、健 康 教 育

1. 向患者阐明月经期可能有的一些生理反应,讲解有关痛经的生理知识,指导患者放松身心,克服经期恐惧感。

2. 进行月经期的保健指导工作,如注意经期卫生,经期禁止性生活,注意保暖及充足睡眠,加强营养。

第4节 围绝经期综合征患者的护理

围绝经期是指妇女从性成熟期逐渐进入老年期的过渡时期,此期卵巢功能逐渐衰退至完全消失,月经停止来潮,即绝经。围绝经期综合征是指妇女在绝经前后由于性激素减少所致的一系列躯体及精神心理症状。

一、护 理 评 估

(一)健康史

病因评估:询问患者月经史、婚育史,既往妇科、产科等病史,排除其他潜在的因素如子宫肌瘤、甲状腺功能不良等。

考点:1. 围绝经期综合征的病因
2. 围绝经期最常见症状

(二)身心评估

1. 身体状况

(1)月经改变:绝经前70%的妇女出现月经紊乱,表现为月经周期不规则、持续时间长及月经量增多。

(2)血管舒缩症状:潮热、出汗,为最常见症状。

(3)精神神经症状:易激动、抑郁、记忆力减退、注意力不集中等。

(4)心血管疾病:动脉粥样硬化、心肌梗死、高血压等。

(5)泌尿生殖道症状:泌尿生殖道萎缩,易发生阴道炎、尿路感染。

（6）骨质疏松：严重者可致骨折。

2. 心理、社会状况　围绝经期妇女易发生失眠、多虑、抑郁、易激动等情绪反应。

（三）辅助检查

据病情可选择血常规、尿常规,心电图及血脂检查,B 超、宫颈刮片及诊断性刮宫等一系列检查,可进一步了解病情。

二、护理诊断/合作性问题

1. 自我形象紊乱　与月经紊乱、出现围绝经期综合征症状有关。

2. 焦虑　与围绝经期内分泌改变、个性特点、精神因素等有关。

3. 有感染的危险　与内分泌及局部组织结构改变,抵抗力低下有关。

三、护 理 措 施

（一）专科护理

1. 治疗原则　应进行心理治疗,必要时选用适量的镇静药,谷维素有助于调节自主神经功能。雌激素替代治疗仅用于因雌激素水平低下而症状严重者。

2. 用药护理　帮助患者了解用药目的、药物剂量、适应证、禁忌证等,长期使用雌激素者需定期随访。

（二）病情观察

1. 观察面部潮热时间和程度。

2. 观察血压波动、心悸、胸闷及情绪变化。

3. 观察有无关节肿痛、行动不便等。

（三）心理护理

帮助患者了解围绝经期是正常的生理过程,使她们掌握必要的保健知识,消除恐惧和焦虑。

（四）一般护理

对围绝经期妇女进行饮食和运动指导。增加钙质和维生素 D 的摄取,规律的运动如散步等可维持肌肉良好的张力,延缓骨质疏松症的发生。

四、健 康 教 育

1. 使患者及家属认识到绝经是一个生理过程,帮助患者消除因绝经变化产生的恐惧心理。

2. 宣传雌激素补充疗法的有关知识。其适应证为:因雌激素缺乏所致的各种症状、预防存在高危因素的骨质疏松及心血管疾病等。禁忌证:妊娠、不明原因子宫出血、血栓性静脉炎、胆囊疾病及肝脏疾病等。

重 点 提 示

1. 功能失调性子宫出血分为无排卵性和排卵性功血两类。其临床表现、治疗原则及护理措施为重点掌握内容。

2. 闭经分为原发性和继发性闭经,后者发生率明显高于前者。根据控制正常月经周期的 4 个主要环节,继发性闭经原因中最常见的是下丘脑闭经,其次为垂体、卵巢及子宫性闭经。

3. 痛经分为原发性和继发性两类,前者指生殖器官无器质性病变,后者指由于盆腔器质性疾病如子宫内膜异位症、盆腔炎等引起的痛经。

4. 卵巢功能衰退是引起围绝经期综合征的主要原因,其临床表现为月经紊乱及自主神经功能紊乱症状,做好心理护理是重点,必要时遵医嘱使用雌激素补充疗法。

目 标 检 测

选择题

A型题

1. 青春期功血的治疗原则是
   A. 减少月经量
   B. 调整周期、减少月经量
   C. 调整垂体与性腺功能
   D. 止血、调整周期、促进排卵
   E. 止血、调整周期、减少经量

2. 继发性闭经的原因最常见的是
   A. 下丘脑　　　　B. 卵巢
   C. 垂体　　　　　D. 子宫
   E. 其他

3. 下列哪项可诊断为子宫性闭经
   A. 雌激素试验阳性
   B. 孕激素试验阳性
   C. 雌激素试验阴性
   D. 孕激素试验阴性
   E. 阴道脱落细胞无周期性变化

4. 痛经的护理中错误的是
   A. 注意腹部保暖
   B. 必要时使用镇痛剂
   C. 重视心理护理,指导患者放松
   D. 嘱患者注意经期卫生
   E. 剧烈运动可缓解痛经

5. 下列哪项不属于围绝经期的症状

   A. 月经紊乱　　　　B. 骨质疏松
   C. 血压下降　　　　D. 易激动
   E. 潮热、出汗

6. 20岁未婚少女,18岁初潮,月经周期不规则,2~3个月来潮一次,每次经期达10余日,量多,无痛经。本例恰当诊断应是
   A. 月经过多
   B. 黄体功能不足
   C. 子宫内膜不规则脱落
   D. 无排卵性功血
   E. 排卵性功血

(7、8共用题干)

张女士,48岁,月经紊乱半年,此次月经来潮大量出血,B超示盆腔无异常,尿妊娠试验阴性。

7. 该患者可能的诊断是
   A. 子宫肌瘤　　　　B. 慢性盆腔炎
   C. 急性子宫内膜炎　D. 无排卵性功血
   E. 排卵性功血

8. 目前首选的止血方法是
   A. 大剂量雌激素
   B. 大剂量孕激素
   C. 大剂量雄激素
   D. 大剂量酚磺乙胺(止血敏)
   E. 诊断性刮宫

(卢永丽)

第17章　妇科其他疾病患者的护理

第1节　子宫内膜异位症和子宫腺肌病患者的护理

子宫内膜异位症及子宫腺肌病均由具有生长功能的子宫内膜异位所致。临床上两者常同时存在,但其发病机制、组织发生学、临床表现及对激素治疗的反应都不尽相同。

子宫内膜异位症患者的护理

考点:1. 子宫内膜异位症的常见部位 2. 卵巢巧克力囊肿

具有生长功能的子宫内膜组织出现在子宫腔以外的身体其他部位时称子宫内膜异位症(endometriosis),简称内异症。异位子宫内膜可以侵袭全身任何部位(图 17-1),其中以卵巢、直肠子宫陷凹及子宫骶韧带等部位最常见,其次为乙状结肠、脏层腹膜,直肠阴道隔等。内异症多见于生育年龄妇女,仅少数发生于初潮前及绝经后。内异症的确切发病率目前还不清楚,据估计,5%～10% 的生育期妇女罹患此病。因不孕症行腹腔镜检查的患者中,1/4～1/3 患有内异症。内异症的基本病理变化为异位子宫内膜随卵巢激素变化而发生周期性出血,导致周围纤维组织增生、粘连和囊肿形成。卵巢部位的典型病变称为卵巢子宫内膜异位囊肿,囊肿内含有柏油样、似巧克力色液体,故又称卵巢巧克力囊肿。异位病灶也可呈紫蓝色、红色或棕色的小点状或片状病损改变。

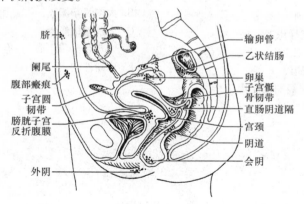

图 17-1　子宫内膜异位症发生部位

一、护 理 评 估

(一)健康史

1. **病因评估**　内异症的发病机制目前尚未完全阐明,主要学说有子宫内膜种植学说、体腔上皮化生学说、免疫学说、内分泌学说、遗传学说、淋巴及静脉播散学说、环境学说等。

2. **病史评估**　大多数患者有进行性加重的痛经及不孕病史,育龄期妇女慢性盆腔痛应首先考虑内异症。

234

（二）身心状况

1. 症状

（1）痛经为继发性、进行性加重，常于月经来潮前 1～2 日开始，经期第一天最剧，以后逐渐减轻，月经干净后消失，但常随月经周期而加重。疼痛的严重程度与病变程度并不成正比，病变严重如卵巢巧克力囊肿患者可能并无症状，而盆腔内散在的小病灶却可引起剧烈疼痛。部分患者表现为持续下腹痛及下坠感，或月经中期及经前腹痛。较大的卵巢子宫内膜异位囊肿破裂，内容物流入盆腔、腹腔，患者可突然出现剧烈腹痛，伴有恶心、呕吐和肛门坠胀。

（2）不孕：内异症患者的不孕率高达 40%～50%。不孕的原因可能与盆腔解剖结构的改变、盆腔内微环境改变激活体内免疫系统、卵巢功能异常如黄体分泌不足或黄素化未破裂卵泡综合征等有关。

（3）月经失调：15%～30% 的患者有月经失调，表现为经量增多、经期延长或经前点滴出血。

（4）性交痛：直肠子宫陷凹的内异症病灶使局部组织水肿、粘连且子宫后倾固定，引起性交疼痛，以月经来潮前最明显。

（5）其他：①肠道内异症患者表现为腹痛、腹泻、便秘或周期性少量便血，严重者因肿块压迫肠腔出现肠梗阻症状。②异位内膜侵犯膀胱可致经期出现尿痛、尿频，多被痛经症状掩盖而被忽视。异位内膜侵犯输尿管可致输尿管的慢性狭窄或阻塞，但临床上输尿管内异症很少见。③瘢痕内异症表现为手术后数月至数年出现瘢痕处周期性疼痛和逐渐增大的肿块。④肺内异症可致周期性胸痛、咯血。

2. 体征　卵巢子宫内膜异位囊肿者，妇科检查可触及与子宫粘连的肿块，压痛、固定；盆腔内异症的典型体征为子宫后位，后倾固定，活动度差，直肠子宫陷凹、宫骶韧带或子宫后壁下段等部位可触及痛性结节；直肠阴道隔受累时，在阴道后穹隆或直肠阴道隔可触及痛性结节，局部可看到隆起的蓝色斑点或结节。部分患者可无阳性体征。

3. 心理、社会状态　因病程长、疗效不理想，患者往往对长期忍受慢性疾病产生惧怕或无助感，尤其是尚未生育的患者，常会受到来自家庭、亲友们的期望，因此再疼痛难忍也不愿接受手术切除治疗，仍希望有朝一日既能怀孕又能治疗，实现做母亲的心愿。

（三）辅助检查

1. 腹腔镜检查　腹腔镜是目前诊断子宫内膜异位症的金标准，特别是对盆腔检查和超声检查均无阳性发现的不孕或盆腔疼痛患者更是唯一手段。在腹腔镜下见到典型病灶即可确诊内异症，并可进行临床分期。

2. 影像学检查　经阴道或腹部超声检查是诊断卵巢子宫内膜异位囊肿和直肠阴道隔内异症的重要方法。可确定囊肿的位置、大小、形状和囊肿内容物性状。CT、MRI 具有同样诊断价值。

3. CA125　内异症病人血清 CA125 浓度增高，一般很少超过 200U/ml。临床上 CA125 还可用于监测疾病的转归和评估疗效。

4. 抗子宫内膜抗体　抗子宫内膜抗体是内异症的标志抗体，其特异性 90%～100%，但敏感性不高。

二、护理诊断/合作性问题

1. 疼痛　与异位病灶增生、出血刺激周围神经有关。
2. 焦虑　与经期严重腹痛、腰骶部疼痛有关。
3. 自尊紊乱　与不孕症的诊断有关。

考点：子宫内膜异位症最典型症状为继发性进行性加重的痛经

三、护 理 措 施

（一）专科护理

考点：子宫内膜异位症的治疗方法

1. **治疗原则**　根据患者年龄、症状、病变的部位、范围及生育要求等选择治疗方案。治疗方式包括期待治疗、药物治疗、手术治疗、药物与手术联合治疗。

2. **期待疗法**　适用于无明显症状的轻度患者或近绝经患者。对患者定期随访，对症处理病变引起的轻微痛经。希望生育的轻症患者，约半数可获妊娠。近绝经期女性，可对症处理，缓解疼痛，至绝经后症状会自然缓解。对症治疗常用药物为非甾体类抗炎药。

3. **药物治疗**　适用于有慢性盆腔痛、痛经症状明显、无生育要求及无卵巢子宫内膜异位囊肿形成的患者。性激素抑制治疗，可使患者闭经，并导致异位内膜萎缩、退化、坏死，但停药后易复发，如达那唑、孕三烯酮、三苯氧胺、米非司酮、口服避孕药、促性腺激素释放激素激动剂等。

4. **手术治疗**　适应证为：①卵巢子宫内膜异位囊肿；②盆腔疼痛；③不孕；④生殖系统外内异症。手术方法包括开腹手术和腹腔镜手术两种。术式包括：①保留生育功能手术，适用于药物治疗无效、年轻和有生育要求的患者。手术切净、去除所有可见的异位内膜病灶，分离粘连，恢复正常解剖关系；②保留卵巢功能手术，适用于无生育要求的45岁以下中、重度内异症病人。去除盆腔内病灶，切除子宫，保留至少一侧或部分卵巢；③根治性手术，即全子宫、双附件及病灶切除术，适用于45岁以上重症患者。

5. **药物与手术联合治疗**　单纯手术治疗和单纯药物治疗均有其局限性，如严重粘连不利于彻底手术，手术不能防止新病灶生长，药物疗效存在个体差异，停药后会复发等。因此，可采用手术前后加用药物联合治疗。术前给予3～6个月药物治疗后进行手术清除病灶，术后继续给予药物治疗，减少术后复发。

（二）病情监护

1. 观察痛经时有无肛门坠胀，有无进行性加重。
2. 观察药物疗效及副作用，痛经有无减轻，月经是否紊乱等。
3. 观察手术患者术后伤口是否愈合，症状是否减轻，是否怀孕。

（三）心理护理

理解、同情患者，耐心倾听患者的诉说，对患者焦虑程度做出评价，并做出相应的疏导措施。对子宫内膜异位症引起的不孕患者，了解患者的心理活动，帮助患者消除顾虑，鼓励患者积极配合治疗。

（四）一般护理

1. **休息**　腹痛剧烈时，应卧床休息。腰腹部酸痛严重时，进行腰腹部按摩，增加舒适感。经期、经后注意腹部保暖，可用热水袋热敷。

2. **营养**　饮食宜以清淡、富营养而易消化的食物为主，多食新鲜的蔬菜、水果，忌生冷、辛辣、煎炸、肥厚刺激之品。

四、健 康 教 育

1. 经期应保持心情舒畅，减少剧烈的运动，避免从事重体力劳动。注意经期卫生，保持会阴部清洁。避免月经期性生活、盆浴或游泳。月经刚结束时病灶内压力较低，改变性交体位可减轻性交疼痛。

2. 及时婚育，通过妊娠可能使异位的内膜退化吸收。已有子女者，长期服用避孕药物抑制排卵，可促使子宫内膜萎缩和月经量减少，减少经血及子宫内膜碎屑逆流，从而减少子宫内膜异位症的发生。

3. 避免医源性子宫内膜种植　准确计算经期,避免在月经前后进行子宫检查、扩宫术、子宫输卵管造影术。人工流产应避免造成宫颈损伤、宫颈粘连;术中需切开子宫时,注意保护好腹壁切口。

子宫腺肌病患者的护理

具有生长功能的子宫内膜腺体及间质侵入子宫肌层称为子宫腺肌病(adenomyosis)。该病好发于 30 ~ 50 岁妇女。目前认为子宫腺肌病可能与高雌激素或高催乳激素刺激有关。异位内膜可在子宫肌层内弥漫性生长,亦可局限性增生,后者称为子宫腺肌瘤(adenomyoma)。

一、护 理 评 估

(一)健康史

1. 病因评估　目前认为子宫腺肌病是由子宫内膜基底层向子宫肌层内生长所致,其机理尚不清楚,可能与高雌激素或高催乳激素刺激有关。

2. 病史评估　询问患者有无进行性加重的痛经史、月经增多病史、不孕病史,有无慢性盆腔痛病史。

(二)身心状况

1. 症状　约 1/3 的患者无任何症状。

(1)痛经:约 30% 患者有继发性痛经,其特点为进行性加重。部分患者呈经前或经后某一固定时间内下腹疼痛,且疼痛逐渐加重。

(2)月经异常:约 50% 患者出现月经增多、经期延长。

(3)其他:患者可有性交痛及慢性盆腔痛,但较少见。合并子宫肌瘤时,子宫呈不均匀增大,压迫膀胱出现尿频等。另外,早期流产的发生率增加。

2. 体征　妇科检查示子宫呈均匀性增大或局限性隆起,质地硬并有压痛。经期子宫体较平时增大,压痛更加显著。

3. 心理、社会状况　患者往往对长期忍受慢性疾病产生惧怕或无助感,尚未生育的患者,不愿接受手术切除治疗。

考点: 子宫腺肌病的症状

(三)辅助检查

1. B 型超声检查　子宫增大,边界清楚,子宫肌层增厚,回声不均。

2. CA125　轻度升高,子宫切除后约 1 个月降至正常。

二、护理诊断/合作性问题

1. 疼痛　与异位病灶增生、出血刺激周围平滑肌致痉挛有关

2. 焦虑　与进行性加重的痛经有关。

三、护 理 措 施

(一)专科护理

1. 治疗原则　应视患者年龄、生育要求和症状而定。

2. 药物治疗　对年轻、有生育要求、近绝经期及症状较轻患者可试用促性腺激素释放激素激动剂治疗,也可试用达那唑或米非司酮治疗。

3. 手术治疗　症状重、年龄较大、无生育要求或药物治疗无效者可行全子宫切除术,卵巢去留取决于卵巢有无病变和患者年龄。弥漫性子宫腺肌病年轻患者可行病灶大部切除术,但

术后妊娠率低。年轻或有生育要求的子宫腺肌瘤患者可行病灶切除术,但术后易复发。

(二)心理护理

理解、同情患者,耐心倾听患者的诉说,对患者焦虑程度做出评价,并做出相应的疏导措施。对不孕患者,了解患者的心理活动,帮助患者消除顾虑,鼓励患者积极配合治疗。

(三)一般护理

腹痛剧烈时,应卧床休息。经期、经后注意腹部保暖。饮食宜以清淡、富营养而易消化的食物为主。

四、健 康 教 育

1. 经期应保持心情舒畅,减少剧烈的运动,避免从事重体力劳动。注意经期卫生,保持会阴部清洁。

2. 应避免多次人工流产造成子宫内膜损伤。

第2节 子宫脱垂患者的护理

考点:1.子宫脱垂为宫颈外口达坐骨棘水平以下
2.子宫脱垂的主要病因为分娩损伤

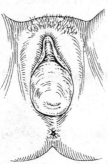

图17-2 子宫脱垂

子宫脱垂(uterine prolapse)指子宫从正常位置沿阴道下降,宫颈外口达坐骨棘水平以下,甚至子宫全部脱出于阴道口以外。子宫脱垂常伴阴道前壁或后壁脱垂(图17-2)。

一、护 理 评 估

(一)健康史

1. 病因评估

(1) 分娩损伤:是最主要的病因。分娩过程中盆底肌肉筋膜以及子宫韧带过度伸展、甚至撕裂,若产后过早参加体力劳动,过高的腹压可将未复旧的后倾子宫推向阴道导致脱垂,多次分娩者更易发生。

(2) 盆底组织发育不良或退行性变:偶有未产妇(甚至处女)因营养不良、盆底组织先天发育不良致子宫脱垂,长期哺乳及老年妇女可因雌激素水平低下或盆底组织萎缩退化等导致或加重子宫脱垂。

(3) 长期腹压增加:慢性咳嗽、排便困难、超重负荷(肩挑、举重、蹲位、长期站立)、盆腔巨大肿瘤或大量腹水等,均可致腹压增加,或直接作用于子宫,迫使其向下脱垂。产褥期腹压增加尤其容易导致子宫脱垂。

2. 病史评估 患者有产程延长,产后过早从事体力劳动或导致腹压增加的慢性病史。

(二)身心状况

1. 子宫脱垂妇女的临床分度(表17-1,图17-3)。

考点:子宫脱垂的临床分度

表17-1 子宫脱垂的临床分度

分度	标准
Ⅰ度	轻型:宫颈外口距处女膜缘<4cm,未达处女膜缘
	重型:宫颈外口已达到但未超出处女膜缘,在阴道口可见到宫颈
Ⅱ度	轻型:宫颈已脱出阴道口,宫体仍在阴道内
	重型:宫颈及部分宫体脱出阴道口外
Ⅲ度	宫体及宫颈全部脱出阴道口外

2. 症状　Ⅰ度患者多无症状,Ⅱ、Ⅲ度患者常有不同程度的腰骶部酸痛或下坠感,长久站立、下蹲或负重等致腹压增加以及劳累后加重,卧床休息后减轻。Ⅱ度患者在腹压增加时有肿物自阴道口脱出,早期患者平卧休息后脱出物可变小或消失;Ⅲ度脱垂者,即使休息时脱出物也不能自行回缩,需用手还纳。但若脱出物黏膜高度水肿,多难以外力回纳而长期脱出阴道口外。脱出物使患者行动不便,并因长期摩擦导致表面溃疡、出血,合并感染时有脓血性分泌物。Ⅱ度以上患者可有尿频、尿急、甚至排尿困难;Ⅲ度患者多伴有重度阴道前壁脱垂而出现尿潴留,若同时伴尿道膨出,可有压力性尿失禁。子宫脱垂很少

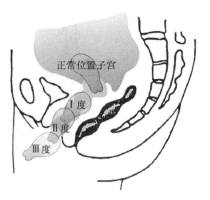

图 17-3　子宫脱垂分度

影响月经,子宫若能还纳多不影响受孕、妊娠和分娩。部分患者可有性交痛、性欲减退。

3. 体征　Ⅱ、Ⅲ度患者的宫颈及阴道黏膜多明显增厚、角化,有时可见溃疡、感染,宫颈肥大,宫颈管显著延长。若伴阴道前、后壁脱垂则表现相应体征。　　　　　　　　**考点**:子宫脱垂的主要症状

4. 心理、社会状况　子宫脱垂给患者的日常生活造成了极大的不便。由于患者对疾病不了解,常难以启齿,带病多年,直至严重影响自身生活才来就医,对于手术治疗寄予很高的期望。加之此手术费用偏高导致患者出现焦虑、紧张心理,对治疗缺乏信心。

二、护理诊断/合作性问题

1. 组织完整性受损　与脱出的组织局部出现溃疡有关。
2. 尿潴留　与脱垂的子宫压迫膀胱有关。
3. 焦虑　与长期子宫脱垂影响生活、工作有关。

三、护　理　措　施

(一)专科护理

1. 治疗原则　以加强或恢复盆底组织及子宫周围韧带的支持作用为目的。处理方法因人而异,以安全、简单和有效为原则。无症状者无须治疗。

2. 非手术治疗

(1) 盆底肌肉锻炼:适用于轻度患者,行缩肛运动,每日 2~3 次,每次 10~15 分钟。

(2) 子宫托:适用于各度子宫脱垂和阴道前后壁脱垂患者,特别是体弱或因其他疾病不能耐受手术的患者。常用的有喇叭形(图 17-4)、环形、框形(图 17-5)、盘形、球形、拱形等,指导患者正确使用子宫托:①每晚睡前将子宫托取出清洗,次晨放入,保持阴道清洁。②子宫托切不可长期不取,以免发生嵌顿,或局部组织受压缺血,或长期摩擦而发生糜烂、溃疡、感染,甚至组织坏死,造成瘘管。③出院带托者,于第 1、3、6 个月各到医院复查 1 次,以便及时更换大小合适的子宫托。④月经期和妊娠期应停止使用。　　　　　　　　**考点**:1. 子宫脱垂阴道手术备皮范围

3. 手术治疗　应根据患者年龄、脱垂程度、生育要求及全身健康状况选择手术方式。常用手术方式有阴道前后壁修补术、阴道前后壁修补加主韧带缩短及宫颈部分切除术、经阴道子宫全切除及阴道前后壁修补术、阴道纵隔形成术、子宫悬吊术等。　　　　　　　　2 手术后取平卧位,禁止半卧位

(1) 术前护理:同其他阴道手术患者术前护理,包括①皮肤准备范围:上至耻骨联合上 10cm,下至外阴部、肛门、臀部及大腿内侧上 1/3。②肠道准备:按腹部肠道手术准备,术前 3 天进食无渣半流质饮食,并给予肠道抗生素。术前 1 天进食流质饮食,并行清洁灌肠。③阴

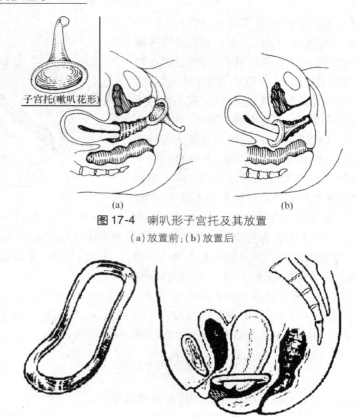

子宫托(喇叭花形)

（a）　　　　　　　　　（b）

图 17-4　喇叭形子宫托及其放置
（a）放置前；（b）放置后

图 17-5　子宫托（框形）放置位置示意图

道准备：术前 3 天行阴道冲洗或坐浴，每日 2 次，术日晨阴道消毒。常用溶液有 1：5000 高锰酸钾溶液，0.2% 聚维酮碘溶液，1：1000 苯扎溴铵溶液等。

（2）手术后护理：①取平卧位，禁止半卧位。②积极止痛，观察止痛效果。③观察阴道分泌物性状。④保持外阴清洁干燥：常规会阴擦洗，每日 2 次。⑤保持大小便通畅：留置尿管 5~7 天；术后 5 天控制大便，避免对伤口的污染和牵拉，术后第 3 天服用液状石蜡，以软化大便。⑥避免增加腹压。

（二）病情监护

1. 观察患者有无外阴部异物感，子宫脱垂程度。

2. 注意有无大小便困难，阴道分泌物形状、颜色及气味等。

（三）心理护理

建立良好的护患关系，护士以关心体贴的态度，和蔼可亲的语言细心为患者讲解疾病的发生、发展、手术前的准备、手术后的注意事项及需要配合的要点，从而减轻或消除她们对手术的紧张恐惧心理。及时了解患者心理变化，对患者的疾苦表示理解，帮助其树立战胜疾病的信心，使其正确对待手术，以最佳的心态接受手术。

（四）一般护理

1. 保持外阴清洁，卧床休息者落实生活护理，减少患者下床活动。重症患者外出检查应用轮椅推送。

2. 注意营养，增强体质，每天进食蔬菜应保持 500g，保持大便通畅。如有便秘，应遵医嘱应用大便软化剂。

四、健康教育

1. 注意适当锻炼,增强体质,术后需要指导患者进行必要的盆底肌及肛提肌的收缩训练,加强其功能。

2. 指导患者注意改变腹压增高的行为方式和生活习惯,如长时间从事重体力劳动,长期站立、蹲位、负重、长期慢性咳嗽、便秘等。

3. 对于合并慢性咳嗽、便秘的患者,指导其及时治疗。患者术后禁止性生活 3 个月。手术后 2 周可恢复一般活动。

重点提示

1. 子宫内膜异位症是多发于生育期妇女的良性侵袭性疾病。

2. 子宫内膜异位症的常见症状为继发性、进行性加重的痛经和不孕;典型体征是盆腔触痛结节或卵巢巧克力囊肿。

3. 腹腔镜检查是子宫内膜异位症诊断的金标准。

4. 子宫腺肌病对性激素治疗不敏感,目前治疗以手术为主。

5. 不孕症是指夫妇同居 1 年、有正常性生活、无避孕措施而未受孕。

6. 输卵管因素和排卵障碍是女性不孕症的最常见原因。

7. 不孕症应针对病因、按规范化程序诊断治疗。

8. 辅助生殖技术是治疗不孕症的最后选择。

9. 分娩损伤是子宫脱垂的主要病因。

10. 正确处理产程、治疗导致腹压增加的慢性病是预防子宫脱垂的主要措施。

目标检测

选择题

A 型题

1. 下列哪项不是测定卵巢功能的手段
   A. 基础体温测定　　　　B. 阴道细胞学检查
   C. 宫颈黏液涂片检查　　D. 子宫内膜活检
   E. 宫颈黏液精液结合试验

2. 子宫脱垂患者手术后应采取的体位是
   A. 头高足低位　　　　　B. 平卧位
   C. 半卧位　　　　　　　D. 侧卧位
   E. 自由体位

3. 继发性痛经和不孕并存的患者,多见于以下哪种疾病
   A. 子宫肌瘤　　　　　　B. 多囊卵巢综合征
   C. 黄体发育不全　　　　D. 子宫内膜异位症
   E. 子宫内膜炎

4. 女性不孕最常见的病因为
   A. 输卵管因素　　　　　B. 慢性宫颈炎
   C. 子宫黏膜下肌瘤　　　D. 阴道炎
   E. 子宫内膜异位症

5. 患者女,27 岁。婚后性生活正常,同居 3 年未孕,16 岁来月经,2 个月一次,每次 6~8 天,量中等,无痛经,经夫妇双方检查,男方精液常规结果正常,女方阴道通畅,宫颈红,呈颗粒状,宫口见清亮透明状分泌物,宫体后位,大小及活动度正常,附件未见异常,基础体温测定为单相。该患者可能不孕的原因为
   A. 宫颈炎　　　　　　　B. 子宫后位
   C. 无排卵　　　　　　　D. 黄体发育不良
   E. 黄体萎缩不全

6. 患者女,49 岁。孕 3 产 1,主诉腰骶部酸痛,有下坠感。妇科检查:患者平卧向下屏气用力,发现宫颈外口在处女膜缘,可回纳,诊断其子宫脱垂为
   A. Ⅰ 度轻型　　　　　　B. Ⅰ 度重型
   C. Ⅱ 度轻型　　　　　　D. Ⅱ 度重型
   E. Ⅲ 度

（卢永丽）

第18章　妇科常用护理技术及常用诊疗技术护理

第1节　妇科常用护理技术

一、坐　　浴

情景设置

　　妇科诊室:患者张女士,32岁,因白带增多、外阴瘙痒、时有灼痛、尿频1个月,加重1天就诊,张女士神情焦急,经医生诊断后给予张女士外用药液坐浴。

问题:作为护士,应如何指导张女士用药?

(一)实训目标

1. 熟练掌握坐浴护理技术的准备工作。
2. 能对实施坐浴的患者进行护理评估。
3. 会具体实施坐浴基本技能操作。

链接

　　坐浴为妇科最常用护理技术,其目的有二:行阴道或子宫切除前用以达到局部清洁作用之目的;当患有外阴、阴道非特异性炎症或特异性炎症时,根据不同病因配制不同溶液,让患者坐浴,起辅助的治疗作用。

(二)技能要求

　　1. 评估患者　了解患者是否为阴道流血、月经期、孕产妇,是非特异性炎症、还是特异性炎症等。

　　2. 实训准备

　　(1)环境准备:整洁干净,光线充足,空气流通,各种设施齐全。

　　(2)物品准备:坐浴盆1个、30cm高坐浴架1个(家里可用小板凳),无菌纱布1块、41~43℃的坐浴溶液2000ml。

　　(3)患者准备:排空膀胱,取蹲位。

　　(4)护士准备:换鞋、穿工作服、戴工作帽、戴口罩同时工作期间不闲谈、不得擅自离岗。

链接　　常用药液

　　1:5000高锰酸钾溶液、1:2000苯扎溴铵溶液、4%硼酸溶液、1%乳酸溶液、5‰醋酸溶液、2%~4%碳酸氢钠溶液、中成药液如洁尔阴、肤阴洁等。　以上各种药液根据各种疾病的需要而选择。

　　3. 实训步骤

　　(1)患者排空膀胱,并将外阴及肛门周围擦洗干净。在坐浴盆内按比例配制好41~43℃的坐浴药液2000ml。

　　(2)将坐浴盆置于坐浴架上,排空膀胱后全臀和外阴部浸泡于溶液中,持续20分钟。

　　(3)结束后用无菌纱布擦干外阴部。

（三）健康教育

1. 嘱妇女在阴道流血、月经期、孕期、产后 7 日内均不能坐浴。

2. 护士应向患者介绍坐浴液严格按比例配制,浓度太高容易造成黏膜烧伤,浓度太低影响治疗效果;坐浴液水温保持在 41 ~ 43℃ 之间,水温过高易烫伤黏膜。

二、会阴湿热敷

情景设置

张女士,26 岁,G_1P_0,妊娠 39 周,昨晚 9 点开始规律性宫缩,今晚 11 时 15 分行阴道助产分娩出一3.8kg 的女婴。由于产程延长导致会阴水肿,产后医生给予会阴湿热敷护理。

问题:作为护士你知道如何实施吗? 该做哪些准备呢?

（一）实训目标

1. 熟练掌握会阴湿热敷的准备工作、健康教育。

2. 能对实施会阴湿热敷的患者进行护理评估。

3. 会具体实施会阴湿热敷的基本技能操作。

链 接

会阴湿热敷能改善局部血液循环,增强白细胞的吞噬功能、提高组织活力,能减轻组织充血及水肿;也能促进局部组织生长和修复,达到消炎、消肿、止痛、促进伤口愈合的目的。 常用于会阴水肿、血肿、伤口硬结等患者。

（二）技能要求

1. 评估患者　评估患者产后时间或会阴水肿原因,了解患者会阴水肿程度,是否有血肿、伤口硬结及早期感染等。

2. 实训准备

（1）环境准备:床边用屏风遮挡,拉上窗帘,请其他家属回避。

（2）物品准备:一次性治疗巾一块、消毒弯盘 2 个(内有有齿卵圆钳及长镊子各 2 把)、消毒干纱布 2 块,敷料布 2 块、棉垫 1 块、医用凡士林、大号治疗缸内装有煮沸的 50% 硫酸镁溶液或水、卫生巾 1 个、热水袋一个。

（3）患者准备:患者排空膀胱,床上取膀胱截石位,注意给患者保暖。

（4）护士准备:换鞋、穿工作服、戴工作帽、戴口罩、仪表端正;对患者态度和蔼、关心体贴患者。

3. 实训步骤

（1）护士洗手,备齐用物放至床旁,再次查对患者,将一次性治疗巾置于产妇臀下。

（2）先行会阴局部擦洗,清除外阴局部污垢,再消毒会阴。

（3）会阴水肿部位涂凡士林,盖上一块无菌干纱布,将敷料布浸入 41 ~ 48℃ 50% 硫酸镁溶液治疗缸中浸透,用有齿卵圆钳夹出敷料布拧至半干,敷在水肿的会阴处的无菌纱布上,再盖上棉垫保温以防散热,或用热水袋保持局部温度。

（4）每隔 3 ~ 5 分钟更换一次敷料布,也可将热水袋置于棉垫外保温,减少热敷时的更换次数,但一定要避免烫伤。每次热敷 15 ~ 30 分钟,每日 2 ~ 3 次。热敷的面积为病灶范围的 2 倍。

（5）热敷过程中,护士应随时询问患者情况,并为提供患者一切生活护理。

（6）热敷结束,应密切观察皮肤颜色,更换新的卫生巾,整理好床单及用物。

（三）健康教育

1. 注意体位　患者排空膀胱取屈膝仰卧位。

2. 护士向患者介绍外阴湿热敷的原因、方法、效果,让病人知情。

3. 热敷时注意患者的反应。对休克、昏迷、术后皮肤感觉不灵敏者,应密切观察皮肤颜色,警惕烫伤。每次热敷的面积为病灶范围的 2 倍。

三、阴道灌(擦)洗

情景设置

王女士,38 岁,因多发性子宫肌瘤拟行子宫全切手术入院。妇科检查,外阴已婚已产型,阴道穹隆部及宫颈轻度充血,子宫大,质硬,有结节感,活动尚可,双侧附件区未见异常。入院常规检查后、行阴道护理 3 天后手术治疗。

问题:作为护士的你知道怎样为她护理吗?

(一)实训目标

1. 熟练掌握阴道擦(灌)洗的准备工作、健康教育。
2. 能对阴道擦(灌)洗的患者进行准确评估。
3. 具有阴道擦(灌)洗基本技能操作的能力。

链接

阴道灌(擦)洗为妇科最常用护理技术,有清洁、收敛和热疗作用,可促进阴道血液循环,减少阴道分泌物,减轻局部组织充血,有利于炎症的消退,较为常用。

链接

适应证:①阴道炎和慢性宫颈炎的局部治疗。 ②妇科手术前的阴道准备。 ③腔内放疗前后常规清洁冲洗。

禁忌证:①妊娠期、产褥期。 ②月经期或不规则阴道流血者。 ③宫颈癌活动性出血者。

(二)技能要求

1. **评估患者** 了解患者是否在妊娠期、产褥期,有无阴道流血,评估患者的情况。向患者解释阴道灌洗的目的、方法、可能的感受,以取得患者合作。

2. **实训准备**

(1) 环境准备:整洁干净,光线充足,空气流通,各种设施齐全。

(2) 物品准备:①用物:灌洗筒 1 个(连接带调节夹的橡皮管,长 130cm)、灌洗头 1 个、阴道窥器 1 个、长镊子 1 把、一次性治疗巾 1 块、无菌手套 1 双、水温计 1 个、纱布若干。②药液:灌洗药液为 1:5000 高锰酸钾溶液(1:2000 苯扎溴铵溶液、0.02% ~ 0.05% 聚维酮碘溶液、4% 硼酸溶液、1% 乳酸溶液、0.5% 醋酸溶液、2% ~ 4% 碳酸氢钠溶液、10% 洁尔阴溶液、0.9% 氯化钠溶液)等,以上各种不同的灌洗药液根据病情需要而选用。③将水温 41 ~ 43℃的药液 500 ~ 1000ml 放入挂在高于床面 60 ~ 70cm 处的灌洗筒中,排出橡皮管内空气备用。

(3) 患者准备:取膀胱截石位,外阴消毒。

(4) 护士准备:换鞋、穿工作服、戴工作帽、戴口罩、仪表端正;对患者态度和蔼、关心体贴患者,同时工作期间不闲谈、不得擅自离岗。

3. **实训步骤**

(1) 床旁以屏风遮挡,嘱患者排空膀胱,取膀胱截石位,臀下置一次性治疗巾和便盆。

(2) 操作者戴无菌手套,右手持灌洗头柄部,开放调节夹,冲洗外阴。用左手分开小阴唇,将灌洗头沿阴道侧壁缓缓插入阴道达穹隆部,边灌洗边上下左右移动灌洗头,使阴道壁及穹隆各部均能被灌洗到,或用阴道窥器暴露子宫颈后再灌洗,灌洗时转动阴道窥器,以洗净阴道四周皱襞。

（3）当灌洗液剩下 100ml 时，关闭调节夹。将灌洗头或阴道窥器向下按压，使阴道内残留的液体完全流出，用干棉球擦干阴道，取出灌洗头和阴道窥器。

（4）再次冲洗外阴部，用纱布擦干外阴部，撤去一次性治疗巾。

（5）协助患者下检查床，整理用物。

链 接

1. 灌洗液以 41 ~43℃为宜，温度过低，使患者不舒服，温度过高则可使患者烫伤。

2. 灌洗袋与床沿距离不超过 70cm，以免压力过大，水流过速，使液体和污物进入子宫腔或灌洗液与局部作用时间不足。

3. 灌洗头不易插入过深，灌洗时动作要轻柔，勿损伤阴道和宫颈组织。

4. 宫颈癌有活动性出血者，为防止大出血，禁灌洗，可行会阴擦洗。

5. 产后 10 日或妇产科手术 2 周后的患者，若合并阴道分泌物浑浊、阴道伤口愈合不良等，可行低位灌洗，灌洗筒与床沿距离不超过 30cm，以免污物进入宫腔或损伤阴道伤口。

6. 未婚女子可用导尿管灌洗阴道，不能使用阴道窥器；月经期、产后 10 日内或人流术后宫颈内口未关闭、阴道出血者，不宜行阴道灌洗，以防逆行感染。

（三）健康教育

1. 注意体位　嘱患者排空膀胱，取屈膝仰卧位。

2. 护士向患者解释阴道灌洗的目的、方法、可能的感受，让患者知情。

四、阴道、宫颈局部上药

情景设置

王女士，38 岁，因多发性子宫肌瘤已行子宫全切手术后 3 天，因阴道残端感染出血，须行局部上药治疗。

问题：应如何为王女士行阴道残端局部上药呢？作为护士的你知道吗？

（一）实训目标

1. 熟练掌握阴道、宫颈局部上药的准备工作、健康教育。

2. 能对阴道、宫颈局部上药的患者进行准确评估，并教会病人在家自己局部上药。

3. 具有进行阴道、宫颈局部上药基本技能操作的能力。

（二）技能要求

1. 评估患者　了解患者是否在妊娠期、产褥期，有无阴道流血。评估患者阴道炎或宫颈炎等情况，子宫全切术后阴道局部情况。

链 接

适应证：①阴道炎和慢性宫颈炎的局部治疗。 ②妇科手术前的阴道准备。 ③妇科手术后阴道残端护理。 ④腔内放疗前后常规清洁擦洗。

禁忌证：①妊娠期、产褥期。 ②月经期或不规则阴道流血者。 ③宫颈癌活动性出血者。

2. 实训准备

（1）环境准备：整洁干净，光线充足，空气流通，各种设施齐全。

（2）物品准备：阴道窥器 1 个、长镊子 1 把、喷洒器 1 个、无菌手套 1 双、带线大棉球、纱布、长棉签若干、各种治疗用的药液、药粉、药片、药栓、药膏、阴道冲洗用物等。

（3）患者准备：取膀胱截石位，外阴消毒。

（4）护士准备：仪表端正、换鞋、穿工作服、戴工作帽、戴口罩；对患者态度和蔼、关心体贴患者，同时工作期间不闲谈、不得擅自离岗。

3. 实训步骤

（1）用阴道窥器打开阴道,充分暴露宫颈,先用干棉球将后穹隆、宫颈处的黏液轻轻擦净。

（2）用卵圆钳夹取聚维酮碘棉球擦涂宫颈及阴道三遍。

（3）宫颈上药

1）涂擦法:用长棉签蘸取药液或药膏,均匀涂擦在子宫颈或阴道病变部位。

2）纳入法:凡栓剂、片剂、丸剂可直接放人阴道后穹隆部,有些药物可教会病人自己放入,临睡前洗净双手,或戴上无菌手套,用一手分开阴唇,另一手示指将药物沿阴道后壁向内向后推进,直至手指完全伸入为止。

3）喷洒法:将药粉用喷洒器喷洒在宫颈和阴道表面。腐蚀性药物不可喷洒。

4）宫颈棉球上药法:阴道用药为药液、药膏、粉剂时,可将药液、药膏蘸于或将药粉撒于带有尾线的棉球上,再将棉球紧塞于子宫颈部,线尾留在阴道口外,嘱患者 12 ~ 24 小时后自行牵引尾线将棉球取出。

📖 链 接 ·········

护理注意：①应用腐蚀性药物，要注意保护阴道壁及正常组织。 ②应用非腐蚀性药物时，应转动窥阴器，使阴道四壁均能涂布药物。 ③月经期或子宫出血者不宜从阴道给药。 ④棉签上药时，棉签上的棉花必须捻紧，涂药须顺同一方向转动，以防止棉花脱落到阴道内难以取出。

（三）健康教育

1. 告知患者用药后禁止性生活。

2. 告诉未婚妇女上药时,用长棉签涂抹。

3. 若棉球保留在阴道内,嘱患者一定于 12 ~ 24 小时后自行牵引尾线将棉球取出。

第 2 节　妇科常用诊疗技术护理

一、阴道及宫颈细胞学检查

情景设置

妇科诊室:患者女,35 岁,G_2P_1,因为白带增多、接触性出血来诊,妇科检查见子宫颈重度糜烂。为明确诊断和进一步治疗,准备行宫颈细胞学检查。她很焦急地等待着,不知所措。

问题:如何做宫颈细胞学检查? 作为护士的你知道吗?

（一）实训目标

1. 熟练掌握阴道及宫颈细胞学检查的术前准备、健康教育。

2. 能对阴道及宫颈细胞学检查的患者进行准确评估。

3. 具有配合实施阴道及宫颈细胞学检查基本技能操作的能力。

📖 链 接 ·········

阴道脱落细胞，最多见的为阴道壁、宫颈上皮细胞，其次为宫颈管内皮细胞及宫腔上皮细胞等，由于阴道细胞受卵巢激素的影响而有周期性变化，因此阴道脱落细胞检查，既可了解卵巢功能，又可作宫颈癌的筛选。 为妇科最常用的诊疗手段。

（二）技能要求

1. 评估患者　了解患者临床症状,评估是否有阴道及宫颈细胞学检查的适应证及禁忌证等。

2. 实训准备

（1）环境准备:整洁干净,光线充足,空气流通,各种设施齐全。

（2）物品准备：阴道窥器 1 个，消毒钳 1 把，木制宫颈刮片 1 个（或宫颈管刷 1 根），长方形平面玻璃片 2 个，干棉球若干个，长棉签 2 支。95% 乙醇溶液。

（3）患者准备：取膀胱截石位，外阴消毒。

（4）护士准备：换鞋、穿工作服、戴工作帽、戴口罩、仪表端正；对患者态度和蔼、关心体贴患者，同时工作期间不闲谈、不得擅自离岗。

链 接

1. 适应证：①生殖道感染性炎症，如阴道炎、慢性宫颈炎。 ②卵巢功能检查，月经紊乱，异常闭经，卵巢功能性肿瘤。 ③宫颈癌筛选检查，查到可疑癌或癌细胞只能作为初步检查，还应进一步作组织病理学检查。

2. 禁忌证：月经期，急性生殖器官炎症。

3. 实训步骤

（1）阴道侧壁刮片：已婚妇女从阴道侧壁上 1/3 处刮取细胞涂片。

（2）子宫颈刮片：在子宫颈外口鳞状上皮-柱状上皮交界处，以子宫颈外口为中心，用刮板或子宫颈刷轻轻搔刮 1 周或 2 周，涂于玻片上（立即放于 95% 乙醇溶液内固定），或放在标本瓶内。刮板及操作方法见图 18-1 和图 18-2。

（3）子宫颈管吸引涂片：将吸管轻轻伸入宫颈口内，吸取子宫颈管腔内分泌物涂片。

（4）子宫腔吸引涂片：将吸管轻轻放至子宫底部，然后上下左右移动吸取分泌物涂片。

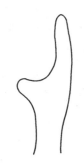

图 18-1　木制型刮板

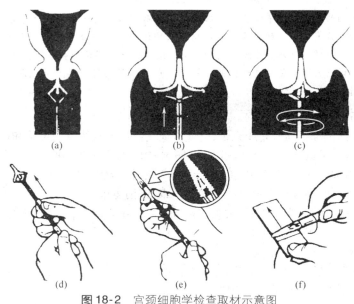

图 18-2　宫颈细胞学检查取材示意图

（三）健康教育

1. 嘱患者检查前 3 天应避免性交、阴道检查、阴道冲洗及上药。阴道出血时避免此项检查。

2. 护士向患者解释刮片检查目的、方法、可能的感受，让患者知情。

3. 护士嘱患者及时取回子宫颈细胞学检查化验结果并复诊；要为检查卵巢功能患者制订出一个月经周期的检查计划，并预约患者。

二、阴道后穹隆穿刺术

情景设置

张女士,已婚,28 岁,右侧附件炎病史 3 年余,现停经 35 天,间断阴道流血 5 天,伴有右下腹隐痛,今晨大便时,突感右下腹撕裂样疼痛,伴有头晕、眼花、肛门坠胀感。送至医院时,BP 10.6/6.7kPa(80/50mmHg),P 106 次/分,R 21 次/分,面色蜡黄,四肢冰冷,全腹压痛、反跳痛,下腹压痛,以右侧为重,阴道内有少量鲜血,宫颈着色,后穹隆饱满,子宫前位,稍大,双侧附件压痛,以右侧为重,Hb 800×10^{9}g/L。患者及其家属异常紧张、恐惧,为了进一步明确诊断与治疗,医生告诉护士立即行阴道后穹隆穿刺术。

问题:作为护士的你知道如何做阴道后穹隆穿刺术吗? 应准备些什么物品?

(一)实训目标

1. 熟练掌握阴道后穹隆穿刺术的术前准备。
2. 能对阴道后穹隆穿刺术的患者进行准确评估。
3. 会配合医生实施阴道后穹隆穿刺术。

链接

阴道后穹隆穿刺术是妇产科常用的辅助检查,主要了解子宫直肠陷凹有无积液及其性质,也可用于某些疾病的治疗。临床上最常用于异位妊娠腹腔内出血的诊断,是其简便、最常用的诊疗手段。

(二)技能要求

1. 评估患者 了解患者的生命体征,重点评估血压、脉搏、精神、意识状态和阴道出血情况,明确患者是可疑宫外孕有内出血患者还是盆腔脓肿或其他炎性积液者。

链接 阴道后穹隆穿刺术的适应证与禁忌证

适应证:凡是妇科检查发现子宫直肠陷凹饱满,疑有积液,可作后穹隆穿刺抽取液体送检。多用于可疑为异位妊娠有内出血的患者,若抽出不凝固的血液,结合其他临床表现即可诊断;盆腔炎积脓可用穿刺术抽取并注入抗生素等药物;助孕技术时用 B 超监测取卵等。

禁忌证:大量内出血或伴休克者禁做此项检查;严重盆腔粘连;高度怀疑恶性肿瘤者;异位妊娠非手术治疗时。

2. 实训准备
(1)环境准备:整洁干净,光线充足,空气流通,屏风,抢救休克的设施和药品。
(2)物品准备:阴道窥器 1 个,弯盘 1 个,卵圆钳 1 把,宫颈钳 1 把,10ml 或 20ml 一次性注射器 1 支,22 号穿刺针 1 个,治疗孔巾 1 块,纱布 2 块,标本瓶 1 个。
(3)患者准备:取膀胱截石位,外阴、阴道消毒,铺消毒巾。
(4)护士准备:换鞋、穿工作服、戴工作帽、戴口罩、仪表端正;对患者及家属态度和蔼、体贴,工作紧张有序。

3. 实训步骤
(1)患者排空膀胱,取膀胱截石位,外阴常规消毒铺巾。阴道内诊了解内生殖器情况。上阴道窥器充分暴露宫颈及阴道后穹隆,并常规消毒。
(2)用宫颈钳夹住宫颈后唇,向前上方提拉,充分显露阴道后穹隆,用碘伏棉球重新消毒后穹隆部阴道壁。
(3)用 10ml 或 20ml 注射器接上 22 号穿刺针头,检查有无堵塞、漏气,在病人咳嗽瞬间,于后穹隆中央处沿子宫颈管平行方向进针(图 4-4)。当穿过阴道壁进针 2~3cm,有落空感时停止进针,立即抽吸有无液体抽出,如无液体则边退针边抽吸,针拔出后,用无菌棉球压迫穿刺点片刻,无出血后取出阴道窥器。将抽出的液体先肉眼观察性状,再送检或培养。

链接 ⋯⋯⋯⋯ 操作要点

1. 穿刺部位在后穹隆正中，方向宜与子宫颈平行，不可过分向前或向后以免损伤子宫或直肠。
2. 穿刺深度适宜，一般为 2～3cm。
3. 病情允许且有床边实施 B 超检查的条件时，可行 B 超引导下穿刺。
4. 抽出液体均应涂片，做常规细胞学检查。
5. 抽不出液体，也不能完全排除腹腔积液或出血等。

（三）健康教育

1. 护士术前给患者介绍后穹隆穿刺的目的、方法、对诊断疾病的意义，减轻受术者的心理压力，争取知情合作。
2. 注意体位：取膀胱截石位，但考虑患者有内出血可能，要搀扶患者并注意生命体征。
3. 术中护士陪在患者身边提供安慰、支持。
4. 术后嘱患者注意外阴、阴道清洁，若发现有腹痛加剧、血压降低等征象，应立即报告医护人员以便及时处理。

三、宫颈及颈管活体组织检查

情景设置

王女士，45 岁，2-0-3-2，近 2 月出现夫妻同床后阴道点滴出血，妇科检查：子宫大小正常，活动好，宫口 3 点钟处可见约指甲盖大小的糜烂面，宫颈脱落细胞学检查巴氏 Ⅲ 级，为明确诊断和进一步治疗，准备行宫颈及颈管活体组织检查。

问题：究竟如何做宫颈及颈管活体组织检查？作为护士该如何配合？

（一）实训目标

1. 熟练掌握宫颈及颈管活体组织检查的术前准备、健康教育。
2. 能对宫颈及颈管活体组织检查的患者进行护理评估。
3. 具有辅助和实施宫颈及颈管活体组织检查基本技能操作的能力。

（二）技能要求

1. 评估患者　了解患者临床症状，评估患者宫颈脱落细胞学检查结果。
2. 实训准备
（1）环境准备：整洁干净，光线充足，空气流通，窗帘屏风等保护设施。
（2）物品准备：阴道窥器 1 个，弯盘 1 个，卵圆钳 1 把，宫颈钳 1 把，宫颈活组织钳 1 把，无菌干纱布 4 块，干棉球若干个、带尾丝纱布 1 个，标记好的标签瓶 4 个（内有 10% 甲醛溶液），聚维酮碘棉球若干。
（3）病人准备：排空膀胱，取膀胱截石位。
（4）护士准备：换鞋、穿工作服、戴工作帽、戴口罩、仪表端正；对患者态度和蔼、关心体贴患者，工作期间不闲谈。

链接 ⋯⋯⋯⋯ 手术适应证

1. 肉眼观宫颈有溃疡或赘生物需明确诊断的患者。
2. 宫颈脱落细胞学检查巴氏 Ⅲ 级或 Ⅲ 级以上；巴氏 Ⅱ 级经抗感染治疗后仍为 Ⅱ 级者，TBS 分类鳞状细胞异常者。
3. 宫颈细胞学检查已查到癌细胞，需进一步确定浸润范围的患者。
4. 特异性宫颈炎如阿米巴、结核、尖锐湿疣感染等患者。
5. 临床有宫颈接触出血或可疑宫颈癌患者。

3. 实训步骤

（1）协助患者躺在治疗床上，取膀胱截石位。外阴消毒、铺消毒巾。

（2）用卵圆钳取碘伏棉球消毒阴道、宫颈及后穹隆。宫颈钳钳夹宫颈前唇。

（3）用活检钳在宫颈外口鳞状上皮-柱状上皮交接处的宫颈 3 点、6 点、9 点、12 点处或在碘试验不着色区，或在阴道镜下钳取组织（图 18-3 ~ 图 18-5）。分别放置在盛有 10% 甲醛溶液的小瓶中，写好标签送检。疑为宫颈癌者要用小刮匙搔刮颈管。

（4）取完组织后创面填带尾棉球压迫止血，嘱患者 24 小时后自己取出。

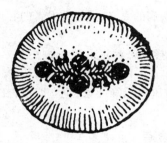 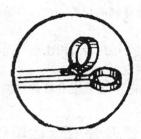 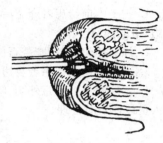

图 18-3　宫颈活检取材部位　　图 18-4　活检钳头部　　图 18-5　钳取

（三）健康教育

1. 护士术前给患者介绍子宫颈活检的临床意义、目的及操作的基本过程，组织病理学检查对确诊的重要性，让患者知情并以良好的心态配合。

2. 术中陪在患者身边提供安慰、支持。

3. 嘱患者术后 24 小时取出纱布；注意外阴清洁；术后禁止性生活 1 个月；出血多时要随诊。

四、诊断性刮宫术

情景设置

张女士，48 岁，G_2P_1，月经不规则已 1 年有余。此次月经来潮阴道淋漓出血 20 天就诊，为止血和明确诊断进一步治疗，准备行子宫内膜诊段性刮宫检查。
问题：作为护士的你该如何准备和配合检查？

（一）实训目标

1. 熟练掌握诊断性刮宫术的术前准备、健康教育。

2. 能对诊断性刮宫术的患者进行准确评估。

3. 具有辅助与实施诊断性刮宫术的基本技能操作能力。

链接　手术适应证

（1）子宫异常出血、阴道排液需证实或排除子宫内膜癌、宫颈管癌或其他病变如流产、子宫内膜炎等。

（2）月经失调：遇有闭经或功能失调性子宫出血，要了解子宫内膜变化和对性激素的反应。

（3）不孕症：了解有无排卵或子宫内膜炎症。

（二）技能要求

1. 评估患者　了解患者具体临床症状，评估患者阴道出血、阴道排液、月经失调或不孕症等情况。给患者介绍诊刮的目的、意义、诊刮的简要过程，消除患者的思想顾虑，争取知情配合。

2. 实训准备

（1）环境准备：整洁干净,光线充足,空气流通,屏风等必备设施齐全。

（2）物品准备：诊断性刮宫包1个,标本瓶1~2个,聚维酮碘棉球若干,消毒干纱布4块。

（3）患者准备：术前给患者介绍诊刮的目的、意义、诊刮的简要过程,消除患者的思想顾虑,争取知情配合。排空膀胱,取膀胱截石位,外阴消毒、铺消毒巾。

（4）护士准备：换鞋、穿工作服、戴工作帽、戴口罩、仪表端正;对患者态度和蔼、关心体贴患者。

3. 实训步骤

（1）协助患者躺在治疗床上,取膀胱截石位。

（2）双合诊查明子宫屈向、大小及附件情况,外阴消毒、铺消毒巾。

（2）阴道窥器暴露宫颈,无菌棉球轻轻擦掉阴道分泌物,重新消毒宫颈及颈管,钳夹宫颈,探测宫腔深度。

（3）按子宫前屈或后屈方向,用宫颈扩张条逐号扩颈管,扩至8号即可送入中型刮匙。

（4）刮取组织,顺子宫屈向送入刮匙达宫底部,依次自前壁、侧壁、后壁、子宫底部刮取组织。

（5）刮宫目的不同,刮宫的部位也不一样。①功能失调性子宫出血:全面彻底清除肥厚的内膜,既可止血,又可作组织病理学检查,了解子宫内膜分期;②绝经后病人:怀疑子宫内膜癌者,诊刮时应特别仔细,轻柔操作,刮出少部分组织即可送检;③如拟诊为子宫内膜结核者:必须注意刮取两侧子宫角部组织;④分段刮宫:分段诊刮术常用于确定病变部位。刮宫前不探查宫腔深度,以免将宫颈管组织带入宫腔混淆诊断。先用小细刮匙刮取宫颈管内组织,然后依次刮取子宫腔前壁、侧壁、后壁及子宫角的内膜组织。

（6）将刮取出的内膜组织按顺序装进已标好的标本瓶中,禁忌装错标本瓶。送检查。

（三）健康教育

1. 术后观察患者1小时,无腹痛、内出血征象时让患者离院。

2. 嘱患者3日后来取病理检验报告单。注意外阴卫生,禁止性生活1个月。

五、输卵管通畅术

情景设置

妇科门诊手术室:一女性,32岁,G_2P_0,月经规律,未避孕而4年未孕,爱人精液常规检查正常,为明确诊断输卵管是否通畅,医生准备给她行输卵管通畅术。

问题:作为护士的你知道如何为患者准备检查用物和术中护理配合吗?

（一）实训目标

1. 熟练掌握输卵管通畅术的术前准备、健康教育。

2. 能对输卵管通畅术的患者进行准确评估。

3. 具有辅助与实施输卵管通畅术基本技能操作。

链 接 ::::::::::

输卵管通畅术为妇科不孕症检查的最常用手段, 其主要目的是检查输卵管是否畅通,了解宫腔和输卵管腔的形态及输卵管的阻塞部位。 其常用方法有输卵管通液术、子宫输卵管造影术。

（二）技能要求

1. 评估患者　了解患者不孕症的原因,是否患有输卵管通畅术适应证及禁忌证等。给患者介绍输卵管通畅术的简要过程、临床诊断及治疗疾病的重要性,取得患者的知情合作。

📖 链接 ░░░░░░░░

适应证:

(1)原发性或继发性不孕症疑有输卵管阻塞患者。

(2)了解输卵管绝育术、输卵管再通术及输卵管成形术的效果。

(3)输卵管再通患者。

禁忌证:

(1)可疑妊娠。

(2)月经期或异常出血时。

(3)体温高于37.5℃。

(4)生殖器急性炎症期或慢性盆腔炎急性发作。

(5)有严重的心、肺功能不全者。

2.实训准备

(1)环境准备:整洁干净,光线充足,空气流通,各种设施齐全(最好B超监视下)。

(2)物品准备:子宫导管1根,阴道窥器1个,弯盘1个,卵圆钳1把,宫颈钳1把,子宫探针1根,长镊子1把,宫颈扩张条2~4号各1根。双层大包布1块,治疗孔巾1块,纱布4块,干棉球若干个,长棉签2根,氧气抢救用品。输卵管通水者另加20ml注射器1个,0.9%氯化钠溶液20ml,庆大霉素2支。输卵管碘油造影另加10ml加压注射器1个。40%碘化油40ml,或60%~70%泛影葡胺1支。

(3)患者准备:预约患者月经干净后3天~7天手术,如为输卵管碘油造影者,须在术前24小时做碘过敏试验,术前排空膀胱。

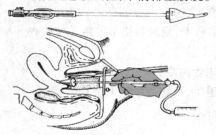

图18-6 子宫输卵管通畅术

(4)护士准备:换鞋、穿工作服、戴工作帽、戴口罩、仪表端正;对病人态度和蔼、关心体贴病人,同时工作期间不闲谈、不得擅自离岗。

3.实训步骤

(1)输卵管通液术(图18-6)

1)协助患者躺在治疗床上,取膀胱截石位。外阴、阴道常规消毒。铺无菌治疗巾,双合诊了解子宫位置、大小。

2)阴道窥器暴露宫颈,再次消毒阴道及宫颈,以宫颈钳钳夹宫颈前唇,沿宫腔方向置入宫颈导管,并使其与宫颈外口紧密相贴。

3)将宫颈导管与压力表、注射器用Y型管相连,压力表应高于接管水平,以免注射液进入压力表。

4)用装有20ml 0.9%氯化钠溶液(内含8万U庆大霉素)的注射器缓慢推注,压力不可超过160mmHg(21.3kPa)。若输卵管阻塞,注入4~5ml液体时,病人即感下腹部胀痛,此时见压力表压力持续上升不见下降;若输卵管通畅,注入0.9%氯化钠溶液20ml,毫无阻力,压力维持在60~80mmHg(8.0kPa),病人无腹胀不适感,停止注射后压力迅速下降,表示所注液体已顺利进入腹腔。反复试验,情况相同。若要辨别何侧输卵管阻塞,可将听诊器置于下腹部相当于输卵管处,若能听到液过水声,提示该侧输卵管通畅。

5)术毕取出宫颈导管,再次消毒宫颈、阴道,取出阴道窥器。

(2)子宫输卵管碘油造影

1)造影前作清洁灌肠,排空大小便。

2)陪患者到放射科,帮助其卧于放射台上,术前消毒和手术步骤基本同输卵管通畅术。

（三）健康教育

1. 明确输卵管通畅术是不孕症的重要诊疗方法之一。既可以明确诊断不孕症原因，又可以治疗输卵管不孕症疾病。

2. 护士术前给患者介绍输卵管通畅术的简要过程，临床诊断及治疗疾病的重要性，鼓励患者树立信心，以良好的心态合作，查明病因，为治愈疾病提供依据。

3. 嘱患者术后 2 周禁止性生活及盆浴。

六、阴道镜检查

情景设置

张女士，35 岁，G_2P_1，因为白带增多、接触性出血来诊，妇科检查见子宫颈重度糜烂。宫颈脱落细胞学检查巴氏 Ⅲ 级，为明确诊断和进一步治疗，医生准备在阴道镜下行宫颈及颈管活体组织检查。

问题：究竟如何在阴道镜下行宫颈及颈管活体组织检查？作为护士的你知道吗？

（一）实训目标

1. 熟练掌握阴道镜下行碘试验和宫颈及颈管活体组织检查的术前准备、健康教育。

2. 能对行阴道镜检查的患者进行准确评估。

3. 能配合实施阴道镜检查基本技能操作。

链 接

阴道镜检查是利用阴道镜在强光源照射下将宫颈阴道部上皮放大 10～40 倍，借以观察肉眼看不到的阴道、宫颈表面的微小病灶。

（二）技能要求

1. 评估患者　了解患者临床症状，评估患者宫颈脱落细胞学检查结果。是否有阴道镜检查的适应证或禁忌证。

链 接　阴道镜检查适应证

1. 有接触性出血，肉眼观察宫颈无明显病变者。

2. 宫颈脱落细胞学检查巴氏 Ⅱ 级以上，或 TBS 提示上皮细胞异常，或持续阴道分泌物异常。

3. 肉眼观察有宫颈癌可疑灶者。

2. 实训准备

（1）环境准备：整洁干净，光线充足，空气流通，各种设施齐全，电源完好。

（2）物品准备：弯盘 1 个，宫颈钳 1 把，卵圆钳 1 把，活检钳 1 把，阴道窥器 1 个，标本瓶 4～6 个，纱布 4 块，干棉球若干。阴道镜所用器械清洁后将零部件拆开，放在 10% 甲醛溶液中浸泡 15 分钟，再用无菌水冲洗后备用。检查电源及各部件的性能，阴道镜基本器械组成见图 18-7。

（3）患者准备：在非月经期，排空膀胱。检查前有阴道细胞涂片检查结果，除外阴道毛滴虫、念珠菌、淋菌等炎症。检查前 24 小时避免阴道冲洗、双合诊和性生活。

（4）护士准备：换鞋、穿工作服、戴工作帽、戴口罩、仪表端正；对患者态度和蔼、关心体贴患者，同时工作期间不闲谈、不得擅自离岗。

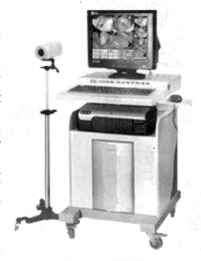

图 18-7　阴道镜

3. 实训步骤

（1）协助患者躺在治疗床上，取膀胱截石位。外阴、阴道常规消毒。

（2）用阴道窥器充分暴露宫颈阴道部，用棉球轻轻擦净宫颈分泌物。为避免出血，不可用力涂擦。

（3）手术中打开照明开关，递送所需物品，鼓励患者配合检查。配合医生调整灯光，将物镜调至与被检部位同一水平，调整好焦距（一般物镜距被检物约为20cm），调至物像清晰为止。先在白光下用10倍低倍镜粗略观察被检部位。以宫颈为例，可粗略观察宫颈外形、颜色及血管等。

（4）用3%醋酸棉球涂擦宫颈阴道部，使上皮净化并肿胀，对病变的境界及其表面形态观察更清楚。需长时间观察时，每3～5分钟应重复涂擦3%醋酸一次。精密观察血管时应加绿色滤光镜片，并放大20倍。最后涂以复方碘液（碘2g，碘化钾4g，加蒸馏水至100ml），若为碘试验阴性，在碘试验阴性区或可疑病变部位，取活检送病理检查，如有标本协助填单送验。

（5）手术后安置患者休息。

（三）健康教育

1. 月经期禁止检查，且检查前24小时内，避免阴道冲洗、双合诊和性生活。

2. 手术前给患者介绍阴道镜检查的目的及方法，讲清无明显痛苦，以消除患者的顾虑。

3. 术后2周禁止性生活及盆浴。

七、宫腔镜检查

情景设置

王女士，46岁，G_2P_1，因月经不规律、阴道淋漓出血半月来诊，妇科检查见子宫颈光，子宫较正常略大，质软、活动尚可。为明确诊断和进一步治疗，医生准备给患者行宫腔镜检查。

问题：作为护士的你知道如何配合医生做宫腔镜检查吗？

（一）实训目标

1. 熟练掌握宫腔镜检查的术前准备、健康教育。

2. 能对行宫腔镜检查的病人进行护理评估。

3. 能配合实施宫腔镜检查基本技能操作。

链接

宫腔镜是一种光源纤维内镜，直视观察宫颈管及子宫腔内的情况，用于指导诊刮、取活检及治疗疾病等，一般在月经干净后3～7日进行。

（二）技能要求

1. **评估患者** 了解患者临床症状，评估患者是否有宫腔镜检查适应证及禁忌证等。

2. **实训准备**

（1）环境准备：整洁干净，光线充足，空气流通，各种设施齐全。

（2）物品准备：阴道窥器1个、宫颈钳1把、卵圆钳1把，弯盘1个，子宫腔探针1根，宫腔刮持1把，宫颈扩张器一套、药杯、5%葡萄糖溶液500ml、聚维酮碘溶液、庆大霉素8万U、地塞米松5mg、哌替啶100mg。标本瓶3～6个，纱布4块，干棉球若干。宫腔镜所用器械清洁后将零部件拆开，经蒸汽消毒后备用。检查电源及各部件的性能，宫腔镜基本器械组成见图18-8、图18-9。

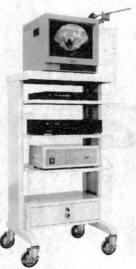

图18-8 宫腔镜

（3）患者准备：月经干净后 3～7 天，排空膀胱。阴道分泌物检查。带宫内节育器者，B 型超声估计节育器位置。

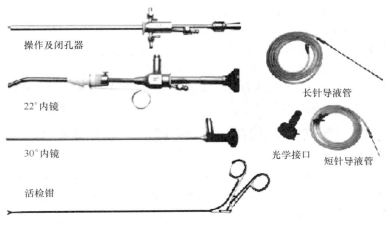

操作及闭孔器

22°内镜

30°内镜

活检钳

长针导液管

光学接口　短针导液管

图 18-9　宫腔镜器械

📖 链接

1. 适应证

（1）不孕症：对原发不孕者可通过宫腔镜找到输卵管开口，行输卵管通畅试验。

（2）子宫异常出血：子宫功能失调性出血、内膜息肉、黏膜下肌瘤、子宫内膜癌等。

（3）了解宫腔情况：怀疑子宫腔内膜结核、宫腔粘连患者。

（4）宫内节育器并发症：位置异常、嵌顿、变形、断裂，取环困难等。

（5）宫腔异物：不全流产残留物。

2. 禁忌证

（1）妊娠情况：有早期宫内或宫外孕者。

（2）阴道流血：中等量以上阴道流血。

（3）手术史：近期内有刮宫史者。

（4）炎症：生殖器官炎症的急性期。

（5）宫颈癌患者。

（6）宫颈瘢痕、宫颈裂伤或松弛者。

（4）护士准备：换鞋、穿工作服、戴工作帽、戴口罩、仪表端正；态度和蔼可亲、关心体贴患者。

3. 实训步骤

（1）患者排空膀胱后，取膀胱截石位。外阴、阴道的消毒、铺单同人工流产术。复查子宫大小、位置及附件情况。

（2）麻醉：一般不需麻醉。精神过度紧张者肌内注射哌替啶100mg。

（3）膨宫介质：目前最常用的膨宫液是 5% 葡萄糖溶液，安全、易得、价廉。

（4）放置阴道窥器，以聚维酮碘溶液消毒宫颈，钳夹宫颈。按人工流产要求，探明子宫屈度及宫腔深度，用宫颈扩张器扩张宫颈至大于镜体外鞘直径半号为宜。将宫腔镜与冷光源及膨宫装置相连，在液体流出的情况下将宫腔镜送入宫颈内口，先冲洗宫腔直至流出液清净为止。然后关闭水孔，使宫腔扩张（需用 5% 葡萄糖溶液 50～100ml），并调节光源亮度，当子宫内壁清晰可见时移动镜管，按顺序观察宫底、输卵管开口、子宫前后壁、侧壁、宫颈内口及宫颈管，并缓慢退出镜管。

（5）检查后处理：嘱患者卧床观察 1 小时，酌情给予抗生素预防感染。

（三）健康教育

1. 一般于月经干净后 3~7 天内进行检查,此时子宫内膜处于增生早期,较薄而不易出血,另一方面因黏液分泌少,宫腔病变易暴露。

2. 术中观察患者的反应,消除其紧张、恐惧心理。

3. 由于人工流产术可能引起的并发症也可能发生于宫腔镜检查,所以术中、术后应注意观察患者的生命体征、有无腹痛等,如有异常应及时处理。

4. 术后卧床观察一小时,按医嘱使用抗生素 3~5 天;告知患者经宫腔镜检查后 2~7 天阴道可能有少量血性分泌物,需保持会阴部清洁;术后 2 周内禁性交、盆浴。

八、慢性宫颈炎物理疗法(宫颈激光烧灼术)

情景设置

妇科门诊手术室:一位 35 岁女性,G_2P_1,因为白带增多、接触性出血来诊,妇科检查见子宫颈重度糜烂。宫颈脱落细胞学检查巴氏Ⅱ级,为了尽快治愈,准备行慢性宫颈炎激光疗法。她很担心激光时会疼痛。

问题:究竟如何做慢性宫颈炎激光疗法呢?

（一）实训目标

1. 熟练掌握慢性宫颈炎物理疗法的术前准备。

2. 能对慢性宫颈炎物理疗法的患者进行准确评估。

3. 会辅助和实施慢性宫颈炎物理疗法的基本技能操作,包括宫颈电熨术、电灼术、冷冻疗法、微波及激光疗法等,目前常用的是微波及激光疗法。

链接 ﹍﹍﹍﹍ 激光治疗

激光治疗是一种高温治疗,温度可达 700℃以上。 主要使糜烂组织炭化结痂,待痂脱落后,创面为新生的鳞状上皮覆盖。 治疗宫颈糜烂一般采用二氧化碳激光器,波长为 10.6 μm 的红外光。

链接

慢性宫颈炎为妇科的常见病,有宫颈糜烂、宫颈腺囊肿、子宫颈肥大、宫颈管息肉等慢性炎症表现。 治疗以物理疗法为主,其中宫颈电熨术、电灼术、冷冻疗法及激光疗法等治疗效果均较好。

物理疗法的原理是利用高频电凝、超低温冷冻、激光碳化破坏炎性上皮,使坏死脱落,鳞状上皮化生修复创面。 修复的上皮其色泽形态与正常宫颈上皮无异,完整光滑,不容易复发。

宫颈物理疗法前必须行防癌普查以排除宫颈癌或可疑病变。

（二）技能要求

1. 评估患者　了解患者临床症状,评估患者宫颈脱落细胞学检查结果。

链接 ﹍﹍﹍﹍ 手术适应证

1. 慢性宫颈炎、宫颈内膜异位症或宫颈腺囊肿。

2. 轻、中度宫颈上皮内瘤变(CINⅠ、Ⅱ级),且排除宫颈癌患者。

2. 实训准备

（1）环境准备:整洁干净,光线充足,空气流通,各种设施齐全。

（2）物品准备:电熨设备 1 套,阴道窥器 1 个,卵圆钳 1 把,干棉球若干,长棉签 2 支,纱布 2 块,碘酊或聚维酮碘溶液。术前检查电熨设备电源是否处于完好状态。

链接 ﹍﹍﹍﹍ 手术禁忌证

1. 急性外阴、阴道、宫颈或(和)盆腔炎。

2. 重度宫颈炎,未排除恶性变者。

（3）病人准备：患者常规行宫颈刮片检查排除宫颈癌。术前 3 天禁性生活。嘱患者月经干净后 3 ～ 7 日物理治疗，术前排空膀胱。

（4）护士准备：换鞋、穿工作服、戴工作帽、戴口罩、仪表端正；对患者态度和蔼、关心体贴患者，同时工作期间不闲谈、不得擅自离岗。

链接 ········· 手术时机选择

1. 患者月经干净后 3 ～ 7 日；

2. 安放宫内节育器 1 个月后；

3. 产后半年以上、且有月经复潮；

4. 流产两个月以后；

5. 哺乳期不宜行此手术。

3. 实训步骤

（1）协助患者躺在治疗床上，取膀胱截石位。外阴、阴道常规消毒。

（2）用阴道窥器充分暴露宫颈阴道部，（阴道窥器外套上无菌避孕套、避孕套储精液处剪开，暴露前端，不使阴道壁经阴道窥器双边膨入阴道，易于激光手术治疗）。用棉球轻轻擦净宫颈分泌物。为避免出血，不可用力涂擦。

链接 ········· 激光治疗优点

1. 其优点除热效应外，还有压力、光化学及电磁场效应，因而在治疗上有消炎（刺激机体产生较强的防御免疫机能）、止痛（使组织水肿消退，减少对神经末梢的化学性与机械性刺激）及促进组织修复（增强上皮细胞的合成代谢作用，促进上皮增生，加速创面修复），故治疗时间短，治愈率高。

2. 能准确限定组织损坏区域，通过控制激光束作用时间，准确掌握组织穿透深度。

3. 与冷冻手术相比，术后阴道分泌物少。

（3）烧灼宫颈：用 CO_2 激光，波长 10.6μm，输出功率 20 ～ 30W 连续可调，刀头距离病灶 2 ～ 5cm，光斑直径 0.3 ～ 0.5cm，对准病变组织作扫描式汽化，由下至上，由外至内重复扫描，边界超出病灶 2mm 左右，烧灼深度约 2 ～ 3mm。

（4）烧灼宫颈腺体囊肿：先用激光在囊肿中央打一小孔，用镊子挤出黏稠囊液，再汽化整个囊壁。

（5）手术创面处理：再次消毒宫颈。

（6）常规给予抗生素及止血药 3 天。

（三）健康教育

1. 术后嘱患者 24 小时后自行取出阴道内纱布。

2. 告诉患者术后 3 日始有坏死上皮和结痂脱落，阴道分泌物增加，2 ～ 3 周后可自行消失，不必担心。两周内阴道有较多淡红色水样液排出，此为正常现象，无需处理。可在家用 1 ：5000 高锰酸钾溶液坐浴。

3. 术后 2 个月内禁止性生活。

4. 2 个月月经干净后来院复诊。如创面未完全愈合，可行第二次表浅的烧灼。

链接 ········· 常见并发症及处理

1. 出血　较常见。好发部位为宫颈后唇约 6 点钟处。少量出血可用大头棉签压迫止血或将激光束调散至 >2mm，烧灼出血灶及周围，使其血管凝固；出血较多者，可用阴道棉塞或纱条堵塞，24 小时后取出。

2. 术后盆腔感染　表现为下腹痛，宫颈披覆绿黑色物，分泌物带臭味，肛查子宫压痛，需局部或全身抗感染治疗。

3. 术后宫颈口狭窄　用血管钳分开粘连处膜样物，必要时行宫颈扩张。

重点提示

1. 妇科常用护理技术有会阴湿热敷、阴道灌（擦）洗、阴道、宫颈局部上药。

2. 妇科常用诊疗技术有阴道及宫颈细胞学检查、阴道后穹隆穿刺术、宫颈及颈管活体组织检查、输卵管通畅术、阴道镜检查、宫颈激光烧灼术等。

3. 会阴湿热敷是产后最常用的专科护理措施，热敷温度常为 41～48℃，热敷的面积为病灶范围的 2 倍，每隔 3～5 分钟更换一次敷料布，每次热敷 15～30 分钟，每日 2～3 次。

4. 宫颈脱落细胞学检查Ⅲ级或Ⅲ级以上应行宫颈及颈管活体组织检查，是诊断宫颈癌最好方法。

5. 慢性宫颈炎主要选择局部物理疗法，包括宫颈电熨术、电灼术、冷冻疗法、微波及激光疗法等，目前常用的是微波及激光疗法。术后常见并发症有出血、盆腔感染、宫颈口狭窄。

目标检测

选择题

A 型题

1. 不孕症妇女咨询输卵管通畅术最佳手术时间，妇科门诊护士正确的回答应是
   A. 月经前 3～7 天　　　　B. 月经来潮 3～7 天
   C. 月经来潮第 1 天　　　　D. 月经来潮第 5 天
   E. 月经干净后 3～7 天内

2. 一妇科检查诊断为慢性子宫颈炎的患者，询问为何仍需做宫颈刮片，护士的解释是
   A. 需进一步确诊
   B. 为局部物理治疗作术前准备
   C. 为预防物理治疗时出血
   D. 以排除早期宫颈癌
   E. 临床表现不典型

3. 医生为一妇科患者做宫颈刮片或阴道分泌物涂片细胞学检查，护士准备的润滑剂应是
   A. 肥皂水　　　　B. 液状石蜡
   C. 乙醇　　　　D. 0.9% 氯化钠溶液
   E. 苯扎溴铵溶液

4. 为了解内生殖器有无恶性肿瘤，护士建议患者选择的特殊检查方法应是
   A. 白带涂片　　　　B. 阴道侧壁涂片
   C. 后穹隆及宫颈涂片　　D. 基础体温测定
   E. 宫颈黏液检查

5. 吴女士，26 岁，G₁P₀，不规则阴道出血 1 年余。护士应该清楚，患者进行的辅助检查中，下列哪一项不是为了解出血原因的
   A. 白带涂片　　　　B. 阴道侧壁涂片
   C. 宫颈黏液检查　　　D. 基础体温测定
   E. 宫颈及阴道后穹隆刮片

6. 赵女士，30 岁，已婚 5 年未孕，丈夫精液正常。护士告知患者，查找不孕原因的检查不包括下列哪一项
   A. 宫颈刮片　　　　B. 阴道侧壁涂片
   C. 诊刮　　　　D. 宫颈黏液检查
   E. 基础体温测定

7. 上述患者行子宫内膜诊刮检查结果为增生期子宫内膜，则说明该女士
   A. 有排卵　　　　B. 无排卵
   C. 患子宫内膜结核　　D. 患子宫内膜癌
   E. 患输卵管炎

8. 陈女士，35 岁，G₂P₁，因为白带增多、接触性出血来诊，妇科检查见子宫颈重度糜烂。宫颈脱落细胞学检查巴氏Ⅱ级，行慢性宫颈炎激光疗法。护士指导术后禁盆浴及性生活时间为
   A. 1 个月　　　　B. 2 周
   C. 2 个月　　　　D. 4 个月
   E. 3 个月

（罗　琼）

第19章　计划生育妇女的护理

人口与计划生育(family planning)是人类可持续发展的关键问题。实行计划生育是我国的一项基本国策。我国的计划生育是:在社会范围内实行人类自身生产的计划化,即人口的发展与资源利用、环境保护相协调,以促进经济发展、社会进步。

现阶段,计划生育主要内容包括:①晚婚:按国家法定年龄推迟3年以上结婚;②晚育:按国家法定年龄推迟3年以上生育;③节育:育龄夫妇应及时采取节育方法并落实措施;④优生优育,提高人口素质:避免先天缺陷代代相传,防止后天因素影响发育。

第1节　避孕妇女的护理

案例

王××,女,29岁,5个月前足月顺产一男婴,产后恢复好,母乳喂养至今。该女士现已恢复月经来潮。

问题:拟选择何种避孕方法为佳? 若该女士选择放置宫内节育器,应完善哪些检查? 主要的护理措施有哪些?

避孕是用科学的方法在不妨碍正常性生活和身心健康的情况下,使育龄妇女暂时不受孕。避孕是计划生育工作的重要组成部分,主要通过下列环节进行:①干扰受精卵着床,使宫内环境不利于受精卵生长,如应用宫内节育器;②阻止卵子和精子相遇,如应用避孕套、阴道隔膜或进行输卵管结扎;③抑制排卵,如应用避孕药物;④改变阴道环境,使其不利于精子生存和获能,如应用外用杀精子剂等。

药物避孕

避孕药是由雌激素和孕激素或单纯孕激素组成。其避孕机制为:抑制排卵、改变宫颈黏液的理化性状、影响输卵管生理功能、改变子宫内膜形态与功能。要求避孕的健康育龄妇女,无激素避孕药禁忌证者均可选用。

考点:药物避孕的避孕机制

一、护理评估

(一)健康史

询问妇女年龄、婚育史、既往史、现在疾病史,以确定是否适合药物避孕。

1. 适应证　健康的育龄妇女均可服用。
2. 禁忌证　①严重心血管疾病、肝炎或肾炎;②血液病、血栓性疾病,内分泌疾病,如糖尿病、甲状腺功能亢进;③恶性肿瘤、癌前病变、子宫或乳房肿块;④不明原因的阴道流血;⑤哺乳期、产后未满半年或月经未来潮者;⑥月经稀少或年龄大于45岁;⑦精神病生活不能自理者。

(二)身心状况

1. 身体状况　全身体格检查及妇科检查,以排除药物避孕的禁忌证。
2. 心理、社会状况　评估妇女及丈夫对药物避孕的了解程度及其态度。

（三）辅助检查

有药物避孕禁忌证相关症状者可选择以下检查进行排除：①血液检查：如肝功能、肾功能、血脂、血糖、血常规等。②B 超等影像学检查。③宫颈刮片、诊断性刮宫。④心电图等。

二、护理诊断/合作性问题

1. 舒适改变　与突破性出血、体重增加有关。
2. 焦虑　与药物副作用、服药后的不适、避孕失败有关。
3. 知识缺乏　缺乏药物避孕知识。

三、护　理　措　施

（一）避孕指导

育龄夫妇有对避孕方法的知情选择权，医务工作者应当指导实行计划生育的公民选择安全、有效、适宜的避孕措施，达到节育的目的。

1. 新婚夫妇　建议选择使用方便、不影响生育的避孕方法。以男用避孕套、女用外用避孕药或口服短效避孕药为宜。

2. 哺乳期妇女　以不影响乳汁质量及婴儿发育为佳，可首选男用避孕套；不宜用口服雌、孕激素避孕药或注射避孕针以及安全期避孕；正常产后 3 个月、剖宫产后半年可放置宫内节育器。

3. 生育后期　可根据个人的身体状况选择各种避孕方法。已有 1 个子女的夫妇，宫内节育器是首选方法，如需要再生育，取出宫内节育器即可；也可选用避孕药物（口服避孕药或皮下埋植剂避孕）；有两个及两个以上孩子的夫妇，可以采取绝育措施。

4. 围绝经期　此期妇女仍可能排卵，必须坚持避孕，可采用避孕套或避孕栓、凝胶剂，原来使用宫内节育器无不良反应或未到期者仍可使用。45 岁以后不宜用口服或注射避孕药。

（二）用药指导

1. 药物种类：避孕药的种类分为口服避孕药、注射避孕针、缓释系统避孕药等（表 19-1）。

表 19-1　国内女性常用避孕药

类别		名称	成分		剂型	给药途径
			雌激素含量（mg）	孕激素含量（mg）		
复方短效口服避孕药	单相片	复方炔诺酮（口服避孕片 1 号）	炔雌醇 0.035	炔诺酮 0.625	片剂、纸剂、滴剂	口服
		复方甲地孕酮（口服避孕片 2 号）	炔雌醇 0.035	甲地孕酮 1.0	片剂、纸剂、滴剂	口服
		0 号片	炔雌醇 0.035	炔诺酮 0.3	片剂	口服
		国产 0 号片	炔雌醇 0.035	甲地孕酮 0.5		口服
		复方炔诺孕酮	炔雌醇 0.03	炔诺酮 0.3	片剂	口服
		复方去氧孕烯（妈富隆）单相片	炔雌醇 0.03	去氧孕烯 0.15	片剂	口服
		复方孕二烯酮（敏定偶）	炔雌醇 0.03	孕二烯酮 0.075	片剂	口服
	双相片	妈富隆双相片				
		第一相（第 1 ~ 7 片）	炔雌醇 0.04	去氧孕烯 0.25	片剂	口服
		第二相（第 8 ~ 21 片）	炔雌醇 0.03	去氧孕烯 0.125	片剂	口服
	三相片	复方左旋炔诺孕酮三相片				
		第一相（第 1 ~ 6 片）	炔雌醇 0.03	左炔诺孕酮 0.05	片剂	口服
		第二相（第 7 ~ 11 片）	炔雌醇 0.04	左炔诺孕酮 0.075	片剂	口服
		第三相（第 12 ~ 21 片）	炔雌醇 0.03	左炔诺孕酮 0.125	片剂	口服

续表

类别		名称	成分		剂型	给药途径
			雌激素含量(mg)	孕激素含量(mg)		
探亲避孕药		甲地孕酮探亲片(探亲避孕片1号)		甲地孕酮2.0	片剂	口服
		炔诺酮探亲避孕片(天津探亲避孕片)		炔诺酮5.0	滴丸	口服
		炔诺孕酮探亲片		炔诺孕酮3.0	片剂	口服
		双炔失碳酯探亲避孕片(53号探亲避孕片)		双炔失碳酯7.5	片剂	口服
长效口服避孕药		复方18甲长效口服避孕药	炔雌醚3.0	炔诺酮12.0	片剂	口服
		复方左旋18甲长效口服避孕药	炔雌醚3.0	左炔诺酮6.0	片剂	口服
		复方炔雌醚长效口服避孕药(三合一月服片)	炔雌醚3.0	氯地孕酮6.0 炔诺酮6.0	片剂	口服
长效避孕注射剂		复方己酸孕酮避孕针(避孕针1号)	戊酸雌二醇5.0	己酸孕酮250.0	针剂	肌内注射
		复方甲地孕酮避孕针	17环戊丙酸雌二醇5.0	甲地孕酮25.0	针剂	肌内注射
		复方甲地孕酮注射液(美尔伊)	雌二醇3.5	甲地孕酮25.0	针剂	肌内注射
		复方炔诺酮庚酸酯	戊酸雌二醇5.0	炔诺酮庚酸酯80.0	针剂	肌内注射
		醋酸甲孕酮(DMPA)		醋酸甲孕酮150.0	针剂	肌内注射
		炔诺酮庚酸酯		庚炔诺酮200.0	针剂	肌内注射
缓释避孕药	皮下埋植剂	Norplant Ⅰ		左旋炔诺孕酮36×6		皮下埋植
		Norplant Ⅱ		左旋炔诺孕酮70×2		皮下埋植
	缓释阴道避孕环	甲硅环		甲地孕酮200或250		阴道放置
	微球和微囊避孕针	庚炔诺酮微球针		庚炔诺酮65或100	针剂	皮下注射
		左旋18甲基炔诺酮微球针		左旋18甲炔诺酮50	针剂	皮下注射

2. 药物使用方法及注意事项

(1) 复方短效口服避孕药:可分为单相型、双相型和三相型。按规定用药的避孕有效率高达99.8%。使用方法:①月经周期的第5日开始,每晚1片,连服22日,不能间断。通常停药1~3日月经来潮,月经第5日开始下一周期。如无月经来潮,应在停药第7日晚服下一周期药物;②月经周期的第1日开始,每晚1片,共服21片。停药7日后,无论月经是否来潮或是否干净,均在第8日晚开始服下一周期药片。通常国产药物是第一种服用法,进口药物(妈富隆、敏定偶)是第二种服用法。

注意事项:要按规定不能间断;如漏服,则需在次晨补服1片;如漏服2片,该周期需采用紧急避孕。短效口服避孕药使用中,月经量可减少,但通常不会闭经。

(2) 速效口服避孕药:也称探亲避孕药或事后避孕药,适用于短期探亲的夫妇。其作用机制以改变子宫内膜形态与功能和宫颈黏液性状为主,避孕有效率达99%以上。

使用方法(甲地孕酮探亲口服避孕片):探亲当天中午(即在性交前6~8小时)服1片,当晚再服1片,以后每晚1片。探亲不足14天,至少要服14片。探亲14天,次晨再服1片,即总共服16片。如果探亲超过14天,在服完14片后,接着改为短效口服避孕药,按短效口服避

考点: 复方短效口服避孕药的服药时间及注意事项

孕药用法,直至同居结束。服药期间不来月经,停药 1 周内(多数在 3 ~ 5 日)即可月经来潮。

(3)长效口服避孕药:1 个月只需服用 1 片,避孕有效率可高达 98%。

使用方法:①月经第 5 日午餐后服 1 片,间隔 20 日(周期第 25 日)服第 2 片,以后按第 2 片服药日期,每月固定此日服 1 片;②月经第 5 日午餐后服 1 片,第 10 日服第 2 片;以后按第 1 片服用日期,每月固定此日服 1 片。

(4)长效避孕注射剂:我国应用的长效避孕注射剂有两类:①雌孕激素复方制剂;②单纯孕激素制剂。长效避孕注射剂的避孕有效率可高达 99% 以上。

使用方法:①复方己酸孕酮避孕针:首次于月经第 5 日深部肌内注射 2 支,或月经第 5 日和第 12 日各肌内注射 1 支,以后每个月经周期第 10 ~ 12 日之间注射 1 支;②醋酸甲羟孕酮:月经第 5 日或产后 42 日(哺乳者),注射 1 支,以后每 3 个月注射 1 支。

考点:避孕药的不良反应

(5)缓释系统避孕药:包括皮下埋植剂、阴道避孕药环、释药 IUD、微囊微球缓释避孕针和透皮贴剂等。①皮下埋植剂于月经周期的前 7 日内在上臂内侧皮下扇形植入。植入 24 小时后发挥避孕作用,有效期 5 年,避孕有效率高达 99.7%。②缓释阴道避孕环:国内又叫甲硅环,为具有弹性的空心软硅胶环,直径 4cm,空心内含甲地孕酮 200mg 或 250mg,可连续使用 1 年,月经期不需取出。③微囊微球缓释避孕针是近年发展的一种新型缓释系统避孕针,采用具有生物降解作用的高分子化合物与避孕药混合或包裹制成微球或微囊,通过针头注入皮下,缓慢释放避孕药。高分子化合物可在体内降解吸收。

3. 药物不良反应

(1)类早孕反应:服药初期可出现恶心、呕吐、食欲不振等类早孕反应,多由雌激素引起,通常不需处理,历时数日或数周可自然消退。吃些零食或临睡前服药可减轻症状。症状较重者可口服维生素 B₆ 20mg、维生素 C 100mg 和山莨菪碱 10mg,每日 2 ~ 3 次。

(2)突破性出血:少数妇女在服药期间发生不规则少量阴道出血,称为突破性出血,发生突破性出血者在下一周期可换用另一种避孕药,也可按出血时间的不同采取相应的措施。若出血量多,如月经量,视为月经来潮,于当晚停药,停药的第 5 天,开始服用下一个周期的药物。

(3)经量减少和停经:经量减少不需处理。如连续 2 个周期无月经来潮,宜更换口服避孕药。换药后仍停经,或连续 3 个周期无月经来潮,宜停药检查原因,酌情处理。

(4)体重增加和皮肤色素沉着:部分妇女出现,停药后多可自然减轻或消退。

4. 掌握好使用者的适应证及禁忌证 若有禁忌证者可考虑应用其他避孕措施。

(三)心理护理

做好细致的解释工作,消除思想顾虑,使其树立信心,乐于接受和配合,达到最佳避孕效果。

四、健康教育

1. 复方短效口服避孕药 ①应连续服用 21 日,不能间断,一般停药后 2 ~ 3 日发生撤退性出血,犹如月经来潮。如停药 7 日仍无出血,从第 8 日起开始第 2 个周期,若再次无月经出现,应停药就诊、检查原因;②晚上服用,可减轻不良反应引起的不适;③夜班工作者可白日睡觉前服用,若漏服应在 12 小时内补服;④三相片首次服用需从月经第一日开始,而且在月经的前半期还应加用屏障法避孕,以保证避孕效果。

2. 如需生育,应提前半年停药,改用其他避孕措施。

3. 糖衣片避孕药的有效成分在糖衣内,故应保持干燥。糖衣潮解或脱落后,影响疗效不宜服用。

4. 正在服用利福平或巴比妥类抗癫痫药者,应选用其他避孕措施。

5. 患有高脂血症、高血压、胆道疾病、严重的偏头痛以及年龄超过 40 岁者,应慎用避孕药或在严密监测下使用。

6. 服药期间应定期随访体检,包括测血压及乳房检查、妇科检查。如出现下肢肿胀疼痛、视力障碍、严重的头痛等,应立即停药,并做相应的检查。

7. 择期手术的妇女,手术前至少停药 4 周。

8. 服药期间避孕失败而妊娠,因性激素对胎儿有影响,一般建议终止。

9. 停用长效药者,应在最后一次用药后月经的第 5 日,开始服用短效避孕药 2～3 个周期作为过渡,以免发生月经不调。

10. 对个别月经频发或月经量过多者不宜使用注射避孕针剂。

11. 探亲避孕药适用于夫妇分居两地短期探亲者,服药时间不受经期限制。

工 具 避 孕

工具避孕是指利用工具防止精子进入阴道,阻止进入阴道内的精子进入宫腔或者通过改变宫腔内环境达到避孕的目的。目前常用的避孕工具有宫内节育器(intrauterine device,IUD)、阴茎套、阴道套、阴道隔膜等。

一、宫内节育器的应用及护理

IUD 是一类放置在子宫腔内的避孕器具,是一种安全、有效、经济、可逆、不直接影响性生活、易被接受的避孕方法,一经放置即产生避孕效果。如无不适,可放置数年。其主要避孕机制有:①引起子宫内膜异物反应和无菌性炎症,改变子宫内环境,影响着床。②内膜产生前列腺素,影响卵子、受精卵的输送。③活性 IUD 中的活性物质可发挥高效避孕作用。育龄妇女要求放置 IUD 且无禁忌证者均可放置。**考点:** 宫内节育器的避孕机制

(一)护理评估

1. 健康史

了解既往的月经情况及避孕措施,协助医师评估放置节育器的适应证与禁忌证。

(1) 适应证:凡已婚育龄妇女无禁忌证且自愿放置者。**考点:** 宫内节育器的禁忌证

(2) 禁忌证:①生殖器官炎症,如急性盆腔炎、阴道炎、重度宫颈糜烂;②月经异常,尤其三个月内频发月经、月经过多或不规则阴道出血者;③重度子宫脱垂、宫颈内口松弛、重度陈旧宫颈裂伤;④生殖器官肿瘤,如子宫肌瘤、卵巢肿瘤、子宫内膜癌、滋养细胞疾病等;⑤子宫畸形,如子宫纵隔、双子宫、双角子宫等;⑥全身严重的疾病,如心功能 Ⅲ 级以上、严重贫血及各种疾病的急性期等;⑦妊娠或可疑妊娠者;⑧子宫腔深度小于 5.5cm 或大于 9cm 者(除外放置含铜无支架 IUD);⑨有铜过敏史者,禁止使用含铜 IUD;⑩人工流产、中期妊娠引产、分娩或剖宫产胎盘娩出后子宫收缩不良、有出血或潜在感染可能者。

(3) 放置时间:①月经干净后 3～7 日,近 3 日无性生活史;②人工流产后宫腔深度<10cm 且无出血和感染倾向可立即放置;③正常分娩产后 42 日恶露已净,会阴及子宫恢复正常;④剖宫产后半年;⑤自然流产转经后,药物流产 2 次正常月经后;⑥哺乳期闭经者放节育器前需排除早孕。

2. 身心状况

(1) 身体状况:全身体格检查及妇科检查,以排除 IUD 的禁忌证。

(2) 心理、社会状况:少数妇女会对手术产生恐惧或因担心避孕效果而产生焦虑。

3. 辅助检查　测体温,如超过 37.5℃暂不放置;量血压,做阴道清洁度检查及血常规化验,填好登记卡。

（二）护理诊断/合作性问题

1. 有感染的可能性　与宫腔内手术有关。
2. 舒适改变　与出血、腰骶部疼痛有关。
3. 焦虑　与副作用、避孕失败有关。

（三）护理措施

1. 宫内节育器的选择　IUD 种类繁多，大致可分为 3 类(图 19-1)。

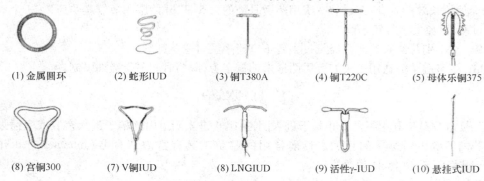

| (1) 金属圆环 | (2) 蛇形IUD | (3) 铜T380A | (4) 铜T220C | (5) 母体乐铜375 |

| (8) 宫铜300 | (7) V铜IUD | (8) LNGIUD | (9) 活性γ-IUD | (10) 悬挂式IUD |

图 19-1　各种宫内节育器

（1）惰性 IUD：为第一代 IUD，国内的不锈钢金属圆环和国外的 Lippes 蛇形 IUD 曾被广泛使用。惰性 IUD 不良反应小，但近期脱落率和带器妊娠率均较高，国内于 1993 年停止生产。

（2）活性 IUD：为第二代 IUD，除惰性支架外，还含有金属、激素、药物和磁性物质，以提高避孕效果，减少不良反应，目前在临床上已广泛应用。第二代 IUD 使用期限多数在 5～10 年。

1）带铜宫内节育器：①带铜 T 形宫内节育器(TCu-IUD)：按宫腔形态设计制成，以塑料为支架，纵杆上绕以铜丝，或在纵杆或横臂套以铜管，放置时间可达 15 年。根据铜圈暴露于宫腔的面积不同而分为不同类型。②带铜 V 型宫内节育器(VCu-IUD)：其形状更接近宫腔形态，由不锈钢作支架，外套硅橡胶管。其带器妊娠、脱落率较低，但出血发生率较高，故取出率较高。

2）药物缓释宫内节育器：①含孕激素 T 形宫内节育器：采用 T 形支架，缓释药物储存在纵杆药管中，管外包有聚二甲基硅氧烷膜，控制药物释放。②含其他活性物的宫内节育器：如含锌、磁、前列腺素合成酶抑制剂及抗纤溶药物等。

我国常用的第二代 IUD 有：铜 T380A(TCu380A)、铜 T220C(TCu220C)、母体乐铜 375(MLCu375)、宫形含铜 IUD(宫铜 300)、V 形含铜 IUD(V 铜 200)、孕激素 T 形 IUD(曼月乐)、左炔诺孕酮 IUD(LNG IUD)，以及含吲哚美辛和铜的药铜 165 和 γ 形 IUD(活性 γIUD)。其中，宫铜 300、铜 T380A、铜 T220C 和母体乐铜 375 于 1998 年被国家计划生育委员会列为首批推荐使用的 IUD。

（3）第三代 IUD：致力于降低脱落率和其他并发症。①比利时的锚式固定式 IUD，也称悬挂式 IUD，无支架、表面积小、能弯曲、对子宫内膜刺激小，不引起出血、疼痛，锚式固定在子宫底，悬挂在宫腔中，可减少脱落率和不良反应。②产褥期运用的 IUD(铬肠线作固定锚，在 V 型聚乙烯制的支架上绕铜丝)等。

2. 手术护理

（1）IUD 放置术

1）术前物品的准备：①节育器的消毒　金属 IUD 如宫形节育器或不锈钢单环可高压灭菌，亦可用 75% 乙醇溶液浸泡 30 分钟以上；塑料尼龙类用 75% 乙醇溶液或 1‰苯扎溴铵(新洁尔灭)浸泡30分钟以上,均需无菌水冲洗后使用;活性节育器及其放置架,多用塑料袋密闭包装,出厂前已消毒,用时拆开即可,如果超过消毒日期或包装袋有破损,应重新消毒后再用。②手术器械包的准备:弯盘1个,阴道窥器1个,宫颈钳1把,消毒钳2把,纱布钳1把,探针1个,宫颈扩张器(4~6号)各1根,放取环器各1个,剪刀1把,敷料包括双层大包布1块、孔巾1块,小纱布3~4块,干棉球数个,长棉签2支,无菌手套1副。上述物品均需高压灭菌。③IUD型号选择:月经后放置IUD型号的选择(表19-2)。人工流产后、剖宫产时、产后放置首选中号。

表19-2 月经后放置IUD型号选择参考表

IUD 种类	宫腔深度(cm)			
	5.5 ~	6.5 ~	7.0 ~	7.5 ~
圆形 IUD	20	20 或 21	21	21 或 22
宫铜 IUD	20	22	22 或 24	24
V 形 IUD	24	24 或 26	26	28
T 形(TCu-380A、TCu-220C)	28	28 或 32*	32	32
活性 γ-IUD	24	24 或 26*	26	28
母体乐铜375	(均用短杆型)			

* 需参考宫腔横径选择。

2)术前护理:①嘱受术者术前排空膀胱,协助其摆好膀胱截石位。②请受术者辨认将要放置的节育器。③熟悉手术过程,协助手术。注意观察受术者术中情况,如出现剧烈腹痛、阴道出血较多、面色苍白、出冷汗、心动过缓、血压下降等症状,及时提醒术者停止手术,对症处理。

考点: IUD 放置术的放置时间、注意事项

3)放置方法:(图19-2、图19-3)①外阴阴道常规消毒铺巾,双合诊复查子宫大小、位置及附件情况。②阴道窥器暴露宫颈,消毒宫颈。③以宫颈钳夹持宫颈前唇,探针顺子宫位置探测宫腔深度。④根据宫颈口的松紧和选用IUD的种类决定是否扩张宫颈口。⑤按选用IUD种类的要求,把IUD安装在放置器推送入宫腔,使其上缘抵达宫底部,退出放置器。带尾丝的IUD则需将尾丝在距宫颈外口2cm处剪断。⑥观察,如无出血即可取出宫颈钳及阴道窥器。

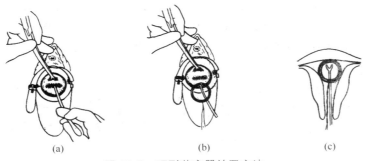

图19-2 环形节育器放置方法
(a)探测宫腔;(b)将环放入宫腔;(c)退出放环叉

4)术中注意事项:①严格无菌操作,在放置IUD的过程中,避免进入宫腔的器械及IUD等与阴道壁接触。②遇宫颈较紧需要扩张宫口时,应适当扩张宫口。③操作轻柔,以防止心脑综合反应。对高危的妇女更应小心,以防子宫损伤。④放置时如感到IUD未放至宫腔底部

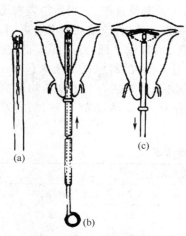

考点： IUD 放置术的副反应及并发症

图19-3 T形节育器放置方法
(a) 二横臂下褶插入套管；(b) 放置入宫腔；
(c) 固定套芯，后退套管，横臂向外展开

时，应取出重放。⑤手术过程中，如遇多量出血、器械落空感、宫腔深度异常、受术者突感下腹疼痛等，应立即停止操作，进一步检查原因，采取相应措施。

5）不良反应及并发症：①出血：可出现经量过多、不规则阴道出血。症状轻者无须处理。如出血多，口服诺氟沙星（氟哌酸）200mg，一日4次；卡巴克洛5mg，一日3次；也可口服6-氨基己酸2g，每日3次。治疗无效者应将节育器取出，出血久者，应同时予抗生素抗感染。②腰酸、腹坠：节育器过大或位置下移引起子宫收缩所致。若症状重，且使用解痉药治疗无效者应更换型号适合的IUD。③节育器嵌顿：见于节育器过大或接头处断裂，损伤子宫内膜，可致IUD部分或全部嵌入肌壁。发现后应及时取出。④子宫穿孔、IUD异位：由于操作不当，用力过猛而造成。另外，哺乳期子宫质软壁薄，易发生穿孔。故术前应查清子宫位置和大小，操作要仔细。一旦发生子宫穿孔应视其严重程度进行保守治疗、腹腔镜治疗或剖腹探查；IUD异位应根据其所在部位，经阴或经腹（或腹腔镜）取出。⑤脱落或带器妊娠：IUD型号选择不当，IUD位置下移、宫口过松、经量多等均易引起脱落或带器妊娠。IUD脱落确诊后，如要求再放，应选择种类、型号合适的IUD。带器妊娠应及时终止妊娠，取出IUD。⑥感染：大多因无菌操作不严、IUD尾丝上行性感染或生殖道本身存在感染灶所致。一旦发生感染，应给予积极的抗感染治疗，并根据情况于抗感染后或抗感染同时取出IUD。

（2）IUD取出术

1）适应证：①不需继续避孕（如离异、丧偶、计划再生育或绝经）；②改用其他措施或放置期满需更换；③不良反应治疗无效或出现并发症；④随访发现IUD异常（变形、断裂、异位、移位等）；⑤带器妊娠（宫内或宫外）。

2）取器时间：通常在月经干净后3～7天。生殖道有炎症时需治疗后再取出；子宫及附件感染时宜积极抗感染后或抗感染同时取出；带器早期妊娠者于人工流产时取出，带器异位妊娠者，可于术前诊刮时取出或术后取出；因月经失调而需取出者，可随时取出。

3）取器方法：（图19-4）取器前通过宫颈口尾丝或B型超声、X线检查确定宫腔内IUD位置及其类型。外阴、阴道、宫颈消毒。有尾丝的IUD，用血管钳夹住尾丝后轻轻牵引取出。无尾丝的IUD，探针探查IUD位置后用取环钩或长钳牵引取出。取器困难者，可在B型超声监测下或宫腔镜直视下取出。

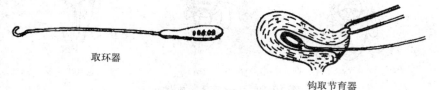

取环器　　　　　　钩取节育器

图19-4 取出宫内节育器

3. 心理护理 做好细致的解释工作，详细说明IUD放置过程中可能出现的不适，消除思想顾虑，使其树立信心，乐于接受和配合。解释术后可能的不良反应、并发症。

（四）健康教育

1. 告知受术者放置 IUD 初期,尤其术后 10 日内可能出现少量阴道出血及下腹不适、腰酸等,术后 3 个月内月经量可能较多,为正常现象,随放置时间延长,不适症状逐渐减轻。流血期间应保持外阴清洁,若出现发热、腹痛时间较长、阴道流血较多或有异常分泌物等应随诊。经治疗无效,则考虑取出节育器,改用其他方法避孕。

2. 放置术后休息 3 日,1 周内避免重体力劳动,两周内禁房事及盆浴。

3. 月经量较多时,应注意在月经期、排便时有无节育器脱出。

4. 术后 1、3、6、12 个月各随访 1 次,以后每年 1 次。出现异常情况随时复查。

5. 节育器放置期限:一般含铜并带有尾丝的节育器可以放置 5~8 年,宫铜 IUD 可放置 20 年。

6. 告知受术者宫内节育器的取换指征:①因不良反应治疗无效或出现并发症者;②要求改用其他避孕措施或绝育者;③带器妊娠者;④计划再生育者;⑤放置期限已满需更换者;⑥绝经过渡期停经一年内。

二、阴 茎 套

阴茎套是由乳胶或其他材料制成的袋状避孕工具,性交时套在男性阴茎上,阻断精液进入阴道,起物理屏障作用(图 19-5)。如能正确使用,避孕有效率可达 93%~95% 以上,是一种安全、有效、可逆、简便、经济的传统屏障避孕工具。

1. 使用方法和注意事项　①每次性交都必须使用在保存期内的新套,并且应在性交开始时使用;②选择合适的型号;③使用前排出空气;④射精后,在阴茎尚未软缩前,按住套口与阴茎同时撤出。

2. 阴茎套的利弊　①避免或减少 STD 的传播;②轻度早泄者使用,可延长性交时间;③避免女性对配偶的精子或精液过敏;④治疗免疫性不孕,女方抗精子免疫反应阳性的免疫性不孕的夫妇,应使用阴茎套 3~6 个月,可使抗精子抗体滴度降低,部分女性可妊娠;⑤长期使用可预防宫

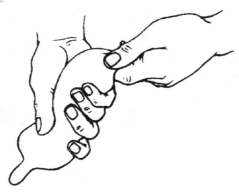

图 19-5　阴茎套

颈上皮内瘤变,从而减少宫颈癌的发生;⑥妊娠晚期性交时使用,可降低宫内感染的可能性;⑦阴茎不能持续勃起者,或中年以上性功能趋于下降者,使用时可发生戴套后阴茎难以勃起;⑧少数人对乳胶过敏,不能使用乳胶制作的阴茎套。

其他避孕方法

一、紧 急 避 孕

紧急避孕是指在无防护措施的性交后或避孕失败后一定时间内,采用服药或放置宫内节育器等措施,以避免非意愿妊娠的事后避孕措施。紧急避孕通过延迟或阻止排卵,干扰受精或抗着床发挥避孕效果。

1. 适应证　①未使用任何避孕方法的性交;②避孕失败,如避孕套破裂、滑脱,体外排精失控,安全期计算错误,IUD 脱落等;③遭到性暴力伤害。

2. 禁忌证　①确诊妊娠的妇女;②紧急避孕使用 IUD 的禁忌证与常规放置 IUD 相同。

3. 方法　包括口服紧急避孕药和放置 IUD。

（1）紧急避孕药：一般应在无保护性生活后 3 日（72 小时）内服用，有效率达 98%。常用的紧急避孕药物有：①米非司酮：有良好的应用前景，常用剂量为 10 ~ 75mg。②复方炔诺孕酮短效口服避孕药（每片含炔诺孕酮 0.3mg，炔雌醇 0.03mg），在无防护性交后 72 小时内服 4 片，12 小时再服 4 片。③左炔诺孕酮：首剂口服 0.75mg，12 小时后重复 1 次；或者单次口服 1.5mg。

口服紧急避孕药的不良反应和注意事项：①恶心、呕吐、乳房胀痛、头痛、头晕、乏力，通常无须特殊处理。②不规则阴道流血，通常为点滴状，一般无须特殊处理；若妇女月经延迟 1 周以上，应作妊娠试验。③服用紧急避孕药的周期不应再有无防护措施的性生活。④紧急避孕药激素含量大、不良反应发生率高，因此不能替代常规避孕方法。⑤服用紧急避孕药后应尽快落实常规避孕措施。

（2）放置 IUD：在无防护措施性交后 5 日内放置带铜 IUD，其妊娠率仅 0.1%。特别适合希望长期避孕而无放置 IUD 禁忌证的妇女。

二、自然避孕

自然避孕法是根据女性月经周期和周期中出现的症状和体征，间接判断排卵过程，识别排卵前后的易受孕期，进行周期性禁欲而达到避孕目的的方法。自然避孕法的科学基础是：①妇女 1 个月经周期一般只排 1 次卵；②卵子排出后受精能力仅限于 12 小时内；③进入女性生殖道的精子存活 3 ~ 5 日。因此，如在排卵前 5 日至排卵后 1 日内禁欲，可避孕。

目前，常用的自然避孕法有：日历表法、基础体温法、症状-体温法、宫颈黏液法和哺乳闭经避孕法。我国民间使用的安全期避孕法，是日历表法中的一种。日历表法在人群中使用的失败率较高，约 20% 左右，主要是因为妇女的排卵过程受诸多因素如疾病、环境、药物、情绪变化等影响。

第 2 节　人工终止妊娠妇女的护理

案例

李××，女，25 岁，停经 8 周，有乏力、择食、晨起呕吐，自测尿妊娠试验为阳性。暂未有生育打算，拟终止妊娠。全身检查：体温 36.5℃，脉搏 76 次/分，呼吸 26 次/分，血压 105/70mmHg，发育、营养中等。心肺（-），腹软，未触及明显包块，肝、脾未触及。无压痛及反跳痛。脊柱四肢无异常。妇科检查：外阴已婚型，子宫约 2 个月妊娠大，软，双侧附件未及异常。辅助检查：B 超示宫腔内可见妊娠囊，内见胎心搏动，双侧附件区未探及异常。

问题：1. 该女士终止妊娠以何种方法为佳？
　　　2. 主要的护理措施包括哪些？

人工终止妊娠的常用方法包括药物流产、人工流产、乳酸依沙吖啶（利凡诺）引产、水囊引产等。

药物流产术妇女的护理

药物流产（medical abortion or medical termination）是指用药物终止早期妊娠的方法。其优点是方法简单，不需宫腔操作，故无创伤性。目前国内广泛应用于临床的抗早孕药物是米非司酮配伍米索前列醇（或卡孕栓），完全流产率可达 90% 以上。药物流产术可以在门诊由医护人员监护下实施。

一、护理评估

（一）健康史

了解妇女年龄、月经史、婚育史、既往史、现病史等,核实适应证,排除禁忌证。

1. 适应证　①停经 49 日以内(自末次月经的第 1 日算起)、尿妊娠试验阳性、B 型超声确诊宫内妊娠的健康妇女;②近期有人工流产手术史或为畸形子宫、哺乳期、宫颈坚韧等不适宜行吸宫术者;③对手术流产有顾虑或恐惧心理者。

2. 禁忌证　①急性传染病或其他疾病急性期;②过敏体质者;③有心、肝、肾或内分泌疾患(肾上腺);④血液病、血栓病史,或贫血者;⑤高血压或低血压(低于 80/50mmHg)者;⑥青光眼、哮喘或胃肠功能紊乱者;⑦异位妊娠或可疑异位妊娠;⑧IUD 带器妊娠者;⑨3 个月内使用过甾体类药物者。

考点:药物流产的适应证、禁忌证

（二）身心状况

1. 身体状况　全身体格检查及妇科检查,以排除药物流产的禁忌证。

2. 心理、社会状况　个别妇女因担心流产的效果及对以后月经、生育的影响,表现为焦虑、紧张。

（三）辅助检查

1. 常规化验　如血常规、尿常规、血型、阴道分泌物检查、妊娠试验。

2. 有些患者需要做肝功能、肾功能、凝血功能检查等。

3. B 超　确诊宫腔内妊娠及胚囊大小。

二、护理诊断/合作性问题

1. 潜在并发症:感染、失血性休克,与药物流产不全有关。

2. 焦虑与害怕药流失败有关。

三、护理措施

（一）用药前护理

指导孕妇正确用药:空腹或进食 2 小时后口服米非司酮 25mg,每日 2 次,连用 3 日;第 4 日上午到医院服米索前列醇 0.6mg 或阴道后穹隆放置卡孕栓 1mg。

（二）病情观察

1. 严密观察血压、脉搏、阴道出血和有无胎囊排出,用前列腺素后注意个别孕妇会出现腹痛、腹泻,或出现心动过缓、出冷汗等迷走神经兴奋现象,亦有恶心呕吐现象。不良反应较重者可报告医师,对症处理。注意排除异位妊娠。

2. 胎囊排出后,要认真检查并注意观察出血情况、出血多者要及时处理,继续留观 1 小时方准离开,并嘱 2 周后随诊。如出血多于月经量亦到医院检查,经检查证实不全流产时要进行清宫术,并送病理检查。

3. 观察期间未见胎囊排出者,需行人工流产终止妊娠。

（三）心理护理

医护人员应语言温和、热情细致地关心孕妇,尽量创造良好的护患沟通氛围。介绍医院环境和医疗水平,向她们讲述有关的生理知识、药流的优越性和方法,讲解服药后可能出现的症状和不良反应,安慰病人,解除她们的恐惧心理。

四、健康教育

1. 适当休息,饮食富营养　药流后应卧床休息 2 ~ 3 天,以后可下床活动,逐渐增加活动时间。注意增加营养,增强机体对疾病的抵抗力,应多吃些鱼类、肉类、蛋类、豆制品等蛋白质丰富的食物和富含维生素的新鲜水果和蔬菜。

2. 清洁卫生　注意外阴清洁,禁性生活及盆浴1个月。

3. 避孕　药流后应及早选择可靠的避孕措施。

4. 按时随访　有妊娠产物排出者,于服用米索前列醇后的第15日和43日门诊各随访1次;无妊娠产物排出者于第8、15和43日门诊各随访1次。

人工流产术妇女的护理

人工流产术(artificial abortion operation)是指在妊娠14周以前用人工方法终止妊娠的手术,其中包括吸宫术和钳刮术。本手术一般在门诊完成,妊娠10周以内采取吸宫术,妊娠10~14周采用钳刮术。

一、护 理 评 估

(一) 健康史

详细询问妇女月经史、婚育史、既往史、现病史,了解患者妊娠资料是否完整,有无禁忌证。无手术禁忌证时,预约手术日期,嘱受术者清洗外阴,术前3日禁止性生活。

考点:负压吸宫术的适应证

1. 适应证　①妊娠14周以内要求终止妊娠,而无禁忌证者;②因患某种疾病不能继续妊娠者。

2. 禁忌证　①各种疾病的急性期或严重的全身性疾患;②生殖器官急性炎症;③全身情况不良或妊娠剧吐酸中毒尚未纠正;④术前当日两次体温≥37.5℃;⑤3日内有性生活者。

(二) 身心状况

1. 身体状况　全身体格检查及妇科检查,以排除禁忌证。

2. 心理、社会状况　有些妇女害怕手术时疼痛,表现为极度恐惧。担心流产造成生育障碍或诱发其他疾病。

(三) 辅助检查

1. 实验室检查　如血常规和出、凝血时间正常。

2. 阴道分泌物检查　排除生殖系统炎症。

3. 妊娠试验和B型超声检查　确诊宫腔内妊娠及胚囊大小。

二、护理诊断/合作性问题

1. 焦虑　与害怕流产失败有关。

2. 有脏器损伤的可能　与脏器位置及手术者技巧等有关。

3. 潜在并发症:人工流产综合征、子宫穿孔等。

三、护 理 措 施

(一) 手术护理

1. 术前护理

(1) 测血压、脉搏、体温。

(2) 受术者排空膀胱,取膀胱截石位。

(3) 准备手术用物。

2. 手术步骤

(1) 消毒外阴、阴道,铺盖消毒巾,行双合诊复查子宫位置、大小及附件情况。

（2）用阴道窥器暴露宫颈,消毒宫颈,用棉签蘸 2% 利多卡因溶液置宫颈管内 2 分钟。

（3）探测宫腔:宫颈钳夹持宫颈前唇,用子宫探针探测子宫腔的方向和深度。

（4）扩张宫颈:宫颈扩张器沿子宫位置方向依次扩张宫颈管,一般自 4 或 5 号开始,扩张至大于准备用的吸管半号或 1 号。

（5）吸引:(图 19-6)连接好吸管,进行负压吸引试验无误。按孕周选择吸管粗细及负压大小;通常负压为 400～500mmHg,不宜超过 600mmHg;一般按顺时针方向沿宫腔吸引 1～2 周;当感觉宫腔缩小、子宫壁粗糙、吸头紧贴宫壁、上下移动受阻时,折叠捏住吸管、阻断负压后,慢慢取出吸管,仅见少量血性泡沫而无出血,表示已吸净。

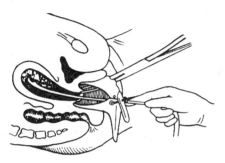

图 19-6　负压吸宫术

（6）检查宫腔:用小号刮匙轻刮宫腔 1 周,尤其宫底及两侧宫角部,检查是否吸刮干净。

（7）全部吸出物用纱布过滤,检查有无绒毛及胚胎或胎儿组织,有无水泡状物。如有异常,应送病理检查。

3. 术中护理

（1）减少手术创伤,缩短扩宫及吸宫时间。

（2）根据孕周选用合适的吸管及负压。

（3）术中操作轻柔而迅速。

（4）妥善有序地摆置好手术台上的器械,避免手术器械的碰撞,勿让受术者看到血染的器械与纱布。

考点:负压吸宫术的并发症

（5）术中采用暗示、转移、分散注意力的方法,减轻受术者的心理负担。

4. 术后护理　观察 2 小时,注意有无阴道出血、腹痛等异常情况。

（二）术后并发症的观察及护理

1. 人工流产综合征　受术者在人工流产中或手术结束时出现心动过缓、心律失常、血压下降、面色苍白、出汗、头晕、胸闷,甚至发生晕厥和抽搐,一般在手术暂停或手术结束后很快恢复。其发生主要是由于宫颈和子宫遭受机械性刺激,反射性引起迷走神经兴奋所致。因此,术前应予精神安慰,术中操作力求轻柔,吸净后不宜反复吸刮宫壁。一旦出现人工流产综合反应,可静脉注射阿托品 0.5～1mg,并予以吸氧。

2. 子宫穿孔　哺乳期妊娠、剖宫产后妊娠、反复多次人流、子宫过度倾屈或有畸形等易发生子宫穿孔。一旦发生,应停止手术,给予缩宫素和抗生素,严密观察患者的生命体征及有无腹痛、阴道流血及腹腔内出血征象。若患者生命体征平稳,胚胎组织尚未吸净者,可在 B 型超声或腹腔镜监护下清宫;尚未行吸宫者,可等待 1 周后再清除宫腔内容物。发现内出血增多或疑有脏器损伤者,应立即剖腹探查。

3. 术中出血　多因妊娠月份较大,组织不能迅速排出,影响子宫收缩所致。如子宫收缩不良,可宫颈注射缩宫素促使子宫收缩,同时尽快取出胎盘、胎儿。

4. 吸宫不全　主要是部分胎盘或胎儿组织残留,多因宫体过度屈曲或操作不熟练所致。术后阴道流血超过 10 日,量较多,或流血停止后又发生,应考虑为吸宫不全,B 型超声检查有助于诊断。如果无明显感染征象,应行刮宫术,刮出物送病理检查,术后应用抗生素预防感染。

5. 漏吸　确诊为宫内妊娠,但术时未吸到胚胎及胎盘绒毛,多因胎囊过小、子宫过度屈曲或子宫畸形造成。如吸出物过少,应复查子宫位置、大小及形状,并重新探查宫腔,酌情处理。吸出组织送病理检查,如果未见绒毛或胚胎组织,除考虑漏吸,还应排除异位妊娠。确诊为漏吸,应再次行负压吸引术。

6. 感染　多因吸宫不全或流产后过早性交引起,也可因器械、敷料消毒不严或操作时缺乏无菌观念所致。主要表现为体温升高、下腹疼痛、白带混浊或不规则阴道流血,双合诊时子宫或附件区有压痛。治疗通常为抗感染、卧床休息和支持疗法。宫腔内妊娠物残留者按感染性流产处理。

7. 羊水栓塞　偶见于人工流产手术过程中,羊水进入开放的静脉血窦可发生羊水栓塞。妊娠早期时羊水中有形成分含量少,即使发生羊水栓塞,其症状及严重性远不如晚期妊娠发病凶险。

(三)心理护理

保守患者隐私,建立良好的护患关系,取得受术者的信任与合作。介绍人工流产的大致步骤,将手术中可能发生的情况及术后并发症向患者讲明,消除恐惧、紧张心理,安定患者情绪。

四、健 康 教 育

1. 人工流产术后保持外阴清洁,1个月内禁止盆浴及性生活。
2. 术后休假3周,1个月后复查。
3. 术后阴道流血量多或持续流血达1周以上,或有腹痛等异常情况,应随时就诊。
4. 术后口服抗生素预防感染及服用促进子宫收缩的药物。
5. 宣传避孕措施,尽量减少人工流产次数。

中期妊娠引产术妇女的护理

中期妊娠引产是在妊娠16～24周采用药物或水囊等方法,将胎儿及其附属物排出体外,使妊娠终止的一种方法。中期妊娠引产的方法很多,如乳酸依沙吖啶引产、水囊引产、缩宫素引产、前列腺素引产等。乳酸依沙吖啶羊膜腔内注入引产具有安全、简单、副作用少等优点,引产成功率为96.4%。适用于妊娠16～24周,要求终止妊娠而无禁忌证者。

一、护 理 评 估

(一)健康史

询问妇女年龄、月经史、婚育史、既往史、现病史,详细了解患者的孕产次及现孕情况,有无禁忌证。

1. 适应证　①妊娠在14～24周,要求终止妊娠而无禁忌证者;②因患某种疾病不宜继续妊娠者;③孕期服用有致畸作用的药物。
2. 禁忌证　①各种疾病的急性期;②患心、肝、肾等疾病不能负担手术者;③凝血机能障碍、严重贫血或过敏体质者;④子宫发育畸形、宫颈有瘢痕或粘连,阴道分娩有困难者;⑤生殖器急性炎症,24小时内体温37.5℃以上者。

(二)身心状况

1. 身体状况

(1)全身体格检查:了解有无严重的全身疾病。

(2)腹部检查:了解宫底高度及胎方位。

(3)妇科检查:了解软产道情况。

2. 心理、社会状况　通过评估,了解受术者对手术恐惧反应及其程度。

（三）辅助检查

1. 实验室检查　如血常规、肝功能、肾功能、凝血功能检查等。

2. B 超　了解胎盘位置及胎方位，确定穿刺点。

二、护理诊断/合作性问题

1. 恐惧　与可能的手术疼痛及并发症有关。

2. 知识缺乏　与缺乏终止妊娠的相关知识有关。

3. 潜在的并发症　感染、失血性休克，与胎盘、胎膜残留有关。

三、护 理 措 施

（一）手术护理

1. 术前护理

（1）测血压、脉搏、体温。

（2）腹部备皮。

（3）受术者排空膀胱，取仰卧位。

（4）准备手术用物。

2. 手术步骤（图 19-7）

（1）孕妇暴露腹部，查清宫底高度，消毒术野，铺无
菌孔巾。

（2）在宫底与耻骨联合中点的肢体侧，选择囊性感
最明显部位作为穿刺点，局部麻醉后，以 20～21 号腰穿刺
针垂直经腹壁进入羊膜腔内，抽出清亮羊水 5～10ml，缓
慢注入乳酸依沙吖啶 100mg。注射完毕后，快速拔出穿
刺针。

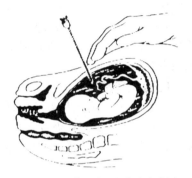

图 19-7　中期妊娠羊膜腔穿刺术

（3）穿刺部位覆盖无菌纱布压迫 2～3 分钟，用胶布固定。

3. 术中护理

（1）依沙吖啶给药量以 50～100mg 为宜，不超过 100mg。

（2）注射器回抽时有血，可能是刺入胎盘，不应注药，应结合 B 超胎盘定位，改变针头的
深度或方向。如仍有血液，可另换穿刺点，每次操作穿刺不得超过 3 次。

（3）注药过程中，要注意孕妇有无呼吸困难、发绀等羊水栓塞征象。

4. 术后护理

（1）穿刺完毕，观察 30 分钟后，护送至病房，交代发热、阴道出血等注意事项。

（2）有宫缩后应专人守护，定时测量生命体征，严密观察并记录宫缩、药物反应、胎动、胎
心消失的时间及阴道流水、流血等情况。

（3）临产后向孕妇提供舒适的环境，嘱其进营养丰富及易消化的半流质食物；嘱孕妇每
隔 2～4 小时自解小便一次，以免膀胱充盈，影响正常宫缩；宫缩时教孕妇使用腹部按摩法、放
松以及深呼吸等技巧以缓解宫缩疼痛；定时肛诊，了解宫口扩张情况，发现异常情况及时处
理；指导孕妇正确使用腹压；胎儿娩出后，完整娩出胎盘胎膜，检查软产道有无裂伤，加强子宫
收缩，减少产后出血。

（4）产后护理：观察阴道出血及宫缩情况，按压宫底，排出宫腔积血，加强子宫收缩，更
换会阴垫并记录出血量。产后 4～6 小时应鼓励产妇及时排尿，以防尿潴留影响子宫收缩，

考点：乳酸
依沙吖啶羊
膜腔内注入
引产术的术
后护理

若不能自行排尿可用热敷、暗示、针灸等方法协助产妇排尿,必要时导尿。产后保持会阴清洁,会阴擦洗 2 次/天,查看会阴有无渗血、水肿、血肿等。采取回奶措施。每天检查子宫复旧情况及恶露情况。

(二)并发症的观察及护理

1. 全身反应　少数患者可出现体温升高,多发生在 24～48 小时内,多数可自行恢复,偶有超过 38℃ 以上者,在排除感染后对症治疗。

2. 产后出血　80% 受术者出血量不超过 100ml,极少数出血量超过 500ml,抢救时应吸氧、保暖,及时建立静脉通道,做好输血和急救用药的准备。严密观察生命体征、子宫收缩和阴道流血情况,针对出血原因采取相应的止血措施。

3. 软产道裂伤　宫缩过强,宫口不能如期扩张,易造成软产道损伤,甚至胎儿从后穹隆娩出。故一旦发生宫缩过强,应静脉注射地西泮或肌内注射哌替啶。产后应常规检查软产道。如有裂伤,应仔细缝合,小动脉损伤应缝扎止血,注意有无局部感染。裂伤严重者,可开腹修补或积极行子宫次全切除术前准备。

4. 胎盘胎膜残留　发生率较高。因胎盘胎膜经药物腐蚀后失去正常弹性,易残留。分娩后应仔细检查胎盘、胎膜,若有残留,及时行清宫术,术后常规给予抗生素预防感染。

5. 感染　发生率不高,但严重者可危及生命。应严格遵守操作规程,提高无菌观念,术前严格掌握适应证,术后严密观察生命体征,加强产后护理。一旦发现感染体征,应遵医嘱给予抗生素及相应处理。

(三)心理护理

创造良好的治疗、休养环境,建立良好的护患关系,向患者介绍有关引产的机制和过程,从而解除患者的思想顾虑,消除心理上的紧张感、恐惧感和无助感,增加信心和心理承受力。强化患者的心理支持系统,促进患者与家人、朋友、同事之间的友好交往。

四、健 康 教 育

指导产妇适当的休息、营养及活动,保持心情舒畅;注意个人卫生,术后 6 周内禁止性交及盆浴;继续观察子宫复旧及恶露情况,如有异常,及时就诊;为产妇提供避孕或绝育措施,宣传计划生育。

第 3 节　绝育妇女的护理

输卵管绝育术(tubal sterilization)是通过结扎、切断、环套、置夹、电凝或药物栓堵等方法阻断输卵管,以此达到阻止精子和卵子相遇为目的的一种节育措施。手术需要住院,目前国内常应用经腹壁小切口绝育术和腹腔镜下绝育术。

适用于自愿要求绝育手术且无禁忌证者,及医学因素不宜生育或不能胜任妊娠者。输卵管绝育术可经腹或在腹腔镜下进行。

经腹输卵管结扎术妇女的护理

此种绝育方法是经腹壁小切口结扎输卵管,手术操作简单、方便、多采用局部麻醉,对妇女损伤小,是传统的绝育方法。

一、护　理　评　估

（一）健康史

详细询问妇女月经史、婚育史、既往史、现病史，了解患者有无禁忌证。

1. 适应证　①自愿接受绝育术且无禁忌证者；②患某些遗传疾病，心、肝、肾功能不全，不宜妊娠者。

2. 禁忌证　①全身状况不良，难以胜任手术者，如心力衰竭、严重贫血等；②各种疾病急性期，或术前 24 小时内两次体温超过 37.5℃；③腹部皮肤感染或有盆腔炎者；④对绝育术有顾虑或有神经官能症者。

考点： 输卵管结扎术的禁忌证

（二）身心状况

1. 身体状况　全身体格检查及妇科检查，以排除禁忌证。
2. 心理、社会状况　多数受术者害怕手术过程，担心手术效果及术后的健康问题。

（三）辅助检查

实验室常规检查如血常规、尿常规、肝功能、肾功能、凝血功能检查，X 线片、心电图等。

二、护理诊断/合作性问题

1. 知识缺乏　与缺乏手术知识有关。
2. 有感染的风险　与手术、出血有关。

三、护　理　措　施

（一）手术护理

1. 手术时间　①非孕妇女在月经干净后 3～5 日。②自然流产或药物流产后需月经恢复正常后。③早孕人工流产后、IUD 取出后即时。④中孕引产后、阴道分娩后 24 小时内。⑤剖宫产术同时。⑥哺乳期(月经未恢复者排除妊娠后)。

2. 术前护理

(1) 用物准备：卵圆钳 1 把、无齿小头卵圆钳 1 把、直止血钳 4 把、弯止血钳 4 把、鼠齿钳 2 把、弯蚊钳 4 把、巾钳 4 把、无齿及有齿镊子各 1 把，持针器 1 把、小直拉钩 2 把，尖刀片及圆刀片各 1 个，刀柄 2 把，10ml 注射器 1 个，组织剪及线剪各 1 把，弯盘 1 个，9×24 弯三角针及弯圆针各 1 个，6×14 的弯圆针 3 个，0 号及 4 号线各 1 团。双层大包布 1 块、双层方包布 1 块、腹单 1 块、治疗巾 5 块、粗沙布 2 块、细纱布 10 块、手术衣 2 件、手套 2 副。

(2) 药品：0.5%～1% 普鲁卡因胺注射液。

(3) 受术者准备：①按妇科腹部手术前常规准备；②有宫内节育器或早孕者须先取节育器或行人工流产。

3. 手术步骤(图 19-8)

(1) 受术者排空膀胱，取仰卧位。

(2) 手术野按常规消毒、铺巾。

(3) 局部浸润麻醉或硬膜外麻醉。

(4) 以下腹正中耻骨联合上两横指为切口下界作纵切口长约 2cm；中孕引产或阴道分娩后，则以宫底下两横指为切口的上界。

(5) 提取输卵管：可用指板法、吊钩法或卵圆钳法提取输卵管。

(6) 确认输卵管：用鼠齿钳夹持输卵管，再以两把无齿镊交替夹提，直至暴露出伞端，证实为输卵管无误，并检查卵巢。

（7）结扎输卵管：目前我国多采用抽芯包埋法结扎双侧输卵管。也可用输卵管折叠结扎法或置夹阻断法等处理输卵管。

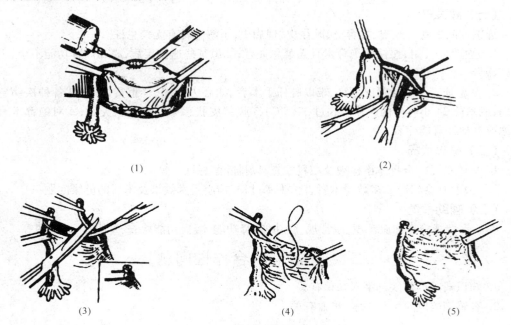

（1）

（2）

（3）

（4）

（5）

图 19-8　抽芯包埋法结扎输卵管

（1）输卵管注液后切开包膜；（2）将输卵管挑起；（3）钳夹、切除部分输卵管；
（4）包埋近端，缝合浆膜层；（5）缝合完毕

（二）并发症的护理

考点： 输卵管结扎术的术后护理

不常见，大多因操作失误或未按常规进行所致。

1. 出血、血肿　常因过度牵拉、钳夹而损伤输卵管或其系膜造成，或因创面血管结扎不紧引起腹腔内积血或血肿。

2. 感染　可因体内原有感染灶未行处理，如牙龈、鼻咽、盆腔器官等部位的感染，致术后创面发生内源性感染；也可因手术器械、敷料消毒不严或手术操作无菌观念不强引起。

3. 脏器损伤　膀胱、肠管损伤，多因解剖关系辨认不清或操作失误所致。

4. 输卵管复通　操作失误或绝育措施本身缺陷，致使绝育术后发生妊娠（特别需警惕输卵管妊娠）。

（三）术后病情的观察及护理

（1）护送受术者回病室休息，手术室与病房做好交接班工作。

（2）注意体温、脉搏变化，观察腹部伤口有无渗血、腹痛及内出血征象。

（3）如采用局部麻醉，术后 4 小时可进食。

（4）术后卧床 4~6 小时，6 小时后可下床活动。

（5）保持伤口清洁干燥，术后 5 日拆线，遵医嘱给予适量抗生素预防感染。

（四）心理护理

保守患者隐私，建立良好的护患关系，取得受术者的信任与合作。介绍经腹输卵管结扎术的大致步骤，将手术中可能发生的情况及术后并发症向患者讲明，消除恐惧、紧张心理，安定患者情绪，解除顾虑。

四、健康教育

指导出院后休息 3~4 周,禁止性生活 1 个月,1 个月后复查。

经腹腔镜输卵管结扎术妇女的护理

腹腔镜结扎术可实施电结扎法和机械性结扎法,其中电结扎术术中、术后受术者痛感轻,但对输卵管组织损伤大,不易作再通术,故也称为不可逆结扎术。机械性结扎术,组织损伤小,易行输卵管再通术,故称之为可逆性结扎术。目前临床常用可逆性结扎术,操作方法有套硅胶环法与置弹簧夹法两种。

适应证同经腹输卵管结扎术。禁忌证主要为腹腔广泛粘连、心肺功能不全、膈疝等,其余同经腹输卵管结扎术。手术时间一般选择在:①月经净后 3~7 日;②产后 6~12 周。

一、护理措施

(一)手术护理

1. 术前准备

(1)配合医生建立良好的气腹,认真观察压力表的变化,随时调整。建立气腹后及时调整病人体位,呈头低足高位。严密观察受术者生命体征的变化。

(2)其他术前准备同经腹输卵管结扎术。

2. 手术步骤

(1)受术者术前排空膀胱,取膀胱截石位,头低臀高倾斜 15° 角。

(2)采用局部浸润麻醉或硬膜外麻醉。

(3)常规冲洗、消毒外阴、阴道及腹部皮肤,铺消毒巾,助手经阴道放置举宫器。

(4)于脐孔下缘作 1~1.5cm 长横弧形切口,将 Verres 气腹针插入腹腔,充二氧化碳气体 2~3L,建立人工气腹。

(5)置入腹腔镜,在腹腔镜直视下将弹簧夹,或硅胶环钳夹,或环套在输卵管峡部,也可用双极电凝烧灼输卵管峡部 1~2cm 长,以阻断输卵管通道。

(6)检查无出血、结扎部位无误后取出腹腔镜,缝合腹壁切口。

(二)术后病情观察及护理

1. 术后休息 3~4 小时,注意观察病人脉搏、血压变化,防止发生内出血。

2. 有腹痛者可遵医嘱给予口服止痛药物。

3. 手术后 4~6 小时督促排尿。

4. 其他同经腹输卵管结扎术。

(三)术后并发症及护理

1. 脏器及血管损伤　充气针与穿刺针刺入腹腔,有损伤血管及脏器的危险。穿刺时必须充分提起腹壁,并掌握方向和深度。一旦发生损伤需立即开腹修补,彻底止血。

2. 充气并发症　充气针误入其他组织时可引起皮下气肿、大网膜气肿甚至空气栓塞等。操作时按操作规程,充气前要确认穿刺针在腹腔中。

3. 其他并发症同经腹输卵管结扎术。

(四)心理护理

同经腹输卵管结扎术。

二、健康教育

同经腹输卵管结扎术。

重点提示

1. 避孕是用科学的方法在不妨碍正常性生活和身心健康的情况下,使育龄妇女暂时不受孕。

2. 避孕药的应用是全球计划生育的一场革命。严格掌握药物避孕的禁忌证、交代药物使用及注意事项。复方短效口服避孕药按规定用药的避孕有效率高达99.8%。

3. 放置宫内节育器安全、有效、经济、简便,是我国育龄妇女的主要避孕措施。

4. 阴茎套具有避孕和预防性传播疾病的双重功能。

5. 药物流产和负压吸引术是临床常用的终止非意愿妊娠的方法。

6. 药物流产方法为米非司酮配伍米索前列醇,具有痛苦小、安全、简便、不良反应少的特色,效果肯定。

目 标 检 测

选择题

A 型题

1. 下列哪项不是避孕药物的不良反应
   A. 类早孕反应　　　　B. 痛经
   C. 月经量减少　　　　D. 色素沉着
   E. 服药期出血

2. 宫内节育器放置时间是在月经干净后
   A. 立即　　　　　　　B. 1～2 天
   C. 3～7 天　　　　　 D. 10 天
   E. 15 天

3. 下列避孕方法中失败率较高的是
   A. 宫内节育器　　　　B. 按期口服避孕药
   C. 避孕套　　　　　　D. 避孕针
   E. 安全期避孕

4. 受术者发生人工流产综合反应的症状时,首选的护理措施为
   A. 帮助病人改变体位
   B. 肌内注射 0.5mg 阿托品
   C. 安慰受术者
   D. 注意保温
   E. 配合医生尽快结束手术

5. 下列哪一项不是放置宫内节育器的并发症
   A. 节育器脱落　　　　B. 感染
   C. 带器妊娠　　　　　D. 子宫穿孔
   E. 血肿

6. 关于人工流产术的术后护理措施,以下选项中错误的是
   A. 术后 2 周内禁止盆浴
   B. 保持外阴清洁
   C. 术后 6 个月内禁止性生活

D. 术后休息 1～2 小时,无异常即可离院
   E. 若有明显腹痛应到医院就诊

7. 产后 2 个月的哺乳期妇女,首选的避孕方法是
   A. 宫内节育器　　　　B. 安全期避孕
   C. 口服避孕药　　　　D. 哺乳期可不避孕
   E. 避孕套

8. 30 岁女性,孕产史是 1-0-0-1。两地分居,去丈夫处探亲 2 周,拟用探亲避孕片 1 号,正确的服法是
   A. 月经来潮第 5 日起每晚服 1 片,连服 22 日
   B. 探亲前 1 日或当日中午服 1 片,以后每晚服 1 片至探亲结束
   C. 月经来潮第 5 日开始每晚服 1 片,连服 12 日
   D. 性交后即刻服 1 片,次早加服 1 片,以后每次性交后即服 1 片
   E. 性交后即刻服 1 片,以后每晚服 1 片至探亲结束

9. 患者,女,因早孕行人工流产术,为预防术后感染,嘱受术者术后禁止性生活及盆浴的期限是
   A. 1 周　　　　　　　B. 2 周
   C. 3 周　　　　　　　D. 1 个月
   E. 2 个月

10. 患者女,30 岁,停经 50 天,B 型超声检查符合 7 周妊娠,行人工流产负压吸引术。查体:子宫后位,50 天妊娠大。手术中扩张宫颈困难,置入 7 号宫颈扩张器时,稍用力后有落空感,探宫腔深 12cm 仍无阻挡感。下列处理错误的是
    A. 立即停止操作,报告上级医师
    B. 严密观察患者生命体征
    C. 给予缩宫素和抗生素

D. B 型超声监测腹腔有无内出血征象

E. 更换一位有经验的医师继续完成手术性

（11～13 题共用题干）

患者，女，人工流产手术过程中，患者突然感觉胸闷、头晕，大汗淋漓，查体：血压 70/50mmHg，脉搏 50 次/分。

11. 属于人工流产的何种并发症

　　A. 出血　　　　　　　B. 子宫穿孔

　　C. 人工流产综合反应　D. 感染

　　E. 人流不全

12. 对该受术者首选的护理措施为

　　A. 帮助病人改变体位

B. 肌内注射 0.5mg 阿托品

C. 安慰受术者

D. 注意保温

E. 配合医生尽快结束手术

13. 关于术后护理措施以下选项中错误的是

　　A. 术后 1 个月内禁止盆浴

　　B. 保持外阴清洁

　　C. 术后 6 个月内禁止性生活

　　D. 术后休息 1～2 小时，无异常即可离院

　　E. 若有明显腹痛或持续流血 10 日以上应随时就诊

（高香宏）

第 20 章　妇 女 保 健

第 1 节　妇女保健工作的重要性及组织结构

一、妇女保健工作的意义及目的

1. 妇女保健工作的意义　妇女保健是我国卫生事业的一个重要组成部分,以维护和促进妇女的身心健康为目的;以预防为主,以保健为中心,以群体为服务对象,以基层为重点,采取保健与临床相结合的方法,针对妇女不同生理阶段开展的保健服务;对妇女进行健康教育,提高妇女自我保健意识和自我保健能力。

2. 妇女保健工作的目的　妇女保健研究的是女性一生不同时期生理、心理特点及影响因素,目的在于通过积极的预防、普查、监护和预防措施,做好女性各期保健及降低患病率,控制性病的传播及遗传疾病的发生,减低孕产妇及围生儿死亡率,从而促进妇女身心健康,提高人口素质。

二、妇女保健的组织机构

1. 行政管理机构　各级政府的卫生行政部门均设有妇幼卫生行政管理机构,卫生部设有妇幼保健与社区卫生司,下设妇女卫生、儿童卫生、社区卫生、健康教育等处,其职能是领导全国妇幼保健工作;各省、自治区、直辖市卫生厅(局)设有妇幼保健与社区卫生处或妇幼保健处;区市级卫生局设有基层卫生与妇幼保健科;县(市、区)级卫生局设医政科或医政防保股。

2. 专业机构　包括各级妇幼保健院、所、站、队,妇产医院及各级医院妇产科等。各级妇女保健机构接受卫生行政部门的领导,接受上一级妇女保健专业机构的业务指导。各级妇女保健机构负责辖区妇女保健、计划生育技术服务、优生优育、信息统计、专业培训、健康教育、科学研究业务工作,并对下级专业服务工作进行指导、监督和评价。

3. 基层组织　我国普遍建立县、乡、村三级妇幼保健网,其中县级妇幼保健网指的是县妇幼保健院或妇幼卫生业务指导中心;乡级指的是乡卫生院保健组或防保组,这是三级妇幼保健网的关键环节,起承上启下的作用;村级指的是村卫生室,主要负责妇幼保健工作的开展、任务的完成。

第 2 节　妇女保健范畴

一、妇女各期保健

女性生理的特殊时期主要有青春期、围婚期、妊娠期、分娩期、产褥期、哺乳期、围绝经期和老年期,做好女性特殊时期的身体和心理保健,对于保证女性的健康具有重要意义。

1. 青春期保健　青春期是女性性器官和性生理向成熟期发育的过渡时期。进入青春期后,在卵巢分泌激素的调节下出现生殖器官发育、月经来潮和第二性征发育。青春期是女性一生中心理成长的关键时期,心理状态由儿童时期的单纯转向复杂,思想及情绪常不稳定,部分青春期女性由于对月经生理卫生知识不够了解,月经期会出现焦虑和恐惧心理;心理障碍和情绪的变化也可导致月经紊乱,如闭经、经量改变或经期延长等。青春期保健的目的是保护发育的正常进展,内容包括青春期卫生宣教及此期常见疾病的防治。保健的重点是加强营养,合理膳食,培养良好的饮食习惯,定时、定量进餐;培养良好的卫生习惯和生活方式,合理安排生活和学习,睡眠充足,加强体育锻炼;普及生理卫生知识,了解女性生殖器官的解剖、生理知识,懂得如何保持经期卫生,保持精神愉快,避免发生妇科疾病。

2. 围婚期保健　主要是指围绕婚姻前后,为保证婚配双方和后代的健康而开展的一系列保健措施。婚前应给男女双方进行婚前卫生指导,传授一些性生活知识及有关妊娠、生育与避孕的知识,做好婚前卫生咨询和医学检查,以了解双方是否患有法律上规定的不宜结婚的某些疾病。对有些有遗传倾向的疾病,则应说明情况、劝说不要结婚或婚后不要生育,从而达到夫妇生活健康、提高人口出生素质和家庭幸福的目的。

3. 妊娠期保健　其目的是加强母儿监护,预防和减少孕产期并发症,保护孕妇身心健康及胎儿正常发育。妊娠早期要加强孕期卫生、饮食营养、休息与活动、心理适应等方面的健康教育,注意保护胚胎免受各种有害的物理、化学、生物等因素的侵袭,防止畸形和流产的发生;妊娠中期应定期进行产前检查,监测胎儿宫内生长发育的各项指标,包括宫高、腹围、体重、胎儿双顶径等及孕妇健康状况,对高危妊娠进行筛查,必要时进行产前诊断,预防妊娠并发症,指导孕妇体检和胎教,促进其早期获得母亲角色;妊娠晚期应指导孕妇注意补充营养,防止贫血等并发症发生,重点指导孕妇掌握家庭自我监护胎儿宫内情况的方法,做好分娩前生理、心理和物质方面的准备,包括乳房准备,以利于产后哺乳。

4. 分娩期保健　此期保健的目的是确保分娩顺利,母儿安全。分娩过程中,密切观察产程,及时发现异常情况并进行处理。持续性的给予母亲生理、心理和精神上的帮助和支持,缓解疼痛和焦虑,重点抓好"五防"、"一加强"。五防:防难产(严密观察产程,推广使用产程图)、防感染(严格执行产房消毒隔离制度及无菌操作)、防产伤(严格掌握三个产程处理常规,正确处理难产,严格掌握剖宫产指征)、防出血(积极做好产后出血的防治)、防窒息(预防胎儿宫内窘迫,处理好新生儿的第一次呼吸,加强出生时保暖工作及高危产妇的监护)。一加强是指加强对高危妊娠的产时监护和产程处理,保证母儿平安。护理人员应耐心安慰、讲解有关知识及应对方法,帮助孕妇消除恐惧和焦虑,促进产程顺利进展。

考点:分娩期保健重点抓好哪五防

5. 产褥期保健　其目的是预防产后出血、感染等并发症的发生,促进产妇产后生理功能的恢复。我国政府规定,女职工产假为90天,其中产前休息15天,难产增加产假15天,多胎生育每多生1个婴儿增加产假15天。

(1)应指导产妇保持外阴部的清洁卫生,乳头、乳房清洁。居室安静、舒适,夏季室内注意通风,避免中暑,注意饮食、营养、睡眠,预防产后尿潴留和便秘。

(2)经阴道自然分娩的产妇,产后6～12小时可起床做轻微活动,避免直立性低血压现象,动作宜缓慢,坐起后无眩晕感后方可站立行走;产后第2天可在室内随意活动;可指导产妇按时做产褥期保健操;会阴部有切口或剖宫产者,可先进行促进血液循环的运动项目如深呼吸,待拆线后切口不感觉疼痛时,做健身操,注意渐进性增加运动量。

(3)产褥期禁止性生活,产褥期后应常规做产后检查并落实避孕措施,指导哺乳及育儿知识。

考点:产后访视的时间

(4)产后访视开始于产妇出院后3日内、产后14日和28日,共3次,如有必要可酌情增加访视次数。了解产后子宫复旧、会阴部切口及剖宫产切口愈合情况,检查乳房及母乳喂养情况及孕产妇的饮食、休息、婴儿的健康状况等,及时给以正确的指导和处理。产妇于产后42日到医院接受全面的健康检查,包括全身检查和妇科检查等。

（5）由于产后家庭关系和产妇身体形象的改变以及亲子关系的建立等因素,产妇处于一种压力情境中,容易发生产后抑郁,主要表现为委靡、易流泪、情绪不稳、急躁,重者可出现头痛、失眠、无兴趣、无信心,甚至可有自责自罪感,其发病还与丈夫和家人的关心、支持以及产后休养环境有密切关系。因此护理人员在产褥期提供相应的身心指导和帮助十分很重要。

6. 哺乳期保健　哺乳期是指产后产妇用自己的乳汁喂养婴儿的时期,一般为 10 个月左右。此期保健的目的是促进和支持母乳喂养。保健人员应向产妇及家人宣传母乳喂养可促进母婴健康:①母乳热量高,所含蛋白质、脂类、糖类的质和量均最适合婴儿的消化及需要,是婴儿最适宜的食物,且经济、方便;②母乳中含有多种免疫物质,能提高婴儿的免疫功能;③吸吮时肌肉运动有助于婴儿面部正常发育;④母乳喂养可促进子宫收缩,防止产后出血,并降低母亲患乳腺癌、卵巢癌的危险性;⑤母乳喂养时的母子联系可促进婴儿的心理健康发育,故应大力提倡母乳喂养。母乳喂养是哺乳期保健的中心任务,哺乳期保健的内容为指导母乳喂养与哺乳期卫生,包括母乳分泌量、影响乳汁分泌量的因素、喂养方法及乳房护理,乳母饮食、休息、睡眠、断乳等。哺乳期保健人员还应定期访视,评估母亲身心健康情况、母亲与婴儿的关系、母乳喂养及婴儿生长发育情况,重点了解哺乳的次数、是否按需哺乳、亲自观察哺乳的姿势、并给以正确指导;评估婴儿体重增长、大小便次数及性状、婴儿睡眠、母子情感交流等,改变传统包裹婴儿方法,采用放开四肢,穿连裤衣衫的新方法,正确养育婴儿;指导母亲在哺乳期合理用药及采取正确的避孕措施,如工具避孕或产后 3～6 个月放置宫内节育器,不宜采取药物避孕和延长哺乳期的方法。

7. 围绝经期保健　围绝经期是指女性从 40 岁左右开始,出现与绝经有关的内分泌、生物学和临床特征至绝经后 1 年内的时期,是妇女由生育期进入老年期的生理性过渡阶段。绝大多数妇女可逐渐适应这一生理改变,无需处理。但如超过生理限度,个人神经系统不稳定,也可出现一系列自主神经功能失调的症状,影响工作、家庭及个人健康。此期保健的主要目的是提高围绝经期妇女的自我保健意识和生活质量。①保健人员应通过多途径的健康宣教,使此期妇女了解这一特殊时期的生理、心理特点,合理安排生活,加强营养,重视蛋白质、维生素及微量元素的摄入,保持心情舒畅,适度运动;②保持外阴部清洁,预防萎缩的生殖器发生感染;③防治绝经前期月经失调,对绝经后阴道出血者,应给予明确诊断;④此期由于雌激素的下降,盆底支持组织及韧带松弛,容易发生子宫脱垂及张力性尿失禁,应进行肛提肌锻炼,指导用力做收缩肛门的动作,15 分钟/次,2 次/日,以加强盆底组织的支持力;⑤围绝经期是妇科肿瘤的好发年龄,应每 1～2 年定期进行一次妇科常见病及肿瘤的筛查;⑥在医生的指导下,必要时应用激素替代疗法或补充钙剂等综合措施,防治围绝经期综合征和骨质疏松;⑦指导避孕至停经 1 年以上,宫内节育器于绝经 1 年后取出。

8. 老年期保健　国际老年学会规定 60～65 岁为老年前期,65 岁以后为老年期。老年期是人一生中生理改变明显的时期,由于其生理上的巨大变化,产生各种心理障碍,易患各种疾病,例如老年性阴道炎、妇科恶性肿瘤、子宫脱垂、脂代谢紊乱、骨质疏松等。老年期保健的内容为:①定期身体检查,以及早发现异常情况并诊治;②引导女性保持自信、开朗和乐观的生活态度,促进身心健康;③根据个人的身体状况,从事一些力所能及的工作,适当参加社会活动,但应避免过度劳累,保持生活规律性;④饮食应以高蛋白、低脂肪、高维生素为宜,防止心血管疾病等常见病的发生。

二、做好妇科病普查、普治

1. 普及宣传妇科病普查、普治工作的重要意义。
2. 建立健全妇女防癌保健网。

3. 定期组织保健人员开展妇女常见病及妇科恶性肿瘤的普查普治工作,做到早发现、早诊断、早治疗。降低发病率,提高治愈率,减少死亡,以促进妇女健康。

4. 专人负责,定期随访患者,了解患者病情及康复情况。

5. 做好资料统计及分析工作。

三、开展计划生育指导,做好妇女劳动保护

1. 大力推广以避孕为主的综合节育措施,对育龄夫妇实施安全有效的节育方法,降低人工流产、中期引产率。提高节育手术技术,防止手术并发症的发生,确保手术安全。

2. 采用法律手段,确保女职工在劳动工作中的安全与健康。贯彻落实《女职工劳动保护规定》、《女职工保健工作暂行规定》、《女职工生育待遇若干问题的通知》、《中华人民共和国妇女权益保障法》、《中华人民共和国母婴保障法》等妇女保健法规。

第3节　妇女保健统计指标

定期、系统地做好妇女保健统计,可以客观地反映妇幼保健工作的水平,了解妇女各阶段健康和疾病的主要问题,评价工作的质量和效果,提出妇女健康和保健工作的目标,不断找出差距,为制定妇幼保健工作计划和规划、指导妇幼保健工作的开展和科研提供科学依据,使妇幼保健工作更有效。

一、孕产妇保健工作质量指标

1. 产前检查率=期内产前检查总人数/期内孕妇数×100%
2. 妊娠高血压疾病发病率=期内患病人数/期内孕妇数×100%
3. 住院分娩率=住院分娩产妇数/期内产妇总数×100%
4. 产前检查率=期内产前检查孕妇数/期内分娩产妇数×100%
5. 产后访视率=期内产后访视产妇数/期内分娩产妇数×100%
6. 产后出血率=期内产后出血人数/期内产妇总数×100%
7. 产褥感染率=期内产褥感染人数/期内产妇总数×100%
8. 新法接生率=新法接生/年内该地活产数×100%

考点: 孕产妇保健工作质量指标

二、孕产期保健效果指标

1. 孕产妇死亡率=年内孕产妇死亡数/年内孕产妇数×10万/10万
2. 早期新生儿死亡率=出生后1周内新生儿死亡数/期内活产数×1000‰
3. 晚期新生儿死亡率=出生后1周内新生儿死亡数/期内活产数×1000‰
4. 围生儿死亡率=(孕28足周以上死产、死胎数+生后7日内新生儿死亡数)/(孕28足周以上死产、死胎+活产数)×1000‰
5. 新生儿死亡率=某年某地存活不满28天的新生儿死亡数/同年同地活产儿数×1000‰

考点: 孕产期保健效果指标

三、妇科病防治工作常用指标

1. 妇科病普查率=期内实际普查人数/期内应查人数×100%
2. 妇科病患病率=期内患病人数/期内受检人数×10万/10万
3. 妇科病治愈率=治愈例数/患妇科病总人数×100%

考点: 妇科病防治工作常用指标

4. 妇科常见 3 种癌症的发病率。

（1）宫颈癌发病率（1/10 万）＝期内宫颈癌新发人数/同期普查人数×10 万

（2）卵巢癌发病率（1/10 万）＝期内卵巢癌新发人数/同期普查人数×10 万

（3）子宫内膜癌发病率（1/10 万）＝期内子宫内膜癌新发人数/同期普查人数×10 万

四、计划生育统计指标

1. 人口出生率＝某年出生人口数/同年平均人口数×1000‰

2. 计划生育率＝符合计划生育要求的活胎数/同年活产总数×100%

3. 节育率＝已落实节育措施的夫妇任何一方人数/已婚育龄妇女人数×100%

重点提示

1. 妇女保健工作的目的是维护和促进妇女的身心健康，提高妇女的健康水平。

2. 妇女保健的范围主要对青春期、围婚期、妊娠期、分娩期、产褥期、围绝经期、老年期妇女进行保健。定期组织妇科常见病、多发病的普查、普治。

3. 对妇科病防治、孕产妇保健及效果、计划生育工作等做好指标统计工作。

目标检测

选择题

A 型题

1. 目前我国女职工正常产假为

   A. 30 天　　　　　　　　B. 42 天

   C. 60 天　　　　　　　　D. 90 天

   E. 120 天

2. 我国政府规定，妊娠满几个月不得安排孕妇夜间劳动

   A. 3 个月　　　　　　　　B. 4 个月

   C. 5 个月　　　　　　　　D. 6 个月

   E. 7 个月

3. 产时保健的五防不包括

   A. 防滞产　　　　　　　　B. 防感染

   C. 防产伤　　　　　　　　D. 防产后抑郁

   E. 防出血

4. 以下不属于计划生育的统计指标是

   A. 人口出生率　　　　　　B. 孕产妇死亡率

   C. 节育失败率　　　　　　D. 节育率

   E. 计划生育率

（高香宏）

参考文献

杜彩素.2008.妇产科护理学.第2版.北京:科学出版社

顾丽青.2008.产科学.北京:高等教育出版社

简雅娟.2009.母婴护理.北京:高等教育出版社

乐杰.2008.妇产科学.第7版.北京:人民卫生出版社

刘新民.2003.妇产科手术学.第3版.北京:人民卫生出版社

罗琼,刁桂杰,孙婉萍.2010.武汉:华中科技大学出版社

王守军,王亚莉.2008.母婴护理.第2版.北京:科学出版社

王娅莉.2009.妇产科护理学.北京:高等教育出版社

王玉琼.2005.母婴护理.北京:人民卫生出版社

王志红,刘燕燕.2004.护士临床思维.上海:第二军医大学出版社

夏海鸥.2006.妇产科护理学.第2版.北京:人民卫生出版社

薛花,程瑞峰.2008.产科学及护理.北京:人民卫生出版社

杨敬改.2006.妇产科护理学.北京:中国中医药出版社

张惠敏.2007.妇产科护理学.西安:第四军医大学出版社

张银萍,徐红.2006.妇产科护理学.北京:人民卫生出版社

郑修霞.2006.妇产科护理学.第4版.北京:人民卫生出版社

妇产科护理学教学大纲

第一部分　课程描述

一、课程性质

妇产科护理学是高职高专护理专业临床护理"内、外、妇、儿"核心课程之一,是在人体解剖与生理、护理人文课程、基础护理学的基础上系统讲授正常孕产妇、异常孕产妇、妇科疾病妇女、计划生育妇女的专科护理理论与技术,同时注重培养学生拥有良好的专业素质和岗位技能的一门临床护理专业课程。

本课程突出了妇产科护理学的基本理论和实践,简化医疗知识,以现代护理观为指导,根据妇女的生理、心理、社会特点,运用护理程序对孕产妇及妇科患者进行系统化整体护理,和在社区对妊娠及非妊娠妇女进行防、护、保、康综合性服务,并为护生全面素质的提高和毕业后适应职业岗位需求打下坚实的基础。

二、课程目标

通过本课程学习,学生能达到如下要求:

1. 知识目标

(1) 掌握妊娠期监护、保健的基本知识及分娩三个产程护理知识。

(2) 掌握妇产科常见病的护理评估、护理诊断及护理措施。

(3) 理解妊娠生理的基本知识。

(4) 了解妇产科常见病的病因、病理及处理原则。

(5) 理解妇产科常见急、危重患者的急救原则及护理措施。

(6) 理解计划生育的基本知识、适应证、禁忌证、用物准备和护理措施。

2. 能力目标

(1) 具备妇产科常见病患者的病情观察及判断治疗反应的能力。

(2) 运用所学知识对妇产科患者进行整体护理。

(3) 运用人际沟通技巧对妇产科患者进行心理护理、健康教育,访视和计划生育指导。

(4) 能熟练应对妇产科手术患者术前、术后整体护理。

(5) 能配合医生进行妇产科常用手术操作及护理配合。

(6) 具有一定的科学的思维方式和判断分析问题的能力。

3. 素质目标

(1) 具有勤奋学习的态度,严谨求实、创新的工作作风。

(2) 具有良好的心理素质和职业道德素质。

(3) 具有博大的爱心和高度的责任心。

第二部分　课程教学内容

一、课程教学设计与学时安排

将课程章节以模块知识结构描述。妇产科护理学课程在第3、4学期讲授。总课时为72学时,其中理论50学时,实训22学时;临床见习18学时。课程模块框架及学时分配如下表。

序号	教学内容		学时		
	模块知识	项目名称	理论时数	实践时数	合计
模块一	基础知识	女性生殖系解剖与生理	2		2
模块二	正常与异常妊娠期孕妇的护理	妊娠生理护理	4	4	6
		妊娠并发症护理	6		6
模块三	妊娠合并症孕妇的护理	妊娠合并症孕妇的护理	4		4
模块四	正常与异常分娩期产妇的护理	正常分娩产妇的护理	6	6	12
		异常分娩产妇的护理	2		2
		分娩期并发症产妇的护理	4		4
模块五	正常与异常产褥期产妇的护理	正常产褥产妇的护理	2		2
		异常产褥产妇的护理	2		2
模块六	产科护理技术及产科助产手术产妇的护理	产科护理技术		2	2
		产科助产手术产妇的护理		2	2
模块七	妇科疾病护理	妇女健康评估	2	2	4
		女性生殖器炎症患者护理	4		4
		女性生殖器肿瘤患者护理	6		6
		月经失调患者护理	4		4
		其他妇科疾病患者的护理	2		2
模块八	计划生育妇女护理	计划生育妇女护理	2		2
模块九	妇科常用护理技术	妇科常用护理技术及常用诊疗技术护理		4	4
合计			50	22	72
见习		产科病房　妇科病房　产房		18	18
			50	40	90
校内理论与实践比		1.25 ∶ 1			

二、课程教学内容设计及要求

为了更为清楚地表述课程目标,提高课程目标对教学过程的指导价值,将课程章节以模块知识结构描述。本课程采用表现性课程目标表达方法,即不再采用"掌握……"、"熟悉……"、"了解……"、"具备……职业能力",等传统的课程目标表述方式,改为用学生在相关课程内容掌握中所能表现出的实际行为来表述课程目标。基本格式为"能(会)+程度用语+动词+对象"。课程知识目标表述方式采用"记忆"、"理解"、"熟悉"。本课程所涉及的技能要求程度用语主要"能熟练……"、"能准确……"、"能基本……"。

　　"熟练"指能在所规定的较短时间内无错误地完成任务;

　　"准确"指能在所规定的时间内没有任何错误地完成任务;

　　"基本"指在没有时间要求的情况下,不经过旁人提示,能无错误地完成任务。

序号	模块知识	项目名称	知识要求	技能要求
模块一	基础知识	女性生殖系解剖与生理	识别女性生殖器官的形态与机能 理解月经生理 记忆雌、孕激素的生理作用 理解卵巢和子宫内膜、宫颈黏液的周期性变化及其关系	能进行妇女月经期的保健护理,提高女性生殖保健的意识 能进行孕前咨询的护理配合,使妇女了解优生知识
模块二	正常与异常妊娠期孕妇的护理	正常妊娠孕妇的护理	记忆妊娠、受精、植入、胎先露、胎产式、胎方位的概念 识别胎儿附属物及其功能 了解不同孕周胎儿的特点 理解妊娠期母体的主要变化 了解早、中、晚期妊娠的身体评估 记忆产前检查的时间、内容	能准确推算预产期 能进行孕期指导,使孕妇了解孕期卫生及营养要求 能完成产前检查(腹部四步触诊、听胎心、骨盆外测量)的准备及配合工作
		异常妊娠孕妇的护理	了解流产、异位妊娠、稽留流产、习惯性流产的概念 了解流产、异位妊娠的原因 熟悉流产发展阶段,比较各类流产的身体评估要点 熟悉异位妊娠的临床特点、病理结局 根据妊娠高血压综合征的病理变化,解释其身体评估要点 熟悉妊娠高血压综合征的防治措施 熟悉硫酸镁应用的注意事项 了解前置胎盘、胎盘早剥的概念,比较两者的异同点 熟悉前置胎盘、胎盘早剥的治疗要点、护理问题及措施 了解早产的病因,熟悉身体评估要点、治疗要点、护理问题及措施 了解过期妊娠的病因、病理,熟悉治疗要点、护理问题及措施 了解羊水过多、过少的病因,熟悉治疗要点、护理问题及措施 了解高危妊娠的概念、常用的监护及护理	能协助医生对流产、异位妊娠患者进行急诊处理和护理 能协助进行后穹隆穿刺操作 能设计子痫患者的护理方案 能正确使用硫酸镁,观察其副作用,能对硫酸镁中毒患者进行紧急救治护理 能制订前置胎盘、胎盘早剥的患者的护理计划 能进行常用胎儿监护的操作护理 配合能进行孕期宣教,提高孕妇及家属对早产的防范意识 能制订过期妊娠及羊水过多、过少的护理计划

续表

序号	模块知识	项目名称	知识要求	技能要求
模块三	妊娠合并症孕妇的护理		熟悉妊娠、分娩与心脏病的相互影响 熟悉妊娠合并心脏病的护理问题和措施 熟悉妊娠与肝炎的相互影响 熟悉妊娠合并肝炎的护理问题和隔离措施 熟悉妊娠与糖尿病的相互影响 熟悉妊娠合并糖尿病的护理问题和措施	能进行妊娠合并心脏病孕产妇的护理并能协助医生进行抢救 能配合医生进行妊娠合并肝炎的护理 能做好妊娠合并肝炎孕妇的消毒隔离,防止院内感染 能制订妊娠合并糖尿病的护理计划
模块四	正常与异常分娩期产妇的护理	正常分娩产妇的护理	理解四因素对分娩的影响 理解分娩机转过程 辩认临产征象及分娩先兆 区别产程的分期及其表现 了解产程观察内容、方法 了解新生儿 Apgar 评分的意义及方法 认识胎盘剥离的征象 记住产后 2 小时观察内容	能进行分娩期的宣教,使产妇了解分娩过程及产程配合的重要性 能进行产程观察(宫缩、胎心、宫口扩张情况),并记录 能进行肛查,判断宫口扩张情况及产程进展 能听胎心,了解胎儿宫内情况能完成产时会阴冲洗消毒、铺巾、新生儿脐带结扎 能熟练完成接生准备及产程的护理配合工作 能进行新生儿 Apgar 评分 能准确进行产后观察,帮助新生儿早吸吮 能通过观察判断产后子宫收缩、阴道流血、膀胱充盈、会阴切口、生命体征状况并记录
		异常分娩产妇的护理	了解产力异常的原因及对母婴的影响,熟悉其护理问题与措施 区别两种宫缩乏力的身体评估要点 熟悉产程中应用缩宫素的方法、禁忌证及注意事项 熟悉产道异常的临床表现、护理问题及措施 了解胎位异常的常见原因及类型 了解臀先露、肩先露的护理要点	能正确执行静脉滴注缩宫素的医嘱 能指导膝胸卧位纠正臀位 能对试产产妇进行观察及护理 能协助医师进行难产手术处理的护理配合
		分娩期并发症产妇的护理	了解胎膜早破的原因、后果、身体评估要点和护理 熟悉子宫破裂的原因、身体评估、处理原则,识别先兆子宫破裂征象 熟悉胎儿窘迫的表现和护理 熟悉新生儿窒息的分度和抢救 熟悉产后出血的定义、原因、临床表现、处理原则和护理要点 了解羊水栓塞的病因和预防措施	能给胎膜早破者安置体位等护理 能协助识别、处理胎儿窘迫(左侧卧位、吸氧) 能初步进行新生儿窒息抢救的操作 能配合产后出血的抢救(按摩子宫、应用缩宫素、防治休克)

序号	模块知识	项目名称	知识要求	技能要求
模块四	正常与异常分娩期产妇的护理	正常产褥产妇的护理	了解产褥期的概念 理解产褥期母体的变化 熟悉产褥期母体的护理要点	能观察产褥期生命体征、子宫复旧、恶露变化 能进行会阴护理 能进行健康教育使产妇及家属了解产褥期卫生及科学的营养保健 能指导母乳喂养及乳房护理 能指导产妇产后锻炼，促进早日康复
		异常产褥产妇的护理	熟悉产褥期感染的概念、病因、身体评估、治疗要点、护理问题及护理措施 熟悉晚期产后出血的概念、病因、身体评估、治疗要点、护理问题及护理措施	能制订产褥期感染的护理计划 能进行产褥期感染产妇的体位安置及护理 能制定晚期产后出血的护理计划
模块五	正常与异常产褥期产妇的护理	正常产褥产妇的护理	了解产褥期的概念 理解产褥期母体的变化 熟悉产褥期母体的护理要点	能观察产褥期生命体征、子宫复旧、恶露变化 能进行会阴护理 能进行健康教育使产妇及家属了解产褥期卫生及科学的营养保健 能指导母乳喂养及乳房护理
		异常产褥产妇的护理	熟悉产褥期感染的概念、病因、身体评估、治疗要点、护理问题及护理措施 熟悉晚期产后出血的概念、病因、身体评估、治疗要点、护理问题及护理措施	能制订产褥期感染的护理计划 能进行产褥期感染产妇的体位安置及护理 能制订晚期产后出血的护理计划
模块六	产科护理技术及产科助产手术产妇的护理	产科护理技术	熟练掌握腹部四部触诊的步骤 记住骨盆外测量径线值 熟练掌握产时会阴冲洗与消毒的方法、健康教育 熟练掌握产后会阴擦洗的方法、健康教育	具有实施腹部四部触诊、骨盆外测量基本技能操作的能力 能配合助产士实施会阴冲洗与消毒操作 能熟练地进行床上会阴擦洗操作
		产科助产手术产妇的护理	熟练掌握会阴切开缝合术、胎头吸引术的术前准备、健康教育 能对行会阴切开缝合术、胎头吸引术的患者进行护理评估 能判断行人工剥离胎盘术的指征	具有配合实施会阴切开术、胎头吸引术技能操作的能力 能配合助产士实施人工剥离胎盘术操作的能力
模块七	妇科疾病护理	妇女健康评估	熟悉妇科护理病历书写规格 熟悉病史采集方法、内容、身体评估和护理计划	能根据采集的病史进行护理病历书写 能进行妇科检查的护理配合
		女性生殖器炎症患者护理	了解女性生殖器官的自然防御功能、病原体、传播途径等知识 熟悉外阴炎、前庭大腺炎的身体评估特点及护理要点 熟悉三种常见阴道炎的身体评估特点、防治及护理要点 熟悉慢性宫颈炎的病理类型、身体评估特点及护理要点 熟悉急、慢性盆腔炎的临床特点及护理要点 了解尖锐湿疣、淋病、梅毒、获得性免疫缺陷综合征的病因、感染途径、护理问题及措施	能协助进行妇科检查 能给外阴炎、前庭大腺炎患者进行护理及卫生指导 针对不同类型阴道炎患者能进行护理及健康指导 能对慢性宫颈炎患者进行护理及健康指导 能对急、慢性盆腔炎患者进行护理及健康指导

续表

序号	模块知识	项目名称	知识要求	技能要求
模块七	妇科疾病护理	女性生殖器肿瘤患者护理	了解宫颈癌、子宫内膜癌、子宫肌瘤、卵巢肿瘤的病因、病理分类 熟悉宫颈癌、子宫内膜癌、子宫肌瘤、卵巢肿瘤的临床特点、护理问题及护理措施	能进行宫颈癌预防知识的宣教 能对宫颈癌、子宫内膜癌、卵巢肿瘤患者进行手术前后的护理及健康指导 能制订子宫肌瘤患者的护理计划及进行健康指导
		妊娠滋养细胞疾病患者护理	了解妊娠滋养细胞疾病的病理改变 熟悉妊娠滋养细胞疾病的身体评估特点、护理问题、随访内容及护理措施	能制订滋养细胞疾病患者的护理计划 能对化疗患者进行给药护理及副作用观察
		月经失调患者护理	熟悉功能失调性子宫出血的病因、临床表现、辅助检查、护理问题及措施 了解闭经、痛经的病因,熟悉痛经的护理问题及护理措施 熟悉围绝经期综合征的病因、发病机制、护理问题及护理措施	能制订功能失调性子宫出血住院患者的护理计划 能对妇科出血患者进行护理及健康指导
		其他妇科疾病患者的护理	了解子宫内膜异位症、外阴阴道创伤、子宫脱垂、尿漏、不孕症的概述,熟悉身体评估、护理问题及护理措施 熟悉妇科腹部手术及阴道手术的术前、术后护理措施 熟悉妇产科常用护理技术 了解妇产科常用诊疗技术 了解会阴切开缝合、胎头吸引术、人工胎盘剥离术、产钳术、剖宫产术	能针对不同的妇科腹部手术患者进行术前准备、手术日护理及术后护理 能进行腹部、阴道手术的皮肤准备 能进行阴式手术的皮肤准备及阴道准备 能进行腹腔镜手术术前、术中及术后的护理 能对手术患者进行精神护理,减轻患者焦虑 能进行会阴擦洗及冲洗 能进行阴道灌洗、会阴热敷及阴道、宫颈上药 能进行会阴切开缝合、胎头吸引术、人工胎盘剥离术、产钳术、剖宫产术的术前、术中及术后的护理配合
模块八	计划生育妇女护理	避孕方法及护理	了解药物避孕、工具避孕、人工终止妊娠的适应证、禁忌证和并发症的防治	能指导不同人群合理避孕 能进行宫内节育手术的护理配合
		终止妊娠方法及护理	了解人工终止妊娠的术前准备、术中护理配合及术后护理的注意事项	能进行早期人工流产的术前准备、中及术后护理 能进行中期妊娠引产的术前准备、中及术后护理
		女性绝育方法及护理	了解经腹输卵管结扎术及经腹腔镜输卵管结扎术的护理注意事项	能进行输卵管绝育术的术前准备、术中配合及术后护理 能对计划生育手术患者进行精神护理,减轻患者焦虑

续表

序号	模块知识	项目名称	知识要求	技能要求
模块九	妇科常用护理技术及常用诊疗技术护理	妇科常用护理技术	能熟练对行坐浴、会阴湿热敷、阴道擦洗的患者作操作前的解释 能对产后会阴水肿患者解释行会阴湿热敷适应证、健康教育	会具体指导患者自行坐浴的方法 具备熟练行床上会阴擦洗操作的能力
		妇科常用诊疗技术护理	理解阴道及宫颈细胞学检查、阴道镜检查、宫腔镜检查的目的、术前准备 熟悉阴道后穹隆穿刺术、宫颈及颈管活体组织检查、宫颈炎物理治疗的护理评估 记住妇科常用诊疗术后的健康教育要点	熟练掌握配合医生行阴道后穹隆穿刺术、阴道及宫颈细胞学检查、宫颈及颈管活体组织检查的操作方法 能熟练操作阴道镜、宫腔镜、物理治疗设备的准备及性能检查

三、教学内容组织方式与目的

1. 教学内容组织思路 本课程要立足于护理学生实际能力的培养,对课程内容的选择应根本性改革,打破以知识传授为主要特征的传统学科课程模式,转变为以工作任务为中心组织课程内容和课程教学,让学生在完成具体项目的过程中来构建相关理论知识,并发展职业能力,请医院一线的护理专家、职业教育课程专家和专业教师一起讨论研究。理论教学遴选坚持"必需"、"够用",又注重课程特色,注重培养学生职业道德和职业素养;实践教学坚持从岗位需求遴选内容,开展实训项目建设。

2. 课程内容的组织 根据临床工作过程及国家卫生部执业护士上岗证考核的内容要求,本课程定位为九项典型工作任务:女性生殖基础知识、正常与异常妊娠期孕妇的护理、妊娠合并症孕妇的护理、正常与异常分娩期产妇的护理、正常与异常产褥期产妇的护理、产科护理技术及产科助产手术产妇的护理、妇科疾病护理、计划生育妇女护理、妇科常用护理技术及常用诊疗技术护理同,时由每项工作导出职业能力,形成妇产科护理的课程框架。设置情境教学,课程内容从正常孕产妇护理到异常孕产妇护理,然后再进入妇科疾病护理和计划生育技术护理,从单一的护理技能到综合护理技能,学习难度逐步增加。并由妇产科护理工作任务导出职业能力和技能训练项目,把理论知识、技能训练与妇产科临床护理技术融为一体,有利于培养学生综合应用知识和技能的能力。

四、课程考核与评价

注重过程考核,突出技能培养:①采用形成评价与目标评价相结合,理论与实践一体化的评价模式。②结合课堂提问、平时作业、测验、技能训练及考试情况,综合评价学生成绩。③注重学生沟通能力、动手能力和分析、解决问题能力的培养和考核。

技能项目考核:将妇产科护理技能实训项目分成 A、B、C 三层次,有利于教学操作。A 类实训指护士在今后的工作中需独立进行操作,几乎每天都要进行的工作内容,属人人必会实训项目,如果在课程实训中有一项 A 类项目未过关,本课程实训考核为不合格;B 类实训属熟悉掌握项目,在工作中不是护士独立进行,是与医护人员配合完成的,本课程考核方式为团队考核;C 类实训项目属一般了解项目,实训教学方法为老师示教或观看电教,学生知晓操作要点即可。要求实训室于课外活动及晚自习时间全部开放,一般由实验老师及实训小组长管理。考核有任课老师及实训老师利用业余时间完成。

理论考试:从出题、考试、阅卷都有严格的规定。卷面内容必须涵盖 30% 以上的技能部分,从试卷库中提取,分 AB 卷,学校统一考试,严格考风考级,保证考试的严肃性。

目标检测选择题参考答案

第1章

1. C　2. A　3. E　4. D　5. E　6. D　7. B
8. A　9. D

第2章

1. B　2. E　3. E　4. A　5. C　6. A　7. C
8. E　9. D　10. A

第3章

1. B　2. A　3. C　4. C　5. B　6. B　7. A
8. B　9. B　10. C　11. D　12. C　13. B
14. E　15. C　16. B　17. B　18. C　19. D
20. D　21. C

第4章

1. B　2. B　3. C　4. E　5. A　6. A　7. B
8. E　9. E　10. C　11. D　12. C　13. A
14. C　15. A　16. E　17. A　18. D　19. B
20. E　21. D　22. E　23. E　24. E　25. B
26. E　27. A　28. B　29. B　30. B　31. E
32. E　33. A　34. C　35. D　36. D　37. C
38. E　39. D　40. B　41. C　42. C　43. A
44. B　45. E　46. D　47. E　48. E　49. E
50. A　51. C　52. D　53. A　54. A　55. B
56. B　57. C　58. C　59. E　60. A　61. D
62. A

第5章

1. A　2. A　3. E　4. C　5. C　6. D　7. B
8. C　9. C　10. A　11. E　12. E　13. C
14. C　15. C　16. D　17. C　18. D

第6章

1. D　2. E　3. E　4. C　5. D　6. A　7. B
8. D　9. E

第7章

1. D　2. C　3. E　4. A　5. B　6. A　7. E
8. A　9. A　10. C　11. C　12. C　13. D
14. A　15. B　16. B　17. A　18. A　19. D
20. B

第8章

1. D　2. B　3. E　4. E　5. C　6. C　7. B
8. E　9. E　10. B　11. B　12. E

第9章

1. B　2. E　3. D　4. E　5. C　6. E　7. D

第10章

1. D　2. B　3. B　4. E　5. C　6. B

第11章

1. B　2. C　3. B　4. D　5. B

第12章

1. C　2. D　3. B　4. B　5. D　6. D　7. D
8. C　9. A　10. B　11. D　12. B　13. C
14. A　15. A　16. A　17. A　18. B

第13章

1. C　2. A　3. E　4. E　5. C　6. C　7. B
8. A　9. C　10. A　11. B　12. D　13. B
14. C

第14章

1. D　2. C　3. C　4. C　5. C　6. D　7. C
8. B　9. B　10. B

第15章

1. B　2. A　3. D　4. E　5. B　6. B　7. B
8. B　9. E

第16章

1. D　2. A　3. C　4. E　5. C　6. D　7. D　8. E

第17章

1. E　2. B　3. D　4. A　5. C　6. B

第18章

1. E　2. D　3. D　4. C　5. A　6. A　7. B
8. C

第19章

1. B　2. C　3. E　4. B　5. E　6. C　7. E
8. B　9. D　10. E　11. C　12. B　13. C

第20章

1. D　2. E　3. D　4. B

293